Die unpolitische Profession

Historische Politikforschung

Herausgegeben von Wolfgang Braungart, Neithard Bulst,
Christian Büschges, Heinz-Gerhard Haupt und Willibald Steinmetz

Band 20

*Tobias Weidner,* Dr. phil., war wissenschaftlicher Mitarbeiter am Sonderforschungsbereich »Das Politische als Kommunikationsraum in der Geschichte« der Universität Bielefeld.

Tobias Weidner

# Die unpolitische Profession

## Deutsche Mediziner im langen 19. Jahrhundert

Campus Verlag
Frankfurt/New York

Dieser Band ist im Rahmen des Sonderforschungsbereichs 584 »Das Politische als Kommunikationsraum in der Geschichte« an der Universität Bielefeld entstanden und wurde auf Veranlassung des SFB unter Verwendung der ihm von der Deutschen Forschungsgemeinschaft zur Verfügung gestellten Mittel gedruckt.

Bibliografische Information der Deutschen Nationalbibliothek:
Die Deutsche Nationalbibliothek verzeichnet diese Publikation in der Deutschen Nationalbibliografie. Detaillierte bibliografische Daten sind im Internet unter http://dnb.d-nb.de abrufbar.
ISBN 978-3-593-39746-7


Umschlaggestaltung: Campus Verlag GmbH, Frankfurt am Main
Druck und Bindung: CPI buchbücher.de, Birkach
Gedruckt auf Papier aus zertifizierten Rohstoffen (FSC/PEFC).
Printed in Germany

Dieses Buch ist auch als E-Book erschienen.
www.campus.de

# Inhalt

# I. Einleitung

## 1. Forschungsgegenstand und Erkenntnisinteresse

Die medizinische Wissenschaft, so betonte der Hygieniker Georg Sticker 1913 in einer Rede zum Kaisergeburtstag, habe »mit politischer Geographie« nichts zu tun – »[ü]berhaupt nichts mit Politik«. Der deutsche Arzt, der »im Namen seiner Wissenschaft und Kunst« spreche und handle, wisse »nichts von Nebenansichten«, denn er diene lediglich »der Wahrheit«. Seine Selbstachtung und die Achtung »vor der Sache« verbiete ihm »ängstliche Rücksichten«, weshalb er vor dem Kaiser »ehrerbietig im Herzen, wahrheitsliebend in Gedanken, offen im Wort« spreche. Die Frage, ob der Kaiser »so den Mann, so den Arzt« wolle, beantwortete Sticker selbst: Er wolle ihn so und »nicht anders!«.[1]

Julius Moses, Arzt, Sozialhygieniker und SPD-Reichstagsabgeordneter, schrieb 1930, »Medizin und Politik« stünden »im engsten Zusammenhange miteinander«. Es sei »eine verhängnisvolle Selbsttäuschung der Ärzteschaft«, sich »über diese Tatsache hinwegzusetzen«.[2]

Es ist leicht erkennbar: Die beiden Mediziner widersprachen sich deutlich. Für Aussagen, die der einen oder der anderen Sichtweise zuzuordnen wären, ließen sich zahlreiche Belege anführen. Moses und Sticker wurden hier ausgewählt, weil beide Zitate bereits historiografisch verwertet wurden: Stickers Zitat stand am Anfang eines Textes des Medizinhistorikers Eduard Seidler, der der Frage nach dem »politischen Standort des Arztes im Zweiten Kaiserreich« nachging. Der Satz Moses' diente einem Spezialisten für die Geschichte der Ärzte im Nationalsozialismus, Michael H. Kater, als Beleg. Beide Historiker listeten zahlreiche weitere Zitate von Medizinern des 19. und 20. Jahrhunderts auf, in denen das Verhältnis von Medizin und Politik thematisiert wurde. Beide führten Belege an, die je-

1 Sticker, Ausgestaltung. Zit. nach Seidler, Standort, hier S. 87.

2 Moses, Arzt, hier S. 1116. Zit. nach Kater, Ärzte, S. 36.

weils für und gegen eine Nähe der Ärzte zur Politik sprachen, beide kamen am Ende zu gegensätzlichen Ergebnissen. Seidler bilanzierte eigentümlich zurückhaltend, »die Frage nach einem umreißbaren politischen Standort des Arztes im Zweiten Kaiserreich« müsse »eher negativ beantwortet werden«. Kater widersprach: Den »politischen Sinn« könne man »dem deutschen Arzt« »nicht mehr absprechen«. Denn dieser Sinn, so Kater weiter, sei bereits vor der Machtübernahme Hitlers voll ausgebildet gewesen.[3]

In den angeführten Studien und auch in neueren Arbeiten haben Politikthematisierungen wie die von Sticker und Moses eine eigentümliche Funktion: Ähnlich wie in historischen Arbeiten, die Bildquellen rein illustrativ nutzen, werden Belegstellen eingestreut, um ärztliche Politiknähe oder Distanz zum Politischen anschaulich zu machen.[4] Größerer Stellenwert für die Beantwortung der Frage nach dem Verhältnis von Ärzten und Politik wird ihnen aber kaum eingeräumt. Bei Seidler und Kater geben letztlich andere Kriterien den Ausschlag, unter anderem Parteizugehörigkeiten.[5]

In diesem Buch soll eine neue Perspektive auf das Verhältnis der Mediziner zur Politik gewonnen werden: Im Fokus steht die Frage, was für Politik*verständnisse* Mediziner, Ärzte und Hygieniker artikulierten und was sie *taten*, wenn sie sich auf eine bestimmte Art zur Politik positionierten. Während die Frage nach historischen Politikverständnissen und ihrer argumentativen Einbindung in einschlägigen Studien höchstens am Rande eine Rolle spielt, soll sie hier im Mittelpunkt stehen. Im Zentrum der Arbeit steht das Anliegen, der Geschichte des Verhältnisses von Medizin und Politik Tiefenschärfe zu verleihen, indem sprachliche Konstruktionen des Politischen durch das ›lange‹ 19. Jahrhundert verfolgt, systematisch historisiert und kontextualisiert werden.

Obwohl die beiden eingangs angeführten Äußerungen von Historikern ganz allgemein als Belege für ärztliche Politiknähe oder -distanz angeführt wurden, ist offensichtlich, dass beide Mediziner mit dem Wort ›Politik‹ auf grundlegend unterschiedliche Dinge verwiesen und an unterschiedliche Argumentationsweisen anknüpften, die beide im medizinischen Kontext eine beachtenswerte Tradition aufwiesen. Bei Sticker spielte »Politik« als

3 Seidler, Standort, S. 99. Kater, Ärzte, S. 43.

4 Zur Kritik an der illustrativen Verwendung von Bildquellen siehe z.B. Knoch, Tat, S. 14.

5 Seidler orientiert sich u.a. an einer Politikdefinition Bergstraessers, Kater macht implizit Mitgliedschaften von Ärzten in Parteien oder Verbänden (vor und nach 1933) als Kriterium für »politischen Sinn« stark. Seidler, Standort, S. 88. Kater, Ärzte, z.B. S. 35, 40.

pejoratives Gegenmodell zur medizinischen »Wissenschaft und Kunst« eine Rolle: als Abgrenzungspunkt für ein Ideal ärztlicher Wahrheitsliebe und Aufrichtigkeit. ›Politik‹ stand für einen dezidiert unaufrichtigen Modus individuellen Verhaltens, für die Verfolgung von »Nebenansichten« und ängstliche »Rücksicht«. Gerade in Abgrenzung von solcher Art ›Politik‹ baute er dann den Arzt als »unentbehrliche Zelle im Organismus des Staates« auf.[6] Mit dem ärztlichen »politischen Standort«, für den Seidler sich interessierte, hatte das Politikverständnis Stickers freilich wenig zu tun.

Bei Moses stand die postulierte Nähe von Politik und Medizin für eine besondere Relevanz der Ärzte in öffentlichen Belangen. Er griff auf eine andere Tradition medizinischer Politikbezüge zurück und rekurrierte auf Rudolf Virchows Diktum, »Politik« sei nichts weiter als »Medicin im Grossen«, mit dem dieser bereits 1848 für eine naturwissenschaftliche Fundierung jeglicher Politik plädiert und weitreichende wissenschaftliche Deutungsansprüche postuliert hatte.[7] Moses bezog sich also auf eine frühe Vision szientokratischer Deutungshoheit im politischen Raum, die mit dem »politischen Sinn«, nach dem Kater suchte, wenig zu tun hatte.

Die Beispiele zeigen, dass es methodische Probleme mit sich bringt, historische Politikthematisierungen rein illustrativ zu verwenden. Quellensprachlich artikulierte Politikverständnisse können erheblich von analytischen Begriffen (oder den impliziten Politikverständnissen) des Historikers abweichen. Das medizinische Schreiben über Politik hat eine eigene Geschichte, eigene Traditionen und argumentative Implikationen.

Die genannten Beispiele, die am Ende beziehungsweise zum Teil außerhalb des Untersuchungszeitraumes liegen, weisen bereits auf wichtige Charakteristika dieser Geschichte hin. Die Positionierungen deutscher Mediziner und Hygieniker zur Politik scheinen auf den ersten Blick eigentümlich zwischen zwei Extremen zu schwanken: zwischen einem radikalen Gestus der Abneigung gegenüber allem Politischen einerseits und weitreichenden Postulaten der Aneignung, die auf Utopien verwissenschaftlichter Politik hinausliefen, andererseits. Augenfällig ist die Schärfe und Häufung abwertender oder distanzierender Politikbezüge in der deutschsprachigen medizinischen Publizistik seit Beginn des 19. Jahrhunderts, in deren Tradi-

6 Zit. Sticker nach. Seidler, Standort, S. 88.

7 Siehe zu Virchows Vorstößen von 1848 bes. Kap. III.2 der vorliegenden Arbeit. Zur Zellstaat-Metaphorik und ihrer Bedeutung in Virchows liberalem Denken siehe zuletzt pointiert Eckart, Illustrierte Geschichte, S. 110. Außerdem, auch mit Blick auf ihre Fortwirkung: Kailer, Wissen, bes. S. 242.

tion auch Sticker stand. Sogar Moses bezog sich implizit auf die angebliche Politikdistanz, indem er die »Selbsttäuschung der Ärzteschaft« kritisierte. Wie zu zeigen ist, waren die Modelle der Aneignung der Politik, auf die er sich ebenfalls bezog, auf ein dezidiert pejoratives Politikverständnis ausgerichtet. Virchow selbst hatte 1848 seinen verwissenschaftlichten »socialpolitischen Standpunkt« vor dem Hintergrund eines negativ bewerteten »rein politischen« Standpunktes entworfen.[8] Von Sozialhygienikern wie Moses wurden Virchows Vorstöße von 1848 seit den 1890er-Jahren systematisch aufgegriffen, um wissenschaftliche Deutungshoheit im Politischen einzufordern.[9] Vertreter der Rassenhygiene begannen in dieser Zeit gleichfalls, Modelle verwissenschaftlichter Politik zu entwerfen.[10] Alle Modelle gewannen ihre Konturen erst vor dem Hintergrund negativer Politikverständnisse. Die Negativstereotype von ›Politik‹ wurden letztlich zu zentralen argumentativen Versatzstücken von Medizinern, die gesellschaftliche Deutungshoheiten einforderten.

Die grundlegende These, die diesem Buch zugrunde liegt, ist damit benannt: Im Laufe des 19. Jahrhunderts rückten explizite Positionierungen zur Politik in den Fokus der Einforderung von professioneller Autonomie und Deutungshoheiten. Sie grenzten sich dabei entweder radikal von der Politik ab oder verfolgten Strategien der Aneignung, die im Entwurf szientokratischer Politikmodelle gipfelten: Die Politik sollte letztlich durch Wissenschaft ersetzt und in wissenschaftlich fundierte Sachfragen aufgelöst werden.[11] Abneigung und Aneignung verwiesen eng aufeinander, weil beide Modelle sich letztlich auf ein pejoratives Grundverständnis von Politik bezogen. Es speiste sich aus diskursiven Traditionen, die bis in die Vormoderne zurückreichten. Im Laufe des 19. Jahrhunderts lässt sich verfolgen, wie die traditionelle ärztliche Distanz zum nominell Politischen[12] sukzessive in eine elementare *Relevanzstrategie* überführt wurde: Wenn Mediziner und Ärzte am Ende des 19. Jahrhunderts Deutungs- und Autonomieansprüche formulierten, taten sie das zumeist, indem sie sich von der Politik abgrenzten und ihre eigene, unpolitische Rationalität betonten. Das

8 Virchow, Medicinal-Ministerium, S. 9.

9 Zu Moses siehe ausführlich Nadav, Moses.

10 Zu den Politisierungsstrategien der Sozial- und auch der Rassenhygieniker siehe Kap. VI.3.

11 Zum Szientokratiebegriff Schmuhl, Entwicklungsdiktatur, bes. S. 103. Schmuhl bezieht sich auf: Ash, Wissenschaft.

12 Als das »nominell Politische« werden im Folgenden Phänomene (Akteure, Institutionen, Räume etc.) gefasst, die quellensprachlich mit dem Politikvokabular bezeichnet wurden.

traditionsreiche pejorative *Deutungsmuster* ›Politik‹ spielte dabei eine entscheidende Rolle: als zentrales Element von Strategien, die den Kampf um die Ausweitung und Wahrung medizinischer Deutungsansprüche prägten. Auf den ersten Blick erscheint es paradox: Die traditionsreiche Politikkritik deutscher Ärzte wurde sukzessive zu einer spezifischen Form *politischer Kommunikation*.

## 2. Konzeption

Die Entscheidung, Politikverständnisse und Sprachstrategien zum Gegenstand einer historiografischen Studie zu machen, zieht eine Fülle methodischer und konzeptioneller Fragen nach sich. Die avanciertesten Annäherungen an die Problematik liefert der Methoden- und Theoriekanon der Historischen Semantik, deren Gegenstand die Historizität von Begriffen oder Deutungsmustern, Wortverwendungsweisen und Sprachstrategien ist.[13] Die Vielfalt der praktischen Umsetzungen historisch semantischer Prämissen lässt sich idealtypisch in zwei unterschiedliche Zugriffe unterteilen, die bereits in den Gründungsdokumenten der historiografischen Begriffsgeschichte angelegt waren: semasiologische und onomasiologische. Die semasiologisch orientierte Begriffsgeschichte, einflussreich praktiziert in den *Geschichtlichen Grundbegriffen*, richtete sich weitgehend am Wortzeichen aus.[14] In der Praxis liefen die zahlreichen Artikel auf die Geschichte der Verwendung einzelner Wörter beziehungsweise einer eng umrissenen Gruppe verwandter Termini hinaus. Gegen diesen Zugriff und die entsprechende Forschungspraxis sind zwar zahlreiche, teils berechtigte Einwände erhoben worden.[15] In dieser Studie wird dennoch

---

13 Der Terminus ›Historische Semantik‹ wird hier als Sammelbegriff für verschiedene sprachorientierte Zugriffe innerhalb der Geschichtswissenschaft genutzt. Ähnlich verfährt Daniel, Kompendium, S. 345–359. Zur Weiterentwicklung der Begriffsgeschichte hin zu einer methodisch weiter gefassten Historischen Semantik vgl. Steinmetz, Jahre.

14 Koselleck, Einleitung.

15 Unter anderem wurde vorgeschlagen, die onomasiologische Dimension der Begriffsgeschichte zu stärken und »die Vielfalt miteinander vernetzter Bezeichnungen« für sich verändernde »Sachverhalte« zu erschließen. Siehe z.B. Steinmetz, ›Nation‹, bes. S. 223ff. Klassisch ist die umfassende Kritik von Busse, Semantik. Dessen theoretische Postulate überfordern die Praxis historischer Langzeitstudien allerdings zweifellos. Siehe aus den frühen Kritiken ebenfalls Schultz, Begriffsgeschichte.

bewusst darauf gezielt, die Vorteile eines semasiologischen, streng wortkörperorientierten Zugriffs nutzbar zu machen. So wird der Annahme Rechnung getragen, dass es zentrale Worte gibt, die in bestimmten Kommunikationszusammenhängen unverzichtbar sind, musterhaft Bedeutungsbestände bündeln und die Deutungsarbeit sowie das Sprachhandeln von Akteursgruppen grundlegend prägen. Ein unbestreitbarer Vorteil semasiologischer Zugriffe liegt außerdem im methodischen Reduktionismus: Da historisch semantische Arbeiten ihr Erkenntnispotenzial besonders in der Langzeitperspektive entfalten und damit die Durchsicht großer Textmengen erforderlich ist, sind klar umrissene Aufmerksamkeitskriterien für die Quellenlektüre unumgänglich. Die Konzentration auf ein Wort (oder ein eng umrissenes Set morphologisch oder etymologisch verwandter Wörter) erfüllt dieses Kriterium zweifellos. Vor diesem Hintergrund konzentriert sich die Analyse weitgehend auf das *Politikvokabular*, insbesondere auf das Wort ›Politik‹, etymologisch und morphologisch verwandte Substantive (beispielsweise ›Politiker‹, ›Politikum‹, das ›Politische‹), Kopulativkomposita (beispielsweise ›Bevölkerungspolitik‹, ›Gesundheitspolitik‹) und entsprechende Adjektiv- und Verbformen (wie ›politisch‹ und ›politisieren‹).[16] Gezielt ausgeklammert wird das Polizeivokabular, das zwar etymologisch eng mit dem Politikvokabular verbunden ist. In der Sprachpraxis des Untersuchungszeitraumes deckte es aber bereits weitgehend eigenständige Bedeutungsbereiche ab.[17]

In der geschichtswissenschaftlichen Historischen Semantik werden in der Regel sprachliche Formen nur zum Gegenstand der Untersuchung gemacht, wenn davon auszugehen ist, dass der semantische Wandel als Indikator oder Faktor innerhalb einer konkreten Problemgeschichte zu analysieren ist.[18] Es bedarf also einer Ankopplung der Geschichte dieses Vokabulars an eine Fragestellung, die über den ›reinen‹ Sprachwandel hinausweist.

Hinter der Konzentration auf Verwendungen des Politikvokabulars verbirgt sich nicht die nominalistische Prämisse, dass Politik zu verschiedenen Zeiten grundsätzlich immer nur das gewesen sei, was Akteure so bezeichneten. Die Kennzeichnung von Phänomenen als ›politisch‹ stand in

---

16 Zur Verwendung des Terminus ›Politikvokabular‹ siehe Steinmetz, Wege. Kari Palonen benutzt in ähnlicher Weise den Terminus »polit-vocabulary«. Siehe Palonen, Struggle, bes. S. 11ff.

17 Siehe dazu Kap. II.2.

18 Zum Terminus ›Problemgeschichte‹ siehe den Überblick bei: Oexle, Weber.

der Geschichte keineswegs durchgängig für hohe gesellschaftliche Relevanz. Umgekehrt wurde die Regelung der Belange eines Gemeinwesens, selbst die greifbare parlamentarische Praxis von Abgeordneten und Staatsmännern, nicht immer als ›politisch‹ oder ›Politik‹ bezeichnet. Letzteres gilt, wie in der aktuellen Forschung gezeigt wird, mitunter für ganze Sprachräume in langen Phasen der europäischen Geschichte.[19] Nicht jede Verwendung des Politikvokabulars ist automatisch politische Kommunikation, und politische Kommunikation kann durchaus ohne die Verwendung des Politikvokabulars auskommen.[20]

Hier soll aber argumentiert werden, dass das Deutungsmuster ›Politik‹ in bestimmten, jeweils empirisch zu bestimmenden Phasen die Art und Weise prägte, in der gesellschaftliche Deutungskonflikte ausgetragen wurden. Die Problemgeschichte, innerhalb derer die Wortverwendungsgeschichte des Politikvokabulars im medizinischen Kontext in dieser Hinsicht von hoher Relevanz ist, wurde bereits identifiziert: Es ist die Geschichte gesellschaftlicher Deutungsansprüche der Mediziner und Ärzte. Die Deutungsmuster, die das Politikvokabular transportierte, waren seit dem letzten Drittel des 19. Jahrhunderts Kernelemente ihrer Relevanz- und Professionalisierungsstrategien. Diese problemgeschichtliche Anbindung ist zugleich das entscheidende Kriterium der Wahl des Untersuchungszeitraumes. Das lange 19. Jahrhundert ist das Jahrhundert der Etablierung weitreichender ärztlicher und medizinischer Deutungsmonopole.[21] In diesem Zeitraum lässt sich verfolgen, wie das Politikvokabular in den Fokus medizinischer Sprachstrategien geriet.

Zentral ist in diesem Kontext die Professionalisierung des Ärztestandes. Den Kampf um professionelle Autonomie und ein »tendenzielles Monopol auf einen ausgedehnten Markt« trugen die Ärzte besonders im Laufe des 19. Jahrhunderts aus.[22] Trotz der mitunter formulierten Kritik, die deutsche Forschung zur Professionalisierung beschränke sich zu sehr auf das 19. Jahrhundert,[23] wird man im Fall der Ärzte nicht fehlgehen, die

19 Siehe dazu am französischen Beispiel Papenheim, Politique (in Vorbereitung).

20 Zum Terminus ›politische Kommunikation‹ siehe ausführlich Abschnitt 2.2 der Einleitung.

21 Einen Überblick über aktuelle Positionen zur ärztlichen Professionalisierung liefern Eckart/Jütte, Medizingeschichte, S. 319–324. Siehe außerdem umfassend Huerkamp, Aufstieg. Göckenjan, Kurieren. Außerdem die Beiträge in: Jütte/Gerst, Geschichte.

22 Huerkamp, Aufstieg, S. 20.

23 Siehe besonders Broman, Professionalization, bes. S. 839. Dagegen klassisch: Cocks/Jarausch, professions. MacClelland, experience.

Schlüsselphase dieses Prozesses im 19. Jahrhundert zu verorten. Dies gilt speziell, wenn man die ärztliche Professionalisierung als einen konflikthaften Prozess begreift, in dessen Verlauf es dem Berufsstand gelang, seine Deutungsmonopole über »Strategien der Selbstdarstellung zu legitimieren und gesellschaftlich akzeptabel zu machen«.[24] Entsprechend wird der Untersuchungszeitraum hier im Kern auf das ›lange‹ 19. Jahrhundert begrenzt[25] und am Ende um zwei zentrale Ereigniskomplexe – Weltkrieg und Weimarer Revolution – erweitert. Beide waren für zahlreiche Akteursgruppen Anlässe, gesellschaftliche Deutungsansprüche neu zu formulieren. Im Fall der Ärzte war die Initialwirkung sehr ausgeprägt: Der Erste Weltkrieg, so hat die medizinhistorische Forschung der letzten Jahre deutlich gezeigt, ist als ein Höhepunkt des Professionalisierungsprozesses[26] und als Schlüsselphase der »Verwissenschaftlichung des Sozialen« zu werten.[27] Dieser zweite Basisprozess, beginnend in den 1880er-Jahren, stand ebenfalls für eine Ausweitung medizinischer Deutungsansprüche. Zugleich brachte er Autonomiekonflikte mit sich. Der Ärztestand sah sich mit politischen Akteuren konfrontiert, die einerseits vermehrt wissenschaftliche Expertise nachfragten, andererseits zunehmend in medizinische Kompetenzbereiche eingriffen. Wissenschaft und Politik wurden in dieser Zeit nicht nur zunehmend zu »Ressourcen für einander« (Ash), sondern, wie herausgestellt werden soll, auch zu Problemen füreinander.[28]

---

24 Stolberg, Heilkundige, S. 71.

25 Zur Benennung der »Großepoche« zwischen der Französischen Revolution und dem Ersten Weltkrieg als langes 19. Jahrhundert siehe zusammenfassend Siemann, Jahrhundert.

26 Ihre Deutungsansprüche auf die kollektivverbindliche »Definition von Gesundheit und Krankheit« konnten die Ärzte zwar infolge des Ausbaus von Gesundheits- und Versicherungswesen schon im Kaiserreich weitgehend unangefochten erheben, seit 1914 verstärkte sich diese Tendenz aber noch erheblich. Eckart/Gradmann, Art. Medizin, bes. S. 210. Am Ende des Textes auch eine Liste aktueller weiterführender Literatur. Besonders die Einbindung der Ärzte in den Disziplinarapparat des Heeres wird in dem Artikel betont. Ausführlich: dies., Medizin. Siehe außerdem umfassend Michl, Dienste, bes. S. 11, 174, 240.

27 Zusammenfassend zum Konzept siehe aktuell Stein, Verwissenschaftlichung, bes. S. 60–68. Da für diesen Prozess ebenfalls die Bedeutung des Ersten Weltkrieges betont wurde, begründet die problemgeschichtliche Anbindung auch in dieser Hinsicht den Untersuchungszeitraum. Siehe zur Bedeutung des Weltkrieges für die Verwissenschaftlichung des Sozialen thesenhaft vom Bruch/Pawliczek, Einleitung, hier S. 12.

28 Siehe zu Ashs Thesen auch den Forschungsstand (Abschnitt 4 der Einleitung) und ausführlich Kap. VI.1.2. Zur Professionalisierung der Politiker vgl. Reiser, Ehrenamt, hier auch weiterführende Literatur.

In diesem Kontext gewann das Politikvokabular hohe problemgeschichtliche Relevanz: Es transportierte *Deutungsmuster*, die ein entscheidendes Element von *Sprachstrategien* waren, mit denen die Ärzte versuchten, ihre Deutungsansprüche auszuweiten und die der Berufspolitiker anzufechten. Im folgenden Abschnitt wird vorgeschlagen, die beiden analytischen Begriffe ›Deutungsmuster‹ und ›Strategie‹ theoretisch aufeinander zu beziehen.

### 2.1 Worte als Träger von Deutungsmustern – Deutungsmuster als Elemente von Strategien

Es wurde betont, dass dem Politikvokabular im medizinischen Kontext zunehmend die Funktion zukam, professionalisierungsstrategisch relevante Phänomene, Ereignisse und Akteursgruppen zu kategorisieren, sie zu klassifizieren und zu deuten. Mit Hilfe des Politikvokabulars (beziehungsweise der angelagerten Bedeutungsbestände) wurden Klassifikationen[29] und Deutungen der sozialen Welt vorgenommen, die zugleich für die Formulierung von Deutungsansprüchen der Mediziner und Ärzte von größter Bedeutung waren.

Der Terminus ›Grundbegriff‹ wird zur Beschreibung dieser Phänomene nicht verwendet, weil das unscharfe Verhältnis von Wort und (Grund-)Begriff in der Theorie der Begriffsgeschichte zu Recht kritisiert worden ist.[30] Die Rede sein wird im Folgenden von Worten und den von ihnen transportierten Deutungsmustern. Deutungsmuster lassen sich als sprachliche Paradigmen »der Wirklichkeitswahrnehmung und -interpretation« definieren,[31] deren diachron und synchron variabler Zuschnitt Auswirkungen darauf hatte, wie Akteure die soziale Welt interpretierten und sich in ihr verorteten.[32] In historisch-semantischer Perspektive lässt sich hier an die Überlegungen von Rolf Reichardt und Hans Ulrich Gumbrecht anknüp-

29 Klassifikationen lassen sich mit Reiner Keller als »mehr oder weniger ausgearbeitete, formalisierte und institutionell stabilisierte Formen sozialer Typisierungsprozesse« bezeichnen, die die »Erfahrung von Wirklichkeit« überhaupt erst erschaffen. Keller, Wissen, S. 63.

30 Siehe zur Kritik an der folgenreichen »Vermengung« beider Termini z.B. Seiffert, Methoden, S. 165ff. Außerdem suggeriert der Bezug auf Politikbegriffe einen tendenziell reflektierten, definitorischen Sprachgebrauch. Die Wortverwendungen der Mediziner zeichneten sich gerade dadurch nur selten aus. Siehe dazu bes. Kap II.

31 So die Definition von Deutungsmustern bei Leonhard, Liberalismus, S. 21.

32 Vgl. zu Deutungsmustern allgemein Kassner, Deutungsmuster, S. 39.

fen. Sie basieren auf der Annahme, dass die Historische Semantik ihre Aussagekraft nicht aus den »materiellen Verhältnissen und Dingen«, sondern unmittelbar aus dem sozialen Charakter der Sprache selbst beziehe.[33] Verwiesen wird so auf die realitätskonstituierende und kategorisierende Funktion von Sprache.[34]

Reichardt diversifiziert die Quellengrundlage der Historischen Semantik gegenüber den *Geschichtlichen Grundbegriffen* und fragt systematischer nach der sozialen Reichweite semantischer Phänomene. Dennoch ist sein *Handbuch politisch sozialer Grundbegriffe in Frankreich* vornehmlich auf übergreifende Phänomene wie die »psychisch-kulturelle [...] Infrastruktur« der Revolutionszeit und auf kollektive Mentalitäten ausgerichtet.[35] Spezifische Sicht- und Deutungsweisen einzelner Akteursgruppen sowie deren pragmatischer Umgang mit sprachlichen Formen in konkreten Konflikten mussten aufgrund der lexikalischen Anlage des *Handbuchs* im Hintergrund verbleiben. Die akteursgruppenbezogene Analyse von Sprachstrategien ist mit der Konzeption allerdings durchaus kompatibel. Das Deutungsmuster ›Politik‹[36] wird deshalb im Folgenden als ein konstitutives Element von Professionalisierungs- und Relevanzstrategien der Mediziner und Ärzte interpretiert.

Der Begriff ›Strategie‹ kann aufgrund gängiger alltagssprachlicher Verwendungsweisen des Wortes leicht zu Missverständnissen führen. Wenn dieser Terminus hier verwendet wird, sind nicht intentionale Akte langfristig planender, autonomer Subjekte bezeichnet, wenngleich reflektiertes Sprachhandeln einzelner Akteure niemals auszuschließen ist. Diskurstheoretisch gewendet: Dass ein »starke[s] Subjekt« für einzelne sprachliche »Maßnahmen« im kontingenten diskursiven Prozess konkrete Effekte garantieren könnte[37] oder sich die ›wahre‹ Intention hinter einer solchen Maßnahme hermeneutisch erschließen lasse, wird nicht behauptet. Als

---

33 Reichardt betont die sozialen »Filter- und Vorordnungsfunktionen« der Sprache. Siehe zum Folgenden insgesamt Reichardt, Einleitung. Reichardt bezieht sich auf Schütz/Luckmann, Strukturen, sowie Gumbrecht, Fundierung.

34 Reichardt, Einleitung, bes. S. 66f.

35 Reichardt, Einleitung, S. 67.

36 Als »Deutungsmuster ›Politik‹« werden im Folgenden zur narrativen Straffung die mit dem gesamten Politikvokabular verbundenen Bedeutungsbestände bezeichnet, mit deren Hilfe Interpretationen der sozialen Welt vorgenommen werden. Strenggenommen müsste dabei stets von Deutungsmustern im Plural die Rede sein.

37 In diskurstheoretischer Perspektive lassen sich Strategien als ein spezifisches Arrangement diskursiver Elemente fassen. Ergebnis dieses Arrangements sind »bestimmte diskursive Konstellationen«. Siehe dazu exemplarisch Nonhoff, Diskurs, S. 208ff.

Strategien werden im Folgenden wiederkehrende Argumentationen bezeichnet, die innerhalb einer konkreten Akteursgruppe verbreitet zur Anwendung kamen. Bereits in der konzeptionellen Frühphase der historiografischen Begriffsgeschichte wurde vorgeschlagen, Grundbegriffe als Kernelemente solcher Argumentationsmuster zu analysieren und so die Begriffsgeschichte in eine Argumentationsgeschichte zu überführen.[38] Heiner Schultz definierte Argumentationen als »komplexe sprachliche Äußerung von angebbaren Personen oder Personengruppen für angebbare Zwecke«. Die Argumentationen, die Schultz exemplifizierte, waren Gefüge und spezifische Verknüpfungen von Grundbegriffen, die nach »Benutzern« und »Benutzergruppen« eingegrenzt werden sollten.[39]

Fasst man Worte als Träger von Deutungsmustern[40] und Argumentationsmuster als Strategien, lässt sich deren Verhältnis konkretisieren: Deutungsmuster sind konstitutive Elemente von Sprachstrategien. Genau wie Deutungsmuster sind Strategien aus dieser Perspektive nicht in erster Linie Ergebnis individueller Planung. Über ihre Verbindung mit kollektiven Deutungsmustern haben Strategien ebenfalls einen sozialen Charakter.

Im Folgenden wird zwischen mehreren Typen von Strategien unterschieden. Die Terminologie soll es ermöglichen, im Gang der Untersuchung systematisch zu beschreiben, wie die traditionelle habituelle Distanz und die Politikkritik der Ärzte sukzessive in eine spezifische Form politischer Kommunikation umschlug.

### 2.2 Relevanzstrategien als politische Kommunikation

Die eingangs angeführten historischen Beispiele verdeutlichen bereits, dass in der Arbeit Redeweisen im Vordergrund stehen, die Aussagen über die Relevanz einer Akteursgruppe für ein jeweils adressiertes ›Ganzes‹ enthalten. Dabei kann es sich um ein Gemeinwesen, eine Gesellschaft, eine Nation oder einen Staat handeln. Es geht also um Redeweisen, die darauf zielen, einer Akteursgruppe Deutungshoheit über einzelne (oder in Sonder-

38 Schultz, Argumentationsgeschichte, S. 43–74.

39 Schultz, Argumentationsgeschichte, S. 67ff., 70. Schultz spricht nicht nur von »Zwecken«, sondern auch von »Interessen«. Die intentionalistische Lesart, die dieser Begriff impliziert, wird hier nicht geteilt.

40 Besonders Jörn Leonhard hat zuletzt in umfassenden Einzelwortstudien gezeigt, dass sich Grundbegriffe treffend als politisch-soziale Deutungsmuster analysieren lassen. Leonhard, Liberalismus. Zu konzeptionellen Überlegungen bes. S. 61–63.

fällen sämtliche) Belange eines solchen gedachten Kollektivs zuzuschreiben. Diese Strategien werden im Folgenden als *Relevanzstrategien* bezeichnet. Im Falle von Professionen wie der ärztlichen sind diese Strategien zumeist zugleich als *Professionalisierungsstrategien* zu fassen.[41]

Vorgeschlagen wird, diese Strategien als eine Form *politischer Kommunikation* zu analysieren. Angelegt wird dazu die Definition des Bielefelder Sonderforschungsbereichs *Das Politische als Kommunikationsraum in der Geschichte*. Kommunikation ist demnach als politisch zu bezeichnen, wenn sie »Breitenwirkung, Nachhaltigkeit und Verbindlichkeit besitzt, beansprucht oder zuerkannt erhält«, »Regeln des Zusammenlebens, Machtverhältnisse oder Grenzen des Sag- und Machbaren thematisiert« und »auf vorgestellte überindividuelle Einheiten Bezug nimmt oder sie implizit voraussetzt«.[42] Im Sinne der genannten Definitionen erfüllen Relevanz- und Professionalisierungsstrategien eindeutig diese Kriterien politischer Kommunikation.

Die Frage, was zeitgenössisch jeweils als ›Politik‹ oder ›politisch‹ bezeichnet wurde, ist zwar ein Kerninteresse der Historischen Politikforschung. Allerdings ist nicht jede quellensprachliche Verwendung des Politikvokabulars automatisch politische Kommunikation. Im Fokus der vorliegenden Arbeit stehen allerdings Sprachstrategien und Kommunikationsformen, die sich durch explizite Bezüge auf ›Politik‹ und ›politische‹ Phänomene auszeichnen. Gefragt wird hier nach dem Stellenwert expliziter Politikbezüge innerhalb politischer Kommunikation und damit nach der Bedeutung des Deutungsmusters ›Politik‹ innerhalb der Relevanzstrategien von Medizinern.

Denkbar sind dabei grundsätzlich zwei Varianten: Strategien der expliziten Politisierung und der Depolitisierung.[43] Die eingangs angeführten

41 Die Professionalisierung wird analytisch in der Regel als ein Prozess gefasst, im Rahmen dessen ein Berufsstand den Markt für eine bestimmte Dienstleistung von hoher gesellschaftlicher Relevanz monopolisierte. Er gründete sich dabei auf einen »esoterischen Wissenskorpus« und legitimierte sich über »entsprechende Strategien der Selbstdarstellung«. Die Ärzte zielten dabei neben der Standardisierung der wissenschaftlichen Ausbildung auf die Maximierung professioneller Autonomie. Stolberg, Heilkundige, S. 71. Umfassend auch zur Spezifik der deutschen Professionalisierung Huerkamp, Aufstieg, S. 14–21. Zusammenfassend zum Professionalisierungskonzept vgl. auch Steif, Entstehung, bes. S. 145.

42 So die Definition politischer Kommunikation des Bielefelder Sonderforschungsbereichs 584. Siehe dazu das Forschungsprogramm zur dritten und letzten Förderphase (SFB 584, Forschungsprogramm, S. 19).

43 Wenn im Laufe der Arbeit von expliziter Politisierung oder Depolitisierung die Rede ist, impliziert das eine quellensprachliche Verwendung des Politikvokabulars.

Beispiele für medizinische Relevanzstrategien haben gezeigt, dass gerade über die Abgrenzung vom nominell Politischen – durch Depolitisierung – auf die Nachhaltigkeit, Breitenwirkung und Verbindlichkeit von Deutungsansprüchen gedrungen werden konnte.[44] Schreiben sich Akteure besondere politische Relevanz zu oder setzen gar ›Politik‹ und ›Medizin‹ gleich (wie beispielsweise bei Virchow), sind dies typische Strategien der Politisierung.

Wie bereits angeführt, dominierten im medizinischen Kontext deutlich Relevanzstrategien, die auf einer Abgrenzung von Politik, politischen Akteuren und Praktiken basierten. Eine wichtige Variante waren szientokratische Strategien, die auf die Überführung politischer Fragen in angeblich ›rein‹ wissenschaftlich lösbare Sachfragen hinausliefen. Solche Postulate einer Substitution der Politik durch angeblich überlegene wissenschaftliche Entsprechungen werden im Folgenden als *gegenpolitische Strategien* bezeichnet. Als ›Gegenpolitik‹ werden Aussagemuster bezeichnet, die zwei grundlegende Kriterien erfüllen: *Erstens* müssen Phänomene und Personen als politisch bezeichnet werden, um dann als Abgrenzungspol zu fungieren. *Zweitens* muss die damit einhergehende Abwertung argumentativ die Substitution der politisch bezeichneten Phänomene, Prozesse und Praktiken durch anders (beispielsweise eben wissenschaftlich) semantisierte Entsprechungen legitimieren. Eine spezielle Variante gegenpolitischer Strategie bestand darin, die wissenschaftlichen Substitute selbst als eine spezifische Form von überlegener Politik zu bezeichnen. Diese Formen werden in der Arbeit als explizite Gegenpolitik bezeichnet.[45] Damit soll verdeutlicht werden, dass gerade die abgrenzende Ausrichtung von Relevanzstrategien auf ein pejoratives Politikverständnis eine Form *politischer Kommunikation* ist.

Mit Hilfe der vorgeschlagenen Terminologie lässt sich im Gang der Untersuchung beschreiben, wie das traditionsreiche pejorative Politikverständnis der Ärzte im Laufe des 19. Jahrhunderts in Relevanzstrategien überführt wurde. Eine Schlüsselfrage der Studie lautet damit: Wie und wann wurde die habituelle Politikdistanz zu einer wirkmächtigen Form politischer Kommunikation?

---

44 Varianten strategischer Vermeidung des Politikvokabulars werden im Laufe der Arbeit auch eine wichtige Rolle spielen. Siehe dazu besonders die Ausführungen zur Bakteriologie in Kap. V.2.5.

45 In der historischen Forschung zum Kaiserreich wurde die demonstrativ unpolitische Grundhaltung des wilhelminischen Bürgertums durch den Terminus »anti-politics« gekennzeichnet. Da dieser Begriff sprachlogisch suggeriert, die entsprechenden Akteure wären ›wirklich‹ unpolitisch gewesen, ohne dies an eine analytische Konzeption von Politik rückzubinden, wird er hier nicht übernommen.

Methodisch soll dieser Prozess in Form einer Wortverwendungsgeschichte des Politikvokabulars umgesetzt werden.

## 3. Methode

Mit der Wahl des Politikvokabulars als Aufmerksamkeitskriterium der Quellenlektüre ist eine grundlegende methodische Entscheidung bereits getroffen. Im Zentrum der Analyse stehen Verwendungen des Politikvokabulars in Texten von Ärzten, Medizinern und Gesundheitswissenschaftlern, also von Akteuren, die sich in ihrem Selbstverständnis auf die Wissenschaft Medizin bezogen.

Die Pointe des hier gewählten Zugriffs, der Geschichte des Verhältnisses von Politik und Medizin über eine Analyse des Politikvokabulars auf die Spur zu kommen, besteht gerade darin, zunächst ohne ein Vorverständnis von Politik auszukommen. Statt nach Praktiken, Institutionen oder Situationen zu suchen, die im Sinne gängiger gegenwärtiger Vorstellungen *ex post* als politisch erscheinen oder je nach Bezugsrahmen analytisch als politisch zu beschreiben wären, soll die Suche hier beim Wort ansetzen. Gesucht wird zunächst nach thematischen und institutionellen Konstellationen, in denen es zu verdichteten Verwendungen des Politikvokabulars kam, um Phänomene zu identifizieren, auf die das Vokabular jeweils verwies. Der semantischen und sprachpragmatischen Feinanalyse muss eine Identifikation von Konstellationen und Phasen verdichteten Wortgebrauchs vorangehen. Die Identifikation der privilegierten Verwendungszusammenhänge und -phasen eines Wortes ist somit Teil der wortverwendungsgeschichtlichen Methode.

Damit ist keineswegs *a priori* behauptet, dass beispielsweise ein enges an Staat, Parteien oder Parlamenten orientiertes Politikverständnis bei den Wissenschaftlern und Ärzten grundsätzlich keine Rolle spielte. Bis weit ins 19. Jahrhundert mussten sich die historischen Semantiken des Politikvokabulars mit solchen Politikverständnissen jedoch nicht nennenswert überlappen. Gerade zum Einstieg in die wortverwendungsgeschichtliche Analyse erscheint es vor diesem Hintergrund notwendig, gänzlich ohne ein Vorverständnis von Politik und ohne die Antizipation privilegierter Verwendungszusammenhänge auszukommen. Es soll vermieden werden, Aspekte eines unreflektierten gegenwärtigen oder engen analytischen Politikverständnisses rückwirkend als »preconceived paradigms« (Skinner) in die Quellen zu lesen.[46]

Das Anliegen, eine Geschichte medizinischer Politikverständnisse und ihrer strategischen Wendung im Kontext medizinischer Publizistik zu schreiben, hat grundlegend andere methodische Probleme zur Folge als die klassische Begriffsgeschichte. Letztere kann, ohne bei der Korpusbildung unter größeren Legitimationsdruck zu geraten, auf einen recht verlässlichen Kanon einschlägiger Autoren zurückgreifen, die Politik zum zentralen Thema ganzer Texte machten. Die Wahl medizinisch-wissenschaftlicher und ärztlicher Kommunikationszusammenhänge als Gegenstand der Analyse macht methodisches Umdenken in mehreren Hinsichten notwendig. Drei wichtige methodische Probleme seien hier herausgegriffen: Die Tatsache, dass Texte von Medizinern nur in sehr wenigen Fällen Reflexionen des Politikbegriffs zum Gegenstand hatten und das Wort ›Politik‹ ähnlich selten explizit reflektiert wurde, erschwert es *erstens*, rasch Texte zu identifizieren, die Belegstellen liefern. Eng damit verbunden ist *zweitens* ein ausgesprochen geringer Grad an Intertextualität bei den verschiedenen medizinischen Autoren, die das Politikvokabular verwendeten. Insgesamt herrschte im 19. Jahrhundert ein Mangel an kanonisierbaren Autoren, die einschlägige Definitionen des Verhältnisses von Medizin und Politik oder einschlägige Politikverständnisse aus dezidiert medizinischer Sicht geliefert hätten. Der einzige, dessen Verwendungsweisen des Politikvokabulars (zumindest seit dem Kaiserreich) häufig aktualisiert und thematisiert wurden (und werden), ist Rudolf Virchow.[47] Aus diesen beiden Punkten resultiert *drittens*, dass die Wortverwendungen selten einen hohen Reflexionsgrad aufwiesen. Semantische Offenheit war eher die Regel als die Ausnahme.

Eine Wortverwendungsgeschichte weicht nicht nur methodisch von der ›klassischen‹ Begriffsgeschichte ab, sondern bringt auch strukturell andere Befunde hervor: Ergebnis kann nicht die Geschichte reflektierter Konzeptualisierungen von Politik durch Autoren sein, die aufeinander Bezug nahmen. Während die vorhandenen Begriffsgeschichten von ›Politik‹ sich vornehmlich auf die Denotationen des Wortes konzentrieren können, ist die Wortverwendungsgeschichte im medizinischen Kontext stärker

46 Quentin Skinner hat aus ideengeschichtlicher Perspektive bemerkt, dass Historiker permanent Gefahr laufen, eigene Vorannahmen unreflektiert in die Texte historischer Akteure hineinzulesen. Skinner, Meaning, S. 77.

47 Siehe dazu die Einführung zu Kap. VI.

auf die Analyse von Konnotationen und bildsprachlichen Einbettungen angewiesen. Außerdem spielt der weitere thematische Kontext, in dem das Wort (beziehungsweise das Vokabular) Verwendung fand, eine größere Rolle. Im Fokus der Analyse steht weniger die Frage, was genau das Wort ›Politik‹ in einem bestimmten Kontext bedeutete, sondern was Akteure mit dem Politikvokabular bezeichneten und wie bezeichnete Phänomene mit Hilfe der angelagerten Bedeutungsbestände gedeutet wurden.

Das Ergebnis einer solchen Analyse wird ein Repertoire von *Wortverwendungsmustern* sein. Sofern diese Muster auf Verhältnisbestimmungen von Medizin und Politik hinausliefen, ist im Folgenden auch von medizinischen Politiksemantiken (im Plural) die Rede. Abstrahiert man von einzelnen Autoren, lassen sich charakteristische, wiederkehrende Verschränkungen einzelner Bedeutungsaspekte des Politikvokabulars mit bestimmten Argumentationsweisen herausarbeiten, die hier allgemein als Wortverwendungsmuster bezeichnet werden. Typische Verschränkungen von spezifischen Bedeutungsaspekten des Politikvokabulars und wiederkehrenden Argumentationsweisen, die sich bei einzelnen Autoren herausarbeiten lassen, werden als individuelle Wortverwendungsmuster benannt.

## 3.1 Korpusbildung

Gesucht wird nach solchen Mustern in einer breiten Auswahl medizinischer und gesundheitswissenschaftlicher Publikationen. Als ›Gesundheitswissenschaften‹ werden zusammenfassend die verschiedenen Strömungen öffentlicher Hygiene und Gesundheitspflege bezeichnet.[48] Ent-

48 In historischer Perspektive haben auch Alfons Labisch und Wolfgang Woelk den Begriff auf verschiedene Disziplinen von der Experimentellen Hygiene bis zum ›New Public Health‹ angewendet: Labisch/Woelk, Geschichte. Als Quellenbegriff lässt sich das Wort bereits im 18. Jahrhundert als Sammelbezeichnung für gesundheitsbezogenes Wissen nachweisen. Siehe beispielsweise Richter, Beyträge, S. 151. Dass der Terminus ›Gesundheitswissenschaft‹ in »programmatischer Absicht« vor 1925 nicht genutzt worden sei, mag in der Breite stimmen (Hurrelmann, Arbeitsschwerpunkte, S. 3). Vereinzelt wurde er aber auch im 19. Jahrhundert konzeptionell stark gemacht. Beispielsweise Friedrich Oesterlen nutzte ihn 1859 in einem »Prospectus« für seine *Zeitschrift für Hygieine, medicinische Statistik und Sanitätspolizei* als gleichberechtigten Begriff neben der »Gesundheitspflege« (abgedruckt im Anhang der *Zeitschrift für die gesamte Staatswissenschaft*, Bd. 15 1859). Auch bei den Sozialhygienikern der Jahrhundertwende 1900 finden sich Belege (vgl. Gottstein, Hygiene, S. 3). Erst seit den frühen 1990er-Jahren formierte sich in Deutschland ein wissenschaftliches Fachgebiet, das mit dem Begriff (im Plural) systematisch bezeichnet wird. Diese »Gesundheitswissenschaften« verstehen sich als »ein Ensemble von

scheidendes Kriterium der Auswahl der Autoren ist ihr systematischer Bezug auf die Wissenschaft Medizin. Damit sind Texte von Ärzten, medizinischen Wissenschaftlern und Hygienikern gleichermaßen Gegenstand der Untersuchung. Im Fokus steht das ›lange‹ 19. Jahrhundert und die Zeit des Ersten Weltkriegs. Als Anlass der grundlegenden Neuordnung des politischen Raumes wird abschließend die Revolution von 1918/19 in den Blick genommen.

Wie bereits angeführt, ist es unmöglich, *a priori* disziplinäre und thematische Zusammenhänge auszumachen, in denen von zahlreichen Wortverwendungen auszugehen ist oder das Deutungsmuster ›Politik‹ eine besondere Rolle spielte. Der Mangel an einschlägigen Vorstudien macht es notwendig, diese Phasen und Konstellationen über die diachrone Durchsicht medizinischer Publikationen zu identifizieren. Zeitschriften drängen sich dazu nicht nur aufgrund ihrer seriellen Form des Erscheinens auf. Denn gerade seit Beginn des 19. Jahrhunderts gewannen die Periodika als Form des ärztlichen Informationsaustausches immer größere Bedeutung. Räumlich reichten sie als überregionale Foren über die vornehmlich lokal wirkenden wissenschaftlichen Netzwerke des medizinischen Vereinswesens hinaus.[49] Ihnen kommt als kommunikativer Ort, an dem fachintern Redeweisen transportiert und Sichtweisen geprägt wurden, besondere Bedeutung zu. An den grundlegenden Transformationen der Medizin, die sich um die Mitte des 19. Jahrhunderts Bahn brachen und die mit einer sehr ausgeprägten »medizinpublizistische[n] Aufbruchstimmung« einhergingen,[50] hatte die periodische medizinische Presse einen wesentlichen Anteil. Rudolf Virchow schrieb gegen Ende des Jahrhunderts rückblickend, die Geschichte der Periodika der 1840er-Jahre spiegele den Umschwung der Medizin sogar deutlicher als die Geschichte der medizi-

---

Einzeldisziplinen«, die »auf die Analyse von Gesundheits- und Krankheitsprozessen sowie die Ableitung von bedarfsgerechten Versorgungsstrukturen und deren Evaluation« gerichtet sind (Hurrelmann, Arbeitsschwerpunkte, S. 5).

49 Ihre Expansion ist dabei als Indikator für die zunehmende Verbreitung wissenschaftlicher Kenntnisse auf gedrucktem Wege zu lesen. Vgl. dazu zuletzt Hess, Mensch, bes. S. 104.

50 Vgl. dazu z.B. Goschler, Naturwissenschaft, S. 99. Goschler bezeichnet die 1840er-Jahre als »Umbruchszeit insbesondere für die deutsche medizinische Zeitschriftenliteratur«. Die Periodika spiegelten die dramatischen Veränderungen auf diesem Segment des literarischen Marktes noch stärker wider als die sonstige medizinische Literatur. Zur Veränderung des literarischen Marktes auch der Verweis auf Daum, Wissenschaftspopularisierung, bes. S. 237, 337f.

nischen Buchliteratur. Zeitschriften waren die »Träger der neuen Ideen in den 40er Jahren des 19. Jahrhunderts«.[51]

Über die Jahrhundertmitte hinaus wird es sogar noch wichtiger, ein breit gefächertes Repertoire von Zeitschriften zu sichten. Die Spezialisierung der Medizin hatte zwar bereits im ausgehenden 18. Jahrhundert begonnen, gewann aber nach der Mitte des 19. Jahrhunderts mit der Entstehung vieler neuer Fachdisziplinen eine besondere Qualität.[52] Den Fachzeitschriften kam dabei als »Kristallisationspunkte[n] neuer Disziplinen« eine besondere Bedeutung zu.[53] Dieser Ausdifferenzierung der medizinischen Wissenschaft nachzugehen ist mit Blick auf die Sprachstrategien der jeweiligen Autoren von großer Bedeutung: Das eingangs angeführte Beispiel des Sozialhygienikers Moses zeigte bereits, dass Positionierungen zur Politik und Ausprägungen von Politikverständnissen erheblich mit der Zugehörigkeit zu unterschiedlichen Disziplinen beziehungsweise wissenschaftlichen ›Schulen‹ zusammenhingen. Gerade die verschiedenen Spielarten der öffentlichen Hygiene in ihren unterschiedlichen ätiologischen Ausrichtungen standen auch für spezifische Positionierungen zur Politik. Um der subdisziplinären Kontextabhängigkeit medizinischer Politiksemantiken nachzugehen, ist die Durchsicht der jeweiligen Zentralorgane unumgänglich.

Die ausgewählten Periodika dienen als Ausgangspunkt, um thematische Konjunkturen, einschlägige Debatten und Diskussionszusammenhänge ausfindig zu machen. Die erste Auswahl vielgelesener beziehungsweise für bestimmte Disziplinen repräsentativer Zeitschriften wird an diesen Stellen systematisch ausgeweitet. Das Korpus wird dann um ergänzende Periodika und Literaturtypen – Lehrbücher, grundlegende Monografien, aber mitunter auch verschiedene ärztliche Egodokumente – erweitert. Hinter der Konzentration auf Periodika und Grundlagenwerke mit umfassendem Anspruch steht die Hypothese, dass dies die Orte waren, an denen die »codes« einer Wissenschaft beziehungsweise eines Standes erprobt, abgeglichen und vermittelt wurden.[54] Die Politikverständnisse und die Regeln

---

51 Zit. nach Heischkel-Artelt, Zeitschriften, S. 3. Heischkel-Artelt bezieht sich auf einen Artikel aus *Virchows Archiv* von 1897.

52 Seidel, Kultur, S. 341. Eulner, Entwicklung.

53 Stöckel, Verwissenschaftlichung, S. 13.

54 Vgl. dazu Bynum/Lock/Porter, journals. Zu *Virchows Archiv* und dem wissenschaftlichen Zeitschriftenmarkt des 19. Jahrhunderts auch Goschler, Naturwissenschaft. Allgemein wird in der Forschung zu Fachzeitschriften betont, dass sie nicht nur den Informationsaustausch organisieren, sondern auch »Regeln der Kommunikation« und »pro-

des Schreibens über ›Politik‹ wurden ebenfalls maßgeblich in den Fachzeitschriften ausgehandelt.

## 4. Forschungsstände und Anknüpfungspunkte

Die Frage nach akteursgruppenspezifischen Politikverständnissen wurde von der Historischen Semantik bislang nicht auf Mediziner und Ärzte bezogen. Die Begriffsgeschichte hat sich in den letzten Jahren ausführlich mit Politikbegriffen und Verwendungsweisen des Politikvokabulars befasst. Der politiktheoretische ›Höhenkamm‹ kann mittlerweile international als relativ gut erforscht gelten.[55] Das Postulat, die Historische Semantik des Politischen diachron und synchron nach Quellenebenen beziehungsweise Kommunikationssituationen zu differenzieren, wurde in umfassenden Studien bislang nur selten systematisch umgesetzt.[56] Verschiedene Thesen zur allgemeinen Begriffsgeschichte von ›Politik‹ sind im Gang der Untersuchung auf ihre Reichweite jenseits des ›Höhenkamms‹ zu überprüfen. Zu klären ist beispielsweise, ob die enge semantische Bindung des Staatsbegriffs an den Politikbegriff, die Vollrath als typisch für den deutschen Fall herausgearbeitet hat, sich auch jenseits des ›Höhenkamms‹ nachweisen lässt.[57] Fragen lässt sich außerdem, welche Effekte die von Kari Palonen ausführlich erforschte Genese des Handlungsbegriffs von Politik im Sprachgebrauch der Mediziner zeitigte.[58]

Für die unmittelbare problemgeschichtliche Anbindung der Wortverwendungsgeschichte des Politikvokabulars sind, wie oben umrissen, die Forschungsstränge entscheidend, die sich mit medizinischen Deutungs-

fessionellen Verhaltens« aufstellen. Zusammenfassend: Stöckel, Verwissenschaftlichung, S. 16.

55 Klassisch: Sellin, Art. Politik. Aktuell: Leonhard, Politik.

56 Zum Postulat und zu ersten differenzierenden Studien über »Situationen des Wortgebrauchs« siehe die Beiträge in: Steinmetz, Politik. Für die Weimarer Republik liegt eine nach wissenschaftlichem Diskurs und politischen »Teilkulturen« differenzierte Studie vor, in der allerdings Mediziner und Ärzte nicht systematisch thematisiert werden: Marquardt, Polis.

57 Siehe die Abschnitte von Vollrath in: Meier/Vollrath, Art. Politik. Siehe zur Relativierung der Annahme einer geradezu wesenhaften semantischen Nähe von ›Politik‹ und ›Staat‹ Albert/Steinmetz, Entgrenzungen.

58 Palonen, Politik. Zusammenfassend zu Palonens Thesen und Publikationen: Bluhm, Politische, bes. S. 420ff.

ansprüchen im Laufe des 19. Jahrhunderts befassen. Neben der oben angeführten Literatur zur ärztlichen Professionalisierung ist auf verschiedene theoriegeleitete Arbeiten zu verweisen, die die erweiterte Jahrhundertwende 1900 als eine Schlüsselphase der Verwissenschaftlichung des Sozialen beziehungsweise der Politik darstellen. Margit Szöllösi-Janze hat auf Basis der Überlegungen Lutz Raphaels die These zugespitzt, dass die Jahrhundertwende eine qualitative Schwelle »tiefgreifende[r] Verwissenschaftlichungsprozesse[...]« war. Infolge einer breiten wissenschaftlichen Reformdiskussion hätten sich eine moderne Leistungsverwaltung sowie Formen kommunaler und staatlicher Daseinsfürsorge herausgebildet, in denen Experten aus verschiedenen Wissenschaften, darunter auch die Medizin, »den Ton angaben«.[59] Die Wende vom 19. zum 20. Jahrhundert lässt sich analytisch als entscheidende Phase »des Übergangs« werten, in der die medizinische Wissenschaft institutionell in »strukturell neuartige[...] Leistungsbeziehungen« zum Politiksystem geriet.[60] Verschiedene Historiker greifen bei der Historisierung dieses Verwissenschaftlichungsprozesses auf soziologische Theorien zur »Verwissenschaftlichung der Politik« und »Politisierung der Wissenschaft« zurück, die einflussreich von Peter Weingart gebündelt und in eine Theorie der Wissensgesellschaft überführt wurden.[61] Insgesamt sind die Jahrzehnte zwischen 1890 und der Revolution von 1918/19 als Schlüsselphasen der Verwissenschaftlichung des Sozialen und der Politik zu werten.[62]

In dieser Zeit kam es außerdem zu konzeptionellen Veränderungen in den Human- und Sozialwissenschaften, die sich mittelfristig erheblich auf die gesundheitswissenschaftlichen Deutungsansprüche auswirkten. Die Rede ist von einem Prozess, den man als Biologisierung des Sozialen und des politischen Denkens bezeichnen kann.[63] Ein wichtiges Element dieser Entwicklung war die Rezeption und soziale Wendung des Darwinismus. Die Tragweite dieser breiten gesellschaftlichen Tendenz wurde in den

59 Szöllösi-Janze, Umgestaltung, S. 61. Grundlegend: Raphael, Verwissenschaftlichung.

60 Szöllösi-Janze, Wissensgesellschaft, S. 281.

61 Weingart, Stunde. Weingart, Wissenschaftssoziologie, Bielefeld 2003. Siehe dazu ausführlich Kap. VI.1.2.

62 Siehe aus der inzwischen breiten Forschung auch die verwandten Arbeiten zum Verhältnis von Wissenschaft und Öffentlichkeit Nikolow/Schirrmacher, Wissenschaft. Mit Fokus auf die Bedeutung medizinischer wissenschaftlicher Zeitschriften aktuell besonders die Beiträge der Herausgeber in: Stöckel/Lisner/Rüve, Medium.

63 Das Biologische rückte in dieser Zeit »ins Feld des Sozialen«: Bublitz, Konstitution, S. 81.

letzten Jahren in der Forschung betont, und die Frage nach dem Verhältnis von Politischem und Biologischem hat sich in verschiedenen Forschungskontexten als Schlüsselthema erwiesen.[64]

Die vorliegende Arbeit soll dazu beitragen, die bislang vernachlässigte semantische Dimension der drei vielfach aufeinander verwiesenen strukturellen Prozesse – ärztliche Professionalisierung, Verwissenschaftlichung des Sozialen und Biologisierung des politischen Denkens – systematisch zu beleuchten.

In der engeren medizinhistorischen Forschung zum Verhältnis von Medizin oder Ärzten zur Politik spielt die Historisierung von Politikverständnissen bislang keine nennenswerte Rolle. ›Politik‹ erscheint in vielen einschlägigen Arbeiten als eine geradezu ahistorische Konstante. Arbeiten, die sich systematisch Politikverständnissen im Kontext der Medizin annehmen, existieren für das 19. Jahrhundert nicht. Einzelne Analysen der Semantik von ›Politik‹ wurden lediglich im Kontext der ›medicus politicus‹-Literatur des 17. und 18. Jahrhunderts unternommen.[65] Allerdings liegen Arbeiten vor, die medizinischer Metaphorik im Kontext vormoderner politischer Sprache nachgehen.[66] Allgemein spielen semantische »Kontaminationen« politischer und medizinischer Begriffe vornehmlich in diskurs- und ideengeschichtlichen Arbeiten eine Rolle.[67] Der Sprachgebrauch von Medizinern und Ärzten in ihrer Publizistik wird dabei allerdings kaum ausgemessen.[68] Selbst die differenzierte Studie von Peter Baldwin, die, ausgehend von klassischen Thesen Erwin H. Ackerknechts, im internationalen Vergleich um die Frage kreist, inwiefern verschiedene

64 Zu aktueller Literatur zu Biologismus und Sozialdarwinismus siehe ausführlich den Abschnitt in Kap. VI.3.2.

65 Eckart, Anmerkungen. Ders., Medicus. Pott, Medizin, bes. S. 49f. Siehe dazu ausführlich Kap. II.6 der vorliegenden Arbeit.

66 Simon, Policey. Dort auch weiterführende ältere Literatur. Struve, Entwicklung. Dohrn-van Rossum, Körper.

67 Siehe beispielsweise Guldin, Körpermetaphern.

68 Eine Ausnahme sind Arbeiten zur Sprache Rudolf Virchows, in denen der Semantik von ›Politik‹ allerdings ebenfalls nicht nachgegangen wird. Siehe aktuell bes. Johach, Krebszelle. Dort auch Verweise auf weiterführende ältere Literatur. Die Annäherung der Wissenschaftsgeschichte an die Begriffsgeschichte, die in den letzten Jahren zu beobachten ist, hat noch keine Arbeiten zu Politikbegriffen hervorgebracht. Siehe besonders die Beiträge in: Eggers, Wissenschaftsgeschichte. Außerdem: Müller, Begriffsgeschichte.

Formen von Seuchenprophylaxe als eine Fortsetzung politischer Grundhaltungen gefasst werden können, historisiert Politikverständnisse nicht.[69]

Ungeachtet dessen ist der Forschungsstand zum Verhältnis von Medizin und Politik ausgesprochen umfangreich. Überaus prominent ist die Frage nach wie vor in Arbeiten, die die medizinisch-politischen Verstrickungen im Nationalsozialismus beziehungsweise deren Vorgeschichte in den Blick nehmen.[70] Rekonstruiert man die impliziten Politikverständnisse einschlägiger Studien, wird rasch deutlich, dass unter dem Begriff eine Fülle unterschiedlicher Themen abgehandelt wird. Da die Autoren sehr unterschiedliche Phänomene in den Blick nehmen, ergeben sich folglich verschiedene Geschichten des Verhältnisses von Medizin oder Ärzten zur Politik: Fragen die Autoren nach Parteizugehörigkeiten oder der parteipolitischen Affinität des Ärztestandes, ist eine besondere Nähe zum Nationalliberalismus ein wichtiges Ergebnis.[71] Wird ganz allgemein nach der Bedeutung des Standes für das Gemeinwesen gefragt, so kann ideengeschichtlich – »von Platon bis in die allerjüngste Zeit« – auf zahllose Autoren verwiesen werden, die dem Arzt politische Bedeutung zuschrieben.[72] Steht dagegen der Grad ärztlicher Repräsentation in deutschen Parlamenten im Fokus, ist das Ergebnis die Geschichte eines traditionellen Defizits.[73] Fragen Autoren nach der Stellung medizinischen Personals in kommunalen und staatlichen Institutionen, beispielsweise in einschlägigen Ministerien und Ämtern, ist das Ergebnis die Geschichte eines dauerhaften Konflikts mit Vertretern anderer Professionen (besonders den Juristen), in

69 Ackerknechts These einer Korrelation von Politik und Prophylaxe wurde grundlegend formuliert in Ackerknecht, Anti-Contagionism, und inzwischen – besonders durch Baldwin – erheblich ausdifferenziert und relativiert. Baldwin, Contagion.

70 Genannt seien hier nur einige Klassiker und aktuelle umfassende Studien: Weindling, Health. Siehe zur Forschung zum Nationalsozialismus selbst mit weiterführender Literatur Süß, Volkskörper, z.B. S. 117. Siehe auch die Beiträge in: Frei, Medizin. Aus den zahlreichen Arbeiten von Sheila Weiss siehe besonders: Weiss, Symbiosis. Unter den zahlreichen Büchern Hans-Walter Schmuhls siehe Schmuhl, Grenzüberschreitungen, und ders., Nationalsozialismus.

71 So beispielsweise Kater, Ärzte. Zur vornehmlich nationalliberalen Orientierung der Ärzte siehe auch aktuell Hüntelmann, Hygiene, S. 412. Zur unterschiedlichen Orientierung der wichtigen medizinischen Wochenschriften siehe Lisner, Fachzeitschriften.

72 Siehe Seidler, Standort, z.B. S. 88.

73 Nach einem vorübergehenden Parlamentarisierungsschub 1848 waren durchgängig relativ wenige Ärzte in Parlamenten vertreten (Huerkamp, Aufstieg, S. 244f.), was besonders im Vergleich mit Frankreich deutlich wird. Beispielsweise 1887 saßen nur zehn Ärzte im Reichstag – 1902 hatte sich ihre Zahl sogar auf sechs reduziert. Siehe Michl, Dienste, S. 42.

dem die Ärzte lange Zeit unterlagen.[74] Für die Kontextualisierung der Wortverwendungsgeschichte sind sämtliche Befunde zweifellos von Bedeutung, empirisch helfen sie bei der Frage nach historischen Politiksemantiken im medizinischen Kontext allerdings kaum weiter.

Wie das Verhältnis von Ärzten und Politik ist die Distanz deutscher Wissenschaftler zur Politik ebenfalls ein traditionsreiches Thema der historischen Forschung. Dabei liefern, im Gegensatz zu den bislang genannten Arbeiten, Studien zum ›unpolitischen‹ deutschen Arzt oder zur ›apolitischen‹ medizinischen Wissenschaft zumindest Hinweise auf historisches Sprachverhalten.[75] Die Frage, was es für einen Arzt bedeutete, sich als »unpolitisch« zu bezeichnen, spielte in der Forschung der 1980er-Jahre am Rande eine Rolle.[76] Die semantischen Voraussetzungen und argumentativen Implikationen der ›unpolitischen‹ ärztlichen Selbstbilder wurden allerdings bislang nicht erforscht. Aus welchen Traditionen sich die politikkritischen Argumentationsmuster in der medizinischen Publizistik speisten und warum sie über zwei Jahrhunderte so große Verbreitung fanden – in sprachpragmatischer Perspektive mithin so ausgesprochen erfolgreich waren –, ist zu eruieren.

---

74 Erst im Nationalsozialismus erhielt beispielsweise das Gesundheitsministerium eine ärztliche Leitung. Die Frage zieht sich als roter Faden durch die grundlegenden Arbeiten von Alfons Labisch und Florian Tennstedt. Siehe z.B. Labisch/Tennstedt, Weg. Auch die Geschichte von Formen gesundheitswissenschaftlicher Konzepte und ihrer Bedeutung für Formen staatlicher Gesundheitssicherung lässt sich als eine Geschichte des Verhältnisses von Politik und Gesundheitswissenschaften schreiben. Ein grundlegender Überblick: Labisch/Woelk, Geschichte, S. 49–92.

75 Verwiesen sei besonders auf die knappe aber materialreiche Auseinandersetzung mit dem »Mythos vom unpolitischen Arzt«, den Johanna Bleker systematisch in den Blick genommen hat. Bleker, Mythos. Blekers Text ist (neben einer innerwissenschaftlichen normativen Stoßrichtung) eine systematische Kritik am »Mythos« und der »Ideologie des Unpolitischen«. Sämtliche genannten Arbeiten, die den ›unpolitischen Arzt‹ zum Thema machen, sind zumindest implizit auf die Rolle der Mediziner im ›Dritten Reich‹, auf die Frage nach politischer »Abstinenz« oder Beteiligung ausgerichtet. Johanna Bleker stellt explizit die Frage, ob der mangelnde Widerstand der Ärzte gegen die Gräuel der NS-Gesundheitspolitik »eine Folge der unpolitischen Gesinnung der deutschen Ärzte« gewesen sei. Letztlich mündet ihr Text in ein Plädoyer für politische Toleranz und politisches Engagement durch Ärzte. Ebd., S. 165.

76 Beispielsweise Fridolf Kudlien kam zu dem Befund, dass »unpolitisch« gleichbedeutend mit »nicht parteipolitisch« gewesen wäre. Kudlien, Ärzte, S. 24. Kater betonte, dass die Behauptung, »unpolitisch« zu sein, nach dem Ersten Weltkrieg zumeist für »Rechtskonservatismus« stand. Kater, Ärzte, S. 44.

Die demonstrative Politikdistanz deutscher Wissenschaftler im Allgemeinen wurde in der Historiografie bereits systematisch aufgegriffen. Die These, Deutsche hätten prinzipiell ein besonderes Problem mit der Politik, hat in der Forschung zum Kaiserreich, der Weimarer Republik und der Genese des Nationalsozialismus topische Qualität.[77] Die Behauptung, deutsche Gelehrte hegten traditionell eine Antipathie gegenüber der Politik, wären gar politikunfähig, ist ein Kernelement des Topos.[78] Verschiedene Historiker haben der kulturellen und gesellschaftlichen Relevanz wissenschaftlicher Expertise und der Entstehung des »anti-politischen« wilhelminischen Milieus besondere Aufmerksamkeit geschenkt. In der umfassenden Forschung zu bürgerlichen Gelehrtenkulturen und dem Aufstieg des naturwissenschaftlichen Weltbildes finden sich immer wieder Hinweise auf die scheinbar ›un-‹, ›anti-‹ oder ›apolitische‹ Ausrichtung maßgeblicher wissenschaftlicher Akteure. Die Wurzeln dieser »antipolitischen« Grundhaltung der zentralen naturwissenschaftlichen Akteure wurden unter anderem von Kevin Repp rekonstruiert.[79]

Die Überlegungen Repps sind – wie die Thesen Detlev Peukerts zur Klassischen Moderne, auf die er sich bezieht – in die breitere historiografische Debatte über die Rolle des liberalen deutschen Bürgertums auf dem Weg in die Moderne einzuordnen, die bereits in den frühen 1970er-Jahren von James J. Sheehan und anderen angestoßen wurde.[80] Repps Arbeit ist hier von besonderer Relevanz, da sie Hinweise auf die strategische Dimension der demonstrativen Politikdistanz liefert. Repp und Paul Weindling betonen, die Jahrzehnte seit 1890 seien in markanter Weise von den »hidden channels« einer »antipolitischen« technokratischen Expertise geprägt gewesen.[81] Die antipolitische Grundhaltung, so kann man Repps Befunde zuspitzen, setzte sich in technokratischen Strategien um, die sowohl begrenzte Macht in politischen Institutionen als auch Partikularismus

77 In der Historiografie klassisch: Stern, Consequences.

78 Aktuell zur Wissenschaft der Weimarer Republik mit Hinweisen auf weiterführende Literatur: John, Not, bes. S. 135. Außerdem: van Laak, Alternative.

79 Siehe besonders Repp, Reformers.

80 Sheehan, Liberalism. Zum »persistent German leaning towards ›apolitical politics‹ in the decades between 1890 and the 1930s« und zur Relevanz dieses Verhaltensmusters für die Erklärung der nationalsozialistischen Herrschaft siehe auch Blackbourn, Reflections, S. 154. Als Beispiel für die Bürgertumsforschung zum Thema: Roth, Stadt.

81 Vgl. z.B. Repp, Reformers, S. 43. Dort mit besonderem Fokus auf Biologen, Ärzte und Ökonomen. Weindling interpretiert mit dem Konzept der Anti-Politik, dass er historisch auf Sombart zurückführt, besonders die eugenische Bewegung. Siehe Weindling, Health, S. 20.

und Dissoziation im weiteren politischen Raum umgehen und wettmachen sollten. Wissenschaftliche Positionen, Weltbilder und Zukunftsentwürfe sollten so breitenwirksam und nachhaltig in die Praxis überführt werden.[82] Mit dem Terminus »Antipolitik« rekurriert er auf ein komplexes Gefüge politisch-institutioneller Konstellationen, kultureller Grundhaltungen und spezifischer Emanzipationsstrategien eines Bürgertums, dessen Partizipations- und Gestaltungschancen in vielerlei Hinsicht seit der Reaktionszeit begrenzt erscheinen mussten.[83] Verschiedenen Vertretern ihrer Gelehrtengeneration gelang es auf naturwissenschaftlichem Gebiet nach 1848 rasch, international exzeptionelles Renommee zu erlangen und eine Art naturwissenschaftliche (Ersatz-)Revolution umzusetzen.[84] Verschiedene Studien zu Medizinern und Gesundheitswissenschaften zeigen, dass aus dieser Konstellation heraus die Strategie entstand, wissenschaftliches Ansehen im engeren politischen Feld auszuspielen. Am sichtbarsten verfolgte Virchow dieses Anliegen. Als Mediziner und als Abgeordneter im preußischen Parlament erlangte er in den 1860er- und 1870er-Jahren erhebliche Berühmtheit.[85]

Constantin Goschler arbeitet in seinen Studien detailliert heraus, wie Virchow »zwischen Seziersaal und Parlament« agierte.[86] Mit Fokus auf den Parlamentarier Virchow kann Goschler zeigen, wie er ein Modell naturwissenschaftlicher Expertise etablierte, dessen Kernelement darin bestand,

82 Sowohl der »sham constitution« des Deutschen Reiches, die die Reichstagssitzungen letztlich zu »episodes of tragic-comic opera« degradiert hätte, als auch der politischen Lagerbildung der wilhelminischen Zeit, so Repp, hätte das Reformmilieu die »subterranean world of Wilhelmine anti-politics« entgegengesetzt: »[S]cientific studies, detailed proposals, legalistic reports [...] and many other strategies designed to make an immediate, palpable difference in the quality of peoples lives.« Die »Antipolitik« charakterisiert er in diesem Sinne als einen »practical attempt to dispense with the illusions of official culture and to get down to the business of laying concrete foundations for a more humane and prosperous national community in the gray area, neither private nor public, that was their undisputed terrain«. Repp, Reformers, S. 14.

83 Repp misst zwar vornehmlich die wilhelminische Epoche aus, verfolgt aber für verschiedene Wissenschaften auch die Traditionslinien der »antipolitischen« Grundhaltungen weit zurück in das 19. Jahrhundert. Großen Stellenwert räumt er dabei den vom »materialist impulse of the 1830s and 1840s« geprägten Medizinern ein. Vgl. Repp, Reformers, bes. S. 39ff.

84 Allgemein zur naturwissenschaftlichen Revolution und der Rolle der Medizin vgl. Nipperdey, Geschichte, bes. S. 484ff.

85 Repp, Reformers, S. 41.

86 Goschler, Wahrheit. Vgl. neben diversen anderen Publikationen in erster Linie die große Monografie Goschler, Virchow.

politische Fragen in unpolitische Sachfragen zu überführen.[87] Die aktuelle Forschung zur Bakteriologie zeigt, dass Robert Koch und seine Schüler geradezu sprichwörtlich für demonstrative Distanz zur Politik standen und der Erfolg der Wissenschaft nicht zuletzt aus der damit verbundenen Strategie resultierte.[88]

Paul Weindling zeigt gerade mit Blick auf die Eugenik, dass bereits seit den 1880er-Jahren zahlreiche Wissenschaftler gegenüber den »repressive norms« des Kaiserreichs Alternativentwürfe einer rationalen und wissenschaftsbasierten Gesellschaft auf den Plan brachten. Der »authoritarianism« der Bismarckzeit, Parteienverdrossenheit und die beunruhigenden Konsequenzen von Urbanisierung und Industrialisierung führten vielerorts zu dem szientokratischen Postulat, Politik sei letztlich durch wissenschaftliche Planung und Administration zu ersetzen. Gerade die Eugeniker – rassen- und sozialhygienischer Provenienz – nahmen sich in diesem Sinne der einschlägigen sozialen Probleme der Zeit an.[89]

Diese Forschungen kommen den Fragestellungen der vorliegenden Arbeit nahe. Die Argumentationsmuster und Politiksemantiken, die der »antipolitischen« Haltung zugrunde lagen, wurden bislang aber nirgends behandelt. Die Tendenz (spät-)wilhelminischer Wissenschaftler zur Politikkritik und zum ›unpolitischen‹ Habitus ist zwar ein Schlüsselargument der genannten Arbeiten. Nach den zugrunde liegenden Politikverständnissen sowie den Sprachstrategien der wissenschaftlichen Akteure fragen die Autoren allerdings nicht. Die weit zurückreichende Tradition pejorativer Politikverständnisse im ärztlichen Kontext, die die späteren Strategien erheblich prägten, ist noch zu rekonstruieren.

## 5. Gang der Untersuchung

Die vorliegende Arbeit ist darauf angelegt, nachzuzeichnen, wie im Lauf des 19. Jahrhunderts ein pejoratives ärztliches Grundverständnis von ›Politik‹ sukzessive in medizinische Relevanzstrategien und damit in Formen

87 Goschler, Wahrheit, S. 236ff. und 246f.

88 Siehe z.B. Gradmann, Krankheit, S. 125. Ausführlich dazu Kap. V.2.5 der vorliegenden Arbeit.

89 Statt in politischen Kategorien konzeptualisierten sie soziale Probleme erbbiologisch und damit demonstrativ wissenschaftlich. Weindling, Health, S. 20.

politischer Kommunikation überführt wurde. Kapitel II widmet sich dazu einer Bestandsaufnahme von verfügbaren Wortverwendungsmustern in der ersten Hälfte des 19. Jahrhunderts. Die Befunde weichen grundlegend sowohl vom politiktheoretischen ›Höhenkamm‹ der Zeit als auch von gegenwärtigen analytischen Politikbegriffen ab. Dabei zeigt sich, dass das Deutungsmuster ›Politik‹ in dieser Phase weit davon entfernt war, im Kontext ärztlicher und medizinischer Relevanzstrategien von größerer Bedeutung zu sein. Selbst in publizistischen Kontexten, in denen Ärzte ihr Verhältnis zum Staat und ihre Relevanz für das Gemeinwesen systematisierten, spielte es keinerlei konzeptionelle Rolle. Um die Sprachmuster späterer Konstellationen analysieren zu können, ist es jedoch unumgänglich, die Bedeutungsschichten und die Deutungspotenziale in den Blick zu nehmen, die das Politikvokabular bereits transportierte, bevor es zum argumentativen Dreh- und Angelpunkt von Relevanzstrategien wurde. Das Repertoire von Wortverwendungsmustern verdeutlicht, aus welchen diskursiven Traditionen sich die Bedeutungsbestände des Politikvokabulars speisten, welche Sichtweisen und Deutungsangebote sie implizierten. Im Laufe der Arbeit wird gezeigt, dass ältere semantische »Zeitschichten«[90] noch in den späteren Deutungskonflikten Sichtweisen und Sprachstrategien der Mediziner prägten. Die Vehemenz der ärztlichen Politikkritik in der zweiten Jahrhunderthälfte und der Zuschnitt der späteren Relevanzstrategien werden erst vor dem Hintergrund der traditionsreichen pejorativen Bedeutungsbestände verständlich.

Im Fokus von Kapitel III steht die Revolution von 1848 und damit der Ereignishorizont, der Rudolf Virchows berühmte Konzeption von Politik als »Medicin im Großen« prägte. Die Reichweite dieser prototypischen Strategie medizinischer Aneignung der Politik und der korrespondierenden Sichtweisen im ärztlichen Kommunikationszusammenhang ist für die Zeit der Revolution systematisch auszumessen. Spätestens in der Reaktionszeit (Kapitel IV) spielten affirmative Verhältnisbestimmungen zur Politik keinerlei Rolle mehr. Der zunehmende Stellenwert von Depolitisierungsstrategien ist dann mit Blick auf den medizingeschichtlichen Schlüsselprozess der Vernaturwissenschaftlichung von Medizin und Hygiene (Kapitel V) seit den 1850er-Jahren zu verfolgen. Die Frühphase der Klassischen Moderne seit den 1890er-Jahren (Kapitel VI) ist der Zeitraum, in

90 Die Zeitschichten-Metaphorik und die damit verbundene Theorie der Historizität von Begriffen entstammen den Arbeiten von Reinhart Koselleck. Siehe dazu z.B. die einschlägige Textsammlung Koselleck, Zeitschichten.

dem sowohl radikale Politikkritik als auch szientokratische Modelle der Aneignung in verschiedenen disziplinären Feldern an Bedeutung gewannen. Im Zuge des Ersten Weltkriegs und der Revolution von 1918/19 rückte die ambivalente Positionierung zur Politik – zwischen Abneigung und Aneignung – endgültig breitenwirksam ins Zentrum medizinischer Relevanzstrategien (Kapitel VII).

# II. Zwischen den Revolutionen (1789–1848): Auf der Suche nach dem Politischen

Im ersten empirischen Kapitel werden sehr grundlegende Fragen gestellt: Was wurde von Medizinern der ersten Hälfte des 19. Jahrhunderts als ›Politik‹ oder als ›politisch‹ bezeichnet? In welchen Zusammenhängen tauchte das Politikvokabular überhaupt auf? Welche Bedeutungsbestände und Konnotationen transportierte es? Diese Fragen zielen auf Gegenstände, Phänomene und Handlungsweisen, die Mediziner vor Augen hatten, wenn sie das politische Vokabular verwendeten. Das Politikvokabular wird also durch verschiedene thematische und publizistische Zusammenhänge verfolgt. Die Antworten sind deutlich weniger selbstverständlich, als man vor dem Hintergrund gängiger medizin- und begriffshistorischer Literatur vermuten könnte. Die erste Funktion des Kapitels ist mithin die Infragestellung scheinbarer Selbstverständlichkeiten.

Zugleich ist das erste Kapitel eine Geschichte der Art und Weise, in der Mediziner sich und die soziale Welt deuteten. Ausgehend von der eingangs formulierten Annahme, dass Deutungsmuster Wahrnehmungen strukturieren und Sichtweisen konstituieren, lassen sich die genannten Fragen auch umkehren: Wie prägten die Bedeutungsschichten, Konnotationen und Verweiszusammenhänge, die das Vokabular bündelte, die Sicht der Mediziner auf die Welt? Die zweite theoretische Prämisse, dass sedimentierte sprachliche Formen nicht nur die Deutung, Interpretation und Konstruktion der sozialen Welt prägen, sondern gleichzeitig Elemente von Strategien sind, die in konkreten Auseinandersetzungen zur Anwendung kommen, lässt sich ebenfalls in erkenntnisleitende Fragen überführen: Was taten medizinische Autoren, indem sie Gegenstände als ›politisch‹ oder ›Politik‹ bezeichneten und einzelne Bedeutungsaspekte in bestimmten Konstellationen aktualisierten? Wofür oder wogegen argumentierten sie? Teil welcher Sprachstrategien waren die entsprechenden Wortverwendungsmuster?

Für den Gang der gesamten Untersuchung sind diese Explorationen entscheidend: Die zentrale Hypothese lautet, dass ein fundamentales semantisches Repertoire das Politikverständnis der Mediziner im gesamten ›langen‹ 19. Jahrhundert prägte.[1] Obgleich es im Laufe der Zeit in mancherlei Hinsicht zu erheblichen semantischen Verschiebungen kommen sollte, wies das Deutungsmuster ›Politik‹ doch fundamentale Konstanten auf, die in den Redeweisen der ersten Jahrhunderthälfte angelegt waren.

Das Kapitel ist als Bestandsaufnahme besonders wirkmächtiger Wortverwendungsweisen angelegt. Auf einer grundlegenden Ebene ist vorab festzuhalten, dass das Politikvokabular in der gesamten ersten Jahrhunderthälfte regelmäßig in den meisten Jahrgängen medizinischer Zeitschriften vorkam, jedoch für ärztliche Relevanzstrategien nicht von größerer Bedeutung war. Das Deutungsmuster ›Politik‹ war folglich noch kein wichtiges Element medizinischer Selbstdarstellung. Hinsichtlich der Streuung des Politikvokabulars ist sowohl in allgemeinmedizinischer als auch staatsarzneikundlicher Publizistik und selbst in einer exemplarisch gesichteten homöopathisch orientierten Zeitschrift keine signifikante Abweichung von diesem Befund erkennbar.[2] Wenn überhaupt eine klare Unterscheidung zwischen verschiedenen disziplinären Feldern möglich ist, dann auf quantitativer Ebene in den Zeitschriften, die sich dezidiert einer naturwissenschaftlich fundierten Medizin verschrieben hatten: Dort wurde das Vokabular weitgehend vermieden.[3]

Die qualitativen Ergebnisse der Analyse sind jedoch durchaus auffällig: Vergleicht man die im medizinischen Kontext transportierten Semantiken mit allgemeinen Befunden begriffsgeschichtlicher Arbeiten, werden erhebliche Verwerfungen deutlich. Das Politikverständnis der Mediziner hatte so

1 Diese Semantiken werden in der Folge als Standardmuster bezeichnet.

2 Zur Quellenauswahl siehe Abschnitt II.1. Eine systematisch quantifizierende oder streng lexikometrische Analyse der Verwendungen des Politikvokabulars kann hier nicht angestrebt werden. Die digitale Aufbereitung weiter Teile des analysierten publizistischen Materials – besonders bei google.books.de und archive.org – ist zwar inzwischen ausreichend genau, um rasch eine große Anzahl von Belegstellen zu identifizieren. Die Qualität der Texterfassung reicht aber nicht aus, um methodisch stichhaltige Wortfrequenzanalysen zu gewährleisten.

3 In den 1840er-Jahren lassen sich beispielsweise in Müllers *Archiv für Anatomie, Physiologie und wissenschaftliche Medicin* so gut wie keine Wortverwendungen nachweisen. Gesichtet wurden die Jahrgänge 1834–1848. Diese Befunde lassen sich als ein erstes Indiz für eine größere Distanz der dezidiert naturwissenschaftlichen Medizin gegenüber dem nominell Politischen festhalten. In Kap. V.1 wird diesem Phänomen für die zweite Jahrhunderthälfte systematisch nachgegangen.

gut wie nichts mit dem ›Staat‹, mit Regierungen und Parlamenten zu tun. Die Rede von positiv bewertetem politischem Engagement ist nur sehr selten nachzuweisen. Die methodischen Analogieschlüsse zwischen den wissenschaftlichen Disziplinen Medizin und Politik, die in der Vormoderne sehr verbreitet waren, spielten im Redeweisenkanon ebenfalls keine nennenswerte Rolle. Diese auffälligen empirischen Fehlanzeigen sind erklärungsbedürftig. Im Folgenden werden die Semantiken herausgearbeitet, die das Politikvokabular stattdessen dominierten. Wiederkehrende Verschränkungen von Argumentationsmustern und bestimmten Bedeutungsschichten des Politikvokabulars werden in mehreren Unterkapiteln rekonstruiert.

Das Gesamtkapitel umfasst mit der ersten Hälfte des 19. Jahrhunderts einen langen Zeitraum, und es wird beansprucht, repräsentative Aussagen über Rede- und Deutungsweisen einer heterogenen Akteursgruppe zu machen. Entsprechend ist der Quellenauswahl besondere Aufmerksamkeit zu schenken.

## 1. Quellenauswahl

Die medizinische periodische Publizistik war in der ersten Hälfte des 19. Jahrhunderts ähnlich vielfältig wie die ärztliche Praxis und das medizinische Denken selbst. Zugleich ist der Forschungsstand zur medizinischen Fachpublizistik der ersten Jahrhunderthälfte sehr begrenzt.[4] Um einen Überblick über das Sprachverhalten unterschiedlicher medizinischer Akteure zu gewinnen, sind deshalb breite, ergebnisoffene Sondierungen notwendig.

Für eine systematische Durchsicht wurde zunächst die prominenteste »Erfahrungsbörse« der ärztlichen Praxis, *Hufelands Journal*, ausgewählt und über den gesamten Erscheinungszeitraum gesichtet. Die Zeitschrift erschien kontinuierlich von 1795 bis 1844 und erwies sich als eines der erfolgreichsten medizinischen Publikationsorgane der ersten Hälfte des

4 Vgl. z.B. Hess, Mensch, S. 105. Hinweise zu Internationalismus und Übersetzungstätigkeit in naturwissenschaftlichen Zeitschriften, genannt werden auch einige medizinische, finden sich bei Kanz, Nationalismus, S. 82f. Wenig ergiebig für die hier im Zentrum stehenden Fragestellungen und Zeiträume: Dreißigacker, Zeitschriften.

19. Jahrhunderts.[5] Es richtete sich an den ärztlichen Praktiker und war weder privilegierter Ort abstrakter naturphilosophischer Spekulationen noch physiologischer Programmatik.[6] Das *Journal* sollte sich, wie sein Herausgeber in der ersten Ausgabe formulierte, der »praktischen Heilkunde« widmen, grundsätzlich kein Fachgebiet ausschließen und nicht ein bestimmtes medizinisches System oder bestimmte Ansichten privilegieren.[7] Die Themen der Artikel waren entsprechend vielfältig und umfassten neben individualtherapeutischen Fallbeispielen sowie Fragen öffentlicher Gesundheit auch allgemeine Probleme der ärztlichen Praxis jenseits der Therapie.[8]

Langer Erscheinungszeitraum, hoher Bekanntheitsgrad, große inhaltliche Bandbreite und eine betont neutrale Konzeption sind die Kriterien der Quellenauswahl. Um die konzeptionelle Dynamik der Medizin und des medizinischen Zeitschriftenmarktes gerade der 1840er-Jahre einzufangen, wurden außerdem die programmatischen Journale der naturwissenschaftlichen Medizin gesichtet. Seit 1842 gewann das *Archiv für physiologische Heilkunde* in dieser Hinsicht entscheidende Bedeutung. Darüber hinaus liegt es nahe, Johannes Müllers einflussreiches *Archiv für Anatomie, Physiologie und wissenschaftliche Medicin* in den Fokus zu rücken, das sich bereits seit Ende der 1830er-Jahre zu einem der führenden Organe der medizinisch-wissenschaftlichen Forschung entwickelt hatte. Umfassende Stichproben wurden in Haesers *Archiv für die gesammte Medicin* unternommen[9] und, als Beispiel für die quartalsweise erscheinenden Referatenblätter der Zeit, in den *Schmidtschen Jahrbüchern*. Für die homöopathisch orientierte Publizistik soll exemplarisch die Zeitschrift *Hygea* stehen.[10]

5 Wenzel, Art. Hufeland. Das *Journal* erschien ab 1795 unter dem vollen Namen *Journal der Practischen Arzneykunde und Wundarzneykunst.*

6 Von Brunn, Zeitschriften, S. 9ff.

7 Siehe zur grundlegenden Ausrichtung Hufeland, Einleitung, und ders., Publicum.

8 Zum Themenspektrum gehörten auch die »[p]olitische[n] Verhältnisse des Arztes im bürgerlichen Leben, zu seinem Kranken, zum Publikum, zu Collegen«. Ebd., S. XXVIII.

9 Wahrig, Griesinger, S. 35ff. Ziesak, Verlag, S. 111, 124. Hess, Mensch, S. 104–106. Siehe zu diesen Organen und dem spezifischen Verhältnis der ›physiologischen‹ Programmatiker zum Politikvokabular Kap. V.1.2.

10 Die seit 1834 erscheinende Zeitschrift als rein homöopathisch zu bezeichnen greift sicher zu kurz. Das stark von Herausgeber L. Griesselich geprägte *Journal* nahm eine vermittelnde Position zwischen Schul- und Alternativmedizin ein. Bezeichnenderweise betitelte der Herausgeber seine Zeitschrift auch nicht als »Zeitschrift für Homöopathie«, sondern sprach stets von ›rationell-specifischer Heilkunst‹. Zur zeitgenössischen Diffe-

Obgleich Themen der öffentlichen Gesundheitssicherung in den bislang genannten Organen nicht *a priori* ausgeschlossen waren, dominierte in ihrer Ausrichtung weitgehend ein individualmedizinischer Ansatz. Vor dem Hintergrund der theoriegeschichtlich vielfach nachgewiesenen großen semantischen Kongruenz zwischen Staats- und Politikbegriff[11] wurden darüber hinaus systematisch staatsarzneikundliche Publikationen gesichtet. Als Ausgangspunkt dienten die *Annalen der Staatsarzneikunde*, die spätere *Deutsche Zeitschrift für die Staatsarzneikunde*.[12]

Um weitere Indizien für die Identifikation der zentralen thematischen Kontexte, in denen das Politikvokabular auftauchen konnte, zu erheben, wurde außerdem das zwischen 1828 und 1849 erschienene *Encyclopädische Wörterbuch der medicinischen Wissenschaften* herangezogen. Es enthielt ebenso Artikel zu Krankheiten wie zu verschiedenen mit der Medizin in Verbindung stehenden Disziplinen (beispielsweise der Staatsarzneikunde) oder etwa zum »Arzt«.

## 2. Fehlanzeigen: Politik ohne Staat?

Der Befund ist überraschend deutlich: Ein unangefochtenes institutionelles und damit im Wortsinn ›greifbares‹ Zentrum, das privilegiert als ›politisch‹ oder ›Politik‹ bezeichnet worden wäre, ist im medizinischen Kommunikationszusammenhang der ersten Jahrhunderthälfte nicht auszumachen. Von den »politischen Regenten-Rollen« eines Herrschers zu sprechen[13] oder grundsätzlich die »Politik der Gewaltigen« (gemeint waren wiederum die Regierenden) zu kritisieren[14] waren prinzipiell mögliche Aussagemuster. Parlamentarische Verhandlungen als »politische[s] Treiben« zu diskredi-

---

renzierung vgl. zusammenfassend: Müller/Meyer, Einleitung, und den Aufsatz über Griesselich im selben Band (S. 129–146).

11 Siehe Vollrath, Politik.

12 Sie erschienen unter diesem Namen von 1836 bis 1846, waren dann von 1847 bis 1851 als *Vereinte deutsche Zeitschrift für die Staatsarzneikunde* betitelt. Von 1853 bis zum Ende ihres Erscheinens 1872 führte sie den Titel *Deutsche Zeitschrift für die Staatsarzneikunde*. Ergänzende Stichproben wurden in den *Analekten für die gesammte Staatsarzneikunde* durchgeführt. Weitere Hinweise lieferte Georg Friedrich Mosts *Ausführliche Encyklopädie der gesammten Staatsarzneikunde* (3 Bde. 1838–1840).

13 Schaeffer, Volks-Krankheiten, S. 12.

14 Hufeland, Nachschrift, S. 107.

tieren und dagegen zu betonen, dass Ärzte sich grundsätzlich »um die Politik nicht viel bekümmern und mehr für die Erfüllung ihres Berufs« lebten, war bereits 1836 prinzipiell denkbar.[15] Abgesehen von diesen wenigen Beispielen wurde mit dem Politikvokabular aber kaum auf Akteure und Orte der institutionellen Politik verwiesen.

Die Selbstverständlichkeit des Nexus zwischen den Begriffen ›Staat‹ und ›Politik‹, der in der begriffshistorischen Forschung zum deutschsprachigen Raum betont wird, muss für medizinische Kommunikationszusammenhänge ebenfalls in Frage gestellt werden: Es lassen sich erstaunlich wenige direkte Bezüge des Politikvokabulars auf den Staat belegen. An einigen Stellen wird zwar deutlich, dass Phänomene, die zeitgenössisch eindeutig der staatlichen Zuständigkeit zugeordnet wurden, als ›politisch‹ bezeichnet werden konnten: Gesetzgeber machten »politische Experimente«,[16] die verwaltungstechnische Einteilung von Gemeinden und Regionen[17] oder Verfassungen als ›politisch‹ zu kennzeichnen war den Medizinern durchaus geläufig.[18] Eine explizite semantische Verknüpfung zwischen ›Politik‹ und ›Staat‹ war jedoch ausgesprochen selten.

In Konsequenz wurden auch die Praktiken und Institutionen, die Medizin und Staat in Berührung brachten, so gut wie nie mit dem Politikvokabular bezeichnet: Dort, wo das Vokabular im Gefüge der Leitbegriffe des öffentlichen Gesundheitswesens hätte auftauchen können, blieb eine auffällige Leerstelle. Englische Mediziner sprachen zur selben Zeit relativ selbstverständlich von »Political Medicine« und hielten sie sogar für eine »fair English interpretation of Staatsarzneikunde«.[19] Auch französische Mediziner sprachen in ähnlicher Weise von der »médicine politique« – was deutsche Autoren wiederum scharf kritisierten.[20] Im Deutschen war in staatsarzneikundlichen Zusammenhängen hingegen nirgends von ›politischer Medizin‹ die Rede. Mitunter lassen sich lateinische Termini nachweisen – beispielsweise die »Medicina Politica«. Dieser und andere verwandte Latinismen wurden allerdings nicht als ›politische Medizin‹ übersetzt,

15 Anon., Verhandlungen der Großherzogl. Badischen II. Kammer, S. 526f.

16 Eschke, Methode, S. 46.

17 Vgl. z.B. Meyer-Ahrens, Pest, S. 64. Ähnlich ders., Mittheilungen, bes. S. 365 und 522.

18 Boyer, Beobachtungen, S. 13. Vereinzelt finden sich auch Bezüge auf außenpolitische Erfolge bzw. Misserfolge einzelner Staaten, in denen von »politische[r] Größe« oder »Schwäche« eines Landes die Rede war. Moleschott, Lehranstalten, S. 472.

19 Smith, Principles, S. XIII. Der Text erschien Anfang der 1820er-Jahre.

20 Siehe dazu Friedereich, Rez. zu: Kühnholz, Coup, Zit. S. 360.

sondern tendenziell mit der medizinischen Polizei gleichgesetzt.[21] Davon zeugen beispielsweise die Artikel im epischen 37-bändigen *Encyclopädischen Wörterbuch der medicinischen Wissenschaft*, aber auch zahlreiche Texte in den *Annalen der Staatsarzneikunde*. Insgesamt dominierte der Polizeibegriff bis in die 1860er-Jahre das Leitvokabular der öffentlichen Gesundheitssicherung.[22] Gleichzeitig prägte er auch die Relevanzstrategien medizinischer Autoren. Die Wissenschaftshistorikerin Bettina Wahrig hat herausgearbeitet, wie die Mediziner, die sich in einer Fülle von einschlägigen Zeitschriften an medizinalpolizeilichen Debatten beteiligten, universale medizinische Deutungsansprüche transportierten. Sie erzeugten »Resonanzen« mit zeitgenössischen Gemeinwohldiskursen und betrieben einen grundlegenden Wandel der Positionierung der Ärzte im Staat: Um 1800 beobachtet Wahrig einen großen Relevanzgewinn des Staatsbegriffs in der medizinalpolizeilichen Publizistik und, damit verbunden, die Konstruktion einer Figur des Arztes, der »mit der doppelten Autorität« des »Staates und der Wissenschaft« sprach. Über den medizinalpolizeilichen Diskurs schrieben sich die Ärzte gewissermaßen in den Staat ein, um an der »arbeitsteilige[n] Ausübung von Herrschaft« zu partizipieren.[23] Der Begriff ›Medizinalpolizei‹ bündelte diese Verschränkung von Staatlichkeit und medizinischem Monopolanspruch gegenüber anderen Wissensformen effektiv – und privilegiert. Das Politikvokabular, so ist hier festzuhalten, spielte dabei in der ersten Jahrhunderthälfte keine nennenswerte Rolle.[24]

Vor dem Hintergrund der (im weitesten Sinne) ideengeschichtlichen Forschungsliteratur zu medizinischer und politischer Theorie der Vormoderne wäre außerdem ein weiteres sprachliches Phänomen erwartbar gewesen: Die gegenseitige metaphorische Durchdringung von ›Medizin‹ und ›Politik‹, insbesondere die Übertragung medizinischer Terminologie auf Staatswissenschaft und politische Praxis. Allerdings wird man in dieser Hinsicht in den gesichteten Periodika nicht fündig. Das Fehlen jeglicher Vorstellungen methodischer Analogien zwischen den beiden Disziplinen Medizin und Politik sowie jeglicher Umschreibungen des Politikvokabulars mit medizinischen Begriffen ist durchaus erklärungsbedürftig. Die Vor-

21 Siehe als Beispiel Vetter, Art. Medicina, S. 589.

22 Auf die einzelnen Befunde zum Polizeivokabular kann hier nicht eingegangen werden. Siehe zu dessen Ablösung in den 1860er-Jahren Kap. V.2.1.

23 Wahrig, Aerzte, hier bes. S. 41f., 46, 50f. Zur »Expansion, Universalität und Totalität des medizinischen Wissens« siehe auch Sohn, Policey, S. 87.

24 Siehe dazu auch Kap. II.6.

geschichte des Zeitraumes, der hier im Zentrum steht, ist nämlich reich an Belegen für die entsprechenden Redeweisen. Die »Kontamination medizinischer und politischer Begriffe« wurde bereits für die griechische Antike überzeugend als Resultat eines reziproken metaphorischen Austauschverhältnisses der beiden Wissenschaften beschrieben.[25] Vergleichbare semantische Austauschprozesse waren aber keineswegs nur ein antikes Phänomen. Wendet man sich zum Beispiel dem mittelalterlichen und frühneuzeitlichen politiktheoretischen ›Höhenkamm‹ zu, sind vielerorts Autoren zu finden, bei denen das bereits im Aristotelismus angelegte, politisch-medizinische Analogiedenken anzutreffen ist.[26] Insgesamt, so ist theoriegeschichtlich nachgewiesen worden, basierte mittelalterliches Ordnungsdenken entscheidend auf einem »organologischen« Verständnis von staatlicher Gemeinschaft als belebtem Körper.[27] Die Beschreibungssprachen der Disziplinen beeinflussten sich dabei gegenseitig. Eine besondere Konjunktur erfuhren die gegenseitige metaphorische Durchdringung von Medizin und Politik sowie methodische Analogieschlüsse im 17. Jahrhundert. Während verschiedene Autoren sich im 16. Jahrhundert zwar ausführlich der »Kopf-Körper-Metaphorik« bedienten – die Vorstellung einer von außen den politischen Körper »kurierenden« Instanz war ihnen fremd –, setzte sich in der neo-aristotelischen politischen Literatur seit Beginn des 17. Jahrhunderts die Arztmetapher wieder wirkmächtig

25 Guldin, Körpermetaphern, S. 40. Dort auch weiterführende Literatur und in der Folge eine Fülle von Hinweisen zu vergleichbaren Kontaminationen aus verschiedenen Epochen.

26 Bereits im *Policraticus* des Johannes von Salisbury, »einem ersten Höhepunkt« der »organologischen Staatsauffassung«, war der Analogieschluss zwischen *Respublica* und menschlichem Körper zentral. Gleiches gilt für den Vergleich von politischem Handeln der Fürsten und der Therapie des Arztes bei Aegidius Romanus, einer zentralen Figur der scholastischen Aristotelesrezeption. Vgl. z.B. Struve, Entwicklung, S. 123. Auch zit. bei Simon, Policey, S. 48.

27 Die Politiklehre des Mittelalters, so Simon, arbeitete sich besonders an der bei Augustinus angelegten »Analogie von menschlichem Körper und menschlicher Gemeinschaft« ab und arbeitete sie aus. Ebd., S. 24.

durch.[28] Methodische Analogieschlüsse zwischen den Disziplinen Medizin und Politik waren also durchaus prominent eingeführte Denkmuster.[29]

In der politischen Sprache des 17. Jahrhunderts wurde daher häufig auf eine medizinische Metaphorik zurückgegriffen, die bereits in der älteren scholastischen Literatur sehr verbreitet gewesen war: Der *politicus* wurde als Arzt umschrieben, »der den politischen Körper kuriert«.[30] Sichtet man darüber hinaus die aktuelle und ältere Forschungsliteratur zu Körpermetaphern in Politik- und Staatstheorie, ließe sich eigentlich eine Fülle methodischer Gleichsetzungen zwischen den Disziplinen Politik und Medizin in den ärztlichen und medizinischen Periodika erwarten.[31]

Dass diese Erwartung sich nicht erfüllt, ist (zumindest hinsichtlich der methodischen Analogieschlüsse) damit zu erklären, dass der Disziplinbegriff von Politik in den hier betrachteten medizinischen Periodika kaum noch verwendet wurde.[32] Die langfristige Erosion des Disziplinbegriffs von Politik, die sich bei genauerer Betrachtung allerdings bereits in Kommunikationszusammenhängen der Frühen Neuzeit nachweisen lässt,[33] war folglich nicht nur im Sprachgebrauch der Mediziner um 1800 bereits sehr weit fortgeschritten. Laut begriffsgeschichtlichem Forschungsstand verwies das Wort ›Politik‹ in dieser Zeit bereits verbreitet auf ein ›Phänomen‹ (Vollrath) und nicht mehr vornehmlich auf eine Wissenschaft. Deutschsprachige politisch-theoretische Bemühungen vollzogen sich allerdings noch während des gesamten 19. Jahrhunderts im Spannungsverhältnis von Bezugnahmen auf Phänomen und Disziplin.[34] Handlungs- und Sphärenbegriffe des Politischen wurden jedoch zunächst besonders im unreflektierten Wortgebrauch, später auch in der theoretischen Reflexion domi-

28 Mit Simon lässt sich diese Entwicklung als Indikator für eine zunehmende Objektstellung der Gesellschaft – zu dieser Zeit besser: des Nichtstaatlichen – gegenüber dem Staat werten: *Politicus* und Fürst müssen, wie ein Arzt im Falle von Krankheiten des Organismus, bei gestörter »ordnungspolitische[r] Ruhelage«, aber auch nur dann steuernd eingreifen. Ebd., S. 134, 217.

29 Die Verbindung von Medizin und Politik in diesem Sinne wurde besonders im Umfeld der Universität Helmstedt profiliert und wirkte auf das politiktheoretische Denken Christian Thomasius' und Hermann Conrings. Vgl. dazu Schiera, Staatsräson, bes. S. 342.

30 Simon, Policey, S. 217.

31 Vgl. bes. die jüngere umfassende Monografie von Guldin, Körpermetaphern. Klassisch: Dohrn-van Rossum, Körper.

32 Siehe zum Bedeutungsverlust des Disziplinbegriffs Palonen, Politik.

33 Siehe dazu Papenheim, Politique.

34 Vgl. z.B. Vollrath, Politik, z.B. Sp. 1057.

nant. In verschiedenen allgemeinen Lexika und Enzyklopädien des frühen 19. Jahrhunderts wirkte der Disziplinbegriff unstrittig noch nach, und die staatswissenschaftliche Disziplin Politik existierte weiterhin. Im Sprachgebrauch dominierten jedoch bereits überdeutlich andere Semantiken des Politischen. Die Befunde aus der medizinischen Publizistik bestätigen in dieser Hinsicht bisherige begriffsgeschichtliche Thesen.

In *Hufelands Journal* war der Disziplinbegriff fast vollständig zurückgedrängt.[35] Auch an den anderen hier betrachteten Publikationsorten lassen sich explizite und eindeutige Verwendungen kaum nachweisen.[36] Relativ geläufig war um die Jahrhundertwende 1800 noch die Rede von ›politischen Zahlen‹ und ›politischem Rechnen‹. In der Regel ging es dann um die staatswissenschaftlichen Quantifizierungen der Bevölkerung. Johann Peter Frank verwendete das Politikvokabular in seinem *System einer vollständigen medicinischen Polizey* in diesem Sinne, wenn er betonte, sich nicht auf »politische Rechnungen einzulassen«.[37] Von einer qualitativen oder gar quantitativen Relevanz des Disziplinbegriffs im Redeweisenkanon der Mediziner kann damit aber keineswegs die Rede sein.

Bezüge auf methodische Analogien zwischen den Künsten oder Wissenschaften Politik und Medizin waren sehr selten. Auf monografischer Ebene erweist sich lediglich der weiter unten ausführlich behandelte ultramontane Mediziner Nepomuk Ringseis als Ausnahme. In einem umfassenden medizinischen System auf Grundlage der christlich-katholischen Offenbarungslehre setzte er verschiedene Wissenschaften und Künste systematisch zueinander in Beziehung. Ringseis war mit diesen, offensichtlich demonstrativ an ältere Sprachmuster anknüpfenden Redeweisen im 19. Jahrhundert bereits eine große Ausnahme.[38]

Worin, so lässt sich fragen, lag die Zurückdrängung des Disziplinbegriffs in den Augen der Mediziner begründet? An einigen wenigen Stel-

35 Mitunter sind allerdings einzelne verwandte Redeweisen nachzuweisen, so z.B. ein Hinweis auf die politische »Kunst« (vgl. Fischer, Wirksamkeit, S. 62) oder ein beiläufiger Verweis auf politische Theorie: Hufeland polemisierte, Mord folge mitunter den politischen Theorien einer Zeit. Hufeland, Monomanie, S. 108.

36 In den *Annalen der Staats-Arzneikunde* betonte zwar ein Autor, dass die Ehe grundsätzlich Gegenstand der »politischen und moralischen Wissenschaften« sei. Eine systematische Verhältnisbestimmung zur Medizin bzw. Staatsarzneikunde blieb aber auch an dieser Stelle aus. Ritter, Gutachten, S. 280.

37 Zit. nach Frank, System, Bd. 1, S. 94. In eine ähnliche Richtung weist der Hinweis auf »politische Rechenkunst« bei Niemann, Taschenbuch, S. 192.

38 Siehe dazu ausführlich Kap. II.7.1.

len finden sich explizite Reflexionen, die wichtige Hinweise geben: Mitunter wurde ausdrücklich registriert, dass die »politische Regung und Bewegung ihre fluthenden Wellen über das Gebiet der wissenschaftlichen Politik hinaus gewälzt« habe – gemeint waren hier die »politische[...] Revolution« und die staatswissenschaftliche Disziplin Politik.[39] An der Bemerkung wird deutlich, dass der Erfahrungshaushalt der Zeitgenossen der ersten Jahrhunderthälfte von Konflikten geprägt war, die zweifellos Verknüpfungen mit akademischen politiktheoretischen Positionen der Zeit aufwiesen, diese Konflikte jedoch keineswegs auf innerdisziplinäre Polemiken beschränkt blieben. Die historisch-semantisch allgemein nachweisbare Zurückdrängung des Disziplinbegriffs spiegelte einen durch die Französische Revolution angestoßenen Prozess, der das Politische aus den Grenzen der Disziplin Politik hinausgetragen hatte. Der Widerstreit verschiedener staatstheoretischer Positionen griff in den Augen der Zeitgenossen auf sämtliche Lebensbereiche aus. In diesem Sinne kritisierte zum Beispiel ein Kontrahent von Nepomuk Ringseis Anfang der 1840er-Jahre, dass verschiedene – konservative, konstitutionelle und republikanische – Doktrinen in sämtlichen Lebensbereichen und damit auch in der Medizin zunehmend »Influenz« gewännen.[40]

Eine erste sehr verbreitete Gruppe von Redeweisen der Mediziner, die sich in der ersten Jahrhunderthälfte nachweisen lässt, zeugt davon, dass dieser Entgrenzung der ›Politik‹ noch keine neue Fokussierung oder Konzentration gegenüberstand. Das nominell Politische blieb in den Wortverwendungen der Mediziner oft eigentümlich amorph, galt aber gleichzeitig als enorm wirkmächtig. Vielen Autoren erschien es in dieser Kombination als bedrohlich.

## 3. Sphären und Analogien – Politik und Revolution

Analogieschlüsse zwischen Medizin und Politik kamen in der ersten Hälfte des 19. Jahrhunderts nur noch in sehr spezifischen Formen vor. Die Ärzte setzten dabei niemals die beiden Pole gleich und bezogen sich auch nicht mehr auf wissenschaftliche Disziplinen. Wenn sie Analogien zwischen ›Medizin‹ und ›Politik‹ beschrieben, erschienen beide Pole zumeist als

39 Werber, Entzweiung, S. 107.
40 Siebert, Schlange, S. 205.

Räume, die in gleicher Weise abstrakten, aus dem Erfahrungshaushalt der (ersten Französischen) Revolution gewonnenen Prinzipien unterworfen waren. Häufig behaupteten die Autoren dabei eine unkontrollierbare Dynamik bevorstehenden Wandels. Ob dieser Wandel begrüßt oder befürchtet wurde, hing stark von den Positionen und argumentativen Stoßrichtungen ab. Die Revolution erweist sich aber insgesamt als zentraler semantischer Bezugspunkt des Politikvokabulars in der ersten Jahrhunderthälfte.[41]

Eine erste verbreitete Variante solcher Versprachlichungen findet man in *Hufelands Journal* in Texten des Herausgebers selbst, der mehrfach die »politische Welt« mit anderen ›Welten‹ verglich: mit der »gelehrten Welt«,[42] der medizinischen oder der philosophischen.[43] Vor dem Hintergrund gängiger begriffsgeschichtlicher Befunde mag dabei überraschen, dass bei Hufeland in ähnlichen Zusammenhängen bereits von dem »Politischen« und dem »Wissenschaftlichen« die Rede war.[44] Diese Redeweisen waren Indikator für ein sehr abstraktes Grundverständnis, das sich weder auf bestimmte Akteure noch auf klar umrissene Institutionen oder eine wissenschaftliche Disziplin bezog.

Hufelands Konzeptualisierungen des Politischen waren insgesamt von einer räumlichen Bildsprache geprägt. Er übertrug stets politisch-soziale Grundbegriffe (im Koselleckschen Sinne) – ›Revolution‹, ›Evolution‹, ›Freiheit‹ – auf die medizinische Wissenschaft. Der Argumentationsmodus war im ersten Schritt in sämtlichen Fällen identisch: Hufeland beschrieb Wandlungsprozesse innerhalb der medizinischen Wissenschaft und setzte sie mit politischen Entwicklungen analog. Er betonte, dass »zuweilen gewaltsame Revolutionen zur Umgestaltung« »in der politischen, so auch in der gelehrten Welt« notwendig, aber »Evolutionen immer ein sichererer und des Vernunftganges würdigerer Weg« seien. Im Falle einer Revolution sei es umso wichtiger, »das bewährte Eigenthum der Wahrheit und Menschheit«

---

41 Zur ›Revolution‹ als »Deutungsmuster sozialen Wissens«, das seit 1789 insgesamt zum übergreifenden sprachlichen »Paradigma der Wirklichkeitswahrnehmung und -interpretation« wurde, siehe Leonhard, Liberalismus, S. 21.

42 Hufeland, Heroen, S. 11.

43 Hufeland, Kriegspest, S. 12.

44 Er plädierte beispielsweise gegen die Einführung ausländischer Nomenklatur in die medizinische Wissenschaft und betonte, dass man »im Politischen«, und »auch im Wissenschaftlichen« nicht ausschließlich »nach Neuerung und Umgestaltung der alten Formen« streben solle. Hufeland, Aufforderung, S. 3. Siehe zur Begriffsbildung ›das Politische‹ in den ersten Jahrzehnten des 20. Jahrhunderts Albert/Steinmetz, Entgrenzungen, S. 20.

»aus dem Strome zu retten und der neuen Welt zu überliefern«.[45] Er argumentierte, dass mit angeblich überholten Heilpraktiken nie abrupt und vollständig zu brechen sei. Wichtig war bei Hufeland in diesem Zusammenhang die Wahrnehmung einer massiven Verzeitlichung und Beschleunigung sämtlicher Lebensbereiche in der Sattelzeit:[46] In »der politischen« wie in der »medizinischen Welt«, so äußerte er an anderer Stelle, seien »Umwälzungen, die sonst Jahrhunderte« erfordert hätten, in Jahrzehnten möglich.[47]

Hufelands Wortverwendungsmuster waren für die Mediziner der ersten Jahrhunderthälfte charakteristisch. Verschiedene Autoren stellten ein räumlich konzipiertes Politisches der (medizinischen) Wissenschaft gegenüber. Wie bei Hufeland wurde häufig betont, dass übergreifende Prozesse beide Sphären gleichermaßen beeinflussten.[48] Verschiedentlich verwiesen Ärzte auf Prinzipien, die für beide Felder Geltung beanspruchten, beispielsweise den Gemeinwohlnutzen.[49] Die Rede von der »politischen Welt« war dabei besonders verbreitet.[50] Der Erfahrungshaushalt der Revolutionsära und damit ein Set von politisch-sozialen Grundbegriffen, die im Revolutionskontext neu- und umgeprägt worden waren, prägten auch hier auf einer abstrakteren Ebene die Raummetaphorik. Zentraler semantischer

45 Er äußerte dies in einem Text, in dem er eine zunehmende Ablehnung des Brechmittels als Heilmittel reflektierte. Hufeland, Heroen, S. 11.

46 Siehe zu Kosellecks These der Verzeitlichung Palonen, Entzauberung, S. 250.

47 Hufeland, Kriegspest, S. 11f. Der Erfahrungshaushalt der Revolution prägte sein Bild der »politischen Welt« erheblich. In einem Vortrag beschrieb er Analogien zwischen der »letzten Geschichte« der Heilkunde und der »allgemeinen politischen«: Beide hätten »erst eine Periode des revolutionären Sansculottismus, dann eines tyrannischen Despotismus, durchlaufen« und »nun erst einen ruhigen Standpunkt erhalten«. Wiedergegeben bei: Anon., Kurze Nachrichten und Auszüge, S. 110.

48 Dieses Muster lässt sich auch nach der Revolution belegen; z.B. mit Bezug auf die Erstarkung der »Reaction« nach 1848. Siehe Lippert, Pathologie, S. III. Er äußerte, dass seit dem Erscheinen der ersten Auflage seines Buches (1845), »die wissenschaftliche Arena auf dem Gebiete der Syphilis nicht leer geblieben« sei »von Streitern, und wunderbar, beim Kampfe um die Constitution in der Syphilis« fänden »sich erstaunliche Analogien mit dem Kampfe um die Constitutionen der Staaten in der politischen Sphäre – auch hier siegte und blüht scheinbar die Reaction«.

49 Vgl. dazu Griesselich, Repertorium, S. 265: Im »Felde der Medicin sollten keine Feindseligkeiten herrschen. Hier gelte es, wie in der Politik, jedermann zu bereichern, doch so, dass niemand verarme.«

50 Siehe als weiteres Beispiel mit Bezug auf die Revolution und die Welt-Bildsprache Henke, Unterschied, S. 297: »Wie in der politischen Welt« so kehre man nun »auch für die Wissenschaften« vom »neuen Glauben der Revolutionsperiode« zurück zu den »Grundsätzen unserer Vorfahren, die sich durch eine lange Erfahrung bewährt hatten«.

Bezugspunkt war dabei der Revolutionsbegriff selbst: Autoren bezogen sich in der gesamten ersten Jahrhunderthälfte immer wieder auf das »revolutionäre Moment« als Kernelement des Politischen.[51]

Im Argument übertrugen sie die zentralen Reflexionsbegriffe der Revolutionserfahrung – ›Reaktion‹, ›Evolution‹, ›Reform‹, aber auch ›Gleichheit‹[52] – auf die wissenschaftliche Sphäre. So ließ sich die Behauptung einer besonderen Dynamik und Reichweite wissenschaftlicher Neuerungen suggestiv über den Vergleich mit der Dynamik politischer Reformen stützen: Wie »die politische«, so gab ein Autor im *Archiv für physiologische Heilkunde* zu bedenken, begnüge sich auch die »wissenschaftliche Reform«, »wenn sie einmal eingreift, nicht mit Wenigem«.[53]

Eine besondere Vorliebe für solche Übertragungen zeigten im Vormärz Autoren des homöopathisch orientierten Journals *Hygea*. In ihrem tendenziell oppositionellen Gestus gegenüber der traditionellen Medizin beschworen manche geradezu das Heraufziehen einer Revolution im Medizinischen.[54] Sie betonten die überwältigende Dynamik bevorstehender Reformen oder Revolutionen und übertrugen die entsprechenden Konnotationen auf erhoffte Neurungen innerhalb der medizinischen Wissenschaft.[55] Andere übertrugen die Vorstellung eines Kampfes zwischen konkurrierenden weltanschaulichen Parteien kritisch auf die Wissen-

51 Beispielsweise Bernhard Liehrsch, der Verfasser einer ärztlichen »Lebenspolitik« von 1842, führte an, dass es sich letztlich »auch der Medicin« bemächtige und »characteristische[s] Kennzeichen« einer »in Geburtswehen begriffenen Zeit« sei: Liehrsch, Bilder, S. 2. Charakteristisch ist vor dem Hintergrund dessen auch die häufig nachweisbare Rede von einer dezidiert politischen Revolution. Vgl. z.B. Schmidtmann, Betrachtungen, S. 17.

52 Vgl. z.B. auch bei Liehrsch, Bilder, S. 2: »Das System der Gleichheit hat sich aus der politischen Welt in die Wissenschaftliche Übertragen.«

53 Schlossberger, Krasenlehre, S. 616f.

54 Verschiedene Autoren betonten die Gefahr revolutionärer Dynamik: Die »Idee der Revolution, greift sie einmal in Herz und Geist der Menschen ein, so wird sie zur Leidenschaft, und Jeder glaubt berufen zu seyn, den alten Bau der Zeiten zu zertrümmern. Dies findet in der Politik statt, in der Religion, so auch in der Medicin.« Und weiter: »Gestehen wir nur, die Medicin hat ihre Reform so nothwendig, als die Politik und Religion.« Werber, Reflexionen, S. 315.

55 »Unsere corrupte Zeit«, so ein Autor, mahne, »dass grosse Umwandlungen und Reformen in Anmarsch« seien. »Wie in Religion, Politik, Staatsökonomie, so auch in der Medicin.« Kirschleger, Nothruf, S. 370.

schaften.[56] Wieder andere unterfütterten Vermittlungsversuche zwischen Allopathie und Homöopathie, die für die *Hygea*-Stoßrichtung durchaus charakteristisch waren, mit Hilfe vertrauter politischer Begriffe:

»Wie in der Politik sich gegenwärtig zwei feindliche Systeme bekämpfen, das revolutionäre, das die Vergangenheit mit ihrem nothwendigen Erhaltungsprinzip verläugnet und nur der zerstörenden Zukunft übereilend huldigt, und das reactionäre System, welches nur in der alternden Vergangenheit lebt und die Zukunft mit ihren nothwendigen Veränderungen und fortschreitenden Bewegungen verläugnet, – so wird gegenwärtig die Medizin von zwei ähnlichen feindlichen Systemen zerrissen; sie sind die Allopathie und Homöopathie.«[57]

In diesem Argument, es stammt von dem *Hygea*-Stammautor J. A. Werber, wurden Aspekte von Verzeitlichung und Dynamisierung, gleichzeitig aber auch ein Zustand der Dissoziation als Kernelemente des Deutungsmusters ›Politik‹ deutlich.

Die Analogieschlüsse führten indes keineswegs zu einer Gleichsetzung von Politik und Wissenschaft. Eine Synonymisierung von Politik und Medizin, wie sie Virchow später vornehmen sollte, ist vor 1848 nirgends nachzuweisen. Die Ärzte grenzten die wissenschaftliche und die politische Sphäre aber auch nur selten demonstrativ voneinander ab.[58] Gegensätze und Inkompatibilitäten zwischen Medizin und Politik standen aber im Zentrum einer weiteren verbreiteten Gruppe von Wortverwendungsmustern.

## 4. Politische Einflüsse auf Gesundheit und medizinische Praxis

Verschiedene ›politische‹ Einflussfaktoren wurden in diesen Argumentationsweisen entweder zur medizinischen Wissenschaft und zum Arzttum oder zu Krankheiten in Beziehung gesetzt. Statt von politisch semanti-

56 Vgl. dazu Griesselich, Rez. von: Parallèle, S. 379: »Mögen es politische Parteien über sich gewinnen, einander wechselseitig zu vernichten, – die Aerzte sind auf ein anderes Feld gewiesen.«

57 Werber, Entzweiung, S. 105ff.

58 In den politisch angespannten 1840er-Jahren stellten nur Einzelne die »Sphäre der Politik«, in der stets »Ansicht gegen Ansicht« stünde, der »Sphäre einer Wissenschaft« gegenüber, in der es lediglich um »Thatsachen« gehe. Siehe z.B. Kurtz, Herrn, S. 96f.

sierten Räumen war dabei von politischen ›Verhältnissen‹ oder ›Zuständen‹, der ›politischen Lage‹, ›politischen Begebenheiten‹ oder ›Ereignissen‹ die Rede.

Zunächst zur ersten Variante: dem Einfluss auf Ärzte und Wissenschaft. Besonders die politischen »Verhältnisse« wurden in ihrem Einfluss sowohl auf die medizinische Wissenschaft als auch das Handeln einzelner Ärzte thematisiert: In verschiedensten Kontexten monierten Mediziner, dass politische Hindernisse ärztliche Wirksamkeit hemmen würden. Beispielsweise Hufeland problematisierte, dass im Verlauf schwieriger Geburten mitunter die Entscheidung getroffen werden müsse, ob Mutter oder Kind zu sterben hätten. Es sei bekannt, so Hufeland, dass »je nach dem die Umstände, ja selbst politische und äufsere Verhältnisse es forderten«, »zuweilen das Kind, zuweilen die Mutter« »aufzuopfern«. Ohne dass umrissen worden wäre, worin die politischen Verhältnisse genau bestünden, wird deutlich, dass es sich dabei um ein der Wissenschaft und ärztlichen Praxis externes Phänomen handelte. Hufeland begriff das als ein massives Problem: »In welche Lage kommt hier der Arzt! Und wie soll er sich dabei benehmen!«[59] Für das Wortverwendungsmuster war das typisch. Was genau am politischen Einfluss so problematisch war, wurde selten ausgeführt. Zumeist forderten Ärzte schlicht die Unabhängigkeit von »politischen Verhältnisse[n]« als ihr besonderes Vorrecht ein.[60]

In medizinhistorischen Texten der Zeit, die die Genese der Medizin systematisch kontextualisierten, waren ähnliche Verwendungsweisen sehr gebräuchlich. Damit gerieten auch wissenschaftsexterne Faktoren in den Blick. Die Autoren deuteten die politischen Verhältnisse als Faktoren, die der Medizin extern waren, sich ihr jedoch durchaus machtvoll als Hemmnis ärztlichen Handelns und medizinischen Forschens in den Weg stellen konnten. Sie berichteten über einzelne Mediziner und Ärzte, die »politischer Verhältnisse wegen« nicht mehr praktizieren konnten, beispielsweise weil sie Anhänger gestürzter Machthaber waren und fliehen mussten.[61] Prinzipiell waren auch neutral-beschreibende Wendungen möglich.[62] Die Mediziner bezeichneten jedoch nachweislich in erster Linie

59 Hufeland, Rechte, S. 13f.

60 Vgl. z.B. Hufeland, Verhältnisse, S. 22.

61 Die Rede war in diesem Sinne zum Beispiel von dem britischen Geburtshilfe-Pionier Hugh Chamberlen bei Siebold, Art. Geburtshilfe, S. 144.

62 Dann war »von mehr oder weniger günstigem« Einfluss die Rede. Arnold, Rezension, S. 171.

hemmende Faktoren als ›politisch‹. Die kritischen Autoren betonten dabei den universalen Charakter der Wissenschaft gegenüber dem hemmenden politischen Einfluss. Mitunter war dabei nicht nur von abstrakten politischen Hemmnissen, sondern auch von konkreten territorialen Grenzen die Rede. In der Kritik stand dann die »politische Zerstückelung« der deutschen Staaten, die beispielsweise eine medizinisch sinnvolle »vollkommene Reform« verhindere.[63] Aber auch nationale politische Grenzen wurden mit den »gemeinschaftliche[n] Bemühungen« der Wissenschaft kontrastiert.[64]

Besonders aufschlussreich waren Varianten des Aussagemusters, in denen politische Einflussfaktoren auf Humanpathogenität bezogen wurden. Neben anderen ätiologischen Faktoren galten beispielsweise auch politische Ereignisse als Förderer von Epidemien.[65] Vornehmlich im ersten und zweiten Jahrzehnt des 19. Jahrhunderts verwiesen die Bezugnahmen zumeist auf den Krieg und die französische Besatzung. Die Rede vom »europäischen politischen Kriegsfieber«,[66] Bezüge auf die »politische Lage« einer Stadt »an der unglücklichen Kriegsstraſse aus Frankreich nach Deutschland«[67] und die Behandlung der jeweiligen gesundheitlichen Folgen stehen für diese Variante. Als ›politisch‹ konnte dabei jegliche Begebenheit bezeichnet werden, der Belang für eine große Zahl von Menschen und damit für ein entsprechendes Gemeinwesen zugeschrieben wurde. Oder, um es mit den Worten eines Zeitgenossen zu fassen: »Die politischen Begebenheiten« waren die »Weltbegebenheiten«[68] – meist mit negativem Einfluss auf die Gesundheit der Menschen.

Die Rede von der »politischen Lage« bezog sich aber nicht nur auf die Einflüsse von Kriegen und anderen konkreten Großereignissen. In einem weiten Verständnis waren ganz allgemein menschliche Formen des Zu-

63 Szoalski, Briefe, S. 128. Er nahm Bezug auf den chaotischen Zustand der in »Deutschland« besonders wichtigen »Brunnenkunde« und verwies auf französische Reformvorschläge, die östlich des Rheins an der territorialen Situation scheitern müssten.

64 Der Text kreiste um französische Forschungserfolge in der Behandlung kindlicher Pneumonie. Friedleben, Beobachtungen, S. 10.

65 Der Ulrichsteiner Physikatsarzt Ebel führte in einem allgemeinen Artikel über »epidemische Constitution« neben klimatischen Einflüssen, geographischen Verhältnissen, Sitten und Gebräuchen auch »wichtige politische Ereignisse« als Beiträger zur »Bildung der Krankheitsconstitution« an. Ebel, Constitution, S. 32.

66 Fischer, Auszüge, S. 50.

67 Renard, Beitrag, S. 3.

68 Mende, Gelbsucht, S. 80. Der Autor kam für eine Gelbsuchtepidemie in Pommern jedoch zu dem Schluss, dass gerade jene krank wurden, die an den »Weltbegebenheiten und an dem Schicksale Pommerns wenig Theil nahmen«.

sammenlebens, Moral und Sitten gemeint.[69] Manche Autoren reflektierten ›politische‹ Einflussfaktoren innerhalb der Ätiologie von Krankheiten sogar in theoretischen Abstraktionen. Die Wortverwendungen des Politikvokabulars beschränkten sich dann nicht mehr auf die einfache Kennzeichnung von »Weltbegebenheiten«, sondern verwiesen auf ein sehr weites Spektrum von sozialen Phänomenen. In der Regel war dann von »Politik und Moral« oder vom »politischen und moralischen« Zustand der Bevölkerung die Rede.[70]

»Moral« war spätestens um 1800 zu einem wichtigen argumentativen Bezugspunkt medizinischer Theoriebildung geworden. Im deutschsprachigen Raum gilt in diesem Zusammenhang Hufeland als maßgeblich, der in seiner berühmten *Makrobiotik* eine vernunftorientierte Gestaltung des Körpers geradezu »in idealtypischer Form« konzipierte.[71] Aber welche Funktion erfüllte nun das Politikvokabular in den genannten Wendungen? Ganz allgemein kennzeichnete es die soziale Komponente der menschlichen Existenz: die Formen und Bedingungen des Zusammenlebens der Menschen in Gruppen (als politisch) und daneben die Grundlagen und Beschaffenheit verbreiteter Verhaltensweisen (als moralisch). Die damit verbundenen ätiologischen Überlegungen lassen eine deutliche Verbindung zu zeitgenössischen bildungsbürgerlichen Debatten über die Ambivalenzen der gesellschaftlichen Umbruchsituation um 1800 erkennen. Verbreitet betonten die Autoren gegenüber den Chancen des sozialstrukturellen Wandels die zivilisatorischen Risiken steigender intellektueller und physischer Anforderungen. Die Gefährdung des physischen und psychischen Wohlergehens prognostizierten sie dabei in kulturkritischem Gestus ebenso wie einen allgemeinen Verlust an »öffentlicher Moral«.[72]

---

69 Die Rede war beispielsweise von bestimmten »Lebensregeln«, »Sitten und Gewohnheiten«, die die Verbreitung von Krankheiten begünstigen würden. Szoalski, Weichselzopf, S. 374.

70 Siehe z.B. Hufeland/Horn, Nachricht, Zit. S. 13. Fischer, Wirksamkeit, S. 62. Siehe als Beleg für die disziplinenübergreifende Verbreitung ein weiteres Beispiel: Vering, Anwendung, S. 20: »Der Arzt sieht und erfahret bey seinen Besuchen am Krankenbette so Manches, was auf die politischen und moralischen Verhaltnisse des Kranken und seiner Familie Bezug hat, welches aber dieser und dessen Angehörige aus Ehrgeiz, oder ihres Credites wegen, sorgsamst zu verbergen bemühet sind.«

71 Vgl. dazu Labisch, Homo, S. 99f., 103.

72 Vgl. dazu die Zusammenfassung bei Roelcke, Krankheit, bes. S. 31ff., der das Denkbarwerden der »Interaktion von ›Cultur‹ und Nervensystem«, das mit dem genannten Diskurs um 1800 einherging, ausführlich herausgearbeitet hat.

Das Postulat, die »politischen und moralischen Verhältnisse« in die ätiologische Reflexion einzubeziehen, war weit verbreitet. Es konnte von dem umfassenden Anspruch medizinischer Autoren flankiert werden, fast alle Lebensbereiche zum Gegenstand ihrer Wissenschaft zu machen. Die Potenziale der Anwendung des Begriffspaares ›Moral‹/›Politik‹ in der medizinischen Publizistik lassen sich wiederum gut am Beispiel eines Stammautors des *Hufelandschen Journals* herausarbeiten: Christian Ernst Fischer, Lüneburger Physikatsarzt und von 1804 bis 1806 Jenaer Honorarprofessor für Medizin,[73] argumentierte 1809 im Rahmen systematischer ätiologischer Reflexionen, dass es für die ärztliche Praxis nicht genüge, lediglich die »Gesetze der physischen Natur« zu kennen und beim Heilen in Anwendung zu bringen, sondern dass es notwendig sei, »den Menschen in allen seinen wichtigen Beziehungen kennen zu lernen«, um ihn »gleichsam nach der ganzen Summe seynes Daseyns zu behandeln«.[74] Als wichtigste »Seiten« dieser Beziehungen bezeichnete er »das *moralische* und das *politische* Verhältnifs« des Menschen:

»Jenes [= das moralische Verhältnis, T. W.], in sofern das vielseitige Geschöpf Freiheit des Willens, d.h. willkührliche Selbstbestimmung in seinen Handlungen hat, oder zu haben glaubt; dieses [= das politische, T. W.], in sofern er nicht isolirt existirt, sondern mit mehreren Geschöpfen seiner Gattung, in mannigfachen kleinen und gröfseren Banden (der Familie und der Staaten) lebt, und einem Wesen und seiner Bestimmung nach zu leben angewiesen ist. Hieraus gehen sogleich eine Menge von äusseren und inneren Einflüssen auf seinen körperlichen Zustand hervor, von welchen die übrige animalische Schöpfung, nach Verhältnifs, wenig oder nichts zu wissen scheint [...].«[75]

Verfolgt man Fischers Wortverwendungsweise weiter, wird deutlich, dass sein Verständnis »politische[r] Verhältnifs[e]« über einen engen Politikbegriff weit hinausging. Eine Fokussierung des Politikvokabulars auf den ›Staat‹ ist damit hier ebenfalls nicht nachzuweisen. Die politischen Verhältnisse bestanden für ihn neben der Beschaffenheit der Regierung auch in »Verschiedenheiten des Klimas«, »der Erziehung« und »der Gewohnheit«. Damit umfassten sie Faktoren, die »den Organism unter ganz andere Gesetze und Einflüsse gleichsam zwingen, als die reine Stimme der Natur vorschreibt«. Als Beispiel neben anderen führte er in kulturkritischem

73 Vgl. dazu Anon., Art. Fischer, S. 283–286. Im dortigen Schriftenverzeichnis sind auch Publikationen in *Hufelands Journal* angeführt.

74 Fischer, Wirksamkeit, S. 61f.

75 Fischer, Wirksamkeit, S. 59f.

Gestus die sitzende Lebensart des europäischen Geschäftsmannes an, die letztlich in einer »Menge von erkünstelten Krankheitsformen« resultiere. Mit »aber tausend Aussendingen« jenseits der menschlichen Physis habe der Mediziner folglich zu tun, konstatierte Fischer. Die politischen Verhältnisse gingen in diesem Sinne deutlich über die von Regierenden geschaffenen menschlichen Lebensbedingungen hinaus.[76]

Vergleichbare Plädoyers finden sich vielerorts. Der Einbezug moralischer und politischer Faktoren in die Erklärung von Krankheiten implizierte das Postulat, die medizinische Wissenschaft nicht auf physische Phänomene zu beschränken, sondern Formen und Konfigurationen menschlichen Zusammenlebens ätiologisch einzubeziehen.[77] In modifizierter Fassung konnten solche Bestrebungen auch auf eine psychologische Fundierung der Medizin hinauslaufen. In der Debatte um das umstrittene medizinische System des bayerischen Mediziners und Politikers Nepomuk Ringseis waren diese Argumentationsformen eine deutliche Kritik am Empirie-Pathos von Programmatikern der naturwissenschaftlichen Medizin.[78] Verschiedene Autoren bestanden darauf, politisch semantisierte psychische Einflüsse als ätiologische Faktoren zu berücksichtigen, und aktualisierten dabei einen weiten, neutralen Begriff des Politischen. Gegen die naturwissenschaftlichen Emanzipationsversuche stellten sie einen Entwurf universaler Medizin, die die »Gesamtorganisation« und die »verschiedenen Lebenszustände des Menschen« in den Blick nehmen sollte.[79] Die Medizin sollte die (als ›politisch‹ bezeichneten) Formen menschlichen Zusammenlebens ätiologisch integrieren. Im Wesen jeder Krankheit, so das Argument eines Debattenteilnehmers, liege »ein, freilich häufig verkanntes, psychisches Moment, wirklich gemacht durch die kon-

76 Ebd.

77 Siehe z.B. den Hinweis auf die »physischen, moralischen, politischen und religiösen Verschiedenheiten«, die wiederum mit den »vier Temperamenten« verschiedener »Racen und Völker« in Verbindung stünden und auch »die Entwickelung von Krankheiten und die Wirkung der Mittel gegen dieselben« bestimmten: Bischoff, Bericht, S. VIII.

78 Ringseis, System, z.B. S. 9. Gegen die naturwissenschaftliche Medizin gewendet wurde daraus der Vorwurf, der Mensch sei ihr »nichts als ›Gewebe‹, und das was ein denkender Kopf über politische und religiöse Elemente der Menschennatur in diese Weberei hineinsingt«, bringe »diese verzweifelten Naturmenschen total auseinander«. Ebd., S. XXI. Zur Debatte siehe ausführlich unten.

79 Solbrig, Gegensätze, S. XX.

kreten Wechselverhältnisse des historisch-politischen wie ethischen Lebens des Menschen«.[80]

Zusammenfassend können für dieses Wortverwendungsmuster zwei Varianten unterschieden werden: Der Bezug auf den pathogenen oder die Medizin behindernden Charakter verschiedener ›Weltbegebenheiten‹; außerdem die abstrakte Reflexion grundlegender Formen menschlichen Zusammenlebens. In beiden Fällen wurden als ›politisch‹ oder ›Politik‹ bezeichnete Phänomene Teil der Rekonstruktion der Pathogenese und damit indirekt zum Gegenstand der medizinischen Wissenschaft gemacht.

## 5. Politik und Wahnsinn

Eine weitere verwandte Gruppe von Wortverwendungsmustern ist, nicht nur wegen ihrer besonders großen Verbreitung, gesondert zu betrachten: Politische ›Einflüsse‹ und ›Ereignisse‹ wurden insbesondere als Auslöser und Bezugspunkt von psychischen Erkrankungen thematisiert. Zur Verfestigung dieser Sichtweise trugen seit Ende des 18. Jahrhunderts verschiedene Faktoren bei. Zunächst ist erneut die epochemachende Erfahrung der ersten Französischen Revolution zu nennen. In der gesamten ersten Hälfte des 19. Jahrhunderts war sie stets Thema, wenn es um angeblich politisch induzierten Wahnsinn ging. Dass davon so häufig die Rede war, hatte auch innerwissenschaftliche Ursachen: Um die Jahrhundertwende 1800 gerieten neben sittlich-moralischem Verschulden zunehmend auch soziale Faktoren als Ursachen von Geisteskrankheiten in den Blick.[81] Zu diesen Faktoren wurden neben individuellen Schicksalsschlägen auch politische Ereignisse gezählt. Die entsprechenden Wortverwendungsmuster belegen nicht nur, wie verbreitet die Bezüge auf pathogene politische Einflussfaktoren waren. Die Verweise auf politische »Schwärmereien«, »Aufregung« und »Unruhe« als Auslöser oder Ausdruck psychischer Krankheiten transportierten darüber hinaus eine Fülle negativer Stereotype der Politik und ›politischer‹ Aktivität. Das Deutungsmuster ›Politik‹ prägten sie damit nachhaltig. Die

80 Ebd., S. XXVI. Er polemisierte weiter gegen die naturwissenschaftliche Medizin, dass über das Mikroskopieren »auch jene Agentien, welche als ethische und politische Elemente in tausendfältiger Abstufung unter die Atmosphäre unseres Lebens sich mischen«, dem Blick nicht entgehen dürften. Ebd., S. XXVII, XXIX.

81 Vgl. z.B. Hauser, Politiken, S. 128. Hauser bezieht sich u.a. auf Schaps, Hysterie, S. 43.

Grenzen zwischen den Devianzen, die angeblich Erkrankten zugeschrieben wurden, und sehr ausgeprägtem politischem Engagement waren meist fließend.

In *Hufelands Journal* blieben die Aussagemuster den zuvor beschriebenen Thematisierungen pathogener Einflüsse des Politischen sehr ähnlich.[82] Politische Lage und politische Einflüsse galten verbreitet als Ursache von »Geisteszerrüttung«. Mit Johann Ludwig Casper führte einer der wichtigen gerichtsmedizinischen Spezialisten der Zeit »Politik« gleichberechtigt neben »Laster und Leidenschaft« als mögliche Auslöser psychischer Störungen an.[83] Am Beispiel Frankreichs berichtete Casper 1822 von der großen Zahl dort durch »Politik« ausgelöster Geisteskrankheiten. Den Statistiken der psychiatrischen Einrichtungen entnahm er, dass bei je einer von 57 eingelieferten Frauen und je einem von 45 eingelieferten Männern »Politik« zur »Geisteszerrüttung« geführt hätte. Das, so deutete Casper, sei für ein Land, »in welchem seit dreifsig und mehreren Jahren Politik Leben und Leben Politik« sei, »gewifs glaubwürdig«.[84] Wiederum führte auch Casper die Revolution als zentralen argumentativen Bezugspunkt des Politikvokabulars an: Es gebe in Frankreich

> »seit der Revolution keinen Erwachsenen Menschen, der nicht mit dem lebhaftesten Interesse der Politik Schritt vor Schritt folgte, von jener zahlreichen Klasse an, die mit unersättlicher Begierde die Zeitungen verschlingt, um nachher über die neuesten Verhältnisse zu verhandeln, bis zu jener nicht geringen Anzahl, die selbst im grofsen politischen Drama spielt«.

Anders als in Deutschland würden nicht nur die Gebildeten »hier gemeint« sein.[85] Entsprechend verwundere es nicht, so zitierte er zustimmend Jean-Étienne-Dominique Esquirol, den führenden zeitgenössischen französischen Fachvertreter der Psychiatrie, dass kein »einziges, auch noch so

82 Ein Beispiel. Christian Philipp Fischer berichtete in einem Artikel über die »Merkwür dige Krankheitsgeschichte einer hohen Person, welche an einem Herzübel starb«, von »Gemüthsunruhen«, die besonders durch die »damalige politische Lage Teutschlands überhaupt« ausgelöst worden sei. Fischer, Krankheitsgeschichte, S. 17.

83 Casper, Geisteszerrütung, S. 64. Johann Ludwig Casper (1796–1864), zunächst Apotheker, 1824 in Pathologie und Staatsarzneikunde habilitiert, trat als gerichtsmedizinischer Reformer und als Herausgeber medizinischer Zeitschriften, besonders der *Vierteljahresschrift für gerichtliche und öffentliche Medizin*, hervor. Dazu Dettke, Hydra, S. 178.

84 Casper, Ursachen, S. 66.

85 Ebd.

geringfügiges politisches Ereignis in dieser Epoche, bis heute«, »ohne Einfluss auf die Pariser Irrenhäuser geblieben« sei.[86]

Casper trug mehrere Fallbeispiele Wahnsinniger vor, berichtete unter anderem von einer Inhaftierten der berühmten Salpêtrière und deren »politischen Träumereien und exaltirten Vaudevilles«. Besonders ausführlich widmete er sich dem »Prototyp[en]«, dem »Ideal aller politischen Wahnsinnigen«, einer gewissen Teroenne.[87] Sie habe zu Revolutionsbeginn, so hieß es bei Casper, eine »bedeutende, politische Rolle« gespielt, sei dann 1800 als »Rasende in die Salpetrière« gekommen. »Hier wüthete sie nun von Politik, Freiheit und Gleichheit, beschuldigte Jeden, dafs er zur königlichen Parthei gehöre, und blieb so bis 1810, wo sie von der Manie in den Stumpfsinn fiel.«[88] In Caspers Ausführungen vermischten sich Beunruhigung gegenüber der politischen Partizipation niederer Schichten und von Frauen mit nationalen Stereotypen – die rasenden französischen Unterschichten waren ihm zum Inbegriff unbeherrschbarer politischer Exaltiertheit, Träumerei und Schwärmereien geworden.

Vergleichbare Aussagemuster sind im gesamten 19. Jahrhundert nachzuweisen. Die Autoren betonten das pathogene Potenzial politischer Ereignisse, und ihre Äußerungen zeigten erneut eine ausgeprägte semantische Nähe zwischen dem Politikvokabular und den Begriffen ›Schwärmerei‹, ›Exaltiertheit‹ sowie ›Träumerei‹. Obschon die politischen Einflussfaktoren dabei nicht immer als unmittelbarer Auslöser des Wahnsinns bezeichnet wurden, ist insgesamt in der medizinischen Publizistik eine besonders deutliche Überlappung der Wortfelder von ›Politik‹ und ›Wahnsinn‹ erkennbar.

In verschiedenen Texten, sehr plastisch in tabellarischen Auflistungen verschiedener »präsumirte[r] Ursachen« von »Seelenkrankheiten«, tauchten »politische Ereignisse« immer wieder an zentraler Stelle auf.[89] Aufschluss-

86 Casper, Ursachen, S. 67. Zu Esquirol siehe Roelcke, Krankheit, S. 50f.

87 Für all jene, die »an politischen Begebenheiten Geschmack finden«, so die deutlich abschätzige Einführung, wurde ihre »biographie moderne« in einem nicht gezeichneten Literaturbericht in: JPH, Bd. L, 6. Stück 1820, S. 112–116, ausführlich skizziert und die Ergebnisse ihrer »Leichenöffnung« präsentiert. Die Salpêtrière war wohl die berühmteste psychiatrische Anstalt Europas im 19. Jahrhundert. In deren Frauenspital wurden ab 1802 alle »geistig verwirrten Pariserinnen« eingewiesen. Vgl. dazu Tshisuaka, Art. Pinel, S. 1163f.

88 Casper, Ursachen, S. 68f.

89 Vgl. z.B. Damerow, Statistique, S. 728f. Damerow zitierte hier französisches statistisches Material, kritisierte allerdings auch die Kategorienbildung. »[P]olitische Ereignisse« führte er neben »Liebe und Eifersucht«, »Kummer«, »Ehrgeiz«, »Hochmuth« und »übel-

reich sind hierbei die verschiedenen Einflüsse, neben denen die politisch semantisierten Faktoren standen. Die Abnormität des »irdischen Seelenorgans« sah zum Beispiel Hufeland durch »geistigen als durch körperlichen Einfluß« erzeugbar. Er verwies auf heftige Leidenschaften, übermäßige Anstrengung des Geistes, aber auch auf »Reizmittel« wie zum Beispiel Wein und Kaffee. Auf gleicher Ebene führte er »jede Art von Schwärmerei, sowohl politische als religiöse, Verbildung des Geistes, ungleiche Übung der Seelenkräfte, übermäßig gesteigerte Phantasie durch Romanlesen, Theater u[nd] d[er]gl[eichen]« an. All das könne »der Gesundheit der Seele, d.h. der gesunden Vernunft«, zur Gefahr werden.[90] Man könnte zuspitzen: Politische Schwärmerei stand für Hufeland gleichberechtigt neben übermäßigem Kaffeekonsum und ausschweifender Romanlektüre mit Geistesstörungen in enger kausaler Verbindung.

Zusammenhänge zwischen der Ätiologie von Psychopathologien und politischen Phänomenen stellten Hufelands Zeitgenossen ausgesprochen häufig her. Übersteigerte Emotionalität war entsprechend eine zentrale Bedeutungsschicht des Politikvokabulars. Besonders deutliche Hinweise darauf, dass Politik und übermäßig emotionalisierte Phänomene für viele Autoren eng aufeinander verwiesen waren, liefern medizinische Enzyklopädien und Wörterbücher, in denen die Artikel zu verschiedenen »Geisteskrankheiten« zu den wenigen Beiträgen gehören, in denen sich das Politikvokabular überhaupt nachweisen lässt – das aber mit großer Zuverlässigkeit. Die Tatsache, dass es beispielsweise im *Encyclopädischen Wörterbuch der medicinischen Wissenschaften* sonst eher selten zu finden war,[91] ihm in den Artikeln zu »Mania«, »Monomania«, »Moria« und »Suicidum« aber eine wichtige Rolle zukam, ist ein wichtiges Indiz dafür, dass die Autoren zwischen den Gegenständen der genannten Artikel und dem Deutungsmuster ›Politik‹ eine enge Verbindung sahen.

Die verschiedenen politischen Ereignisse und Phänomene, die sie in den Artikeln anführten, galten ihnen dabei nie als einzige Bezugspunkte und Krankheitsauslöser. »Politik« stand in Artikeln über Geisteskrank-

---

verstanden[r] Religion« als »[m]oralische Ursachen« der Seelenkrankheiten an. Ungeachtet solcher Kritik findet man Tabellen mit ähnlichen Einteilungen besonders in psychiatrischen Zeitschriften sehr häufig.

90 Hufeland, Enchiridion, S. 153f.

91 Im Zentrum der Auswertung stand hier das *Encyclopädische Wörterbuch der medicinischen Wissenschaften*, erschienen 1828 bis 1849. Es wurde neben Hufeland von einer zweiten »Koryphäe […] der Berliner medizinischen Fakultät«, Karl Ferdinand von Graefe, herausgegeben. Vgl. zum *Wörterbuch* Ziesak, Verlag, S. 110ff.

heiten gleichberechtigt neben »Religion, Liebe« und auch »Musik«.[92] Ähnliches konnte man im Artikel »Monomanie« lesen. Er enthielt Verweise auf religiöse, politische, poetische, erotische und musikalische »Gemüths-affection[en]«.[93] Die Einordnung der »Politik« neben Bezugspunkte wie Liebe, Musik und Religion verdeutlicht, dass sie in der Nähe von Phänomenen verortet wurde, die sich durch einen emotionalen, teils irrationalen Charakter auszeichneten.

Wie in den angeführten Artikeln betonten viele Autoren der ersten Jahrhunderthälfte, dass nicht »die politische, oder religiöse Meinung« selbst es sei, »die verrückt« mache, »sondern der exaltirte und den körperlichen Habitus ändernde Zustand von Aufgeregtheit« letztlich »Ursache des Wahnsinnes« werde. Es hänge dann »von der Richtung des Zeitgeistes ab, ob das exaltirte Geschöpf sich für Religion oder Politik« entscheide.[94] Damit war es aber ebenso unzweifelhaft, dass verschiedene Formen der Manie zeitspezifische Konjunkturen hatten, sie insofern jeweils Phänomenen des »Zeitgeistes« unterworfen war: Religiöse Besessenheiten und »Daemonomanien«, äußerte der Autor des Artikels zur »Monomanie«, kämen zum Beispiel nur noch »ausnahmsweise vor«, und er mutmaßte, sie würden in kommenden Jahrhunderten gar nicht mehr existieren. »Erzeugnisse der neuesten Zeit« seien dagegen die »fixen Ideen einer Verfolgung, Ueberwältigung und Beherrschung durch Electricität oder Magnetismus«. Und auch die politischen Manien galten ihm als ein recht junges Phänomen: Zeittypisch für die Gegenwart – der Artikel erschien Anfang der 1840er-Jahre – waren ihm auch und gerade »politische fixe Ideen«, die »seit der französischen Revolution besonders häufig geworden« seien. Im Spiegel der verschiedenen Manien betrachtet, ließe sich die erste Hälfte des Jahrhunderts also als ein überaus politisches Zeitalter deuten. Der Autor verallgemeinerte jedoch, dass grundsätzlich »aufserordentliche Ereignisse, politische und religiöse Umwälzungen u.s.w. fixe Ideen besonderer Art hervorzurufen pflegen«. Entsprechend komme es auch nicht selten vor,

92 Jessen, Art. Moria, S. 129. Religiöse und politische Schwärmerei wurden dabei fast immer in einem Atemzug genannt – z.B. auch in gerichtsmedizinischen Reflexionen über die Zurechnungsfähigkeit von Delinquenten. Vgl. Luther, Zurechnungs-Fähigkeit, S. 147.

93 Jessen, Art. Monomanie, S. 698f.

94 Tott, Art. Mania, S. 175. Die »Politik« wurde in einem Abschnitt zur »Mania religiosa« abgehandelt.

dass sie sich »durch eine Art Ansteckung auf mehrere Individuen verbreiten«.[95]

Wie bereits bei Casper wird hier wieder die Revolution, speziell die erste Französische, als zentraler Bezugspunkt des Deutungsmusters ›Politik‹ erkennbar. Der Charakter der irrationalen Leidenschaftlichkeit lässt sich in sämtlichen Beispielen als zentrale Semantik des Politikvokabulars erschließen. Viele staatsarzneikundliche Autoren sahen sogar eine deutliche Verbindung zwischen der »Schwärmerei für irgend eine Sache, meist von politischer und religiöser Art«, und Selbstmorden.[96] Die Vorstellung, dass »politische und andere grofsartige Leidenschaften« gerade bei »Jünglingen« letztlich sogar Suizide herbeiführten, war auch im *Encyclopädischen Wörterbuch der medicinischen Wissenschaften* erkennbar: Dass die Leidenschaften »den Tod manches modernen Ikarus veranlassen, welcher nur die Sonne seines Ideals ins Auge fassend, jede rettende Besonnenheit verabschiedet«, so bemerkte der Verfasser des Artikels »Suicidum«, bedürfe »kaum der Erwähnung«.[97] Gerade unter jenen, die »aus irgend einem politischen Rausch oder Schwindel zu vollem Bewufstsein ihrer Thorheit und ihres verschleuderten Lebens gelangten«, sei es stets zu Selbstmorden gekommen.[98]

Vor der Revolution von 1848 gingen die Autoren allerdings nicht so weit, bestimmte politische Ideen explizit als krankhaft oder gar prinzipiell Suizide auslösend zu bezeichnen. Es gab aber bereits Ende der 1830er-Jahre Ansätze, bürgerliche Emanzipationsbestrebungen und den damit einhergehenden »Zeitgeist« als Auslöser von Psychopathologien stark zu machen. Man lebe, so konstatierte Joseph Schaible, ein Praktiker aus dem Badischen Renchen 1838, »in einer Zeit, in welcher der Aufschwung für politische Freiheit und Bürgerthum einen Volksgeist« geweckt habe, der im Namen des Vernunftrechts »historische Rechte, Privilegien und Autoritäten« in Frage stelle.[99] Ohne »[g]ehörige Erziehung, Bildung und Unterricht« seien die Begriffe von »Freiheit und Politik; von Religion und Tugend; von Unsterblichkeit und Gott« aber »verkehrt und falsch«. Bis zu diesem Punkt erschien die christlich-konservative Argumentationsweise absolut vormärztypisch. Bemerkenswert war dann die Verknüpfung mit

95 Jessen, Monomanie, S. 699.

96 Krügelstein, Schutze, S. 227.

97 Ideler, Art. Suicidum, S. 610f.

98 Ebd., S. 615. Dass »gerade politische Bewegungen den Selbstmord begünstigen«, so konstatierte 1844 ein Rezensent in der *Allgemeinen Zeitschrift für Psychiatrie*, habe »die Geschichte der Französischen Revolution gelehrt«. Hohnbaum, Rezension, S. 700f.

99 Schaible, Selbstmord, S. 151.

Überlegungen zu psychopathologischen Konsequenzen der bürgerlichen Freiheitsbestrebungen: »[Ü]berspannte Phantasien, Hypochondrie; Melancholie etc. können die Folge seyn, die den Menschen den Furien der Verzweiflung und des Selbstmordes in die Arme werfen.« Es folgten Beispiele für Selbstmorde infolge einer solchen »verkehrten« – sprich: liberalen – »Erziehung«.[100] Anders als in den bisher präsentierten Reflexionen über politische Manien und Schwärmereien, die sich grundsätzlich durch hohe Abstraktion auszeichneten, wies Schaible den bürgerlichen Emanzipationsbestrebungen eindeutig eine Schuld zu. Es ging nicht mehr um das krankmachende Potenzial einschneidender politischer Ereignisse. Auslöser der Psychopathologien, an deren Ende der Selbstmord drohte, waren sehr konkrete, nämlich bürgerlich-liberale politische Bestrebungen. In der Breite wurden vergleichbare Deutungsweisen allerdings erst 1848 debattiert. Pathologisierungen konkreter Akteure und politischer Ideen blieben vorher eine Seltenheit. Politik wurde auch nicht unmittelbar mit Wahnsinn gleichgesetzt. Die politischen Ereignisse blieben bis 1848 Gelegenheiten unter vielen, auf die Geistesstörungen sich beziehen konnten.

Das ändert aber nichts daran, dass eine deutliche Überlappung der Deutungsmuster ›Politik‹ und ›Wahnsinn‹ bestand. Die durchgängig nachweisbaren Querverweise von Politik auf übersteigerte Emotionalität, Exaltiertheit und (lebens-)gefährliche Schwärmerei sind somit keineswegs nur als Teil der rein wissenschaftlichen Beschreibung von Krankheitsbildern zu lesen, sondern standen auch im Wechselverhältnis mit gängigen Stereotypen von Politik und menschlichem Verhalten im Verlauf einschneidender politischer Ereignisse.

## 6. Politische Medizin und ärztliche Politik – pejorative Begriffe individueller Politik

Die zuletzt untersuchten Wortverwendungsmuster zeichneten sich vornehmlich dadurch aus, ›Politik‹ und Zuschreibungen politischen Charakters auf Phänomene zu beziehen, die außerhalb oder jenseits der medizinischen Wissenschaft angesiedelt waren. Ärzte kritisierten die negative Wirkung auf ärztliches Handeln oder erklärten sie in ihrer pathogenen Wirkung zum

100 Ebd., S. 156.

Gegenstand der Wissenschaft. Davon lassen sich grundsätzlich Redeweisen unterscheiden, in denen Wissenschaft oder Ärzte als ›politisch‹ oder die Politik als ›ärztlich‹ beziehungsweise ›medizinisch‹ bezeichnet wurden.

Dass die Bezeichnung staatsmedizinischer Aufgaben als ›politisch‹ oder der Relevanz der Medizin für den Staat als »medicinisch-politisch[…]« ungebräuchlich war, wurde bereits betont.[101] In *Hufelands Journal* und auch in den anderen hier gesichteten allgemeinmedizinischen Zeitschriften erweisen sie sich jedoch als ausgesprochen selten. Wie sich zeigt, war es aber auch darüber hinaus geradezu ein Tabu, medizinische und ärztliche Deutungsansprüche in gesellschaftlichen und staatlichen Belangen ›politisch‹ zu nennen. Die Suche nach Medizinern, die sich über das Politikvokabular eine besondere Relevanz für staatliche oder gesellschaftliche Belange zuschrieben, ergibt mithin eine fast vollständige Fehlanzeige. Sogar die abstrakte, nicht dezidiert auf Aspekte von Staatlichkeit bezogene Selbstzuschreibung politischen Nutzens durch medizinische Wissenschaftler war ausgesprochen ungebräuchlich.[102]

Ihre Seltenheit lässt sich damit erklären, dass das Politikvokabular im Rahmen anderer, in der ärztlichen Literatur besonders verbreiteter Wortverwendungsmuster das genaue Gegenteil universalen Gemeinwohlnutzens bezeichnete: Bezeichneten Autoren spezifische Handlungsweisen als ›politisch‹, bedeutete dies, dass sie ausschließlich auf einen eigenen Nutzen bezogen waren. Das nominell Politische war damit ein Inbegriff des Partikularen.

In diesem Sinne wurden in der ersten Jahrhunderthälfte durchaus verbreitet Ärzte als ›politisch‹ beziehungsweise ihr Handeln und die Grundlagen ihres Handelns als ›Politik‹ gedeutet. Der zentrale Befund: Wenn das

101 Einige Einzelbelege: Die Rede von den »medicinisch-politischen und forensischen« Geschäften von medizinischen Kollegien ist z.B. bei Jäger/Klein, Geschichte, S. 34, nachweisbar. In eine ähnliche Richtung weist die in *Hufelands Journal* ebenfalls einmal nachweisbare Rede von »medicinisch-politischen Berechnungen« (Stütz, Bemerkungen, S. 39). Ähnlich wie in nationalökonomischen Schriften der Zeit (vgl. Soden, National-Oekonomie) handelte es sich bei solcher Art ›politischer Berechnungen‹ um vom Staat ausgehende bevölkerungsstatistische Erhebungen.

102 In einem einzigen frühen Artikel setzte sich ein Autor, ein Verfechter der »psychische[n] Heilkunst«, systematisch mit dem wissenschaftlichen und politischen Verhältnis letzterer zur »bisherigen Heilkunst« auseinander. Im Artikel wurden der »politische Gewinn« bzw. »Nutzen« der psychischen mit den Möglichkeiten der »bisherigen Arzneikunde« verglichen. Beiden Varianten der Heilkunst schrieb er politische »Wichtigkeit«, »politischen Wert«, »Nutzen« und »Gewinn« zu, machte sich aber im Argument besonders für die Potenziale der psychischen Variante stark. Schmidt, Heilkunst, S. 89–96.

Politikvokabular auf Wissenschaft (was so gut wie nie vorkam) oder medizinische Akteure bezogen wurde (was durchgängig nachzuweisen ist), dominierten pejorative Konnotationen, und die Argumentationen liefen zumeist auf die Deutung, Kategorisierung und Diskreditierung moralisch problematischer Verhaltensweisen hinaus. Die Auswirkungen der entsprechenden Wortverwendungsmuster auf das Deutungsmuster ›Politik‹/›politisch‹ waren nachhaltig und weitreichend.

Dass Wissenschaft und Wissenschaftler, ärztliche Praxis und Ärzte selten als dezidiert ›politisch‹ bezeichnet wurden, lässt sich gerade damit erklären, dass abwertende Bezeichnungen spezifischen individuellen Verhaltens so häufig vorkamen. Mit den pejorativen Wendungen wurde in der ersten Jahrhunderthälfte flächendeckend eine alte Bedeutungsschicht des Politikvokabulars aktualisiert, die nachweislich dauerhaft neben dem Disziplinbegriff existiert hatte und von den Entwicklungen der Französischen Revolution und der Sattelzeit offensichtlich nicht beeinflusst worden war.[103]

*Hufelands Journal* liefert für diese Wortverwendungsweisen eine Fülle von Beispielen. Früh im 19. Jahrhundert waren die Worte ›Politik‹ und ›politisch‹ in diesem Zusammenhang mitunter noch neutral konnotiert, aber zunehmend von unzweifelhaft pejorativen Semantiken geprägt. Ein erstes Beispiel findet sich 1799 bei einem Autor, der berichtete, eine Patientin vornehmlich durch »ernsthaft[e] und dringend[e]« Wiederholung von der Anwendung eines sehr ungewöhnlich erscheinenden alten Hausmittels (dem Auflegen von Beuteln mit zerstoßenem Glas auf Geschwülste) überzeugt zu haben. Dieser Fall, so räumte er ein, falle »unter diejenigen, wo dem Arzte wohl allenfalls eine kleine Charlatanerie erlaubt seyn möge, und wo wenigstens die medicinische Politik eine Geheimniskrämerei entschuldigt«.[104] »Geheimniskrämerei« und »Charlatanerie« waren in Konzeptionen ärztlicher Politik die zentralen Bezugspunkte. Auch jenseits der eingeschliffenen Wendung ›medizinische Politik‹ oder ›ärztliche Politik‹ transportierte das gesamte Politikvokabular, wenn es zur Kennzeichnung des ärztlichen Verhaltens diente, diese und ähnliche Konnotationen: selten auch Geschicklichkeit im Positiven, meist Gerissenheit, Bedacht auf den eigenen Vorteil und Bereitschaft zur Täuschung. Eine große semantische Überlappung lässt sich zwischen ›ärztlicher Politik‹ und der Rede von deren *savoir faire* nachweisen: Als positiver Bezugspunkt tauchte Letzteres um

103 Vgl. dazu nach wie vor besonders Frühsorge, Körper.

104 Cousbruch, Beobachtungen, S. 30f.

1800 noch auf, wurde aber ebenfalls zunehmend pejorisiert. Samuel Gottlieb Vogel, später Herausgeber des *Handbuches der practischen Arzneiwissenschaft zum Gebrauch für angehende Ärzte*, definierte 1796 das »Sçavoir faire« schlicht als »Geschicklichkeit, etwas so zu machen, daſs es so gut als möglich gelingt« – eine Fähigkeit, die dazu führe, dass »gleich kundige Menschen« mitunter durchaus dasselbe machen könnten«, ohne dasselbe Ergebnis zu zeitigen. Das »sçavoir faire« war folglich eine höchst individuelle Sache. In der Praxis, so fuhr er fort, komme es oft auf »geschickte und schnelle Benutzung günstiger Gelegenheiten« an.[105]

Die Rede vom »savoir faire« war besonders in Ratgeberliteratur für den ärztlichen Nachwuchs sehr verbreitet. Viele Autoren, die »Winke« und Ratschläge für junge Kollegen verfassten, thematisierten das »savoir faire« und dann zumeist auch die fast bedeutungsgleiche ›ärztliche Politik‹. Wie erwähnt, büßten beide Termini aber zunehmend Popularität ein. Manche Autoren kritisierten die Redeweisen geradezu entnervt:

»Wenn ich doch von dem ewigen savoir faire, welches sich zum Glück so eigentlich nicht ins ehrliche Teutsch übersetzen läſst, nichts mehr lesen dürfte. Kein Stand redet mehr von dem savoir faire als die Aerzte. – Ist denn das ärztliche Handeln und Wirken eine politische Manipulation?«[106]

Der Arzt im zuerst genannten Beispiel hatte seinem Kollegen 1799 eine kleine »Charlatanerie« durchaus noch zugestanden. Zu Jahrhundertbeginn hatten auch andere erfahrene Praktiker dem jungen Arzt die Anwendung von Kunstgriffen nahegelegt, um »als pathologischer Politiker gewissen Heilzwecken sichere Annahme und Erfolg zu verschaffen«.[107] Die Bereitschaft der Kollegen, solcherlei Verhalten zu tolerieren, nahm in den Folgejahren deutlich ab. Die Redeweisen kollidierten zunehmend mit Idealen von Wissenschaftlichkeit und professionellem Ethos. Hufeland selbst stilisierte sich als erbitterter Gegner aller »politischen und collegialischen Rücksichten«, kritisierte scharf »die Politik gemeiner Aerzte« und schalt Kollegen, die mit Rücksicht auf ihren eigenen Ruf risikoreiche, aber notwendige Behandlungen unterließen, als »falsche Politiker«.[108] In einer spä-

105 Vogel, Bemerkungen. Zur Identifikation des Artikel-Autors vgl. Callisen, Schriftsteller-Lexicon, S. 215.

106 Pittschaft, Lesefrüchte, S. 92.

107 Löffler, Aufsätze, S. 85.

108 Hufeland, Verhältnisse, bes. S. 18 (»falsche Politiker«), S. 34 (zu »politischen und collegialischen Rücksichten«) und S. 35 (»die Politik gemeiner Aerzte«). Typisch für die Kritik an politischem ärztlichem Verhalten war hier die Zurückweisung jeglicher »Rücksichten«

teren Ausgabe der *Makrobiotik* spitzte er das Problem plakativ zu: Wenn ein Arzt, dem man immerhin »blindlings sein Leben« anvertraue, nicht nach moralischen Grundsätzen handele, »wenn er sich eine sogenannte Politik zum Motiv seiner Handlungen« mache, dann sei er »einer der furchtbarsten und gefährlichsten Menschen, und man sollte ihn ärger fliehen als die Krankheit«.[109] Jegliche neutrale oder positive Konnotation war damit ausgelöscht, ein Arzt, der eine »Politik« verfolgte, galt als gefährlich und unmoralisch.

Zwischen diesen beiden Polen, dem augenzwinkernden Eingeständnis eines nützlichen Tricks und der schärfstmöglichen Verurteilung spezifischer Formen individuellen Handelns, findet sich allein in *Hufelands Journal* eine große Bandbreite von Wortverwendungsmustern, die in ihrer Radikalität abgestuft waren. Die Tendenz, politisches Verhalten mit zunehmender Schärfe zu verurteilen, ist aber deutlich erkennbar: Dass der »ärztliche Stand« sich in seiner »Achtung und Bedeutung« »merklich gehoben« habe, würde die Ärzte zu weniger Selbstdünkel sowie mehr Bescheidenheit drängen. »Charlatanerie«, so der Hannoveraner Hofmedicus Johann Stieglitz, sei nicht zu dulden, gerade weil die Fortschritte der Medizin »die Mängel und Lücken des ärztlichen Wissens und Leistens jedem Kenner des Faches« erkennbar machen würden.[110] Er fuhr fort:

»Viele Täuschungen und schlechte Künste, die noch nicht vor lange zum nöthigen Sçavoir faire, zur unentbehrlichen, sogenannten medicinischen Politik zu gehören schienen, sind jetzt gar nicht mehr anwendbar, werden von vielen durchschaut und haben Mifstrauen und Verachtung zur folge.«[111]

Dieser Deutung kann man entnehmen, dass die Pejorisierung der ärztlichen Politik erheblich mit der Professionalisierung des Standes zu tun hatte: Politisches Verhalten war Stieglitz der Inbegriff trickreicher Täuschungen, zu denen sich Vertreter des Ärztestandes aufgrund begrenzter Kompetenz und prekärer Marktlage lange gezwungen sahen. Nachdem

---

jenseits der ärztlichen Kunst. Auch andernorts wurde betont, dass »auf das Handeln des Arztes durchaus keine andern Rücksichten, als die seiner Kunst, Einfluss haben« dürften. So könne er nicht durch »politische Rücksichten« bestimmt werden. Scheidhauer, Bemerkungen, S. 355.

109 Das Zitat entstammt nicht seinem *Journal*, sondern seiner später erschienenen *Makrobiotik*. Hufeland, Makrobiotik, S. 449f.

110 Stieglitz, Bemerkungen, S. 94. Stieglitz war einer von drei Autoren, die sich in einem Band des *Journals* »Ueber die Stellung der Aerzte zum Staate, zum Publikum, und unter sich selbst« äußerten.

111 Stieglitz, Bemerkungen, S. 95.

sich die Berufsgruppe im 19. Jahrhundert zunehmend professionalisierte und wissenschaftlichen Fortschritt zum Kernelement des Selbstverständnisses aufgebaut hatte, musste und konnte es ihr ein zentrales Anliegen sein, zu den unprofessionellen Notlösungen, die die ärztliche Politik anbot, demonstrativ auf Distanz zu gehen. Der ›ärztliche Politiker‹ war das marktschreierische Gegenbild des eloquenten, bedachten, mit überlegenem Wissen ausgestatteten Mediziners.[112] Der Umschwung, den Medizin und Arzttum in der ersten Hälfte des 19. Jahrhunderts sowohl in sozialstruktureller als auch »kognitiv-wissenschaftlicher« Hinsicht nahmen, ging mit einem Wandel des Arztbildes einher. Die Figur des »distanzierten, autoritativen und versachlichten« Arztes, der durch die zunehmende naturwissenschaftliche Orientierung der Medizin unterstützt wurde, war das Gegenteil des beispielsweise von Stieglitz und Hufeland stilisierten ärztlichen Politikers.[113]

Diese Tendenzen bestätigen sich auch in anderen medizinischen Organen.[114] Genreübergreifend finden sich in verschiedenen Publikationsformen Belege für die Verbreitung dieser Wortverwendungsmuster. Zum Beispiel stilisierte Justus Friedrich Karl Hecker in seiner bekannten medizinhistorischen Studie über die Wiener Schule die »ärztliche Politik« zum Inbegriff der Lüge und der Vorspiegelung falscher Tatsachen. In der Narration kontrastierte er sie mit der Wahrheitsverehrung des Schulbegründers Gerhard van Swieten:

»Die Lüge, die sich unter der Vorspiegelung der Selbstsucht in tausend Gestalten einschleicht, und bald als ärztliche Politik die Wurzel der Redlichkeit vergiftet, bald in der Forschung selbst eine solche Geltung gewinnt, dafs ganze Schulen durch sie

112 Zur Rede von »Marktschreiern« siehe ebd., S. 97.

113 Vgl. zum Begriff ›Arztbild‹ zusammenfassend Maio, Art. Arztbild. Maio gibt dort auch Hinweise auf weiterführende Literatur und die zweifellos notwendige Differenzierung konkurrierender und gleichzeitiger Arztbilder.

114 Ein Beispiel aus dem *Medicinischen Argos*: Die Orientierung an »Klugheitsregeln«, die sich nur selten mit »Wahrheitsliebe«, »ächter Humanität und strenger Rechtlichkeit vereinigen« ließen, und die dauernde Rede vom »sogenannten Savoir faire des Arztes« habe dem Ansehen des Ärztestandes insgesamt schwer geschadet. Gerade deshalb dürfte der Arzt der »Wahrheitsliebe« nie abschwören, sonst sinke er zum »Betrüger und Charlatan herab« und »seine Politik« sei dann eine »verächtliche«, möge sie »auch die alltägliche sein«. Die Zitate entstammen Thierfelder, Arzt, S. 148f. und 156.

eine falsche Richtung erhalten – die Lüge war ihm im Grunde seiner Seele verhaſst […].«[115]

In manchen Publikationen lässt sich der Eindruck gewinnen, die ärztlichen Autoren hätten vor dem Hintergrund dieser eindeutig negativen semantischen Bezugspunkte die Rede von spezifisch ärztlicher Politik am liebsten vermieden. Offenbar traf die überkommene Redeweise zugleich aber sehr genau ein Grundproblem ärztlichen Verhaltens: Vielen Praktikern war die Gratwanderung zwischen wissenschaftlich fundierter Praxis und beliebtheitsförderndem Auftreten – zwischen ärztlicher Kunst und ›ärztlicher Politik‹ – sehr vertraut. Die entsprechenden Redeweisen waren so verbreitet, dass an bestimmten Stellen zumindest auf sie verwiesen werden musste. Ein gutes Beispiel, wie schwierig es war, die Rede von ärztlicher Politik vollständig zu vermeiden, wenn es um das Arzttum im Allgemeinen ging, liefert der 1829 gedruckte Artikel »Arzt« im *Encyclopädischen Wörterbuch der medicinischen Wissenschaften.* Der Verfasser ging darauf ein, dass nicht allein »Geschicklichkeit und Kunst« »den glücklichen Arzt vollenden«. Vielmehr sei sein »ganzes Benehmen von groſsem Einfluss«.[116] Genau dieses »Benehmen« war es, das, wie gezeigt, als ›ärztliche Politik‹ bezeichnet wurde. Der Autor des Artikels wollte diese Bezeichnung aber offensichtlich vermeiden. Er betonte: Der Einfluss des Benehmens sei »so einleuchtend, und die Regeln für dasselbe« gingen »so unmittelbar aus der gewöhnlichen Politik – die aber freilich immer auf tiefes Rechtsgefühl gegründet seyn sollte, – hervor, daſs wir uns bei ihrer Auseinandersetzung nicht länger aufhalten dürfen«.

In der Folge führte er dann eine Fülle klassischer Stereotype ärztlichen Verhaltens auf, die viele seiner Kollegen als ärztliche Politik bezeichnet hätten – unter anderem Geschwätzigkeit und »Neuigkeitskrämerei«, um die Gunst von Patienten zu gewinnen.[117] Ohne dass er explizit von ärztlicher Politik sprach, war sie als Subtext deutlich präsent: Der Verweis auf das »Rechtsgefühl« antizipierte deutlich den Vorwurf der Unlauterkeit ärztlich-politischen Verhaltens. Mit dem Hinweis auf die Selbstverständlichkeit bestimmter Verhaltensweisen vor dem Hintergrund der »gewöhnlichen Politik« reagierte der Autor dagegen auf den verbreiteten Vorwurf, gerade

115 Hier zitiert nach Hecker, Heilkunde, S. 364. Die Studien entstanden bereits in den 1820er-Jahren.

116 Naumann, Arzt, S. 474.

117 Ebd.

Ärzte verfolgten eine spezifische, unlautere Politik.[118] Aber auch dieser Versuch, die leidige Diskussion ›ärztlicher Politik‹ zu übergehen, schrieb die Stereotype implizit fort.

Im gesamten 19. Jahrhundert kam es zwar immer wieder zu vereinzelten affirmativen Bezügen auf ärztliche Politik, insgesamt ist die Tendenz zur Pejorisierung aber unübersehbar.[119] Davon zeugen indirekt sogar Versuche, die Konzeption des *savoir faire* zu rehabilitieren. Eine gewisse Berühmtheit erlangten dabei Carl Adolph Wilhelm Richters »Winke für das savoir faire«, die sich, wie viele Texte des deontologischen Genres, besonders an »den jungen Collegen« richteten.[120] Richter verwendete in seinem umfangreichen, fast monografische Ausmaße annehmenden Artikel viel Raum darauf, die Notwendigkeit eines – freilich »richtig« verstandenen – ›savoir faire‹ zu begründen.[121] Auch eingedenk terminologischer Schwierigkeiten wollte er sich keineswegs einer grundsätzlichen Abwertung des *savoir faire* anschließen, sondern versuchte, eine »richtige Deutung und Grenzbestimmung« der entsprechenden Techniken vorzunehmen, die er gerade bei jungen Praktikern *nolens volens* für unumgänglich hielt.[122] Deutlich wurde dabei, dass auch er unter dem Begriff die »Mittel« verstand, derer besonders jüngere Ärzte jenseits der »wissenschaftliche[n] Befähigung und künstlerische[n] Geschicklichkeit« bedurften. Genauer: Das »Savoir faire« sei »das wichtige Nebenbei«, um »ein glücklicher und gesuchter Praktiker zu werden«.[123] Der junge Arzt sei schlicht »zur Annahme eines Savoir faire genöthigt«, und alle Mühe »als Gelehrter und Künstler« sei nutzlos, »wenn er dabei nicht von Zufälligkeiten, Aeusserlichkeiten und einer gewissen Politik unterstützt« würde.[124]

---

118 Vergleichbare Redeweisen finden sich auch andernorts: Hufeland äußerte, die »sogenannte Politik des Arztes« sei »ein Wort, welches sehr unpassend ist«. Nirgends finde es sich »so sehr als in der Heilkunst bestätigt, dafs die beste und einzige Politik die ist, so zu handeln, wie ein ehrlicher und vernünftiger Mann überhaupt handeln mufs«. Hufeland, Enchiridion, S. 555, hier zit. nach der 6. Auflage, 5. Abdruck von 1842.

119 Vgl. als Beispiel für die affirmativen Varianten Anon., Neckrolog des Medicinalraths Dr. Matthei, S. 735: Der Verfasser des Nekrologs attestierte dem Verstorbenen dort, er habe »sehr wohl die Kunst des Savoir faire, eine richtige und kluge Politik seinen Kranken gegenüber, welche schon Richter als durchaus erforderlich dem angehenden Praktiker empfiehlt, um ein glücklicher, gesuchter und beliebter Arzt zu werden«.

120 Der Text erschien 1840: Richter, Winke.

121 Richter, Winke, S. 99f.

122 Ebd., S. 81f.

123 Ebd., S. 88f.

124 Ebd., S. 97.

Im Rahmen vergleichbarer Rettungsversuche bemühten sich auch einige andere Autoren in Monografien, den Begriff der ›ärztlichen Politik‹ seit Ende der 1830er- und besonders in den 1840er-Jahren durch den Begriff der ›Lebenspolitik‹ zu ersetzen. Die Suche nach terminologischen Alternativen belegt, dass die Bezeichnung ›ärztliche Politik‹ in dieser Phase zum Problem wurde. Auch die ausführlichsten Versuche, die ›ärztliche Politik‹ in eine moralisch integre »kluge Lebenspolitik des Arztes« umzudeuten, waren sprachpragmatisch letztlich erfolglos.[125]

Ab der Mitte des Jahrhunderts wurde dann die Tendenz erkennbar, die »ärztliche Politik« und das »savoir faire« dem reinen »Praktiker« zuzuschreiben. Dessen individuelles »heilkünstlerisches Vermögen« wurde dann mit der wissenschaftlich fundierten, objektivierten Medizin kontrastiert.[126] Die Kritik am reinen Praktiker war nachvollziehbarerweise in Hufelands Organ, das sich gerade als dessen Sprachrohr verstand, nicht zu lesen gewesen, dennoch war der Herausgeber – wie gezeigt – einer der schärfsten Kritiker ärztlicher Politik.

Die ›ärztliche Politik‹ war zum Inbegriff individueller, kunstfertiger oder sogar hintertriebener Geschicklichkeit geworden. Folglich konnte sie als Handlungsform zum Gegenteil der Umsetzung wissenschaftlich produzierten Wissens aufgebaut werden, auf der das Selbstbild und die Deutungsansprüche des professionalisierten Ärztestandes zunehmend basierten.[127]

Der Begriff individueller Politik, der den bisher behandelten Entwürfen ärztlicher Politik zugrunde lag, erweist sich innerhalb der medizinischen Publizistik der ersten Jahrhunderthälfte als sehr wirkmächtig, zumal er sich auch jenseits konkreter Bezüge auf die Lehre ärztlicher Klugheit häufig belegen lässt, besonders in Form der Kritik an »unpolitischem Verhalten«. Die Redeweisen bezogen sich auf unkluges und ungeschicktes Handeln, wobei häufig Bedeutungsaspekte von »Rohheit« und »Fühllosigkeit« nach-

125 Vgl. dazu besonders die Analyse von Liehrsch, Bilder in Kap. II.6.1.

126 Die Zitate entstammen Krahmer, Handbuch, S. 5. Der »Praktiker«, so Krahmer, versuche, sein Wissen »von dem allgemeinen Wissen der Ärzte unterschieden darzustellen und den Begriff der Wissenschaft zu ignoriren, damit ein desto vielseitigeres Vertrauen auf ihr heilkünstlerisches Vermögen« hervorzurufen.

127 Das Deutungsmuster ›ärztlicher Politik‹ wurde auch professionalisierungsstrategisch gegen Konkurrenten der Schulmedizin polemisch gewendet: Anhänger alternativer Heilmethoden wurden als Verfechter »ärztlicher Politik« und Charlatane diskreditiert. Simon, Narrheit, S. VII, ähnlich S. 20.

zuweisen sind.[128] Auch unangemessenes Verhalten gegenüber Kollegen konnte medizinischen Autoren in diesem Sinne als »unpolitisch« angekreidet werden.[129]

In der Fixierung auf partikularistische, selbstbezogene Motive des Handelns lag zweifellos eine Nähe zu machiavellistischen Konzeptionen des Politischen vor. Jedoch war ein Bezug auf Regierungshandeln oder Staatlichkeit auch bei diesen Wortverwendungsmustern die Ausnahme. Auffälligerweise wurden die partikularistisch-pejorativen Konnotationen des Politikvokabulars kaum gegen staatliche Akteure oder Regierende jeglicher Art gewendet. Im Vormärz wäre eine solche offene Diskreditierung indes auch höchst riskant gewesen.[130]

Die große Verbreitung des pejorativen Begriffs individueller Politik lässt es lohnend erscheinen, die Herkunft der Semantiken, das Verhältnis zum Machiavellismus und die Gründe der großen Verbreitung in der medizinischen und ärztlichen Publizistik systematisch zu beleuchten. Weitet man den Blick und bezieht jenseits der medizinischen Periodika auch monografische Publikationen, die den Arzt und seine Praxis thematisieren, in die Analyse mit ein, stößt man auf eine ganze Gattung ärztlicher Literatur mit Wurzeln in der Frühen Neuzeit, die den ›medicus politicus‹ zum Gegenstand hatte.

## 6.1 Exkurs: Die ›medicus politicus‹-Literatur

Die bisherigen Analysen ergaben als wichtiges Ergebnis eine große Verbreitung des pejorativen Begriffs individueller Politik. Um seine Herkünfte, Transformationen und Funktionsweisen genauer zu erkunden, werden die Hinweise nun aus der periodischen Publizistik des 19. Jahrhunderts in ältere monografische Literaturen verfolgt. Sucht man besonders in der

128 »Die Aerzte«, so hieß es zum Beispiel in einem Artikel des *Encyclopädischen Wörterbuchs der medicinischen Wissenschaften*, trügen nicht selten durch ihr »unpolitisches Benehmen, welchem, aufser dem Mangel an Menschenkunde und an Bildung, nicht selten Fühllosigkeit, Rohheit, Dünkel u. s. w. zu Grunde« liegen, selbst »die Schuld«, wenn »sie das Vertrauen ihrer Kranken« verlören. Keyssig, Art. Consultation, S. 338. Auch die Anwendung von Gewalt durch Militärärzte gegenüber Rekruten konnte in diesem Sinne als »unpolitisch« bezeichnet werden: Marshall, Bemerkungen, S. 21.

129 Reichert, Bericht, S. 17.

130 Konkrete Kritik an deutschen Regierenden blieb vor dem Hintergrund von Zensur und Repression weitgehend aus. Siehe dazu und zum Aufbrechen der Zensurmechanismen 1848 Kap. III.

monografischen medizinischen Publizistik nach den Vorläufern des im 19. Jahrhundert überaus verbreiteten Begriffs individueller Politik, wird man bereits in der Frühen Neuzeit fündig. Im 17. Jahrhundert liegen die Wurzeln einer Gruppe deontologischer Monografien, die ärztliches Verhalten zum Gegenstand hatten und das Politikvokabular seit Mitte des 18. Jahrhunderts auch in deutscher Sprache im Titel führten. Die Analyse verschiedener Vertreter der (im Folgenden so bezeichneten) ›medicus politicus‹-Gattung liefert zum Verständnis des Sprachverhaltens der Mediziner im 19. Jahrhundert vertiefende Einblicke. Drei übergreifende Thesen sollen dabei entwickelt werden: *Erstens* waren es offensichtlich die Ausläufer und Nachwirkungen der in anderen Berufsgruppen entsprechungslosen ›medicus politicus‹-Gattung, die sehr spezifische Wortverwendungsmuster des Politikvokabulars in den Sprachhaushalt der Ärzte des 19. Jahrhunderts überführten. Die entsprechenden Redeweisen waren in ihrer Fixierung auf das Handeln einzelner Personen eindeutig vom oben umrissenen Begriff individueller Politik dominiert. *Zweitens* wird spätestens gegen Ende des 18. Jahrhunderts durch das Einsickern machiavellistischer Argumentationen in den ärztlich-deontologischen Diskurs eine deutliche Dominanz pejorativer Semantiken erkennbar. *Drittens* bestätigt sich, dass die Selbstdarstellungsstrategien der Ärzteschaft im Professionalisierungsprozess im Laufe des 19. Jahrhunderts in Widerspruch zu den überkommenen Konzeptionen ›ärztlicher Politik‹ gerieten. Letzteres erklärt den Niedergang des Genres und die zunehmende Pejorisierung des Begriffs individueller Politik.

Als Prototyp und Namensgeber des Literaturtyps gilt eine 1614 erschienene Pflichtenlehre des portugiesischstämmigen Arztes Rodericus à Castro, die auch im deutschsprachigen Raum Verbreitung fand.[131] Friedrich Hoffmanns *Medicus politicus* von 1738 kann als nachweislich weit verbreiteter Klassiker der Literaturgruppe gewertet werden,[132] der den medizinischen Autoren und Rezensenten vergleichbarer Werke auch in den 1840er-Jahren noch sehr präsent war.[133] Hoffmans mehrfach aufgelegtes,

131 Zu Castro und seinem *Medicus politicus* von 1614 vgl. Pott, Medizin, S. 49.

132 Zum Politikbegriff in der ›medicus politicus‹-Literatur vgl. Eckart, Anmerkungen, bes. S. 114–117, zur Einordnung von Hoffmanns Buch S. 126. Zur deontologischen Literatur im Allgemeinen Elkeles, Aussagen. Eine Einordnung in die Texttradition ärztlicher Pflichtenlehren und die damit verbundenen medizinethischen Bezugslinien in Antike, Mittelalter und Früher Neuzeit liefert Pott, Medizin, zusammenfassend S. 49f.

133 Liehrsch, Bilder, dessen Deontologie von 1842 die letzte zu sein scheint, die das Politikvokabular noch im Titel führte, bezog sich bereits in der Vorrede explizit auf Hoffmann

ausgesprochen erfolgreiches Buch wurde erst in das Französische und 1752 auch ins Deutsche übersetzt. Schon der Untertitel zeigt die Stoßrichtung der gesamten Literaturgruppe: Der politische Medicus galt dem Autor als ein Arzt, der bestimmte »Klugheits-Regeln« befolgte, um so »geschwinde eine glückliche Praxis zu erlangen und erhalten«.[134] Die gesamte ›medicus politicus‹-Literatur war argumentativ schwerpunktmäßig darauf ausgerichtet, »beruflichen Erfolg und moralisches Verhalten in Einklang zu bringen«.[135] Kurz: Der »politische[...] Medicus« war ein Arzt, der sein Handeln nach bestimmten Regeln ausrichtete. Über die Klugheitsregeln sollte den Ärzten nicht zuletzt vermittelt werden, wie sie die Gunst ihres Publikums erlangen könnten, auf die sie in der Vor- und Frühphase ihrer Professionalisierung ganz besonders angewiesen waren.[136] Wie in den bisher analysierten Periodika spielten weder gesellschaftliches Engagement noch Aspekte von Staatlichkeit bei dieser Konzeption von Politik eine nennenswerte Rolle. Im Unterschied zu dem Begriff individueller Politik, der in der periodischen medizinischen Publizistik des 19. Jahrhunderts eine der dominierenden Semantiken des Politikvokabulars darstellte, waren die pejorativen Konnotationen bei den Urvätern der Gattung jedoch noch keineswegs der gemeinsame Nenner der Wortverwendungen.

Kontextualisiert man die Wortverwendungsweisen, wird das erklärbar: Sie sind in einer ganz anderen Konstellation zu verorten als zum Beispiel die Mediziner zur Mitte des 19. Jahrhunderts. Die Ärzte der Frühen Neuzeit hatten wenig gemein mit einem Ärztestand im Professionalisierungsprozess, der sich in den 1840er-Jahren bereits deutlich abzeichnete. Die Situation der Ärzte, um die es in der ›medicus politicus‹-Literatur ging, war gekennzeichnet von einer schwierigen Marktlage: Die Abhängigkeit von Patienten der Oberschicht in einem insgesamt begrenzten Markt bei gleichzeitigem Mangel professioneller Autonomie wurde verschärft durch die Konkurrenz nichtmedizinischer Anbieter gesundheitsbezogener Dienst-

---

(2. Seite, Vorrede nicht paginiert). Auch Ende des 19. Jahrhunderts bezogen sich Autoren von Deontologien noch auf den »historische Berühmtheit geniessenden ›Medicus Politicus‹ Friedrich Hoffmann's, des grossen Hallenser Arztes und Systematikers des 18. Jahrhunderts«. So z.B. im Jahr 1897 Pagel, Deontologie., S. 15.

134 Hoffmann, Medicus.

135 Pott, Medizin, S. 60.

136 Zur Herausbildung einer akademisch gebildeten Ärzteschaft in der ersten Hälfte des 19. Jahrhunderts nach wie vor einschlägig: Huerkamp, Aufstieg, bes. S. 22–59. Vgl. außerdem allgemein zu den »Marktproblemen medizinischer Dienste« Göckenjan, Kurieren, bes. S. 161ff. Zum »Problem des Wissens« Sohn, Policey, bes. S. 80ff.

leistungen.[137] Die medizinische Wissenschaft selbst war von geisteswissenschaftlich-philosophischen spekulativen Theorien geprägt, und in der ärztlichen Praxis hatte sich ihre Leistungsfähigkeit, verglichen mit den Ansätzen anderer »Heiler«, nicht als deutlich überlegen erwiesen. Die ›medicus politicus‹-Literatur legte beredt Zeugnis ab von den Problemen und Bedürfnissen der Ärzte in dieser Konstellation, und die einzelnen Monografien sind als Vorschläge zur Bewältigung der prekären Situation zu lesen. Gleichzeitig verdeutlichen sie, dass die Autoren von der Formulierung professioneller Deutungsansprüche, die über die alltägliche Praxis des Umgangs mit Patienten hinausging, weit entfernt waren. Vielmehr lieferten sie Anleitungen zum erfolgversprechenden und angemessenen Verhalten des Arztes. Im Kontext der Literaturgruppe, die um die Einübung und Normierung erfolgversprechender ärztlicher Verhaltensweisen kreiste, transportierte und tradierte das Politikvokabular Muster individuellen Verhaltens.

Wohl gerade aufgrund der heute ungewohnten Semantiken, die in der ›medicus politicus‹-Literatur dominierten, ist der Politikbegriff dieser Textgattung bereits Gegenstand der medizinhistorischen Forschung geworden. Dass ›Politik‹ dort vornehmlich als individuelle Klugheit beziehungsweise als die entsprechende Lehre begriffen wurde, war dabei keineswegs ein Spezialfall ärztlicher Fachkommunikation, wie zum Beispiel eine Definition des Adelung von 1798 zeigt: »Die Politik«, so hieß es dort, sei nicht nur die »Fertigkeit, alles was in der bürgerlichen Gesellschaft vorkommt, vernünftig zu beurtheilen, die nach den Verhältnissen der Staatsverbindung bestimmte Klugheit; die Staatsklugheit« beziehungsweise die »Staatswissenschaft«, sondern in »weiterer Bedeutung« »auch die Klugheit, so fern sie sich in dem Umgange mit andern äußert«.[138] In der Sprachpraxis der ›medicus politicus‹-Gattung dominierte eindeutig der letztgenannte Bedeutungsaspekt, wenngleich mangels definitorischer Belegstellen mitunter offen bleiben muss, ob das Wort ›Politik‹ nun für die Klugheit, die entsprechenden Verhaltensregeln und Lehren oder auch für das Verhalten selbst stand.

Außerdem zeigt sich, dass die Bedeutungsschicht individuellen Verhaltens keineswegs unverbunden neben den frühneuzeitlichen Politikbegriffen stand, die sich auf die Regierung von Gemeinwesen bezogen. Das wird

137 Vgl. zu der problematischen Situation der Ärzte vor dem Hintergrund von Klientelbeziehungen und schlechter Bezahlung in den wenigen staatlichen Ämtern auch Frevert, Krankheit, bes. S. 36–44.

138 Anon., Art. Politik, S. 803.

nicht zuletzt in einem besonders deutlichen gemeinsamen Referenzpunkt erkennbar: Wie die meisten politisch-theoretischen oder lexikalisch-definitorischen Bemühungen um den Politikbegriff[139] stand die gesamte Gattung in einem spannungsreichen Verhältnis zu machiavellistischen Denk- und Argumentationsmustern. Wie der Medizinhistoriker Wolfgang U. Eckart gezeigt hat, überschritt dabei auch der Begriff des Machiavellismus selbst in der medizinisch-deontologischen Literatur im Verlauf des »Mystifizierungsprozesses« von Machiavelli und dessen Werk »den rein staatspolitischen Gültigkeitsbereich«.[140]

Die ärztlichen Klugheitslehren waren sogar dauerhaft mit dem Machiavellismus-Vorwurf befasst. Dies galt besonders, seit 1698 unter dem Titel *Machiavellus Medicus* eine kurze, umstrittene Schrift erschienen war, in der ein anonym bleibender Autor unter dem Pseudonym »Philiater« ein Panorama ärztlicher Praxis aufblätterte. Obgleich er betonte, den Machiavellismus nicht zu befürworten, reichte die Zusammenschau »moralisch höchst zweifelhafter Beispiele«, um den *Machiavellus Medicus* zu einem Skandalbuch zu machen.[141] Eine Vielzahl der dort formulierten Regeln fokussierte sich lediglich darauf, dem angehenden Arzt zu vermitteln, wie er zum eigenen Vorteil und Erfolg den Anschein von Kompetenz und Überlegenheit gegenüber anderen erwecken könne: Kollegen diskreditieren, Patienten nach dem Munde reden, Unwissen vertuschen, bei eigenen Fehlern Ausflüchte erdenken – und gut heiraten.[142] Die Regeln erscheinen im Kontrast mit der ›medicus politicus‹-Gattung so überspitzt, dass sie sich durchaus als Satire lesen lassen. Die heftig reagierenden zeitgenössischen Autoren nahmen das schmale Pamphlet allerdings sehr ernst.[143] Autoren deontologischer Schriften kamen in der Folge kaum umhin, sich explizit vom medizinischen Machiavellismus abzugrenzen. So zum Beispiel 1783 Konrad Friedrich Uden in einer späten Über- und Aufarbeitung von Hoffmanns Klassiker: Er hielt es für notwendig, im Vorwort zu betonen, dass er nicht die

139 Vgl. zuspitzend Grunenberg, Wandlungen, die die »Wellen des Bedeutungswandels« zwischen aristotelischen und machiavellistischen Wendungen als eine »völlige Umkehrung des Begriffs« beschreibt (S. 331).

140 Eckart, Anmerkungen, S. 117.

141 Pott, Medizin, S. 61.

142 Bei Eckart, Anmerkungen, finden sich auch Angaben zu weiteren einschlägigen Publikationen und Editionen Eckarts, hier bes. S. 122f.

143 Auch Eckart deutet, dass es dem Anonymus keineswegs um »Arztkritik oder eine satirische Darstellung der ärztlichen Praxis« gegangen sei, sondern wirklich um die alltäglichen Tricks und Kniffe im Umgang mit den Patienten. Ebd., S. 120.

»Grundsätze eines Machiavellis, sondern Vorschriften, die des Hippokrates selbst würdig sind«, vortragen wolle.[144]

Die medizinhistorischen und begriffsgeschichtlichen Analysen von Eckart und Pott belegen überzeugend die Dominanz des Begriffs individueller Politik in der Literaturgattung und die dauerpräsente Auseinandersetzung mit den Machiavellismen. Allerdings scheint ihr semantisches Interesse am Politikvokabular in medizinischen Publikationen mit Ende des 18. Jahrhunderts abzureißen. Das könnte daran liegen, dass sich die Semantiken des Politikvokabulars mit Verlauf des 19. Jahrhunderts einem heute vertrauteren Politikverständnis zunehmend annäherten. Eine semantische Aufarbeitung kann so auf den ersten Blick weniger wichtig erscheinen. Und in der Tat lassen sich in Udens Nachfolge kaum noch Monografien nachweisen, die über ihren Titel als Teil der ›medicus politicus‹-Literatur identifizierbar wären. Es trifft jedoch nicht zu, dass Udens *Medizinische Politik* von 1783 wirklich die letzte ärztliche Deontologie war, »die den Begriff des Politischen im Titel« führte.[145] Darüber hinaus verschwand das Konzept ›ärztlicher Politik‹ auch im gesamten 19. Jahrhundert nicht vollständig aus der Publizistik – nur weitgehend aus den Titeln von Monografien.

Für die semantische Spurensuche erweist sich aber gerade eine sehr späte Aktualisierung der ›medicus politicus‹-Gattung von 1842 als besonders aufschlussreich: Bernhard Liehrschs *Bilder des ärztlichen Lebens*, die im Untertitel als »wahre Lebenspolitik des Arztes« gekennzeichnet wurde, zeigt zunächst, dass der auf individuelles Handeln verweisende Politikbegriff zur Mitte des 19. Jahrhunderts durchaus noch präsent war. Gleichzeitig wird an der Titelwahl und der Anlage des Werkes deutlich, wie sehr das Wort ›Politik‹ aufgrund seiner negativen, in diesem Falle nachweislich machiavellistischen Konnotationen problematisch geworden war.

Liehrsch verwendete in seiner *Lebenspolitik* auffällig viel Raum darauf, genau jene Tricks und Kunstgriffe, die im *Machiavellus Medicus* beschrieben worden waren, mit Verve zu geißeln. Ohne sie so zu bezeichnen, skizzierte Liehrsch die Machiavellismen ausführlich – allerdings im Gestus der Zurückweisung »unedler Machinationen und trüber Charlatanerien«.[146] Auf Machiavelli wurde nicht mehr explizit Bezug genommen, die Machiavellismen blieben jedoch bis Mitte des 19. Jahrhunderts sehr präsent. In

144 Uden, Politik, S. III.

145 Eckart, Medicus, S. 126.

146 So z.B. Liehrsch, Bilder, S. 8.

dieser Hinsicht unterschied sich Liehrschs Variante kaum von den frühneuzeitlichen Vorbildern. Doch wurde bei ihm an mehreren Stellen deutlich, dass das Politikvokabular im ärztlichen-publizistischen Kommunikationszusammenhang nicht nur verstärkt problematische Konnotationen angelagert hatte, sondern auch missverständlich geworden war. Schon das neugebildete, differenzierende Kompositum ›Lebenspolitik‹ im Titel liefert einen Hinweis darauf, dass Politikbezüge der Spezifizierung bedurften. Noch Uden hatte 1783, ohne Vorbehalte zu formulieren, sein Werk als *Medizinische Politik* betitelt.[147] In einer weiteren prominenten »Anleitung zur medizinischen Praxis«, die zeitlich zwischen Udens und Liehrschs Entwürfen lag und das Politikvokabular nicht mehr im Titel führte, wurde die Begrifflichkeit der »Politik des Arztes« bereits explizit problematisiert: C. W. Hufeland monierte in seinem *Enchiridion medicum*, das in seinem Todesjahr 1836 erschien, die »sogenannte Politik des Arztes« sei »ein Wort, welches sehr unpassend ist«. Nirgends finde es sich »so sehr als in der Heilkunst bestätigt, dafs die beste und einzige Politik die ist, so zu handeln, wie ein ehrlicher und vernünftiger Mann überhaupt handeln mufs«. Er verblieb damit zwar grundsätzlich im Sprachgebrauch der ›medicus politicus‹-Gattung und begriff Politik – zumindest an dieser Stelle – als eine Art Regelwerk individuellen Verhaltens. Gleichzeitig bestätigt die Aussage aber als wichtiger metasprachlicher Hinweis, dass die Wendung einer spezifischen »Politik des Arztes« zu dieser Zeit vornehmlich problematische Konnotationen transportierte.[148] Bei Hufeland verlor der Begriff individueller Politik seine potenzielle Offenheit, sowohl negatives als auch positives Verhalten zu kategorisieren. Er evozierte offensichtlich nur noch negative Assoziationen: Einen Arzt, der aus Sorge um seinen Ruf die Behandlung eines todgeweihten Patienten versage, war ihm ein »falsche[r] Politiker«. Als Gegenbegriff fungierte keineswegs ein ›wahrer‹ oder ›ächter Politiker‹, sondern »der rechtschaffene Arzt«, der keine Rücksicht als das »Wohl der Kranken« kenne.[149] Und auch die Rede von einer »Politik gemeiner Aerzte« stand bei ihm unzweifelhaft und ausschließlich für »un-

147 Uden, Politik, S. II. Auf die direkte Übersetzung des lateinischen Originals – Politischer Medicus – wurde, wie Uden im Vorwort konstatierte, lediglich nicht zurückgegriffen, um Eigenständigkeit gegenüber dem Vorläufer deutlich zu machen.

148 Hufeland, Enchiridion, S. 555, hier zit. nach der 6. Auflage, 5. Abdruck von 1842.

149 Ebd., S. 562.

edles« Verhalten gegenüber Kollegen und Grausamkeit gegenüber den Kranken.[150]

Das Deutungsmuster ›Politik‹ bündelte im späteren Vormärz auch im deontologischen Genre so plakativ eine Fülle negativer Stereotype ärztlichen Verhaltens, dass diese Stereotype den allgemeinen Sprachgebrauch dominierten. Liehrsch monierte: Unter Ärzten sei es gebräuchlich geworden, moralisch fragwürdiges Verhalten euphemistisch als Politik zu fassen und damit zu rechtfertigen. Die problematischen Verhaltensweisen erklärte er mit Arbeitsüberlastung, mangelnder staatlicher Protektion und letztlich unheilvoller Konkurrenz der Ärzte untereinander. Besonders Letztere habe – zum Schaden von Stand und Wissenschaft – vielfach zur Nutzung unbilliger Mittel geführt:

»Man pflegt dann, wohl fühlend, dass man nicht ganz den Weg des Rechtes und der Billigkeit wandle, nach einem in der Diplomatik gewöhnlichen Gange, dies Politik zu nennen, und dadurch Manches vor dem Richterstuhle der Wahrheit und Tugend Anklagbare zu beschönigen, ohne zu bedenken, dass die Politik des Arztes eine ganz andere ist.«[151]

Solchen Klarstellungen standen in seinem Buch kaum positive Definitionen von der Art »Lebenspolitik« gegenüber, die er letztlich skizzieren wollte. In langen Paragrafen umriss er dagegen ausführlich, was die »unächte Politik« sei, von der es sich zu distanzieren galt.[152] Die Fülle von Abgrenzungen und antizipierten Missverständlichkeiten macht deutlich, dass Konzeptionen von individueller Politik im Sinne der ›medicus politicus‹-Gattung und damit auch das Politikvokabular zur Jahrhundertmitte sprachpragmatisch mit großen Hypotheken belastet waren. Anstelle edlen ärztlichen Verhaltens assoziierten Liehrschs Zeitgenossen mit ärztlicher Politik eher Charlatanerie und halblegale Tricks in der alltäglichen Praxis.

Diesen Assoziationen wirkten die Autoren der Werke allerdings auch wenig entgegen: Bei genauer Betrachtung rechtfertigten es die Autoren der Gattung durchgängig, Patienten falsche Tatsachen vorzuspiegeln. Bereits bei Castro konnte man lesen, dass die Lüge des Arztes mitunter »wie ein

150 Ebd., S. 570.

151 Liehrsch, Bilder, S. 6.

152 Ebd., S. 113–120. Bezeichnend auch in der Einleitung: Er verstehe unter Politik gerade »nicht jene Winkelzüge, jene geheimen Kunststückchen, jene listigen Behelfe und Schleichwege, durch welche es sich manche angelegen sein lassen, zu Ruf und Praxis zu gelangen« (S. 6).

Medikament« zum Wohle des Patienten gebraucht werden müsse.[153] Hoffmann äußerte: »Bey hartnäckigen und Widerspenstigen« sei »oft ein Betrug nöthig«.[154] Selbst Liehrsch blieb letztlich ambivalent: Er werde, so konnte man in seiner Einleitung lesen, auch »auf jene erlaubten kleinen Hülfsmittel der Politik hinzudeuten haben, durch welche oft grosse und edle Zwecke erreicht werden«.[155] Demonstrativ stellten sämtliche Autoren solche Winkelzüge in den Dienst der Heilung des Patienten. Wie Liehrschs *Lebenspolitik* zeigt, haftete Konzeptionen ›ärztlicher Politik‹ aber so massiv die Konnotation heuchlerischen Verhaltens an, dass sie in den Augen vieler Zeitgenossen keineswegs mehr dazu taugten, angemessenen ärztlichen Habitus anzuleiten oder standesgemäßes Verhalten zu vermitteln. Zur Betitelung deontologischer Texte und als Speicher eines Repertoires von Verhaltensmustern, das auch affirmativ zur Normierung und Begründung ärztlicher Praktiken verwendet werden konnte, hatte das Deutungsmuster ›Politik‹ Mitte des 19. Jahrhunderts damit endgültig ausgedient. Auch das neue Kompositum ›Lebenspolitik‹ blieb sprachpragmatisch erfolglos. Obgleich der ›medicus politicus‹-Literatur damit ihr Name abhandengekommen war, blieben doch die pejorativen Semantiken des Begriffs individueller Politik in der ärztlichen Zielgruppe durchaus präsent. Die Worte ›Politik‹ oder ›politisch‹ konnten auch weiterhin zur Kategorisierung von Verhaltensweisen fungieren, allerdings vornehmlich als Inbegriffe des Unwissenschaftlichen und Nicht-Ärztlichen.

Als semantischer Kern dieser pejorativen Politikverständnisse sollten sich auch in der Folge Bezüge auf partikularistische Motive erweisen. Dieser Bedeutungsaspekt wurde in der ›medicus politicus‹-Literatur seit Hoffmann zwar kaum auf Staatlichkeit oder gesellschaftliche Deutungsansprüche bezogen. Er blieb jedoch dem Wort ›Politik‹ auch in Phasen anhaften, in denen es verbreitet auf Parlamentarismus und Formen des Regierens verwies.

Für die ›medicus politicus‹-Literatur ist damit Folgendes zusammenzufassen: In ihr herrschte unangefochten ein Deutungsmuster von ›Politik‹

153 Hick, Art. Ethik, S. 373.

154 Hoffmann, Medicus, S. 148. Ähnlich S. 160: »Wer nicht zu simuliren weiß, der weiß auch nicht zu curiren.« Im gesamten Werk findet sich eine Fülle empfohlener Verhaltensweisen, die die Grenze zum Opportunismus deutlich überschreiten. Vgl. dazu besonders die Maßregeln zum Umgang mit »hohen Personen«. Ebd., S. 157ff. Z.B. empfiehlt er: »Bey unheilbaren Krankheiten« hoher Personen sei es »am besten, man hat nichts damit zu thun« (S. 160).

155 Liehrsch, Bilder, S. 7f.

vor, das sich eindeutig auf individuelles Verhalten bezog. Es fungierte lange Zeit als suggestives, weil traditionsreiches und verbreitetes Interpretament, das zur Bestimmung individuellen Verhaltens flexibel angewendet werden konnte und ein Repertoire von Verhaltensmustern bündelte. Seine kommunikative Funktion bestand vornehmlich in der affirmativen oder diskreditierenden Kategorisierung und Normierung bestimmter ärztlicher Verhaltensweisen. Problematischerweise wurde es zunehmend von pejorativen, nachweislich machiavellistischen Semantiken dominiert, die zwar auch schon in den frühen Werken der ›medicus politicus‹-Literatur präsent gewesen waren, im Vormärz aber die positiven Wendungen überschatteten.

Am Beispiel dieser Textsorte ließe sich außerdem nachvollziehen, wie auf normativer Ebene das Verhältnis des Arztes zu anderen Phänomenen festgeschrieben wurde, die ebenfalls, besonders seit den 1830er- und 40er-Jahren, mit dem Politikvokabular bezeichnet wurden. Die strukturell durchaus gegensätzlichen Argumentationsmuster liefen einerseits darauf hinaus, dass Ärzte besonders zur politischen Aufklärung geeignet seien. Andererseits forderten viele Ärzte, dass sie aufgrund ihrer besonderen Aufgabe der ›politischen Verhältnisse‹ enthoben sein müssten. Dieser Aspekt wird im folgenden Kapitel – wieder am Beispiel der gesamten periodischen Publizistik – systematisch beleuchtet. Auf die Deontologien ist dabei zurückzukommen.

## 7. Demagogie und Freiheit: Die Polarisierung der Politiksemantiken im Vormärz

Bei den bisher beschriebenen Befunden zur periodischen medizinischen Publizistik handelte es sich vornehmlich um sprachliche Phänomene, für die sich in der ersten Jahrhunderthälfte (und zum Teil darüber hinaus) regelmäßig Belege finden lassen. Nun sind jedoch einige Wortverwendungsmuster zu beschreiben, die sich eindeutig in einer bestimmten Phase quantitativ verdichteten, nämlich in den letzten beiden Jahrzehnten des Vormärz und damit in dem unmittelbaren zeitlichen Vorfeld der Revolution von 1848. In dieser Phase, ab Mitte der 1830er-Jahre, wird in doppelter Hinsicht eine Polarisierung des Politikvokabulars erkennbar. Einerseits drifteten die Bedeutungspotenziale des Politikvokabulars erheblich auseinander: Neben der mitunter beschworenen Utopie politischer Freiheit zielte das Vokabular auf der anderen Seite sehr häufig auf weltanschauliche Polarisierung, gesellschaftliche Dissoziation und Parteilichkeit. Die Zuschreibung politischen Charakters konnte damit zunehmend in die Nähe einer Unterstellung von Umstürzlertum und radikalem Revolutionsstreben rücken. Im Ruf zu stehen, politisch zu sein, konnte Medizinern daher gefährlich werden: Die Semantiken von Dissoziation, Partikularisierung und Umsturz kollidierten erheblich mit dem universalistischen Selbstverständnis.

Die Ambivalenzen, die das Politikvokabular damit auf sich vereinte, lassen sich gerade an den Thematisierungen politischer Freiheit verdeutlichen. Polemische oder affirmative Bezüge auf die politische Freiheit – im Kollektivsingular – verdichteten sich im Korpus seit Mitte der 1830er-Jahre.[156] Konzeptionen politischer Freiheit waren zu dieser Zeit aber nicht zwangsläufig deckungsgleich mit der partizipatorischen bürgerlichen Zielvorstellung. Vielmehr konnten sie auch für ein negativ zu bewertendes *laissez-faire* stehen. In »der politischen Freiheit Grofsbritaniens« sah ein Autor in *Hufelands Journal* zum Beispiel ein grundlegendes Problem öffentlicher Gesundheitssicherung, da sie »den medizinischen Pfuschereien aller Art« letztlich »freies Spiel« lasse.[157]

Besonders in den Schriften der ›medicus politicus‹-Gattung und in ihren deontologischen Nachfolgern wurde die Rede von politischer Freiheit (durchgängig im Singular) zu einem wichtigen und umstrittenen Thema. Zum Schlagwort ›politischer Freiheit‹ und auch zu den damit verbundenen bürgerlichen Emanzipationsbestrebungen eine Position zu gewinnen, wurde den deontologischen Autoren der 1830er- und 1840er-Jahre zur Grundfrage ärztlicher Ethik und ärztlichen Verhaltens. Auf der einen Seite geriet die politische Freiheit zu einer bürgerlichen Zielvorstellung, die auch einige medizinische Autoren postulierten. Plastisch und explizit formulierte dabei der oben bereits behandelte Bernhard Liehrsch: Im »ahnenden Bewusstsein einer dämmernden Zeit, in welcher bald die Sonne der politischen Freiheit heller leuchten wird«, so forderte er von seinen Kollegen, »können wir vom Arzt, dem Gott eine unabhängige Stellung verlieh und dem seine Studien der Natur die schöne Pflicht der Aufklärung verlie-

156 Dass »heut zu Tage sehr viel von den Rechten und Freiheiten des Menschen« (hier im Plural) geschrieben werde, registrierte ein Amtsphysikus in *Hufelands Journal* allerdings auch bereits Mitte der 1820er-Jahre. Luther, Zurechnungs-Fähigkeit, S. 136.

157 Carro, Gerüchte, S. 59.

hen, mit vollem Fug und Recht eine gewisse politische Bildung« verlangen. »Die politische Freiheit«, so fuhr er fort, sei »die Bedingung für die Freiheit des Geistes«. Diese zu befördern sei »demnach Pflicht eines Jeden, besonders des Arztes«. Gerade Ärzte sollten deshalb ihre Umgebung »influiren« und für Aufklärung sorgen.[158] Liehrschs Postulate zeugen von einer geschichtlichen Konstellation, in der umfassender sozialer und politischer Wandel antizipiert wurde.[159] Gleichzeitig zeugte Liehrschs Impetus von einem neuen ärztlichen Selbstbewusstsein, das erheblich von den Versprechungen und Erfolgen der naturwissenschaftlichen Medizin genährt wurde. Charakteristisch für die affirmative Variante war dabei die Verschränkung von politischem und wissenschaftlichem Fortschrittsoptimismus über den Freiheitsbegriff. Im Argument ließ sich diese Verschränkung auf eine besondere Befähigung und Pflicht des naturwissenschaftlich geschulten Arztes zur aufklärenden Einflussnahme gegenüber seinen Zeitgenossen zuspitzen.[160]

Wortverwendungsmuster dieser Art waren nachweislich geprägt und eingeführt, in der periodischen medizinischen Publizistik zu dieser Zeit aber weder unumstritten noch sehr verbreitet. Wendungen, die das Politikvokabular und den Freiheitsbegriff kombinierten, lassen sich in den Periodika zwar nachweisen, jedoch selten in Verbindung mit aufklärerisch-utopischem Impetus und bisweilen sogar mit einer fast gegensätzlichen Stoßrichtung. Die ›politische Freiheit‹ bezeichnete dann eher die Freiheit von schädlichen Einflüssen der Politik. Es ging um eine Enthobenheit der medizinischen Wissenschaftler oder ärztlichen Praktiker gegenüber externen politischen Einflüssen. So forderte Hufeland selbst gerade die Unabhängigkeit von »politischen Verhältnisse[n]« als ein besonderes Vorrecht des Arztes ein und bezeichnete dies als »Freiheit des Geistes und der politischen Verhältnisse«. Die große Verbreitung vergleichbarer Wortverwendungsmuster wurde oben bereits nachgewiesen. Neu war jedoch die für die 1830er- und 1840er-Jahre charakteristische Verknüpfung mit dem Aspekt der Parteilichkeit:

158 Liehrsch, Bilder. Alle Zitate entstammen S. 24–26. Hervorhebungen im Original.

159 Eine solche Erwartungshaltung lässt sich seit den 1830er-Jahren in der Breite nachweisen. Vgl. Hölscher, Entdeckung, S. 85ff., zu den Revolutionserwartungen der 1830er- und 1840er-Jahre bes. S. 114ff.

160 Dies geschah bei Virchow 1848, aber auch bei Autoren der Weimarer Revolutions- und Aufbruchsphase ab 1918. Siehe dazu die Kap. III und VII.2.

»Der Arzt gehört keiner Parthei, sondern dem Ganzen an. Popularität ist sein Element, und Freiheit des Geistes und der politischen Verhältnisse sein edelstes Prärogativ. – Er hüte sich also sorgfältig, Parthei zu nehmen, oder sich in Verbindungen einzulassen, die ihn dazu nöthigen. Vielmehr kann er sich glücklich schätzen, dafs ihm sein Beruf erlaubt, ja ihn sogar verpflichtet, von Partheien und äußern Verhältnissen der Menschen keine Notiz zu nehmen und immer nur rein den Menschen zu sehen.«[161]

Charakteristisch ist hier die Kookkurrenz des Politikvokabulars mit Begriffen, die auf Parteilichkeit, Partikularismen und damit letztlich gesellschaftliche Dissoziation verwiesen. Liehrschs argumentativer Variante, dem Arzt eine besondere universalistische Befähigung und Pflicht zur politischen Aufklärung zuzuschreiben, stand hier das Argument entgegen, der Arzt sei der (in Partikularismen aufgehenden) »politischen Verhältnisse« enthoben. Die scheinbar gegensätzlichen Redeweisen bei Hufeland und Liehrsch liefen interessanterweise auf denselben argumentativen Fluchtpunkt hinaus, nämlich auf einen besonderen professionellen Deutungsanspruch der Ärzteschaft.

Einige eher konservativ gesinnte Ärzte, die ähnlich wie Hufeland argumentierten, machten die Gründe für die Ablehnung solcher Postulate sogar explizit. C. A. W. Richter, Verfasser einer vielbeachteten deontologischen Schrift – den bereits oben behandelten »Winken für das Savoir faire« –, stand der Rede von »politischer Freiheit« besonders kritisch gegenüber und polemisierte spitzzüngig gegen die halbgebildete »Mittelbürgerklasse«, innerhalb derer es als »Zeichen eines gebildeten und aufgeklärten Mannes« gelte, »gewisse liberale Grundsätze zur Schau zu stellen« und über »vage Phantome politischer Freiheit« zu phantasieren. Seine Leser warnte er: Der Umgang mit dieser »Classe der Gesellschaft« sei für die Moralität des Arztes sehr gefährlich. Jahrelange Gewöhnung könne dazu führen, so unwürdiges Verhalten nicht mehr empörend zu finden.[162] Allein die Gegenwart von Menschen, die über politische Freiheit redeten, baute Richter mithin zur moralischen Gefahr für den Arzt auf. Diese *ex post* unverhältnismäßig erscheinende Polemik verdeutlicht, welche Gefahr von dieser Zielvorstellung in den Augen konservativer Zeitgenossen ausging. Der moralischen Integrität des Arztes, um deren Erhaltung und Anleitung Richters »Winke« kreisten, schien sie jedenfalls gefährlich werden zu können. Sowohl bei Hufeland als auch bei Richter wird deutlich, dass das Re-

161 Hufeland, Enchiridion, S. 565.
162 Richter, Winke, S. 129f.

den über Politisches in das Gravitationsfeld der gesellschaftlichen und weltanschaulichen Grundkonflikte des Vormärz geraten war, was erheblich mit dem überparteilichen Selbstbild vieler Ärzte kollidierte.

In diesem Kontext ist auch ein zweiter wichtiger Aspekt, der große quantitative Bedeutungsgewinn von Semantiken des Partikularen, zu verorten, der sich zur selben Zeit in der periodischen Publizistik am Politikvokabular beobachten lässt. Kennzeichnend für diese Konstellation ist ein erheblicher Bedeutungsgewinn von Bezügen auf Parteiengegensätze in sämtlichen Lebensbereichen. Mehrere der oben unterschiedenen Varianten von grundlegenden Wortverwendungsmustern gerieten in den Einfluss dieser Entwicklung: Sowohl die Sphärenrhetorik als auch die Thematisierung pathogener politischer Einflüsse wurden unter dem Eindruck der gesellschaftlichen und wissenschaftlichen Dissoziationserfahrungen des Vormärz modifiziert. Im Zuge dessen integrierten die Autoren den Parteibegriff in die oben behandelte Raummetaphorik des Politischen. Die entsprechenden Redeweisen transportierten die Vorstellung grundlegender, extremer Parteigegensätze in verschiedene Lebensbereiche. Monografische Ausmaße nahm die Reflexion dieser Vorstellungen bei Wilhelm Joseph Anton Werber an. Der Freiburger Philosoph und Mediziner ließ sich in der Einleitung seines Buches *Über Gegensatz, Wendepunkt und Ziel der heutigen Physiologie und Medizin*, einem Versöhnungsversuch zwischen Allopathie und Homöopathie, ausführlich »über die wichtigsten Bewegungen unserer Zeit in Wissenschaft und Leben« aus. In Jurisprudenz, Politik und Theologie würden in seiner Gegenwart extreme Parteien streiten: die der Revolution und die der Reaktion. Damit war erkennbar von der staatswissenschaftlichen Disziplin Politik die Rede, es lag also eine (in dieser Phase seltene) Aktualisierung des Disziplinbegriffs vor. Ungeachtet dessen war das Deutungsmuster der parteilichen Zerrissenheit sämtlicher Wissenschaften und Lebensbereiche typisch für diese Konstellation. Es verwies letztlich, so auch bei Werber, auf die politischen Parteiungen des Vormärz, beispielsweise die »conservative[...] Partei« und die »Bewegungspartei«, welche die disziplinären Grenzen staatswissenschaftlicher Lehrmeinungen in den Augen der Zeitgenossen längst gesprengt hatten.[163]

163 Werber, Gegensatz. Die Ausführungen wurden sehr wohlwollend besprochen in der homöopathisch orientierten Zeitschrift *Hygea*, die Analogievorstellungen ausführlich beipflichtend zitiert. Vor dem Hintergrund der großen Verbreitung der Analogie- und Sphärenrhetorik in *Hygea* lag das auch nahe. Griesselich, Rez. von: Werber, Gegensatz. Zu Werber siehe: Pagel, Art. Werber, S. 744.

Auch staatsmedizinische Autoren behandelten Probleme von Parteilichkeit und Dissoziation. Da sie sich berufsbedingt auch immer mit juristischen Fragen auseinanderzusetzen hatten, die von den staatswissenschaftlichen und weltanschaulichen Disputen der Zeit erheblich beeinflusst waren, wurden das Problem der Parteilichkeit und die Perspektive radikalen Verfassungswandels verbreitet als besonderes Problem gedeutet. Die Staatsärzte beschäftigten sich einerseits mit den Konsequenzen politischer Parteikonflikte für Patienten und Delinquenten.[164] Andererseits sorgten sie sich auch, ungewollt in die spaltenden politischen Debatten der Zeit zu geraten.[165]

Das zeigt vor allem eines: Seit Ende der 1830er-Jahre beschäftigten die Phänomene der Parteibildung und die Dispute der politischen Strömungen die Autoren so sehr, dass sie an allen möglichen Stellen der medizinischen Reflexion auftauchen konnten. Dies konnte selbst der Fall sein, wenn *Hufelands Journal* lediglich »Notizen über einige Bäder der Schweiz« abdruckte: Die »politischen« und in diesem Fall auch »religiösen Spaltungen« spielten in den Augen der Autoren in auffallend viele der behandelten Sachverhalte hinein. Im Fall der Schweizer Bäder, in denen der Autor soziale Spannungen beobachtet hatte, hieß es, dass dies nicht gerade eine »Lichtseite« der Bäder sei. Denn: Wer Genesung suche, fliehe »gern den politischen und religiösen Hader, der wie ein Krebsschaden alle Verhältnisse, alle Bande« zernage.[166]

Die Anlässe, zu denen ähnliche Wortverwendungsweisen in den Texten auftauchten, waren ausgesprochen vielfältig. Entscheidend sind die Eigenschaften, die dem »politischen […] Hader« zugeschrieben wurden, die Semantiken, die das Politikvokabular transportierte, und die Metaphorik, derer sich die Autoren bedienten: Das Politische galt als zersetzend, partikularistisch, jede Einheit zerstörend – und Heilerfolge gefährdend. Im Laufe des Vormärz wurde dieser Bedeutungsaspekt des Dissoziierenden und Partikularen zum Schlüsselelement der Politiksemantiken und der damit verbundenen Deutungsmuster. Lediglich die Redeweisen, die um den ohnehin schon ausgesprochen pejorativ besetzten Begriff individueller

164 Der Direktor der Bruchsaler Strafanstalten fragte 1846 in den *Annalen der Staatsarzneikunde* beispielsweise, ob man einem Mann, der »in einem in Anarchie versunkenen, von politischen Partheien zerrissenen Staate zum Staatsverbrecher« wurde, »weil er thätigen Antheil an der unterliegenden Parthei genommen« habe, Lasterhaftigkeit vorwerfen könne. Diez, Zusammenhang, S. 107.

165 Siehe beispielsweise Schürmayer, Behandlung, S. 333f.

166 Heyfelder, Notizen, Zit. S. 63.

Politik kreisten, veränderten sich unter diesem Einfluss nicht. Der Bedeutungsaspekt partikularen Bedachts auf eigene Vorteile war dort allerdings schon immer angelegt. Und selbst die Utopie politischer Freiheit war vielen ärztlichen Autoren so deutlich mit dem »Parteienhader« des Vormärz verquickt, dass sie in sprachpragmatischer Perspektive wenig Attraktivität ausstrahlte.

Die große Verbreitung heftiger Aversion gegen jede Form politischer Bestrebungen bezog sich allerdings noch auf weitere Bedeutungsaspekte des Politikvokabulars, die im Vormärz ebenfalls deutlich an Bedeutung gewannen: die der Demagogie und des umstürzlerischen Verhaltens. Unter anderem im Kontext der staatsmedizinischen Auseinandersetzung mit politischen Verbrechen, aber auch wenn es um die ätiologischen Reflexionen verschiedener »Gemüths«-Störungen ging, wurde eine deutliche Nähe zwischen Politikvokabular und diesen Bedeutungsaspekten deutlich.[167] Einen Mediziner als ›politisch‹ zu bezeichnen, kennzeichnete ihn bei vielen Autoren zugleich als Oppositionellen, der letztlich auf den Umsturz der Gesellschaftsordnung und des politischen Systems abzielte. Damit verschärften sich die semantische Vielfältigkeit und die Unschärfe des Politikvokabulars noch. Beide Aspekte werden in einer zentralen Debatte deutlich: dem bereits erwähnten Disput um das medizinische System von Nepomuk Ringseis.

## 7.1 Exkurs: Nepomuk Ringseis' *System der Medizin* in der Diskussion

Bislang standen Strukturmerkmale verbreiteter Redeweisen im Zentrum der Analyse. Ein grundlegender Befund war die Koexistenz verschiedener semantischer Grundmuster. Die Verwendungsfrequenz des Politikvokabulars war dabei zwar relativ regelmäßig, aber nicht sehr hoch. Im nun zu betrachtenden Diskussionszusammenhang erhöhte sich die Wortfrequenz erheblich. Die sprachpragmatischen Potenziale und Risiken des Politikvokabulars lassen sich hier im konkreten Verwendungs- und Interaktionszusammenhang wie in einem Brennglas betrachten.

167 Amelung, Beobachtungen, S. 49. Der hessische Medizinalrat und leitende Arzt im »Irrenhause Hofenheim« berichtete, dass die politischen Untersuchungen heftig auf das »Gemüth« des Patienten gewirkt hätten. Besonders eine »politische Untersuchung«, die wegen demagogischer »Umtriebe« angestellt worden war, hätte den Patienten schwer belastet.

Zwei auf sehr unterschiedliche Weise einflussreiche Mediziner der Zeit prägten die Debatte: Auf der einen Seite standen Ringseis und einige Sympathisanten, auf der anderen die sogenannte naturhistorische Schule der Medizin, die sich um Johann Lukas Schönlein gruppierte und in den 1830er-Jahren sehr einflussreich war. Zu einer zentralen Figur der Debatte, obgleich er sich nicht selbst beteiligte, wurde Schönlein selbst. Gegen ihn und seine Schule, die zwischen den naturphilosophischen und strikt naturwissenschaftlich orientierten Medizinern der Zeit eine eigenständige Stellung einnahm, zog Ringseis kompromisslos zu Felde.[168] Unbeschadet der Tatsache, dass Schönlein publizistisch wenig aktiv war und seine Positionen später von den Vertretern der naturwissenschaftlichen Physiologie heftig angegriffen wurden, war er über seine Schüler fachintern sehr einflussreich und wurde von Ringseis wohl nicht zu Unrecht als Symbolfigur erkannt.[169]

Wissenschaftsgeschichtlich betrachtet stand die Debatte stark im Zeichen der Auseinandersetzung zwischen konservativen und progressiven Strömungen innerhalb der Medizin der 1840er-Jahre. Das Absetzungsbestreben verschiedener Wissenschaftler von der idealistisch-romantischen Natur- und Identitätsphilosophie Friedrich Wilhelm Schellings, die gerade im süddeutschen Raum noch ausgesprochen populär war, spielte eine wichtige Rolle.[170] Zentrale Figuren dieser Emanzipationsbewegung, welche die medizinische Wissenschaft auf strenge Empirie und vorurteilsfreie

168 Diese Schule ist nicht mehr der naturphilosophisch fundierten Medizin zuzuordnen, obwohl sie Aspekte derer beibehielt. Umstritten ist aber auch, ob die naturhistorische Schule eindeutig als »Beginn oder als Vorstufe« der naturwissenschaftlich geprägten Medizin zu werten ist. Johanna Bleker hat in ihrer umfassenden Studie zum Thema überzeugend argumentiert, dass es am zutreffendsten sei, sie als eigenständige Richtung, gleichsam als »Übergangsphase« gelten zu lassen. Bleker, Schule, zusammenfassend bes. S. 136f.

169 Vgl. speziell zu Schönlein Bauer, Art. Schönlein, S. 98. Trotz aller medizinhistorisch gerechtfertigten Differenzierungen galt und gilt Schönlein als einer der wichtigsten Wegbereiter naturwissenschaftlicher Methoden in der Medizin, speziell in der medizinischen Klinik. Ackerknecht, Geschichte, S. 135. Zu Schönleins und Müllers »science based approach to medical teaching« Bonner, physician, S. 188.

170 Ein Beispiel: Der Bamberger Mediziner Andreas Röschlaub, dessen Andenken Ringseis sein ›System‹ widmete, zielte in theoretischen Ausführungen auf einen umfassenden Entwurf menschlichen Lebens – die empirische Analyse »vitaler Einzelphänomene«, die die naturwissenschaftliche Physiologie ins Zentrum rückte, diente nur zur Einordnung in diesen Entwurf. Dazu und zum Folgenden vgl. zusammenfassend Eckart, Geschichte, S. 193–196.

Beobachtung zuspitzte, waren Johannes Müller, gegen den Ringseis ebenfalls bissig polemisierte, und dessen illustrer Schülerkreis.[171]

Zugleich verliefen die Fronten zwischen den Kontrahenten der Ringseis-Debatte entlang der politischen Konfliktlinien des Vormärz: Schönlein hatte als konstitutionell Gesinnter bereits 1832 aufgrund von Denunziationen aus Bayern fliehen müssen, Ringseis dagegen war persönlicher Berater des Königs.[172] Dieser Konflikt überlagerte sich in der Debatte mit der wissenschaftlichen Auseinandersetzung.[173] Entgegen der sonstigen Gepflogenheiten in der medizinischen Publizistik nahmen die Debattenteilnehmer zunächst deutlich Partei zugunsten spezifischer politischer »Doctrinen«.[174] Einige Autoren kritisierten das gegen Ende der Diskussion massiv: Solcher »Lärm« und »politischer Hass« sollte aus den medizinischen Debatten rasch wieder verschwinden. Die vorübergehende Eruption eindeutig parteiischer Politikthematisierungen im medizinischen Kontext setzte sich in der Folge entsprechend auch nicht durch: Die Sagbarkeitsgrenzen blieben bestehen. Umso mehr Aufschluss über die bestehenden Sprachregeln innerhalb der medizinischen Fachpublizistik sowie über die sprachpragmatischen Potenziale und Risiken des Politikvokabulars liefert die Debatte.

Äußerer Anlass der massiven Polemik, die sich gleich in mehreren der oben analysierten Zeitschriften niederschlug, war Nepomuk Ringseis' *System der Medizin* von 1841 – der Versuch einer »Reformation und Restauration der medizinischen Theorie und Praxis« auf Grundlage der christlich-

171 U.a. waren es Carl Ludwig, Hermann Helmholtz, Emile Dubois Reymond und Rudolf Virchow, die den von Müller auf den Weg gebrachten Lehren zum Durchbruch verhalfen. Zur Differenzierung von Müllers eigener Position und generell zur Ver(natur)-wissenschaftlichung der Medizin siehe ausführlich Kap. V.1.2.

172 Schnabel, Geschichte, S. 226. Zu Schönlein: Der Würzburger Professor wurde »auf Grund einer Denunziation seiner politischen Gegner gemaßregelt, als Bezirksarzt nach Passau versetzt« und musste sich 1833 »der drohenden Verhaftung durch die Flucht« entziehen. Er wurde an die neugegründete Züricher Universität berufen. 1840 folgte der Ruf nach Berlin.

173 Inhaltlich konnten Ringseis' Positionen in den 1840er-Jahren zwar keine Bedeutung mehr gewinnen. Bleker, Schule, S. 105. Er war jedoch ein besonders gut vernetzter und sehr einflussreicher Gegner sowohl rationalistisch-naturwissenschaftlicher als auch konstitutionell-liberaler Tendenzen – beides im Namen der katholischen Restauration und des Konservatismus. Als »Haupt der Medicinalverwaltung« des »Vaterlandes« bezeichneten ihn in der Debatte Solbrig, Gegensätze, S. 47, und, das Zitat aufnehmend, Siebert, Kritik, S. 66.

174 Ringseis argumentierte explizit konservativ-ultramontan, darauf folgte eine dezidiert demokratisch-liberale Polemik Sieberts.

katholischen Offenbarungslehre.[175] Das mit denkwürdigen Angriffen gegen Kollegen gespickte System, so formulierte ein Befürworter von Ringseis' Positionen, sei »wie eine Brandrakete« eingeschlagen und habe in den unterschiedlichen »Lagern« »rasch gezündet«.[176]

In Ringseis' Schrift spielte das Politikvokabular zunächst keine bedeutende argumentative Rolle. Allerdings polemisierte er in einem charakteristischen Abschnitt zur Entsündigung von Arzt und Patient vor der Therapie gegen gewissenlose und »unsittliche, ausser den höhern Einflüssen stehende Aerzte«, die, »durch unlautere, z.B. politische parteiliche Zwecke missleitet«, »gefährlich« wirken könnten.[177] Diese Wortverwendungsweise entsprach der oben beschriebenen, im Vormärz zunehmend formulierten Kritik politischer Parteilichkeit.[178]

August Siebert, ein Schüler Schönleins, später Professor in Jena und unter anderem Landtagsabgeordneter, kritisierte im Gegenzug zunächst ebenfalls die Verquickung von Politik und Medizin – nun allerdings in Ringseis' Schrift. In einem Abschnitt über die »politische Bedeutung« des »Systems« monierte er, dass verschiedene Philosophen und Staatsmänner sich zuletzt in die Medizin eingemischt hätten. Umgekehrt hätten Mediziner sich in jüngster Zeit »auf politischem Boden« als »Vorfechter für sehr verschiedene Prinzipien in Bezug auf Staatslehre und Staatsform« hervorgetan.[179] Gegen Ringseis gewendet wurde daraus eine deutliche Kritik. Die Vermengung der »Meditation am Krankenbette« mit der Behandlung religiöser, sozialer sowie politischer Fragen bei Ringseis kritisierte er scharf.

175 Ringseis, System. Die Debatte wurde u.a. in *Haesers Archiv*, im 1842 erstmals von Carl Reinhold August Wunderlich und Wilhelm Roser herausgegebenen *Archiv für physiologische Heilkunde* und in diversen Monografien geführt.

176 Solbrig, Gegensätze, S. XXXI. Vgl. zur Denkwürdigkeit z.B. eine Gedächtnisrede für Schönlein von 1865, in der Virchow betonte, »keinerlei Citat aus diesen Schmähschriften [Ringseis', T. W.] beizubringen«, weil »deren Ton jede Erinnerung an die gebildete Gesellschaft« verleugne. Virchow, Gedächtnisrede, S. 101.

177 Er kontrastierte sie mit »erleuchteten« Ärzten, die die Krankheit als Folge der Sünde und den Kranken als Stellvertreter Christi erkannt hätten und die sich als seinen Diener betrachten würden. Ringseis, System, S. 451.

178 Jenseits dessen war Ringseis' Argument von einem Wortverwendungsmuster dominiert, das besonders an einer in Wissenschaft, Kunst und Praxis ausdifferenzierten Konzeption von ›Politik‹ orientiert war. Für den medizinisch-wissenschaftlichen Kommunikationszusammenhang der Zeit war dies ungewöhnlich. Siehe dazu die Ausführungen in Kap II.2.

179 Erwähnung fanden neben Ringseis, der dem »hierarchischen Absolutismus« zugeordnet wurde, auch der Konstitutionelle Eisenmann und der Republikaner Cavaignac. Siebert, Schlange, S. 205. Zu Siebert siehe Pagel, Art. Siebert, S. 180.

Sieberts Kritik richtete sich gegen die konservativen »Lehren«, die er sowohl beim Ministerialreferenten wie beim Pathologie-Professor Ringseis witterte. Die freie Wissenschaft habe auf allen Ebenen gegen Reaktion und Ultramontanismus zu kämpfen.[180] Dann bekannte er sich allerdings selbst explizit zu einer politischen Lehre: Im Anschluss an Arnold Ruge sah er sich dem Prinzip der »Autonomie des Geistes« verschrieben. Im Wissenschaftlichen entspreche das der »Fortbildung des Rationalismus, und im Staatlichen des Liberalismus«. Somit kritisierte Siebert die Vermischung politischer Lehren mit wissenschaftlichen Positionen und nahm gleichzeitig im Widerstreit der politischen Lehren Partei. Die liberale »Autonomie des Geistes« stilisierte er als Voraussetzung freier Wissenschaft und betonte damit eine besondere Affinität zwischen Wissenschaft und Liberalismus.[181]

Ringseis bezog in seinem System dezidiert Stellung gegen den Konstitutionellen Schönlein und bekannte sich zum Konservatismus. Siebert bekannte sich in seiner Polemik gegen Ringseis zum Liberalismus – und beide kritisierten gleichzeitig die Vermischung politischer und wissenschaftlicher Sichtweisen. Auch ein nachfolgender Diskutant, der wiederum Siebert scharf angriff, signalisierte seine Sympathie mit dem Konservatismus: August Solbrig, 1831 promoviert, nach dem Studium praktischer Arzt in Fürth, später erster Direktor der Erlanger Kreisirrenanstalt, reagierte mit einem umfassenden Angriff auf Sieberts Ausführungen.[182] Er diskreditierte Siebert zunächst als »Kannegießer«, dann auch als Radikalen und verwandte viel Raum darauf, Sieberts Konservatismuskritik abzuwehren. In diesem Zusammenhang gewann das Politikvokabular entscheidende Bedeutung: Solbrig erklärte Siebert bereits in einer Kapitelüberschrift zum »Politiker«, um ihn dann der »politischen Kannegießerei« zu bezichtigen.[183] Bezeichnenderweise warf auch Solbrig seinem Kontrahenten unangemessene Einmischung in die Politik vor, um dann ebenfalls

180 In Zuspitzung lief das Argument auf eine plakative Polarisierung zwischen Hierarchie und dominanter Staatskirche auf der einen sowie der Freiheit des Wissens auf der anderen Seite hinaus. Siebert, Schlange, S. 205f.

181 Ebd., S. 207.

182 Solbrig, Gegensätze. Zu Solbrig vgl. Hippius, Klinik, bes. S. 15f.

183 Solbrig, Gegensätze, S. 13. Zunächst diskreditierte er die Stichhaltigkeit und Ausgegorenheit von Sieberts Argument und warf ihm eine der Ringseis'schen Stringenz unterlegene »Zerrissenheit des Denkens« vor. Ironisierend parodierte Solbrig Sieberts »Kannegießerei«, als die er die Konservatismuskritik entlarven wollte: »Nun, ich will Theologie und Philosophie bei Seite lassen, davon verstehe ich nicht viel, aber ein Politiker bin ich, comme il faut [...].« Ebd., S. 15. Hervorhebung im Original.

eine explizit politische Position zu beziehen: »Dr. Siebert und Konsorten«, so polemisierte er, diese »wahren Salomone der Politik«, wollten »eine Aufgabe der Politik abmachen, über welche seit einem Menschenalter das politisch gebildetste und erfahrenste Volk der Welt« debattiere – gemeint waren die Engländer.[184] Mit jenen kontrastierte Solbrig dann »ein minder conservatives, charakterloses, Nachbarvolk«, das seit einem halben Jahrhundert »einen traurigen Beweis nach dem anderen« gebe, wozu es führe, »wenn jeden Augenblick der Besitz und das Bestehende in Frage gestellt sind« – die Franzosen.[185] Die beiden Länder fungierten so als Chiffre für gegensätzliche politische Gesinnungen.[186] Siebert unterstellte er dann recht unverhohlen eine Affinität zur französischen Variante. Frankreich war mithin auch hier zentraler Bezugspunkt des Politikvokabulars. In diesem Fall vollzog sich die Instrumentalisierung aus dezidiert konservativer Perspektive und ging argumentativ mit der Unterstellung von Radikalismus und republikanischer Gesinnung einher. Die recht harmlose intellektuelle Abwertung zum »Kannegießer« mündete so in einen scharfen Angriff: Nicht nur – so könnte man heute übersetzen – unterstellte er Siebert ein unterkomplexes politisches Reflexionsvermögen, sondern auch eine Affinität zum radikalen Republikanismus. Dass Siebert in seinem Text die Namen Cavaignac und Eisenmann hatte fallen lassen, nahm Solbrig zum Anlass, ihn wenig verschleiert als »Hambacher« zu titulieren.[187]

Siebert reagierte mit einer zweigeteilten Strategie: Einerseits nahm er die Behauptung, er sei »politisch«, demonstrativ an, versuchte die Zuschreibung aber ins positive zu wenden, indem er sein Verhalten eben nicht als »Kannegießerei«, sondern als »uneigennützige politische Teilnahme« deutete. Dennoch müsse er »Herrn Dr. Solbrig mit sehr traurigem Gefühle die Concession machen«: »Ja, es ist wahr, es giebt bei uns für politische Charaktere *keine öffentliche Meinung*!«[188] Zugleich musste er aber den

184 Ebd., S. 16.

185 Solbrig, Gegensätze, S. 16f.

186 Zur Funktion Frankreichs als Leit- und Schreckbild vgl. umfassend Ruttmann, Wunschbild.

187 »Cavaignac, Raspail, Marrast oder Recürt«, die im Schutz martialischer »Hambacher« ihr »Freiheitsgebrüll« hervorgedonnert hätten, wären Siebert als »Maulredner in der Abgeordnetenkammer« wohl recht. Solbrig, Gegensätze, S. 15, 17. Gemeint waren neben dem monarchisch-konstitutionellen Wartburgfest-Teilnehmer Gottfried Eisenmann diverse republikanische Epigonen der französischen Julirevolution von 1830. Zu Eisenmann vgl. Hoffmann, Eisenmann. Zu den republikanischen Führern der französischen Julirevolution siehe Fortescue, France, bes. S. 23.

188 Siebert, Kritik, S. 63. Hervorhebung im Original.

Republikanismusvorwurf von seinem Bekenntnis zur »politischen Teilnahme« abkoppeln: Wer gebe Solbrig das Recht, »mich und meine ›Consorten‹ des Republikanismus« zu bezichtigen? Wer, so fragte Siebert weiter, »giebt ihm das Recht, mich als ›Hambacher‹ zu denunziren?« Das müsse er sich »verbitten«, denn darauf pflege »man die Leute einzusperren«. Ein weiteres französisches Revolutionsschreckbild aufnehmend ergänzte er: »Warum er nur die Laterne und Guillotine weggelassen hat?«[189] Sieberts Reaktion verdeutlicht, wie gefährlich nahe dem Bekenntnis zur »politischen Teilnahme« in dieser Phase der Ruch republikanischer und umstürzlerischer Tendenzen kam.

Die bisherige Analyse der Debattenbeiträge könnte den sicher falschen Eindruck erwecken, dass die Mediziner des Vormärz unaufhaltsam auf dem Weg zu einer explizit politisierten Medizin waren, indem sie politische Doktrinen und Lehren über deutliche Parteinahmen untrennbar mit medizinischen Grundsatzfragen verwoben. Die Beiträge von Ringseis, Siebert und Solbrig zeigen jedoch zunächst nur eines: Die Politisierung der medizinischen Selbstkonzepte wurde im Vormärz zu einem Thema, das leidenschaftliche Polemiken provozieren konnte. Das emotive und damit aufmerksamkeitslenkende Potenzial war offensichtlich enorm. Die skizzierten Rede- und Argumentationsweisen der Kontrahenten waren aber jenseits des engen Debattenzusammenhanges weit davon entfernt, nachhaltig in den Redeweisenkanon der Mediziner überzugehen. Schon die Kontrahenten der Debatte selbst bekamen erhebliche sprachpragmatische Probleme deutlich zu spüren; am deutlichsten wurde das bei Siebert. Jenseits der Debatte lässt sich wohl auch deshalb keine signifikante Erhöhung der Wortverwendungsfrequenz beobachten. Im Gegenteil: In verschiedenen Beiträgen, die auf die Polemik Bezug nahmen, versuchten die Autoren gezielt, die politischen und damit emotionalisierenden Aspekte aus der medizinischen Diskussion herauszufiltern. In einigen Rezensionen und in einem autoritativen Schlusswort der Debatte, das Wilhelm Griesinger verfasste, wurde das Bemühen deutlich, den politischen Aspekt des Disputs zu marginalisieren und die Debatte damit zu entemotionalisieren. Ein Rezensent von Sieberts erster Schrift räumte dabei zwar Sympathien für den Kampf der »freie[n] Wissenschaft« gegen Ringseis' »Obscurantismus« ein, betonte aber, dass der Ton, dessen sich die »freie Wissenschaft« dabei bediene, ihm missfalle. Über die »politischen Ansichten« Ringseis' einen

189 Ebd., S. 64.

solchen »Lärm zu schlagen«, hielt er für völlig unangemessen.[190] Ein Rezensent von Solbrigs Erwiderung würdigte diese zwar als eine »feurige, witzige und schneidende Gegenkritik«, kritisierte schließlich aber besonders den »polemische[n] Theil« von Solbrigs Schrift, in dem Letzterer auf Ringseis' »politischen Charakter« eingegangen sei. Diesen Abschnitt kritisierte der Rezensent als unpassend.[191] Das Argument beider Rezensionen lief darauf hinaus, Emotionalität und politische Aspekte aus der Debatte zu exkludieren und stattdessen zu der Frage zurückzukehren, »welchen Nutzen R.[ingsei]s' System der Medizin gewähre«.[192] Daraus sprach wiederum das verbreitete Argument, dass die Wissenschaft sich aller externen Einflüsse zu entledigen habe – eben auch der politischen.

Dass genau diese Haltung gegenüber der Debatte in weiten Teilen der Fachöffentlichkeit verbreitet war, belegt der Beitrag, den Wilhelm Griesinger sowohl gegen den ultramontanen Ringseis als auch gegen Schönleins Krankheitslehre verfasste, die ihm ebenfalls noch in unbeweisbaren Spekulationen verfangen erschien.[193] Griesinger war ein engagierter Vertreter der jungen naturwissenschaftlich orientierten Generation von Medizinern und bald einer der prominentesten Vertreter der Psychiatrie im deutschsprachigen Raum. Er publizierte den Text in der programmatischen ersten Ausgabe von Rosers und Wunderlichs *Archiv für Physiologische Heilkunde*, das mit dem Versprechen angetreten war, gegen die überkommene Medizin anzutreten.[194] Griesinger lenkte die Debatte im Sinne der Herausgeber gezielt auf die damit verbundenen medizinisch-theoretischen Fragen. Dass Ringseis zu einer »Schule« gehöre, die sich »in der Politik durch hierarchisch-absolutistische Tendenzen« auszeichne, überging er demonstrativ: Die Motive, die Ringseis zu seiner Polemik gegen »Schönlein und seine Schule« veranlasst hätten, der dann Siebert einen »eigenen Abschnitt seiner Schrift« widmete, müssten gar nicht weiter gewürdigt werden. Denn: Es sei »für die Wissenschaft gleichgültig«, »ob persönlicher und politischer Hass, oder reiner Eifer, die Wahrheit zu finden«, letztlich »Ringseis‹ Triebfeder waren«.[195] Indirekt kritisierte er damit auch Siebert, der sich der politischen »Triebfeder« Ringseis' ja ausführlich angenommen hatte.

190 Anon., Rez. von Siebert, Schlange, S. 516f.

191 Anon., Rez. von Solbrig, Gegensätze, S. 119–121.

192 Ebd., S. 121.

193 Wahrig-Schmidt, Griesinger, S. 43ff.

194 Griesinger, Ringseis. Dazu: Wahrig-Schmidt, Spannungsfeld, S. 11, 38, 43, 45. Zur Bedeutung Griesingers in der Psychiatrie Roelcke, Krankheit, S. 88ff.

195 Griesinger, Ringseis, S. 43f., 59.

Griesinger gab dann in einer Situation, in der politische Aspekte eruptiv und prominent zum Thema medizinischer Publizistik geworden waren, prototypisch eine Sprachstrategie vor, die die neue Generation naturwissenschaftlich orientierter Mediziner für den Rest des Jahrhunderts – sieht man vom Virchow der Revolutionszeit ab – fast durchgängig befolgte: Konzentration auf empirisch Nachweisbares und reine Naturwissenschaft. Unbeweisbare Spekulation und externe Einflüsse auf die Wissenschaft sollten ausgeschlossen werden. Im Fall der Ringseis-Debatte zeitigten die Entpolitisierungs- und Entemotionalisierungsrhetoriken bemerkenswerte Effekte: Die auf Solbrigs Text folgenden Repliken fokussierten durchgängig auf medizinisch-theoretische Detailfragen. Die politischen Aspekte standen nicht mehr auf der Agenda.[196]

Zusammenfassend ist damit festzuhalten, dass die Vermischung von medizinischen und politischen Fragen oder Positionen im Vormärz durchaus nahelag und für manche Autoren auch eine gewisse Attraktivität ausstrahlte. Es kam, angestoßen durch Ringseis' provokative, konservativ-ultramontane »Brandrakete«, zu einem kurzen, aber heftigen politischen Ausbruch. Das verdeutlicht das erhebliche emotive Potenzial des Themenkreises in dieser Phase. Griesingers Strategie, wissenschaftsexterne Faktoren aus der Debatte herauszufiltern, hatte zur Folge, dass der Thematisierungsschub auch genauso rasch wieder abebbte, wie er aufgetreten war.

Wie im letzten Abschnitt nur angedeutet werden konnte, bestätigte die Debatte aber eindrücklich die enorme Bedeutungsvielfalt des Politikvokabulars, die sich für die gesamte erste Jahrhunderthälfte nachweisen ließ: Die Worte ›Politik‹ und ›politisch‹ konnten eine solche Überfülle von Bedeutungsaspekten transportieren, dass Missverständnisse kaum zu vermeiden waren, aber auch gezielt provoziert werden konnten. August Siebert brachte das Überangebot in der Reaktion auf Solbrig zur Kumulation: »Ja seht, so unpolitisch bin ich«, ironisierte er in Richtung seines Kontrahenten, dem er vorwarf, den eigentlich politischen Teil seiner Schrift gerade für den unpolitischen gehalten zu haben. Er fuhr fort: »Ja, in der Politik ist Solbrig stark, aber seine Politik ist nicht die meinige, und darum verstehn wir einander nicht. Er kennt zwar keine tugendhafte Politik, aber eine politische Tugend, d.h. eine Tugend, die man aus politischen Gründen zur rechten Zeit zu heucheln sich bestrebt.«[197]

196 Siehe Eisenmann, Eisenmann, und die unbetitelte Replik von Wilhelm Griesinger im *Archiv für physiologische Heilkunde* (Bd. 1 1842, S. 656–657).

197 Siebert, Kritik, S. 47.

## 8. Zusammenfassung

Die strukturelle Analyse der verschiedenen Wortverwendungsmuster in der periodischen Publizistik und der Blick auf die Ringseis-Debatte zeigten, dass die Verwendung des Politikvokabulars im medizinischen Kommunikationszusammenhang mit besonderen Problemen verbunden war. Affirmative, ja selbst neutrale Positionierungen zum nominell Politischen kollidierten mit den Selbstbildern der Mediziner und Ärzte in zunehmender Schärfe. Grundsätzlich – dies müsste allerdings in systematischen Studien erst überprüft werden – ist davon auszugehen, dass für andere Akteursgruppen vergleichbare sprachpragmatische Konstellationen möglich und erwartbar wären. Das gilt sicher für die Gefahr, sich dem Vorwurf der ›Kannegießerei‹ auszusetzen, für die Behauptung negativer, politisch semantisierter Einflüsse auf die Wissenschaft wie für die Übertragung politisch-sozialer Prozess- und Grundbegriffe von der politischen auf andere Sphären. Am Beispiel des exzeptionellen Sprachverhaltens der ersten Kontrahenten der Ringseis-Debatte und der erfolgreichen Depolitisierungsversuche, die darauf folgten, ließ sich eine Kumulation der sprachpragmatischen Probleme im Laufe des Vormärz verdeutlichen. Grundsätzlich wäre auch die Nähe des Politikvokabulars zum Wortfeld des ›Wahnsinns‹ für andere Akteursgruppen nicht auszuschließen. Allerdings ist hier bereits eine gruppenspezifische Affinität zu diesem Thema wahrscheinlich. Die besondere Zuspitzung des pejorativen Begriffs individueller Politik, der sich aus dem Kontext der einzigartigen ›medicus politicus‹-Gattung heraus entwickelt hatte, ist als Spezifikum der medizinischen Publizistik und damit auch als medizin(er)spezifischer Faktor zu verbuchen. Spezifisch für Akteursgruppen mit universalen Deutungsansprüchen dürfte die Kritik von Partikularismus und Eigennutz sein, die bei den Medizinern und Ärzten gleich mehrere Wortverwendungsmuster des Politikvokabulars prägte.

Im Verlauf der Professionalisierung des Ärztestandes sollten sich Argumentationsmuster verfestigen und zuspitzen, die diese Bedeutungsschichten systematisch aufgreifen. Dies gilt insbesondere für den Konflikt zwischen den universalen Weltdeutungsansprüchen der Ärzte und den Ansprüchen der Berufspolitiker, die sich ebenfalls zunehmend professionalisierten und institutionalisierten.

In der ersten Jahrhunderthälfte, so lässt sich ebenfalls zusammenfassen, hatte das Schreiben über Politik in der medizinischen Publizistik außerhalb der ›medicus politicus‹-Texte noch keine systematische Stelle. Die beschriebenen Wortverwendungsmuster konnten potenziell in Artikeln jeder Art auftauchen. In den Titeln ärztlicher Monografien war das Vokabular lediglich in den Deontologien zuverlässig zu finden. Auch findet man nur in dieser Textgruppe Belegstellen, die annähernd definitorischen Charakter hatten. Die Gattung war aber schon in der ersten Jahrhunderthälfte zweifellos ein ›Auslaufmodell‹. Der Begriff ›ärztlicher Politik‹ hatte auf breiter Linie seine Überzeugungskraft und damit seine Suggestivität als positiv besetztes Deutungsmuster verloren. Andererseits war das Vokabular noch weit davon entfernt, in irgendeiner Weise das Verhältnis der Mediziner zu Volk oder Nation, zu den Belangen des Gemeinwesens im Allgemeinen oder dem Staat im Speziellen privilegiert zu beschreiben.

Die Suche nach Kommunikationszusammenhängen, in denen es zu einer Verdichtung der Wortverwendungen kam, gestaltete sich somit – wie auch die gesamten voranstehenden wortverwendungsgeschichtlichen Sondierungen für die erste Jahrhunderthälfte gezeigt haben – komplizierter, als die Forschungsliteratur vermuten ließ. Spitzt man die Befunde zu und gleicht sie mit gegenwärtigem – beispielsweise politikwissenschaftlichem – Sprachgebrauch ab, lässt sich tendenziell eine Umkehrung der semantischen Bezüge feststellen. Man findet die Rede von ›Politik‹ oder ›Politischem‹ gerade dort, wo man sie aus heutiger Perspektive nicht erwarten würde: Wenn die medizinischen Akteure das Politikvokabular verwendeten, assoziierten sie keineswegs in erster Linie die Erfüllung staatlicher Zwecke, Gemeinwohlnutzen oder Engagement für ein Gemeinwesen. Viel näher lagen Gedanken an übersteigerte Emotionen, Affekte, gesundheitsschädliche oder hinderliche Einflüsse – und letztlich an die Schreckbilder der Französischen Revolution. Wie sich die Revolution von 1848/49 auf diese Grundstruktur des Deutungsmusters ›Politik‹ auswirkte, ist nun zu überprüfen.

# III. Medizin als Politik oder Politik als Problem? Die Revolution von 1848/49

In der medizinhistorischen Literatur gilt die Revolution als eine Geburtsstunde der sozialen und damit zugleich der politischen Medizin in den deutschen Staaten.[1] Rudolf Virchow publizierte in dieser Phase einen der berühmtesten Sprechakte des 19. Jahrhunderts: Politik sei »Medicin im Großen«. Vor dem Hintergrund der voranstehenden Befunde wird deutlich, dass es sich bei dieser berühmten Definition um eine grundlegende Verschiebung der Sagbarkeitsgrenzen im medizinischen Kommunikationszusammenhang handelte. Im folgenden Kapitel soll argumentiert werden, dass dieses Aussagemuster auch eine Fülle von strukturellen Voraussetzungen hatte, die erst in der revolutionären Ausnahmesituation gegeben waren – oder zumindest von manchen Akteuren als existent wahrgenommen wurden. Entscheidend war eine grundlegende Umdeutung der Gegenwart. In dem Moment, als das Geschehen von einer Vielzahl der Akteure als politische Revolution gedeutet wurde, konnten die überkommenen Deutungsmuster von Politik in Frage gestellt werden. Besonders Virchow deutete die politische und soziale Revolution auch als eine Revolution des Politischen. Die Gegenwart der Revolution eröffnete ihm die Möglichkeit, eine grundlegende Transformation der Politik auszurufen. Voraussetzung der entsprechenden Redeweisen war eine radikale Umstrukturierung der Kommunikationsbedingungen. Die überkommenen institutionellen inner- und außermedizinischen Hierarchien wurden abrupt labil, und die Zensurmechanismen des Vormärz wurden im Frühjahr 1848 aufgehoben, in Preußen offiziell am 18. März durch Friedrich Wilhelm IV.[2]

---

1 Vgl. zusammenfassend Milles, Health, S. 45. Möller, Medizinalpolizei, S. 325. Von einer »Einheit von Wissenschaft und Politik« schreibt Zigman, Wahrheit, S. 96. Der Beginn eines Politisierungsprozesses wird aber bereits für die gesamten 1840er-Jahre behauptet. Tauchnitz, Gesundheit, S. 162f., mit Verweis auf Jütte, Entwicklung, S. 31. Zur Politisierung des ärztlichen Vereinswesens vgl. auch Huerkamp, Aufstieg, S. 242ff.

2 Hinweise auf den Einfluss der Zensur im Vormärz auf die Argumentationsweise der Medizinalreformer am Beispiel Neumanns liefert Steindor, Gesundheitschancen, S. 180.

Vor diesem Hintergrund sind Virchows radikale Neudeutungen des Politikvokabulars und die Umstellung der entsprechenden Wortverwendungsmuster zu verorten. Obgleich der soziale Anspruch der Medizin in verschiedenen früheren Reflexionen überindividueller Gesundheitssicherung angelegt war, so lag in der expliziten Propagierung einer sozialen Medizin ein qualitativer Schritt, der weit über ältere Entwürfe hinausging: Die Medizinalreform im Zeichen der Sozialmedizin war zugleich als eine umfassende, von der Medizin ausgehende Gesellschaftsreform konzipiert. Virchows Artikel in der Zeitschrift *Die Medicinische Reform* zeugen beredt von weitreichenden gesellschaftlichen Deutungsansprüchen, die sich auch im Zeichen einer expliziten Politisierung der Medizin artikulierten. Seine Vorstöße sind für den Gang der Untersuchung aus zweierlei Gründen entscheidend: Vorderhand ganz grundsätzlich, weil es sich jenseits der Frage nach Reichweite und zeitgenössischer Bedeutung zweifellos um eine auffällige semantische Innovation handelte, die sich über Sagbarkeitsgrenzen in provokanter Weise hinwegsetzte. Virchows Entwurf war die erste umfassende szientokratische Relevanzstrategie. Auch der zweite Grund für die Wichtigkeit wurde bereits benannt: Mit vielen Jahren Abstand sollte Virchows Politikmodell zur wichtigsten Folie der expliziten Politisierung sozialmedizinischer Ansätze werden.[3]

Dass diese Verschränkung von sozialmedizinischen Weltdeutungsansprüchen und expliziter Politisierung für die Mediziner und Ärzte der Revolutionszeit repräsentativ gewesen wäre, kann allerdings nicht behauptet werden.[4] Für die Revolutionszeit muss die Reichweite und Repräsentativität der Virchowschen Entwürfe vielmehr gleich in mehrfacher Hinsicht als begrenzt erscheinen: Wie historiografisch mehrfach gezeigt wurde, war der sozialreformerische Anspruch selbst in anderen Schriften zur Medizinalreform in der Revolutionszeit oft ausgesprochen begrenzt. Die Forderungen der Majorität der Reformautoren beschränkten sich auch 1848/49 im Kern auf Standesfragen, speziell auf die Begrenzung staatlicher

Zur Wirkung der Zensur im Allgemeinen vgl. differenzierend und mit weiterführender Literatur Müller, Bund, bes. S. 68–71. Zur Aufhebung der Zensur im März 1848 vgl. Ruttman, Wunschbild, S. 26 und 39. Zur Wirkung des »Sturm[es] der Revolution« und des Wegfalls der Zensur auf die politischen Zeitschriften vgl. Conter, Kommunikationsgeschichte, S. 154.

3 Siehe dazu besonders die Abschnitte zur Sozialhygiene in Kap. VI.3.1 und VII.3.3.

4 Es ist außerdem schwer, über die Reichweite der Zeitschrift während der Zeit ihres Erscheinens belastbare Aussagen zu machen. Fest steht, dass sie eine relativ geringe Auflage hatte. Auszugehen ist von etwa 230 Exemplaren. Baumann, Geschichte, S. 351.

Bevormundung der Ärzteschaft und die Institutionalisierung einer ärztlichen Berufsorganisation.[5] Die sprachliche Strategie einer expliziten Politisierung der medizinischen Wissenschaft war wenig verbreitet. Selbst seine Co-Autoren in der *Medicinischen Reform* gaben sich diesbezüglich zurückhaltender als der Herausgeber selbst. An anderen Publikationsorten wurde die Politisierung sogar explizit problematisiert und abgelehnt. Insofern lässt sich Virchows berühmter Sprechakt auch als eine individuelle Innovation deuten, die allerdings ohne den Wandel der Kommunikationsbedingungen unmöglich gewesen wäre. Bei der Majorität der Autoren, die die Revolution in der Fachpublizistik thematisierten, kann von einer Umdeutung des Politischen 1848/49 keineswegs die Rede sein. Zweifellos ist auch in anderen medizinischen Journalen ein quantitativer Anstieg von Wortverwendungen des Politikvokabulars zu verzeichnen. Dies ist vornehmlich darauf zurückzuführen, dass eben eine Revolution thematisiert wurde und Revolutionen in der ersten Hälfte des 19. Jahrhunderts ein privilegierter semantischer Bezugspunkt des Politikvokabulars waren.

Allerdings hatten dabei skeptische und kritische Problematisierungen politischer Ereignisse, revolutionärer Praktiken und drohender sozialer Umwälzungen einen besonderen Stellenwert. Die Revolution von 1848/49 wurde zwar in der Historiografie oft auch als »bürgerliche Revolution« gedeutet. Allerdings hatten jenseits der Parlamente und eines Teils der politischen Vereine für den Revolutionsverlauf andere Akteursgruppen und »spontane[…] Bewegungen« erhebliche Bedeutung, die weiten Teilen des Bürgertums als Bedrohung erschienen. Die Beteiligung »unterbürgerlicher Schichten« schürte erhebliche Ängste.[6] Barrikadenkämpfe, Krawalle, Katzenmusiken, »politische Ecken«, andere Formen von Sozialprotest und allgemein der drohende Verlust von Recht und Ordnung erschienen den Ärzten als soziale Gefahr und nicht zuletzt als Hindernis ihrer beruflichen Praxis.[7] Entscheidend für den Gang der Untersuchung ist, dass der Ereigniskomplex von 1848/49 auch von Revolutionsskeptikern durchgängig mit Hilfe des Deutungsmusters ›Politik‹ interpretiert wurde. Während Virchow versuchte, aus der Revolution ein neues Politikverständnis

5 Vgl. Göckenjan, Kurieren, bes. S. 279f., und Huerkamp, Aufstieg, bes. S. 243–245.

6 Siehe dazu zusammenfassend Lenger, Bürgertum, Zit. S. 235 und 244.

7 Es ist hier nicht möglich, den Ereignishintergrund und die revolutionären Praktiken ausführlich zu rekonstruieren. Zusammenfassend zu der »Straßenpolitik« siehe Hachtmann, Epochenschwelle, bes. S. 70ff., dort auch ausführliche Literaturlisten. Zu Sozialprotesten und politischen Institutionen der Revolutionszeit siehe besonders die Aufsätze in den Abschnitten III und IV von Dowe/Haupt/Langewiesche, Europa.

abzuleiten, deuteten zahlreiche Akteure – die Ärzte wohl sogar mehrheitlich – die Revolution mit Hilfe der überkommenen, pejorativen Elemente des Deutungsmusters ›Politik‹ systematisch aus. Somit kam es während der Revolution zu einer Polarisierung der Wortverwendungsmuster.

Die Kernargumente und die Struktur des Kapitels sind mit diesen grundlegenden Thesen vorgegeben: Ein erster Abschnitt soll dazu dienen, die Vorläufer der medizinischen Reformbewegung von 1848/49 zu charakterisieren (1), um die Rahmenbedingungen des dann zu skizzierenden Sprachverhaltens verschiedener Akteure plastisch zu machen. Vor diesem Hintergrund lassen sich die Funktionsweise, Logik und Implikationen der provokanten expliziten Politisierungsstrategie Virchows analysieren (2). Der darauf folgende Abschnitt (3) kontrastiert demgegenüber die Art und Weise, in der sich bei den meisten anderen Autoren die Revolutionserfahrungen in den Wortverwendungsmustern des Politikvokabulars niederschlugen. Dabei wird es darum gehen, unterschiedliches Sprachverhalten abgestuft spezifischen Akteursgruppen zuzuordnen.

## 1. Die medizinische Reformbewegung vor der Revolution

Rudolf Virchows Vorstöße der Revolutionszeit standen in der Tradition einer Fülle von Schriften zur Reform des Medizinalwesens. Die Prominenz von Virchows Sprechakten ließe das Politikvokabular auch in vorrevolutionären Texten zur Medizinalreform vermuten – aber auch dort wurde das Politikvokabular in den 1830er- und 40er-Jahren kaum benutzt. Wenn es zu einzelnen Wortverwendungen kam, verblieben sie weitgehend im Rahmen der Aussagemuster, die oben für die medizinische Publizistik der ersten Jahrhunderthälfte beschrieben wurden. Selbst Autoren, die eines der medizinalreformerischen Schlüsselthemen, das Verhältnis von Arzt und Staat, monografisch behandelten, verwendeten es kaum. Einige bezeichnende Ausnahmen belegen aber, dass Virchows semantische Verschränkung von Medizin und Politik keineswegs »aus dem Nichts« kam: Ein wichtiges Element seiner Wortverwendungsmuster war, wie weiter unten gezeigt wird, die Verschränkung von Semantiken des Politischen und des Sozialen. Die Kodierung der Medizin als soziale Wissenschaft wurde allerdings bekanntlich vor 1848 von wichtigen Vertretern der Medizinalreform antizipiert und verfochten. Ebenfalls vor 1848 erkannten einige, dass diese

Zuschreibung die Medizin in die Nähe dessen rückte, was Zeitgenossen als ›politische Discussionen‹ bezeichneten. Die Teilnahme an den einschlägigen Debatten stand im späten Vormärz für die Erörterung ganz grundlegender, an den Grundfesten von Staat und Verfassung rührender Fragen.

### 1.1 Semantische Rahmenbedingungen: Medizinalreformer in ›politischen Discussionen‹

Unter den Kommunikationsbedingungen des Vormärz scheuten sich die meisten Autoren, die zu Fragen der Medizinalreform publizierten, eine besondere Nähe zwischen Medizin und ›politischen Discussionen‹ programmatisch zu vertreten. Auch Vertreter anderer Wissenschaften mühten sich, »die Klippen eigentlich politischer Discussionen« zu vermeiden.[8] Die Bezeichnung stand auch jenseits der medizinischen Fachkommunikation für kritische Bezüge auf die Grundfragen der Verfassung des Gemeinwesens[9] mit ausdrücklich oppositionellem bis »staatsgefährdende[m]« Charakter.[10] Solche Diskussionen galt es dringend zu vermeiden, wollte man beispielsweise mit Vorschlägen zur Reform des Medizinalwesens bei staatlichen Akteuren Gehör finden – und möglichst nicht im Gefängnis landen.

---

8 So 1846 der Tenor einer Rede Jacob Grimms bei den »gemeinschaftlichen öffentlichen Sitzungen der deutschen Rechts-, Geschichts- und Sprachforscher« in der *Literarischen Zeitung* (Bd. 14 1847, S. 951f.). Nach einer »Reihe von Vorträgen über die Schleswig-Holsteinischen Verhältnisse« habe er geäußert, dass »dieser Gegenstand vorzüglich geeignet sei, ein Probierstein zu werden, wie die Versammlung sich blos an das halte, was der Wissenschaft angehört, dagegen die Klippen eigentlich politischer Discussionen vermeide«. Die Rede von Grimm findet sich in: Verhandlungen der Germanisten in Frankfurt am Main am 24., 25. und 26. September 1846, Frankfurt a. M. 1847. »Was die eigentliche Politik betrifft«, so hieß es im Protokoll im Wortlaut, bleibe den Zusammenkünften der Versammlung, »die nichts darüber zu beschließen habe, fremd, so natürlich und unvermeidlich es sein wird, auf dem Boden der Geschichte, des Rechts und selbst der Sprache aufsteigende Fragen, die an das politische Gebiet streifen, mit wissenschaftlicher Strenge aufzunehmen und zu verhandeln.« Ebd., S. 18f.

9 Vgl. dazu z.B. die Rede von »politischen Discussionen einer repräsentativen freien Verfassung« bei Ruttenberg, Art. Radical, S. 412.

10 Siehe dazu z.B. – allerdings mit Bezug auf die Schweiz – die Berichte von verkleideten Landjägern, die sich in Wirtshäusern in »politische Discussionen« mischten und dann »aller höchsten Ortes auffällige sogenannte ›staatsgefährliche Aeußerungen‹« »rapportiren« würden. Hier zit. nach Anon., Zeichen, S. 567.

Wie negativ aus obrigkeitlicher Perspektive jegliche ›politische‹ Praktiken konnotiert waren, belegt ein einschlägiges Werk zum »Medicinal-Wesen des Preussischen Staates« – keineswegs ein Reformwerk, sondern eine Kompilation gültiger Vorschriften von 1844. Ein eigener Abschnitt wurde darin der »politischen Integrität« der Personen gewidmet, die die »Befugnis zur medizinischen Praxis« erlangen wollten. Für sie galt dasselbe wie für alle potenziellen Staatsbediensteten: Laut Beschluss der Bundesversammlung vom 14. November 1835 traf alle »Mitglieder einer burschenschaftlichen oder einer auf politische Zwecke unter irgend einem Namen gerichteten, unerlaubten Verbindung [...]« »geschärfte Relegation«. Die »aus solchem Grunde« »Bestraften« sollten in den Staaten des Deutschen Bundes »eben so wenig zum Civildienste als zu einem kirchlichen oder Schulamte, zu einer akademischen Würde, zur Advokatur, zur ärztlichen oder chirurgischen Praxis« zugelassen werden.[11] Politische »Zwecke« zu verfolgen, das wird an diesem Zitat deutlich, war oppositionell konnotiert und stand auf einer Ebene mit burschenschaftlichem Engagement. Dieses gleichsam offizielle, von staatlichen Akteuren verfochtene Grundverständnis des Politischen machte es den sozialreformerisch ausgerichteten Autoren vor 1848 unmöglich, ein explizit politisches Selbstverständnis zu formulieren, wenngleich ihre thematischen Schwerpunkte genau den Kern einschlägiger Debatten – ›politischer Discussionen‹ – des Vormärz trafen. Dieser Sachverhalt lag als Subtext den Argumentations- und Wortverwendungsmustern verschiedener Medizinalreformer zugrunde.[12] Besonders Autoren, die die Position vertraten, dass eine funktionierende, nicht autoritär erscheinende Öffentliche Gesundheitspflege nur unter den Bedingungen des Volksstaates möglich sei, mussten systematisch verschleiern, dass sie damit unweigerlich mitten in »politische Discussionen« eingriffen oder gar in den Begriffen der Zeit »politische Zwecke« verfolgten.

Die 1840er-Jahre sind reich an einschlägigen Publikationen zur Medizinalreform, zur Reform der Sanitäts- und Medizinalverfassung.[13] Hier müs-

11 Rönne/Simon, Medizinalwesen, S. 355.

12 Bedenkt man, dass beispielsweise in Preußen Ärzte, die sich niederlassen wollten, bei der Regierung um Vereidigung ersuchen mussten und dazu bis 1869 zu schwören hatten, »Sr. Königlichen Majestät von Preußen«, ihrem »allergnädigsten Herrn, unterthänig, treu und gehorsam« zu sein, wird deutlich, wie problematisch und sogar existenzbedrohend oppositionell konnotiertes Verhalten Medizinern werden konnte. Der Eid wurde zitiert nach Huerkamp, Aufstieg, S. 242.

13 Zur medizinischen Reformbewegung des Vormärz vgl. aktuell mit Verweisen auf ältere Literatur Balkhausen, Staat, S. 31–41.

sen einige prominente Kronzeugen genügen, um das Sprachverhalten der vorrevolutionären Medizinalreformer zu erläutern. Es führte sicher in die Irre, Autoren, die sich in den 1840er-Jahren monografisch oder in Aufsätzen zur Medizinalreform äußerten, eine große inhaltliche Homogenität zu unterstellen. Zuletzt hat Caren Möller vorgeschlagen, zumindest zwei Strömungen zu differenzieren. Für die eine Richtung standen Autoren wie die sozialmedizinischen Gründungsväter Salomon Neumann, Rudolf Virchow und Rudolf Leubuscher, die mit ihren Entwürfen eines staatlichen Gesundheitswesens soziale und demokratische Zielvorstellungen verknüpften. Damit zielten sie auf eine grundlegende Gesellschaftsreform ab.[14] Der weniger spektakulär in Erscheinung tretende, aber quantitativ wohl erheblich bedeutendere Teil der Ärzteschaft kümmerte sich dagegen vornehmlich um Standesfragen. Allerdings lassen sich die Entwicklungen im ärztlichen Vereinswesen der 1840er-Jahre durchaus als Politisierungsschub – im Sinne eines Strebens nach Teilhabe an politischer Herrschaft – deuten: Die Vereine entwickelten sich in ihrer Orientierung von »wissenschaftlich-medizinisch, primär introvers ausgerichteten Vereinigungen« zunehmend zu »extrovers orientierten, berufsständischen Interessenorganisationen«. Diese Organisationsbestrebungen wandten sich offen gegen den »zentralen Regulierungs- und Herrschaftsanspruch des obrigkeitlichen Staates«, gegenüber dem sie professionelle Autonomieansprüche geltend machten. Was Thomas Tauchnitz für das ärztliche Vereinswesen betont hat, kann auch für die Stoßrichtung der Medizinalreform Geltung beanspruchen: Im skizzierten Sinne zielten die Reformer auch auf die »Mitwirkung an der politischen Herrschaft ab«.[15]

Eine solche Aussage hätte allerdings keineswegs den Sprachkonventionen der 1840er-Jahre entsprochen. Für die Frage nach der Verwendung des Politikvokabulars im medizinischen Kontext ist die gesellschaftsreformerisch ausgerichtete Strömung ergiebiger. Ihren Vertretern ist es zuzuschreiben, die soziale Frage und damit ein ›politisch‹ semantisiertes Hauptthema des vorrevolutionären Jahrzehnts in den medizinwissenschaftlichen Themenkanon eingearbeitet zu haben. Die Umstrukturierung des Gesundheitswesens, die diesen Medizinalreformern vorschwebte, ging deutlich über medizinalpolizeiliche Positionen der ersten Jahrhunderthälfte hinaus,

14 Dazu und zum Folgenden Möller, Medizinalpolizei, bes. S. 287f.

15 Tauchnitz, Gesundheit. Die Zitate finden sich auf S. 162 und 164. Robert Jütte bezeichnet die Ärztevereine seit den 1840er-Jahren entsprechend als »Zusammenschlüsse von standes- und gesundheitspolitisch interessierten Ärzten«. Jütte, Entwicklung, S. 24.

mündete aber auch in eine andere Quintessenz als die ältere liberale Polizeikritik. Die Reform des Gesundheitswesens, die Virchow, Leubuscher sowie bereits ihr Vorläufer Neumann und in mancher Hinsicht ebenso Hermann Eberhard Richter anstrebten, war nämlich nicht von der Zielvorstellung einer grundlegenden Gesellschaftsreform zu trennen: »Ziel des ärztlichen Engagements«, so Caren Möller, »waren grundlegende gesellschaftliche und politische Veränderungen, mit denen dem zunehmenden Wandel der Sozialstrukturen und der Verschärfung der gesellschaftlichen Widersprüche in der Mitte des 19. Jahrhunderts begegnet werden sollte.«[16] Demografischer und sozioökonomischer Strukturwandel im Übergang vom Agrar- zum Industriestaat hatten die soziale Frage in den Horizont vieler Akteursgruppen gerückt. Die Diskussion staatlichen Engagements im Gesundheitssektor vor dem Hintergrund von Massenelend und hoher armutsbedingter Mortalität wies den Medizinern dabei eine besonders zentrale Rolle zu.[17]

Verschiedene medizinische Autoren leiteten daraus ein staatlich garantiertes Recht auf Gesundheit ab. Dabei wurde dieses Postulat auf sehr unterschiedliche Weise begründet. Neumann argumentierte, ausgehend vom liberalen Begriff des Staates als rechts- und eigentumsschützender Institution, dass das einzige Eigentum des Arbeiters in seiner Arbeitskraft und damit in seiner Gesundheit bestehe. Dieses Eigentum erklärte er zum Menschenrecht und die gesundheitspflegerische Gesunderhaltung der Bevölkerung damit zur privilegierten Staatsaufgabe. Virchow dagegen konzipierte den Staat als sittliche Einheit der Individuen und fundierte das Gesundheitsrecht auf deren gegenseitiger solidarischer Verpflichtung.[18] Das medizinalreformerische Kernpostulat nach einem Recht auf Gesundheit führte in beiden Fällen dazu, dass Medizin, soziale Frage und die Verfassung des Staates systematisch zueinander in Bezug gesetzt werden mussten. Ob es den Autoren recht war oder nicht – damit näherten sie sich Themenkreisen an, die mitten in die Debatten führten, die von Zeitgenossen allgemein als ›politische Discussionen‹ gedeutet wurden. Aber die vorrevolutionären medizinalreformerischen Vorstöße verbanden diesen

16 Möller, Medizinalpolizei, S. 302.

17 Zur »Sozialen Frage« besonders in der Revolution von 1848 vgl. nach wie vor Langewiesche, Monarchie. Vgl. knapp zusammenfassend z.B. Winkler, Weg, S. 79, 95ff. Ausführlicher: Nipperdey, Geschichte, S. 219–248.

18 Neumann, Gesundheitspflege. Eine treffende und knappe Zusammenfassung der Positionen Virchows und Neumanns liefert Möller, Medizinalpolizei, S. 300f.

neuen thematischen Anspruch keineswegs mit einer programmatisch verfochtenen Strategie expliziter Politisierung. Dies war erst mit der grundlegenden Umgestaltung des politischen Kommunikationsraumes im März 1848 möglich.

### 1.2 Verwendungsweisen des Politikvokabulars bei Virchows Vorläufern: Medizinalreformer vor der Revolution

Einige Autoren verwiesen explizit auf die besonderen Risiken, mit denen sie konfrontiert waren, wenn sie vor 1848 an »politischen Diskussionen« partizipierten. Viele von ihnen vermieden oder umschrieben das Politikvokabular konsequent. Es hatte im Vormärz (nicht nur im medizinischen Kommunikationszusammenhang) einen Signalcharakter gewonnen, der für grundlegende Reformen von Staat und Gesellschaft stand und damit auch für fundamentale Opposition zu den bestehenden Regimes.

Ein bezeichnendes Beispiel lieferte Hermann Eberhard Richter, zwischen 1837 und 1849 Professor in Dresden, in der Folge der Revolution in einen Hochverratsprozess verwickelt, dann Gründer des deutschen Ärztevereinsbundes.[19] Richter forderte als einer der ersten medizinischen Reformautoren ein staatlich garantiertes Recht auf Gesundheit.[20] Einforderungen eines solchen Rechtes lassen sich zwar bis auf die Französische und sogar die Amerikanische Revolution zurückführen, waren aber im deutschsprachigen medizinisch-publizistischen Kontext des Vormärz eine qualitative Neuerung. Genau wie später bei Virchow findet man bei Richter 1844 – allerdings nur an einer einzelnen Stelle – explizit die Zielvorstellung einer engen Verbindung zwischen Medizin und Politik formuliert. Allerdings betonte Richter, dass »[t]üchtige, durchgreifende, mit der ganzen Politik verwachsene, medicinische Maassregeln« im Rahmen der Staaten der Gegenwart »ganz unthunlich« seien. Die Verbindung von Politik mit der »Medicin als Kunst und Wissenschaft« hatte für Richter eine Voraussetzung: Den »vollkommen ausgebildeten Volksstaat[…]«. In den »modernen Staaten« der Gegenwart dagegen könne die »consequente Entwickelung der Medicin zur Staatssache nicht stattfinden«. Dies sei nur

19 Zur grundlegenden biografischen Orientierung vgl. Fröhlich, Art. Richter, S. 465f. Außerdem: Goerke, Heilkunde, S. 224f; Anon., Art. Richter, S. 804.

20 Vgl. dazu Möller, Medizinalpolizei, S. 298. Zur Einforderung eines Rechts auf Gesundheit im Allgemeinen vgl. auch Porter, Health, z.B. S. 97. Außerdem: Tauchnitz, Gesundheit, S. 37f.

möglich, wenn »das ganze Staatsleben« sich »aus dem Volke selbst« ergebe. Von »oben her dictirt[e]« und eben nicht aus dem »Volke selbst« hervorkommende medizinische Maßnahmen würden immer »hart und empörend erscheinen«. Dass medizinische Wissenschaft und Politik sich verschränkten, war für Richter also nur im »Volksstaat« denkbar. Dass diese Argumentation durchaus gefährlich war, gab auch Richter zu erkennen. Den Volksstaat einzufordern, so fügte er hinzu, gelte »hier noch als eine ketzerische Ansicht« und »Schwärmerei«.[21] Wie später bei Virchow war die Verschränkung von Wissenschaft und Politik folglich an eine bestimmte Staatsform gebunden.

Soziale Ungleichheit und gesellschaftliche Polarisierung waren ein Schlüsselthema, zumindest des sozialreformerisch orientierten Teils der Autoren.[22] Aber anders als Richter, der die Gefahren, die mit solchen Positionierungen verbunden waren, explizit machte, enthielten sich die meisten anderen Autoren vergleichbarer Äußerungen. Erkennbar wurde dies bei einem Autor, der sich in der Einleitung seiner Schrift bemühte, als gemäßigt zu erscheinen und gerade nicht als Radikalreformer. Wie bereits bei Richter verwies bei dem Hammer Kreisphysikus Franz Brefeld[23] das Politikvokabular im unmittelbaren Vorfeld der Revolution von 1848 neben dem Sozialen immer deutlicher auf den Staat. Allerdings unterzog er den bestehenden Staat dabei fundamentaler Kritik.[24] Der radikale Subtext zeigte sich in diesem Fall gerade im Versuch, Distanz zu ›politisch‹ semantisierten Phänomenen zu halten: Brefeld stellte zwar weitreichende soziale Forderungen auf, betonte aber, sich dabei ›politischer Discussionen‹ zu enthalten. Seine Schrift kreiste um die Problematik unzureichender medizinischer Versorgung von Armen und damit unzweideutig um die soziale Frage. Die Betonung, ungeachtet der weitreichenden sozialreformerischen Postulate politische Diskussionen zu vermeiden, lässt sich bei ihm als Versuch lesen, einem antizipierten Radikalismusverdacht zu begegnen. Seine ambivalente Abgrenzung von »politischen Discussionen«

21 Alle Belege entstammen Richter, Medicinalreform, S. 8f. Der 1844 verfasste Text erschien erstmals in: *Neue Jenaische Allgemeine Literatur-Zeitung*, Jg. 1845, Nr. 204–5.

22 Vgl. Möller, Medizinalpolizei, z.B. S. 315.

23 Brefeld legte später u.a. vielbeachtete Publikationen zu Choleraepidemien vor. Siehe z.B. Brefeld, Austilgung. Dazu: Briese, Angst, S. 290, 311, und Baldwin, Contagion, S. 125, 132, 163.

24 Brefeld, Fortschritt, bes. S. VII. Der Text erschien zwar 1848, war aber im September 1847 abgeschlossen worden und ist eindeutig unter den Kommunikationsbedingungen des Vormärz entstanden. Vgl. dazu die Einleitung, S. VIII.

vollzog er bezeichnenderweise in einem Abschnitt über Armut und deren Beseitigung. Brefeld verfocht ein Argument, das für die radikaleren Medizinalreformer typisch war: Nicht oberflächliche »Wohlthätigkeit«, sondern nur staatlich garantierte Rechte kämen als »Heilmittel« für Armut in Frage. An der Stelle, an der im Verlauf des Arguments Staatlichkeit und soziale Frage zueinander in Beziehung gesetzt werden mussten, gab Brefeld vor, sich eines Urteils zu enthalten: Die »tiefsten staatlichen Bedingungen der Armuth« lägen der Heilkunde fern, betonte er. Dann griff er aber dennoch Kernelemente der Debatten um die soziale Frage auf: »Ungleichheit der Steuern«, die Organisation des (Papier-)Geldsystems, erbrechtliche Fragen. All dies, so beschied er sich scheinbar, würde ihn aber »viel zu weit in politische Discussionen hinein reissen, auf dornenvolle Pfade führen« und den »ärztlichen Horizont überschreiten«. Er forderte dann aber doch, staatliche Barmherzigkeit durch »Gerechtigkeit« zu ersetzen. Letztere sei das »Universal-Heilmittel« gegen »Armuth«.[25]

Brefeld bewegte sich damit unmittelbar entlang einer Sagbarkeitsgrenze und gab vor, sie im Gestus einer wohlüberlegten Selbstbeschränkung nicht zu überschreiten, um es letztlich doch zu tun. Diese Art ›uneigentlichen‹ Schreibens zeigt: Über die soziale Frage waren bereits vor der Revolution ›politische Diskussionen‹, die an den Grundfesten von Gesellschaft und Staat rüttelten, sehr wohl in den Horizont mehrerer Mediziner gerückt. Nur kollidierte dies mit Sagbarkeitsgrenzen.

Eine charakteristische, eher defensive Variante, mit diesem Problem umzugehen, lieferte einer der heute bekanntesten medizinischen Reformautoren der Zeit: Salomon Neumann.[26] Unmittelbar vor der Revolution erschien sein Text *Die öffentliche Gesundheitspflege und das Eigenthum*, der in der Folge zu einem sozialmedizinischen Klassiker avancierte.[27] Auch Neumanns Argument rührte letztlich an den Grundfesten der gegenwärtigen Verfasstheit des Staates. Er sympathisierte zwar mit der »Volksregierung«. Er konstatierte sogar, dass jene in Teilen bereits eingeführt sei. Anders als Richter stellte er den Volksstaat allerdings nicht ins Zentrum seiner Argumentation, sondern bezog sich eindeutig auf den ihm gegenwärtigen

25 Brefeld, Fortschritt, S. 207.

26 Zu Neumann grundlegend Siegmann, Neumann, und die (ideologisch imprägnierten) Rahmeninformationen in: Karbe, Neumann.

27 Vgl. z.B. Goschler, Virchow, S. 76f. Das berühmte Zitat: Die »medizinische Wissenschaft ist in ihrem innersten Kern und Wesen eine sociale Wissenschaft«, übernahm Virchow später fast wörtlich, zit. nach dem Abdruck von Neumanns Text in Karbe, Neumann, S. 88.

preußischen Staat, der »seinem Begriffe nach ein Staat des Rechts« sei. Als das »oberste Rechtsprinzip« benannte er dabei das Eigentumsrecht, an das von der »einfachen physischen Existenz, bis hinauf zu den höchsten politischen Rechten« alle Rechte anknüpfen würden.[28] Entsprechend leitete er auch das Recht auf Gesundheit in der oben umrissenen Weise vom existierenden Rechtsstaat ab. Anders als bei den bisher genannten medizinalreformerischen Autoren lief das Argument damit nicht notwendig auf die Transformation von Staatlichkeit hinaus: Seine Argumentation fußte auf dem bestehenden Staat, und er betonte mehrfach, dass es ihm nicht um eine Veränderung von dessen politischer Verfasstheit ging. Er gab zwar zu bedenken, dass all jene, die in »Noth und Elend« lebten, an der »Form des politischen Lebens«, an der »höheren Politik« und besonders am Schutz der »politischen Institutionen« »kein großes Interesse« hätten. Indirekt kennzeichnete er die Beseitigung von Not und Elend damit als Maßnahme zum Schutz der bestehenden politischen Institutionen.[29] Die Pointe seiner Schrift war damit gerade nicht die Infragestellung der zeitgenössischen politischen Ordnung, sondern der Schutz der »politischen Formen«.[30] Diese Argumentationsweise war eine Konzession an die Zielgruppe seiner Entwürfe und sicher auch ein »Ausdruck der eingeschränkten Meinungsfreiheit unter den Bedingungen der Zensur im Vormärz«.[31]

Er diente seine 1847 erschienene Schrift der preußischen Staatsregierung an. Das war mit dem provokativen Postulat einer grundlegenden Staatsreform schwer vereinbar. Da aber auch er die »Theilnahme des Volkes«, zumindest »an der Verwaltung«, als Voraussetzung für die Umsetzung der öffentlichen Gesundheitspflege ohne Bevormundung der »Einwohner« verfocht, lief er dennoch Gefahr, als radikaler Reformer wahrgenommen zu werden. Um den Zweck seiner Schrift nicht zu gefährden, sah er sich im letzten Abschnitt veranlasst, noch einmal zu betonen, dass seine Entwürfe mit den »politischen Formen« Preußens eigentlich vollständig in Einklang stünden. Um diesen scheinbaren Widerspruch aufzulösen, bediente er sich eines argumentativen Kniffs: Preußen, so konstatierte er, habe »in neuester Zeit die Theilnahme des Volkes als

28 Ebd.

29 Ebd., S. 94f.

30 Ebd., S. 117.

31 So argumentiert Marina Steindor mit Blick auf die Komplexität der Argumentationsweise Neumanns insgesamt. Steindor, Gesundheitschancen, S. 180.

bedeutsam« für die Erreichung des Staatszwecks anerkannt.[32] Er datierte diese Entwicklung auf den 3. Februar 1847 und verwies damit, ohne es zu benennen, auf das preußische »Patent die ständischen Einrichtungen betreffend«, dem die Einberufung des ersten Vereinigten Landtages in Berlin folgte. Friedrich Wilhelm IV. hatte sich aufgrund der prekären Finanzsituation und zur Bewilligung von Anleihen für den Eisenbahnbau aus verfassungsrechtlichen Gründen dazu gezwungen gesehen.[33] Zeitgenossen deuteten das vielerorts als Beginn einer neuen Ära »für das öffentliche Leben«. Neumann zog den Schluss, dass sein Entwurf damit in vollem Einklang mit der »politischen Form und Tendenz unseres Staatslebens« stünde.[34]

Was unterschied Neumanns Verwendungsweise des Politikvokabulars nun von den anderen genannten Autoren? Die grundlegende Differenz bestand darin, dass er bei ähnlicher inhaltlicher Stoßrichtung wie später Virchow an der Sprachoberfläche eine weniger oppositionelle Argumentationsstrategie verfolgte. Anstatt programmatisch ein politisches Selbstverständnis zur Schau zu tragen, beschränkte er sich darauf, die bestehenden Verhältnisse nicht grundlegend in Frage zu stellen. Neumann beschäftigte sich zwar mit den »politischen Institutionen«, betrieb aber erheblichen argumentativen Aufwand, um nicht in den Verdacht zu geraten, sie anzufechten. Anders als beispielsweise Richter forderte er keine grundlegende neuartige Verschränkung von Medizin und Politik, sondern entwarf eine Öffentliche Gesundheitspflege im Rahmen der bestehenden politischen Formen. Dies tat er freilich nicht, ohne zu behaupten, dass sie sich verändert hätten. Gerade der Aufwand, den Neumann betrieb, um nicht als politisch zu erscheinen, belegt, wie sehr das Politikvokabular in dieser Phase Semantiken von Opposition und Regimegegnerschaft bündelten.

Bei den drei hier exemplarisch herausgegriffenen Reformautoren, die inhaltlich gleichartige Positionen vertraten, lassen sich drei unterschiedliche, in ihrer Radikalität abgestufte Strategien der Versprachlichung ihrer Reformpostulate veranschaulichen. Richter verfocht eine Verschränkung von Politik und Medizin unter der Voraussetzung einer grundlegenden Transformation von Staatlichkeit (hin zum »Volksstaat«); Brefeld thema-

32 Zit. nach Karbe, Neumann, S. 117.

33 Vgl. dazu ausführlich Obenaus, Anfänge. Zu einer umfassenden, auf Friedrich Wilhelm IV. fokussierten Deutung vgl. Blasius, Friedrich, S. 106ff.

34 Vgl. dazu z.B. Becker, Zeit, S. 232.

tisierte aus medizinischer Perspektive die soziale Frage und steuerte im Modus ›uneigentlichen‹ Sprechens ebenfalls einen radikalen Beitrag zur »politischen Diskussion« bei; Neumann formulierte in der Sache ähnlich oppositionelle Positionen, kennzeichnete sie allerdings demonstrativ als kompatibel mit den »politischen Formen« seiner Gegenwart. Alle drei Beispiele belegen die sprachpragmatischen Probleme und Risiken, mit denen die Reformautoren konfrontiert waren.

Diese Muster lassen sich mit dem Sprachverhalten politisch eindeutig konservativer Autoren vergleichen. Als Beispiel soll hier der Autor der wohl meistgelesenen Medizinalreformschrift des Vormärz, Joseph Hermann Schmidt, dienen.[35] Der überzeugte Monarchist Schmidt war von der Preußischen Regierung mit der Aufgabe betraut worden, umfassende medizinische Reformpläne auszuarbeiten.[36] Bereits seit 1843 war er Mitarbeiter im preußischen Ministerium für geistliche, Unterrichts- und Medizinalangelegenheiten, später wurde er zum »Vortragenden Rat und Geheimen Medizinalrat« ernannt. 1844 war er als Professor für Geburtshilfe berufen worden und leitete als Direktor die entsprechende Abteilung der Berliner Charité.[37] Der ›Staat‹ war für ihn mit dem »monarchischen Principe« verknüpft, das er mit »Barmherzigkeit« untrennbar verbunden sah. Damit vertrat er einen anderen Staatsbegriff als die bisher genannten Autoren und wendete sich indirekt gegen die Konzeption eines Rechtes auf Gesundheit, wie sie Neumann und Brefeld postulierten. »Barmherzigkeit« im Rahmen des monarchischen Staates galt ihm als Antwort auf die soziale Frage. Entsprechend verwarf er das »widernatürliche Princip der Volksregierung« in Bausch und Bogen.[38]

Im Kontrast zu den oppositionellen Reformautoren wird hier das Gefüge von begrifflichen und thematischen Bezugspunkten deutlich (Staat, Recht, soziale Frage), deren Ausdeutung und Konkretisierung die Position der medizinischen Autoren im politischen Spektrum des Vormärz markierten. Thematisiert wurden alle drei Aspekte von allen genannten Autoren. Die Kombination der Postulate nach Volksstaat und Recht auf Gesundheit zur Lösung der sozialen Frage war dabei oppositionell markiert. Tauchte in diesem Kontext auch das Politikvokabular auf, markierte

35 Schmidt, Reform. Zur Verbreitung der Schrift Kremer, institutes, S. 77.

36 Zur Einordnung Schmidts auch in das politische Spektrum der Zeit vgl. Bleker, Poor, bes. S. 22, 27f.

37 Siehe zu Schmidt Huerkamp, Aufstieg, S. 57f.

38 Schmidt, Reform, S. 188.

das die Radikalität der Position. Daran ist *erstens* zu zeigen, dass das Politikvokabular semantisch eindeutig in das Gravitationsfeld der drei Bezugspunkte geraten war. *Zweitens* belegen die genannten Beiträge, dass es geboten war, seine Verwendung in diesem Zusammenhang zu vermeiden, wollte man nicht in den Verdacht geraten, ein radikaler Oppositioneller zu sein. Entsprechend verwundert es wenig, dass bei dem treuen Monarchisten Schmidt das Politikvokabular im Zusammenhang mit den drei Bezugspunkten gar keine affirmative Verwendung fand.[39]

Man kann die Befunde wie folgt zuspitzen: Als ›politisch‹ zu gelten war im Vormärz für Ärzte und Wissenschaftler, die in irgendeiner Weise mit dem Medizinalwesen in Berührung kamen, aus obrigkeitlicher Perspektive, die Schmidt zweifellos vertrat, ein nachhaltig disqualifizierendes Attribut. Die Tatsache, dass die Medizinalreform-Autoren ausnehmend darauf bedacht sein mussten, ihre Entwürfe unter den bestehenden Bedingungen staatlichen Akteuren anzudienen, die alles daran setzten, einen grundlegenden Wandel der politischen Ordnung zu verhindern, macht die Strategie einer weitgehenden Vermeidung des Politikvokabulars plausibel.

## 2. Medizin als Politik – Rudolf Virchows Politisierungsstrategie

Vor dem Hintergrund der Ausgangssituation im Repertoire verfügbarer Wortverwendungsmuster vor 1848 wird der Charakter von Virchows revolutionärer Politisierungsstrategie ersichtlich: Sie war eine Provokation und zugleich eine drastische politische Standortbestimmung, die von seinen Zeitgenossen auch als solche wahrgenommen werden musste. Die explizite Politisierung der Wissenschaft, kombiniert mit einer spezifisch affirmativen Verwendungsweise von Schlagworten wie ›Volkssouveränität‹, ›Bildung‹ und ›Freiheit‹, die eindeutig dem republikanischen und linksliberalen Spektrum zuzuordnen war, war auch nach dem März 1848 noch ein Signal für klare politische Parteinahme. Neben Ruge und Waldeck, dem politischen Führer der preußischen Linken während der Revolution, war Virchow besonders von dem späteren Paulskirchenlinken Julius Fröbel

39 Lediglich eine einzige Wortverwendung lässt sich nachweisen, die keinerlei Verbindung mit der sozialen Frage aufwies und bezeichnenderweise im Rahmen eines Begriffs des Politischen als egoistischer Selbstbezogenheit verblieb. Schmidt, Reform, S. 66.

und Gustav Struve beeinflusst, deren begriffliche Trias »Bildung, Freiheit und Wohlstand« in seinen Schriften vielfach Niederschlag finden sollte. Virchow begriff sich damit als »extrem links stehend«.[40] Die Art, in der er das Politikvokabular verwendete, signalisierte das auch deutlich.

Gleichzeitig stand Virchows Sprachstrategie für den weitreichenden Anspruch, die ärztliche Autorität auf die gesamte Gesellschaft auszudehnen.[41] Die Argumentationsmuster, die Virchow wählte, gingen über gewöhnliche medizinische Professionalisierungsstrategien hinaus. Er forderte nicht weniger als die Ausdehnung eines medizinischen Deutungsmonopols auf die Politik im Allgemeinen. Er verlangte grundlegenden Einfluss der medizinischen Wissenschaft auf all jene Institutionen und Kommunikationszusammenhänge, in denen es um die Belange des Gemeinwesens ging. Die professionelle Beschränkung der Mediziner auf gesundheitsbezogene Probleme war damit erheblich überschritten. Der Anspruch, die Medizin solle letztlich die Relevanz-, Sicht- und Teilungskriterien jeglicher politischer Kommunikation vorgeben, lässt sich als Professionalisierungsstrategie zweiter Ordnung interpretieren. Im Zuge dieser Strategie schrieb Virchow der Medizin explizit hohe politische Relevanz zu, forderte sogar, die Politik solle nach wissenschaftlichen Kriterien ausgerichtet werden. Entsprechend war diese spezifische Professionalisierungsstrategie auch eine explizite Politisierungsstrategie. Für diese qualitativ neuartigen Redeweisen standen Wortverwendungsmuster des Politikvokabulars, die einerseits auf vorhandene Sprachmuster zurückzuführen waren, aber auch grundlegend neue Elemente aufwiesen. Im Folgenden ist das Verhältnis von ›alt und neu‹ auszumessen.

Dass Virchow ein affirmatives Verhältnis zum nominell Politischen entwickelte, erscheint vor dem Hintergrund seiner persönlichen Entwicklung und Sozialisation durchaus als konsequent. Den Briefen an seinen Vater kann man entnehmen, wie sehr die »wachsende Politisierung« der 1840er-Jahre auch auf Virchow übergriff. Die soziale Frage, die er seit April 1843 als junger Assistenzarzt an der Charité – trotz freier Kost und Logis – in Form drückender finanzieller Abhängigkeit am eigenen Leib

40 Zum voranstehenden Ackerknecht, Virchow, S. 140: »Politisch betrachtete Virchow sich als extrem links stehend.« Die Rede von der »Bildung mit ihren Töchtern Freiheit und Wohlstand« findet man auch in Virchows sozialmedizinischem Klassiker zum oberschlesischen Typhus: Virchow, Mittheilungen, S. 309.

41 Vgl. z.B. Möller, Medizinalpolizei, S. 329.

erfuhr, rückte seit Mitte der 1840er-Jahre immer stärker in sein Bewusstsein.[42]

Der Politisierungsschub der 1840er-Jahre wirkte in gleicher Weise auf andere Ärzte und Medizinstudenten der Zeit, ohne dass deren Verwendungsweisen des Politikvokabulars sich grundlegend verändert hätten.[43] Dies gilt auch für Virchows medizinische Publikationen vor 1848. Auch er verblieb weitgehend im Rahmen der Sprachkonventionen des Vormärz. Umso auffälliger ist der abrupte quantitative Aufschwung des Politikvokabulars auf den Seiten der *Medicinischen Reform*, der berühmten Zeitschrift Virchows, die während der Revolutionszeit erschien. In fast allen Artikeln Virchows (und auch in vielen anonymen, die ihm als Herausgeber mit großer Wahrscheinlichkeit zuzuschreiben sind) war die ›Politik‹ zu einem Schlüsselbegriff aufgestiegen. Der Begriff selbst wurde ausführlich definiert und problematisiert. Auch in den Texten seiner nächsten Kollegen ist ein deutlicher quantitativer Aufstieg des Vokabulars augenfällig.

Die Politisierungsstrategie bestand aus verschiedenen aufeinander verwiesenen argumentativen Operationen. Deren gemeinsame Stoßrichtung wird in der Zusammenschau vieler Artikel der *Medicinischen Reform* erkennbar.

## 2.1 Die Gegenwart als politische und soziale Revolution

Als Ausgangspunkt der neuen Redeweisen wurde von der ersten Ausgabe der *Medicinischen Reform* an von verschiedenen Autoren immer wieder betont, dass mit der Revolution – synonym wurde das Wort ›Umwälzung‹ verwendet – ein neuer politischer Zustand eingetreten sei. Die neuen Politiksemantiken waren mithin von einer spezifischen Deutung der Gegenwart abhängig.

»Politische Stürme«, so Virchow im ersten Abschnitt des ersten Textes der ersten Ausgabe, »alle Theile des Staats bis in den Grund erschütternd«, seien über Europa hinweggefegt, was zu einer radikalen »Veränderung in der allgemeinen Lebensanschauung« geführt habe. Entsprechend könne auch die Medizin nicht unberührt bleiben. Eine »radicale Reform« sei nicht

42 Siehe die zahlreichen Belege und die überzeugende Deutung bei Goschler, Virchow, S. 51.

43 Zur Politisierung im Vormärz (auch für die 1830er-Jahre) Nolte, Gemeindebürgertum, S. 149. Zur Politisierung des ärztlichen Vereinswesens der 1840er-Jahre Tauchnitz, Gesundheit, S. 163.

aufzuschieben. Die Deutung der Gegenwart als (allerdings noch nicht vollendete) »Umwälzung unserer alten Staatsverhältnisse« und der damit verbundene Erwartungshorizont standen nicht nur prominent am Beginn der neuen Zeitschrift, sondern waren auch Grundlage aller nachfolgend wiederkehrenden Argumentationsweisen und formulierten Ansprüche.[44] Der Entwurf eines neuen Staates, die Diagnose politischen Wandels und eine Neufassung der medizinischen Wissenschaft waren somit von Beginn an eng und untrennbar aufeinander verwiesen.

Seine Einschätzung der Gegenwart teilte Virchow mit anderen Autoren der Zeitschrift. Geradezu als Initialzündung stilisierte der Mitherausgeber Rudolf Leubuscher die »politische Umwälzung«, die alle Wissenschaften »aus ihrem halbwachen Zustande aufgerüttelt« habe. Der Medizin schrieb er in der neuen Konstellation eine besonders gute Ausgangssituation zu: Während manche andere Wissenschaften, mit ihren »künstlich zusammengeklaubten Systeme[n] zerbröckeln« und »künftighin spurlos verschwinden« würden, weil sie aus sich heraus keine Bedeutung für den Humanismus zu entwickeln im Stande seien, sei die Medizin schon immer eine »humane, sociale Wissenschaft« gewesen. Die humane und soziale Qualität erklärte er so zum neuen Prüfstein für die Relevanz einer jeden Wissenschaft.[45]

Auch Salomon Neumann, der in der zweiten Ausgabe der Wochenschrift von Kommissionsberatungen der Berliner Generalversammlung der Ärzte berichtete, schrieb der Medizin in diesem Sinne eine besondere Relevanz zu. Dabei baute er die »politische und sociale Revolution« zur entscheidenden Leitidee auf. Die neue »Medicinalverfassung« habe in Konsequenz der »socialen Frage« sowie den »demokratischen Rechten« und »Pflichten der Staatsbürger« Rechnung zu tragen.[46]

Die sprachpragmatischen Erwägungen, die sich hinter dieser Art von Kompetenzzuschreibungen, die auf die Gegenwart als Revolution rekurrierten, verbargen, machte Virchow an anderer Stelle explizit: »Jeder verständige Mensch«, so erläuterte er, rede eben »nur dann, wenn es darauf ankommt, zu reden, d.h. wenn die Ehre es verlangt, oder wenn die Möglichkeit des Erfolges geboten« sei. Dass man jetzt weiterreichende Forderungen stelle als vor der Revolution, sei nur natürlich, »denn es sind jetzt

44 Virchow, Rudolf, Was die ›medicinische Reform‹ will, S. 1.

45 Leubuscher, Stellung, S. 96.

46 Neumann, Commissionsbericht, S. 1 (Paginierung in dieser Ausgabe der Zeitschrift uneinheitlich; entspricht S. 9 der durchgehenden Zählung).

Erfolge möglich, an welche früher nicht zu denken war, und die Ehre erheischt es, den sittlichen, politisch-socialen Fortschritt der Zeit auch in der Medicin zur Geltung zu bringen«. Die »neue politische Gestaltung«, so betonte er, müsse für die Medizinalreform eine »grössere Berücksichtigung der socialen Verhältnisse« nach sich ziehen.[47]

Wie der Wissenschaftshistoriker Mitchell Ash betont, können historische Brüche zur Umgestaltung der hochkomplexen Ressourcenkonstellationen der Wissenschaft führen. Zu den entscheidenden Ressourcen zählt er neben »apparativ-institutionelle[n]« und finanziellen auch solche »kognitiv-konzeptioneller« und »rhetorischer« Art.[48] Grundlegend neue Versprachlichungen der Gegenwart und Verschiebungen im Gefüge der politisch-sozialen Grundbegriffe, mit denen die Gegenwart verbreitet gedeutet wird, können in diesem Sinne als kognitiv-konzeptionelle und rhetorische Ressourcen für Wissenschaftler begriffen werden. Die Statements aller drei Autoren lassen sich als Argumente im Kampf um neu zu verteilende Ressourcen und vom (neuen) Staat zu sanktionierende Deutungshoheiten lesen.

Die Art und Weise, in der die Autoren ihre Ansprüche versprachlichten, war von einem spezifischen Erwartungshorizont geprägt: Alle drei gingen davon aus (oder erhofften sich zumindest), dass es sich bei der »Umwälzung« um eine politische und soziale Revolution handelte. Das wiederum war, verortet im politischen Spektrum der Zeit, eine »linke« Position. Spätestens seit den 1830er-Jahren wurde nämlich polemisch darüber diskutiert, ob eine politische Revolution zwangsläufig in eine soziale umschlagen müsse. Begriffsgeschichtlich ist für die Jahre nach der französischen Julirevolution 1830 eine Ausdifferenzierung des Revolutionsbegriffs belegt.[49] Um die Deutung der Revolution von 1848 wurde von Beginn an auch unter Verwendung des Begriffspaares gestritten: Konservative und gemäßigte Liberale befürchteten das Umschlagen der Revolution aus einem politischen in ein soziales Stadium und versuchten, dies zu verhindern. Demokraten, Republikaner und bekennende Sozialisten betonten gerade die Untrennbarkeit beider Elemente. Über den politisch-institutionellen Wandel hinaus, der ja 1848 relativ schnell eingetreten war, forderten sie, Eigentumsverhältnisse, Rechte und Pflichten der verschie-

47 Virchow, Der medicinische Congress, S. 117.

48 Ash, Wissenschaftswandel, S. 3.

49 Koselleck, Art. Revolution, S. 766f.

denen Schichten und Klassen neu zu regeln und damit die Sozialstruktur grundlegend zu verändern.[50]

Auch Leubuscher, Neumann und Virchow deuteten die Revolution 1848 als politisch und sozial. Diese spezifische Sicht auf die Gegenwart und die damit verbundene Antizipation einer grundlegend neuen (sozialen) Konfiguration von Staatlichkeit bot der Medizin (begriffen als »sociale Wissenschaft«) entscheidende Anknüpfungspunkte, um Partizipationsansprüche zu begründen. Allerdings ließen sie sich damit auf eine klare politische Parteinahme ein. Sie setzten auf eine Weiterentwicklung der Revolution. Vor dem Hintergrund der raschen revolutionären Erfolge der Märztage erschien ihnen das durchaus realistisch.

## 2.2 Die Verschränkung des Politischen und des Sozialen: Der ›socialpolitische Standpunkt‹

Es stand für die genannten Autoren also außer Zweifel, dass die Revolution zu einer grundlegend neuen Konstellation geführt hatte, die auch und gerade der medizinischen Wissenschaft eine besonders gute Ausgangssituation verschaffte. Humanität und Bedeutung für die Lösung der sozialen Frage führten Neumann, Leubuscher und Virchow als entscheidende neue Relevanzkriterien für Wissenschaften an. Die Medizin erfüllte sie in ihren Augen freilich am besten.

Virchow ging konzeptionell als einziger der Autoren der *Medicinischen Reform* noch einige Schritte weiter und theoretisierte systematisch den neuen, durch die Revolution herbeigeführten »Standpunkt« und damit die neue Qualität der Gegenwart. Als entscheidend für den Gang der Untersuchung erweist sich dabei, dass er das qualitativ Neue als eine Transformation des Politischen konzipierte, die die neue Nähe zwischen der Medizin und dem nominell Politischen überhaupt erst ermögliche.

»Medicin«, da ließ Virchow keinen Zweifel, habe nun sehr wohl mit Politik »zu thun«. Darin wiederum sah er eine »radicale Veränderung« der Anschauung des Verhältnisses von »Staat und Medicin«. Deutlich werde das Neuartige bereits in dem Ausdruck »Öffentliche Gesundheitspflege«. Diesen Leitbegriff, den er dem entsprechenden Text auch als Überschrift voranstellte, grenzte Virchow von der lediglich »in den Akten« existenten

50 Vgl. z.B. Ruttman, Wunschbild, S. 332f., Becker, Zeit, zur Unterscheidung im Vormärz S. 152–155, zur Revolution 1848 S. 296f., S. 317.

»Sanitätspolizei« ab. Er begründete das neue Verhältnis von Medizin und Politik mit einem fortschrittlichen Wandel der »Politik«. Über die besondere Relevanz des Sozialen, die auch die anderen Autoren konstatiert hatten, ging er dabei noch hinaus:

»In der That, eine Bewegung, deren Gleichen die Weltgeschichte nicht kennt, hat uns von dem Standpunkt der dynastischen und territorialen Politik, dem rein politischen zu dem social-politischen, dem der nationalen und demokratischen Politik geführt; ihre endliche Ruhe wird sie aber erst dann finden, wenn wir auf dem kosmopolitischen Standpunkt, dem der humanen, naturwissenschaftlichen Politik, dem der Anthropologie oder der Physiologie (im weitesten Sinne) angelangt sein werden.«

»Und einer solchen Bewegung gegenüber«, so fügte er an, wolle »man uns noch sagen, die Medicin habe mit der Politik nichts zu thun?«[51] Dieser Abschnitt verdient genaue Betrachtung, weil verschiedene entscheidende Elemente der Politisierungsstrategie in kondensierter Form erkennbar werden. Zugrunde lag dem Argument eine Art Stufenlehre, die sich in verschiedenen Texten Virchows nachweisen lässt. In der Fortsetzung des genannten Textes zur »Öffentlichen Gesundheitspflege« bezog er sich in diesem Zusammenhang auf »bestimmte Culturstufen der Völker«, denen jeweils bestimmte »Principien« entsprächen. Den Revolutionen käme dabei die Aufgabe zu, jenen »in den Köpfen großer Denker« längst vorgedachten »Principien« »plötzlich allgemeine Anerkennung« zukommen zu lassen. Auf dem gegenwärtigen Standpunkt sei die Öffentliche Gesundheitspflege »nicht mehr eine unpolitische Wissenschaft«.[52]

Den Standpunkt, auf dem Virchow die Gegenwart sah, kennzeichnete er als den »social-politischen«. In diesem Kompositum fand nun die bereits bei den medizinalreformerischen Vorläufern nachweisbare semantische Annäherung des Begriffs des Sozialen und der Politik ihre morphologische Entsprechung. Bezeichnenderweise definierte Virchow den überwundenen »Standpunkt« als den »*rein* politischen« – den der »dynastischen und territorialen Politik«. Für sich genommen transportierte reine Politik negative Konnotationen, die hier der Zeit des alten, überwunden geglaubten Regimes zugeschrieben wurden. Die systematische Verhältnisbestimmung von medizinischer Wissenschaft und Politik vollzog sich, wenn sie stattfand, in weiten Teilen des Untersuchungszeitraums stets nach ver-

51 Virchow, Gesundheitspflege, S. 21.

52 Virchow, Gesundheitspflege, S. 46f. Die Staatsmänner, so fuhr er fort, bedürften nun »des Beistandes einsichtsvoller Ärzte«.

gleichbaren Mustern, also über eine Ausdifferenzierung der Politik, die die partikularistisch-machtorientierte Variante einer universalen, wissenschaftlich fundierten gegenüberstellte.

Der dynastisch-partikularistischen Politikvariante folgte in Virchows Phasenmodell eine »nationale und demokratische«, die er bereits erreicht sah und die der Medizin beziehungsweise der Öffentlichen Gesundheitspflege (als sozialen Wissenschaften) eine grundlegend neue Relevanz bescheren sollte. Abgesehen von der komplexeren theoretischen Reflexion der Transformation des Politischen, ging Virchow damit nicht weit über Leubuscher und Neumann hinaus. Demokratie als Grundprinzip und die Anerkennung der höchsten Relevanz der sozialen Frage kennzeichneten die entsprechenden Gegenwartsdeutungen aller genannten Autoren. Grundlage der neuen Relevanzbestimmung war eine Verschränkung des Politischen und des Sozialen, die an die vorrevolutionäre Entdeckung des Sozialen bei anderen medizinalreformerischen Autoren anknüpfen konnte.

Er sah mit dem sozialpolitischen Standpunkt aber den Endpunkt des entworfenen Fortschrittskontinuums noch nicht erreicht. Als Telos der Transformation setzte er eine noch weitergehende, vollständige Verwissenschaftlichung der Politik, die letztlich in semantischer Kontamination von medizinischer Wissenschaft und Politik gipfelte. Den Endzustand bezeichnete er als den »der humanen, naturwissenschaftlichen Politik«. Die synonyme Rede vom »kosmopolitischen Standpunkt« stand für eine endgültige Auflösung der interessegeleiteten Partikularismen Einzelner, die den Standpunkt der »dynastischen und territorialen Politik« gekennzeichnet hatten.

Die Radikalität dieser Theorie von Politikwandel, die mit einer sehr konkreten Vorstellung von Gesellschaftswandel korrespondierte, ist kaum zu überschätzen. Sie belegt eine enorme Reichweite der Deutungsansprüche, die mit der Politisierungsstrategie verbunden waren: Endpunkt der teleologischen Entwicklung war zwar nicht – wie bei anderen, durchaus ebenso linkshegelianisch inspirierten Zeitgenossen – die klassenlose Gesellschaft, die Virchow bekanntlich keineswegs verfocht. Dafür zielte sein Entwurf auf eine »Gesellschaft auf physiologischer Grundlage«.[53] Dieser utopische Endzustand, den beispielsweise Dieter Schott als »völlig nach physiologischen Gesetzmäßigkeiten orientierte, also maximal gesunde

53 Virchow, Der Staat und die Ärzte, S. 218. In der Forschungsliteratur wird der Text eindeutig Virchow zugeordnet. Vgl. z.B. Schipperges, Heinrich, Gesundheit und Gesellschaft. Ein historisch-kritisches Panorama, Berlin u.a. 2003, S. 89.

Gesellschaft«[54] beschrieben hat, war durch den Standpunkt der »humanen, naturwissenschaftlichen Politik« charakterisiert.

### 2.3 Medizin als Politik – semantische Kontaminationen

Nur vor dem Hintergrund dieser Utopie kann die berühmte Gleichsetzung von Medizin und Politik – »Medicin« sei eine »sociale Wissenschaft«, und Politik sei weiter nichts als »Medicin im Grossen«[55] – in der Reichweite ihres Anspruchs erkennbar werden. In einer »Gesellschaft auf physiologischer Grundlage«[56] sollten Politik und eine sehr weit begriffene soziale Medizin, die auch anthropologische Fragen integrierte, in der Tat Deckungsgleichheit erlangen und ununterscheidbar werden. Virchow lieferte dabei keinerlei Hinweise darauf, dass er diese Aussagen lediglich als ›uneigentliche‹ Übertragung von Bedeutungsgehalten zwischen beiden Worten verstanden wissen wollte. Er betonte ausdrücklich, dass es ihm bei der Verschränkung von Medizin und Politik um mehr ging als ein »Spiel mit Worten«, und bezog sich auf die »von der parlamentarischen Tribüne und von dem Ministertisch« häufig zu hörende Rede »von der Krankheit des Staates und politischen Arzneien«. »All diese Herren«, so Virchow, hätten allerdings lediglich »ein dunkles Gefühl von der Wahrheit«. Es ging nicht bloß um eine Ähnlichkeitsbeziehung zwischen zwei eigentlich distinkten Gegenständen, sondern um eine umfassende Verwissenschaftlichung jeglicher Staatstätigkeit, in der die Medizin eine entscheidende und führende Rolle spielen sollte: An die Stelle des Strafrechts müsse »die Psychologie treten«, die Politik sei »durch die Anthropologie« zu ersetzen. Problematischerweise seien die meisten Parlamentarier und Minister aber »anthropologische Pfuscher«.[57]

*Erstens* handelte es sich damit bei Virchows Definitionen der Politik nicht um eine bildliche Umschreibung oder um eine Herausstellung struktureller Analogien von guter Politik und Wissenschaft, sondern in der Tat um das Ideal einer vollständigen Verwissenschaftlichung jeglichen Staatshandelns und damit auch der Politik. *Zweitens* fasste er auch die Medizin extrem weit – nicht nur als soziale Wissenschaft, sondern zudem als

54 Dieses Gesellschaftskonzept Virchows und die sich in den Denkfiguren spiegelnde »Hegelsche Dialektik« werden herausgearbeitet bei Schott, Medicin, S. 100.

55 Virchow, Armenarzt, S. 125.

56 Virchow, Staat, S. 218.

57 Virchow, Gesundheitspflege, S. 55.

anthropologisch erweitert. An anderer Stelle, in einem Vortrag von 1847, 1849 im zweiten Band von *Virchows Archiv* abgedruckt, erläuterte er diese umfassende Konzeption einer zur Anthropologie erweiterten Medizin genauer: Er schrieb der Medizin für die Zukunft das Potenzial zu, »als Wissenschaft vom Menschen, als Anthropologie im weitesten Sinne, also ideal (prophetisch) als höchste Naturwissenschaft gefaſst« zu werden. Der »Physiolog« und der praktische Arzt, so äußerte er im selben Text, würden, »wenn die Medicin als Anthropologie einst festgestellt sein wird«, zu den »Weisen« gezählt werden, auf denen sich das »öffentliche Gebäude errichtet«, wenn nicht mehr »das Interesse einzelner Persönlichkeiten die öffentlichen Angelegenheiten« bestimmen werde.[58] Der anthropologisch überhöhten Medizin sollte die Rolle einer umfassenden, universalen Leitwissenschaft zukommen, um die »öffentlichen Angelegenheiten« der Partikularismen und individuellen Interessen zu entheben. Der auf den ersten Blick etwas kryptischen Rede vom »kosmopolitischen Standpunkt« der »humanen, naturwissenschaftlichen Politik«, der »Anthropologie oder der Physiologie (im weitesten Sinne)«[59] entsprachen diese Verwissenschaftlichungsutopie des Politischen und letztlich die semantische Kontamination von Politik und Medizin.

Vor diesem Hintergrund werden die verschiedenen postulierten Gleichsetzungen, gegenseitigen Substitutionen und Verbindungen zwischen Medizin und Politik in der *Medicinischen Reform* exakter deutbar: Die Gleichsetzung von Politik und Medizin war eine sehr greifbare Vorstellung, die von einer umfassenden Ver(natur)wissenschaftlichungsutopie der Politik flankiert wurde: Politik und Medizin sollten sich unter einem gemeinsamen naturwissenschaftlichen Dach bis zur Deckungsgleichheit annähern, wobei der Medizin zweifellos ein Führungsanspruch zukommen sollte.

Entscheidende Voraussetzung dieser Zielvorstellung war die Demokratisierung der Gesellschaft und der Wissenschaft: »Die demokratische Universität«, so Virchow, werde die »Verbindung der Naturwissenschaften mit der Philosophie, der Politik, der Geschichte und der Philologie in den Köpfen der heranreifenden Generation« herbeiführen.[60]

58 Virchow, Die naturwissenschaftliche Methode. Die Zitate finden sich auf S. 6 und 36. Das Politikvokabular spielte in diesem vorrevolutionär verfassten Text für das Argument noch keine Rolle. Den zweiten Teil des Zitats wiederholte er im November 1848 in einem Vortrag, der allerdings erst 1851 abgedruckt wurde: Virchow, Die Epidemie von 1848, S. 3.

59 Virchow, Gesundheitspflege, S. 21.

60 Anon., Unterricht, S. 76.

## 2.4 Neue Nähe: Staat und Politik

Als letztes Element der Politisierungsstrategie ist die enge Bindung des Politikvokabulars an den Staatsbegriff festzuhalten. Für den medizinischen Kommunikationszusammenhang war dies eine qualitativ wichtige Verschiebung und stand im Gegensatz zu den meisten Wortverwendungsweisen der Mediziner der ersten Hälfte des 19. Jahrhunderts. Virchows Konzept einer ›politischen‹ Öffentlichen Gesundheitspflege war mit einer herben Polizeistaatskritik verbunden und unterschied sich damit deutlich von den medizinischen Autoren, die sich über den Polizeibegriff in den Staat ›eingeschrieben‹ hatten.[61] Zugleich unterschied er sich aber von den Kritikern des Polizeibegriffs unter den früheren liberalen Medizinalautoren des Vormärz,[62] denn der Staat spielte zwar bei Virchow eine entscheidende Rolle, allerdings war der Staat auf dem »social-politischen Standpunkt« ein anderer als im vorangehenden Stadium der »reinen Politik«.

Virchow hatte, wie oben beschrieben, in seinem berühmten Text zur Öffentlichen Gesundheitspflege eine radikale Veränderung des Verhältnisses »zwischen Staat und Medicin« beschrieben und davon abgeleitet, dass Medizin und Öffentliche Gesundheitspflege sehr viel »mit der Politik« zu tun hätten.[63] Der Konnex von Staat und Politik erweist sich als wichtig, weil dem Staat in den Relevanzstrategien der *Medicinischen Reform* eine große Bedeutung zukam. Der Staat hatte als Kernpflicht »die physische Gesundheit aller Theilnehmer zu wahren«. Dass der bezeichnete Staat nicht mehr der »von Gottes Gnaden« war, sondern der demokratische, war für die Medizinalreformer Grundvoraussetzung dafür, dass die Gesundheitspflege politische Relevanz gewinnen konnte. Denn erst die auf »freie Repräsentation aller Individuen gegründete Gemeinschaft«, so befand zum Beispiel auch Leubuscher, erkenne die Staatspflicht an, allen die Entwicklung der »geistigen und körperlichen Fähigkeiten zu gewähren«.[64] Virchow selbst behandelte das Verhältnis von Staat und Öffentlicher Gesundheitspflege ausführlich in seinem Text über den »medicinischen Unterricht«. Der Staat,

---

61 Zur »Einschreibung« der medizinalpolizeilichen Autoren in den Staat: Wahrig, Aerzte, bes. S. 52. Wahrig liest den medizinalpolizeilichen Diskurs als »performativen« Diskurs über den Staat, der den Staat erst erschafft und die Produzenten des Diskurses zugleich in der »arbeitsteiligen Ausübung von Herrschaft« positioniert. Ein Beispiel für Virchows Polizei-Kritik: Virchow, Medicinal-Ministerium, S. 9.

62 Möller, Medizinalpolizei, S. 310f.

63 Virchow, Gesundheitspflege, S. 21.

64 Leubuscher, Reform, S. 48.

so sein Argument, habe als die »sittliche Einheit aller gleich Berechtigten« die Entwicklung der »Einzelfreiheit« und die »Befriedung der socialen Bedürfnisse aktiv« zu fördern. Entsprechend müsse er »die Öffentliche Gesundheitspflege als seine Pflicht erkennen«.[65]

An all diesen Belegen wird in der Zusammenschau deutlich, dass *erstens* ›Politik‹ bei Virchow zwar eindeutig auf den Staat verwiesen war, *zweitens* staatliche Politik aber für die Verfechter der Öffentlichen Gesundheitspflege nur von Interesse war, sofern der Staat sich für die »socialen Bedürfnisse« der »Theilnehmer« und somit für die soziale Frage verantwortlich sah. Kurz: Die Medizin, die den Medizinalreformern vorschwebte, war nach wie vor in erster Linie eine soziale Wissenschaft und konnte politische Relevanz nur gewinnen, wenn der Staat als Inbegriff des Politischen verpflichtet werden konnte, sich der sozialen Frage anzunehmen. Bei Virchow galt dies für den demokratischen Staat.[66]

Greifbar wurde dieser wiederkehrende argumentative Komplex auch in Virchows Text über die »Anstellung von Armen-Aerzten«, in dem er die soziale und die politische Frage, Staatsinteresse und Öffentliche Gesundheitspflege systematisch aufeinander bezog. Die Verantwortlichkeit des Staates für die soziale Frage konzeptualisierte er dort als das Zusammenfallen von »sociale[r] und politische[r] Frage«. »Von diesem Gesichtspunkte« habe er immer »die Öffentliche Gesundheitspflege als ein Glied« beider betrachtet. »Wir«, so fuhr er fort, »meinen es ehrlich mit dem Staat, der Gesellschaft und der Familie; wir wollen dauernde Grundlagen für dieselben«. Entsprechend sei die Demokratie die »erste Bedingung zur Lösung der socialen Frage«.[67]

Man könnte knapp zusammenfassen: Erst und nur vor dem Hintergrund eines demokratischen, sozialen Staates gewann die Medizinalreform und die Öffentliche Gesundheitspflege eine politische Qualität im affirmativen Sinne. Vergleicht man nun die Art und Weise, in der sich speziell Virchow unter Verwendung des Politikvokabulars in den Staat ›einschrieb‹, mit den Verwendungsweisen des Polizeivokabulars, die bei der Betrachtung der medizinalpolizeilichen Autoren der ersten Hälfte des 19. Jahrhun-

65 Virchow, Der medicinische Unterricht, bes. S. 70.

66 Vgl. Virchow, Gesundheitspflege, S. 21. Damit argumentierte er ähnlich wie Richter, der ja ebenfalls den vollkommen ausgebildeten Volksstaat als Voraussetzung für eine Verschränkung von Medizin und Politik in der Öffentlichen Gesundheitspflege angeführt hatte. Richter, Medicinalreform, S. 8f.

67 Virchow, Die Anstellung von Armen-Aerzten, S. 186.

derts erkennbar wurden, werden Gemeinsamkeiten, aber auch erhebliche Unterschiede deutlich. Gemeinsam war den Sprachstrategien zunächst, was Bettina Wahrig für die medizinalpolizeilichen Autoren herausgearbeitet hat: Beide versuchten, mit der »doppelten Autorität« des »Staates und der Wissenschaft« zu sprechen. Beide versuchten ferner, über die Einschreibung in den Staat an der »arbeitsteilige[n] Ausübung von Herrschaft« zu partizipieren. Entsprechend diesem Anliegen war auch beiden diskursiven Zusammenhängen eine hohe Frequenz des Staatsbegriffs gemein.[68]

Grundlegend anders war dagegen der Modus der Einschreibung konfiguriert: Die medizinalpolizeilichen Autoren knüpften eindeutig an den bestehenden Staat an. Besonders Virchow sprach dagegen demonstrativ die Sprache der Revolution und entwarf zugleich einen neuen Staat. Erzeugten die medizinalpolizeilichen Autoren Resonanzen mit verschiedenen Gemeinwohl- und Organismus-Diskursen,[69] nutzte Virchow konsequent die »konnektiven Potenziale« (Knobloch) zentraler Aussagemuster der demokratischen und republikanischen politischen Sprache der Revolutionszeit.[70] Anders als die Autoren, die sich des konservativen Konzepts der Medizinalpolizei bedienten, instrumentalisierten die Medizinalreformer die auf Wandel angelegte Konzeption einer ›politisch‹ semantisierten Öffentlichen Gesundheitspflege, um eine (selbstermächtigende) Verbindung mit dem Staat einzugehen. Sie postulierten damit zugleich eine grundlegende demokratisch-soziale Transformation der Staatlichkeit. An die Stelle des Polizeibegriffs trat terminologisch die Öffentliche Gesundheitspflege.

## 2.5 Gescheiterte Revolution – gescheiterte Redeweisen

Die Politisierungsstrategie Virchows bestand aus vier Elementen: *erstens* aus einer semantischen Verschränkung des Politischen und des Sozialen, die sich in der Konzeption des ›socialpolitischen Standpunktes‹ manifestierte, *zweitens* aus den Kontaminationen zwischen Medizin und Politik sowie *drittens* aus einer neuen semantischen Nähe von Staat und Politik. Das Element, das allen anderen genannten Punkten als notwendige Voraussetzung zugrunde lag, war *viertens* die Deutung der Gegenwart als soziale

68 Wahrig, Aerzte, bes. S. 41f., 46, 50–52. Siehe dazu außerdem Kap. II.2.

69 Ebd.

70 Zum Anschluss z.B. an Fröbel und Struve siehe Möller, Medizinalpolizei, S. 314.

und politische Revolution. Das Problem: Die mit der Revolution verbundenen Erwartungen an den zukünftigen demokratischen Staat und die zukünftigen sozialen und verwissenschaftlichten Formen der Politik mussten auch in Erfüllung gehen. Ansonsten entbehrte die Verbindung von Medizin und Politik ihrer Grundlage. Bekanntlich gingen die Erwartungen aber keineswegs in Erfüllung. Den engen Konnex zwischen den vier Elementen der Politisierungsstrategie belegt der Wandel, den Virchows Argumentationsmuster im Scheitern der Revolution erfuhren.

Dieses Scheitern, besonders in sozialer Hinsicht, entzog der Konzeption der Öffentlichen Gesundheitspflege mit politischem Stellenwert und der Neubestimmung des politisch-wissenschaftlichen Verhältnisses die Grundlage. Das, was Virchow als »social-politischen« Standpunkt bezeichnet hatte, wurde rasch wieder verlassen oder gar nie erreicht. Pessimistische Zwischentöne ließ Virchow zwar auch schon früher verlauten, spätestens seit Januar 1849 jedoch schlugen die Einschätzung, dass die sozialrevolutionären Zielvorstellungen sich offensichtlich nicht verwirklichten, und die Tatsache, dass manche politischen Erfolge sogar rückgängig gemacht wurden, auf die Verwendungsweisen des Politikvokabulars durch. Virchow deutete diese Entwicklung als eine überraschende »Conterrevolution«. Die »politische Fortbildung« des »Staatslebens« sah er von »gewaltsamen Störungen« beeinträchtigt. Aus dieser Formulierung sprach indirekt noch die Zielvorstellung einer fortschreitenden Transformation der Politik. Von den hohen Hoffnungen der früheren Ausgaben der Zeitschrift war nun aber nicht mehr viel zu spüren: Die Verfassungsurkunde, so resümierte Virchow frustriert, enthalte »kein Wörtchen« von einem staatsbürgerlichen Recht, »in gesundheitsgemässer Existenz geschützt zu werden«, und die »Conterrevolution« habe »die demokratische Staatsform« beseitigt. Damit, so die entscheidende Formulierung, sei man wieder »auf den Standpunkt vor der Sündfluth«, also der Revolution, zurückgeführt. Für die Gegenwart vom sozialpolitischen Standpunkt auszugehen, war demnach nicht mehr möglich. Er konnte nicht mehr als Grundlage der Argumentation dienen. Wie es mit der »Medicinal-Reform« als »Glied der grossen socialen Reformen« weitergehen sollte, wusste Virchow deshalb nicht mehr zu beantworten.[71] Zu diesem Zeitpunkt, im Januar 1849, versuchte er noch, das Wegbrechen der Grundlage seiner komplexen Politisierungsstrategie mit einem argumentativen Kniff zu um-

71 Virchow, Die Lage der Medicinal-Reform, S. 173.

gehen: Die »jetzige politische Lage« könne und dürfe bei den »anzustrebenden Reformen«, die er durchaus noch für möglich hielt, »nicht maassgebend sein«, weil sie lediglich Ausdruck der »That und Principienlosigkeit« sei.[72] Das Argument lief also darauf hinaus, den politischen »Standpunkt« der Gegenwart schlicht zu ignorieren.

Aber je weiter die »Conterrevolution« fortschritt, desto weniger versuchte Virchow, die Augen davor zu verschließen, dass seiner Konzeption einer politischen Öffentlichen Gesundheitspflege und Medizin die Grundlage entzogen war. Den Niedergang der Revolution erklärte Virchow in der Folge damit, dass politische und soziale Frage auseinandergetreten seien: Die »sociale Frage war in der politischen fast untergegangen«, die Hoffnung, die »der Frühling den arbeitenden Klassen gebracht« habe, sei vernichtet, hielt er Mitte Januar 1849 fest.[73]

Schon Ende November 1848 hatte er in einem Vortrag bei der »Jahressitzung der Gesellschaft für wissenschaftliche Medicin« das Auseinandertreten der politischen und sozialen Elemente der Revolution, die er in dem Vortrag konsequent als »psychologische Bewegung« begriff, als Ursache einer gegenwärtigen »psychische[n] Epidemie« gedeutet: Die »socialen Forderungen« der Revolution würden »sich logisch an die politischen« knüpfen. Die Tatsache, dass »so Viele« die »sociale Frage« nun verleugnen würden, wertete er als einen Beleg für den »psychopathischen Zustand«, in dem man sich befinde. Dass die »normalen Denkgesetze«, die Philosophie und Naturwissenschaften aufgezeigt hätten, nicht »zur Äusserung« gekommen seien, habe nun zu einer »psychische[n] Epidemie« geführt. Das aktuelle »Stadium« dieser »Volkskrankheit« im November 1848 bezeichnete er als das »depressive[…]«.[74] Als einzig mögliche Lösung führte er abschließend die Integration der sozialen Frage in die »neuen Staatsinstitutionen« und in die »politischen Formen des Gemeindelebens« an.[75]

Mit dieser Gegenwartsdeutung postulierte Virchow wiederum eine unauflösbare Verschränkung der politischen und sozialen Frage. Zugleich zeigte er auf, wie er sich die Anwendung der (anthropologisch erweiterten) medizinischen Leitwissenschaft auf politische Fragen vorstellte. Und wiederum finden sich in dem Text keinerlei Anzeichen, dass er die Übertragung medizinisch-psychologischer Terminologie auf soziale und politische Phä-

72 Ebd., S. 174.
73 Virchow, Die medicinische Gesetzgebung, S. 181.
74 Virchow, Epidemie, S. 7f.
75 Ebd., S. 21.

nomene bildhaft verstanden wissen wollte. Vergleichbare Vorschläge wurden mit der Zeit aber seltener. Mit dem Fortschreiten der Reaktion zeigte Virchow Resignation – mitunter erwartete er aber auch eine erneute, soziale Revolution.[76]

Einerseits stand Virchow mit diesen Wahrnehmungen und Deutungen nicht allein. Je deutlicher die Reaktion in Erscheinung trat, desto deutlicher erschien auch manchen Liberalen die Notwendigkeit einer weiteren, nun auch sozialen Revolution. Viele Demokraten hatten die politische Umwälzung im März 1848 ohnehin lediglich als Vorgeschichte der wirklich entscheidenden sozialen Zäsur gewertet.[77] Andererseits bespotteten Kollegen (wie er selbst registrierte) aber auch, dass er den sozialen Aspekt der Revolution und der Öffentlichen Gesundheitspflege so stark machte. Er berichtete, dass viele »von unseren Freunden« »gelächelt« hätten, als er behauptet habe, der »Charakter der grossen Bewegung« sei »ein mehr socialer, als politischer«. Er blieb auch im März 1849 bei dieser Ansicht, sah sie durch verschiedene Begebenheiten sogar bestätigt: Wegen des Scheiterns der »politischen Apostel« (gemeint sein konnten damit sowohl die Abgeordneten der Revolutionsparlamente als auch die Verfechter einer nur politischen Revolution) habe sich die Menge nun »sociale[n] Wunderthäter[n]« zugewandt. Er bezog sich damit ironisierend auf verschiedene »Kurpfuscher« und ein wundertätiges Mädchen, von denen in der Presse zu dieser Zeit verbreitet die Rede war. Solche Figuren hätten sich an die Stelle der gescheiterten »politischen Apostel« erhoben, da sich das Volk von ihnen nun »Rath und Hülfe für seine materiellen Gebrechen« erhoffe. Nicht mehr »politische«, sondern »sociale Wunderthäter« seien nun gefragt.[78] An dieser ironisch-verbitterten Glosse wird zwar einerseits deutlich, dass Virchow die soziale Frage nach wie vor als untrennbar von der politischen und gegenüber jener sogar als privilegiert betrachtete. Andererseits sprach aus jeder Zeile des Textes Resignation. Vom »social-politischen« Standpunkt war nicht mehr die Rede.

Im Scheitern der Revolution pejorisierten sich auch die Politiksemantiken. Der Spott, mit dem die politischen »Wunderthäter« und »Apostel«

76 In den Briefen an seine Eltern hatte er ohnehin recht früh deutlich gemacht, dass er von der Nationalversammlung wenig erwarte und eine zweite Revolution durchaus für wahrscheinlich hielt: »Wenn man eine Revolution gehabt hat, so ist eine zweite nichts Unerhörtes mehr« (Brief vom 1.5.1848). Vgl. dazu Becker, Zeit, S. 286.

77 Ebd., z.B. S. 284, vgl. auch S. 362.

78 Virchow, Das Wunderkind, S. 209f. Neben dem »Wundermädchen« bezog er sich auf einen »Propheten«, einen »Physiognomiker«, einen »Magnetiseur«.

bedacht wurden, signalisierte bereits eine deutliche Abgrenzung von den ›politisch‹ semantisierten Akteuren in den Parlamenten und Regierungen. Und dass dem spezifischen Entwurf der Verschränkung von Politik und medizinischer Wissenschaft, den die *Medicinische Reform* propagiert hatte, die Grundlage entzogen war, lies sich kaum noch leugnen. Im letzten Heft der Zeitschrift, die laut Virchow seit vielen Monaten »unter dem Belagerungszustande« geschrieben worden sei, gestand er das auch offen ein: Die »Reform« stelle, obwohl die Autoren ihren »Muth einer Meinung« behalten hätten, ihre Arbeit ein, weil die »politische Lage unseres Volkes« zur »Unmöglichkeit einer vernünftigen Reorganisation der öffentlichen Gesundheitspflege« geführt habe.[79]

Eine je spezifische Deutung der politischen Lage stand also am Anfang und am Ende des Reformprojekts. Mit einem Revolutionsbezug hatte Virchow die Politisierungsstrategie eröffnet, die frustrierte Einsicht in die politische Lage am Ende der Revolution besiegelte auch das Ende des Projekts. Ohne eine Politik auf dem ›socialen Standpunkt‹ konnte es auch keine Annäherung von Medizin und Politik geben. Die Politisierungsstrategie war damit zugleich mehr und weniger als eine generelle Relevanzbehauptung der Medizin für die Politik. Eine naturwissenschaftliche Fundierung der Politik – im Sinne des jungen Virchow – hatte erhebliche Voraussetzungen und konnte damit nicht in jedem Kontext funktionieren. Indem eine bestimmte politische Ordnung, ein bestimmter politischer »Standpunkt« als Voraussetzung postuliert wurde, ging die Strategie aber auch über ein allgemeines Relevanzpostulat hinaus: Notwendig war zugleich eine spezifische Transformation des Politischen.

Analytisch gesprochen bestand die Pointe der Politisierungsstrategie der *Medicinischen Reform* darin, dass nicht nur eine Integration der Medizin in den politischen Raum angestrebt, sondern zugleich ein bestimmter Zuschnitt des Raumes postuliert wurde. Kerngegenstand der politischen Kommunikation und zugleich Legitimationsbasis der Verbindlichkeitsansprüche politischer Institutionen sollte die Lösung der sozialen Frage sein. Damit war – über die Bestimmung zulässiger Themen – zugleich eine Vorstrukturierung der politischen Kommunikation eingeführt, die der Medizin eine neue zentrale Rolle zuwies. Die Reformer konzipierten die Medizin als soziale und anthropologisch erweiterte Leitwissenschaft »vom Menschen«, die zugleich beanspruchte, die legitimen Strategien zur Lösung der sozialen

79 Anon., Schluss, S. 273.

Frage vorzugeben. Es ging bei der Politisierungsstrategie mithin nicht bloß um eine Integration der Mediziner in politische Kommunikationsprozesse, sondern um eine Strukturierung des Kommunikationsraumes, die die Wissenschaft und ihre Vertreter auf der höchsten Hierarchieebene positionierte. Sie sollte die Muster zur Wahrnehmung und Deutung der Gegenwart und damit auch die legitimen Gegenstände politischer Kommunikation vorgeben. Umsetzen sollte die daraus folgenden politischen Maßnahmen der Staat. Der Staat, der diese Aufgabe erfüllen sollte, war allerdings wiederum ein sehr spezifischer, in den sich die Medizinalreformer ebenfalls bereits eingeschrieben hatten: Es war der Staat auf dem »social-politischen Standpunkt«, dessen Kernaufgabe es war, die gesundheitsgerechte Existenz aller Bürger zu gewährleisten. Das Soziale erweist sich damit wiederum als eigentlicher Gegenstand der reformierten Medizin – abstrakt gesprochen: Erst die Transformation zum Sozialpolitischen machte das Politische für den Sozialmediziner zu einem relevanten Gegenstand.

Soweit der utopische Entwurf. Die Ursachen des Scheiterns dieser komplexen Politisierungsstrategie wurden bereits beschrieben: Mit der neuen ›politischen Lage‹ Anfang 1849 war auch die Neuordnung der Öffentlichen Gesundheitspflege, die zugleich als Neuordnung des Politischen konzipiert war, unmöglich geworden. Im Scheitern des Entwurfs dominierte auch bei Virchow die Politisierungsstrategie nicht mehr uneingeschränkt die Wortverwendungsweisen des Politikvokabulars. In der ironisierend-kritischen Rede von den »politischen Aposteln« deutete sich das bereits an.

Bei genauer Betrachtung waren die ›alten‹ Semantiken nie vollständig verloren gegangen. In einer Form, die allerdings entscheidende Modifikationen aufwies, koexistierten sie neben der Politisierungsstrategie in den Texten der *Medicinischen Reform*. Politische Phänomene konnten in diesem Sinne gefährliche Dynamiken entwickeln, ja sogar pathogene Effekte zeitigen – eine grundlegende Abgrenzung vom nominell Politischen findet man aber nirgends. Vielmehr wurden die behaupteten Dynamiken argumentativ in den Dienst medizinischer Deutungsansprüche gestellt. Virchow selbst sprach von der Revolution als ›psychischer Epidemie‹. Allerdings schrieb er nicht der politischen Revolution selbst pathogenen Charakter zu, sondern dem Ausbleiben ihrer sozialen Vollendung.[80] Die utopische Konzeption einer politischen Medizin und die semantische

80 Virchow, Epidemie. Ähnlich auch Leubuscher, Wunderkind, S. 207f.

Kontamination von Politik und Medizin waren zweifellos das dominierende Element der Wortverwendungsmuster in der *Medicinischen Reform.*

Diese wenigen Ausnahmen bestätigten die sprachliche Regel, die in der *Medicinischen Reform* durchgängig galt: Zur Politik, zu politischen Phänomenen und Aktivitäten wurde argumentativ keine Distanz aufgenommen. Zahlreiche andere Autoren, die der Revolution kritisch gegenüberstanden, verwandten die distanzierenden Muster dagegen auffällig oft: Sie behandelten aus medizinischer Perspektive die politische Revolution selbst als ein (psycho-)pathologisches Phänomen. Dies war aber nur eine Variante der sprachlichen Verarbeitung der Revolution, die neben anderen in medizinischen Zeitschriften der Jahre 1848 und 1849 nachzuweisen ist. Um Wortverwendungsmuster des Politikvokabulars, die dort erkennbar werden und vor deren Hintergrund Virchows Politisierungsstrategie letztlich als exzeptionell erscheinen muss, soll es nun gehen.

## 3. Politik als Problem: Die Mediziner und die Revolution

Der Hauptbefund zur medizinischen Publizistik – jenseits der *Medicinischen Reform* und *Virchows Archiv* – ist eindeutig: Nirgends wurde eine Politisierungsstrategie erkennbar, die auf eine semantische Kontamination von Medizin und Politik hinausgelaufen wäre. In den Jahren 1848/49 stiegen die Wortverwendungen gegenüber der ersten Jahrhunderthälfte quantitativ zweifellos an, wobei die Frequenz in unterschiedlichen disziplinären Feldern und Organen allerdings differierte. Dass die Frequenz sich erhöhte, ist vornehmlich darauf zurückzuführen, dass die Revolution unzweifelhaft als einschneidendes politisches Ereignis gedeutet wurde. Grundsätzlich lassen sich die daran anknüpfenden sprachlichen Ver- und Bearbeitungen der Gegenwart in mehrere Gruppen unterteilen: Zunächst ist die Unterscheidung von Argumentationsmustern, die affirmativ Bezug auf den Wandel der politischen Verhältnisse nahmen, und solchen, in denen die politischen Ereignisse problematisiert wurden, wichtig. Insgesamt kann man die Vielfalt der Wortverwendungsweisen und Sprachstrategien auf drei Muster zuspitzen. Die Muster lassen sich wiederum tendenziell verschiedenen Gruppen von Akteuren zuordnen, die unter anderem durch ihre Position zur politischen oder sozialen Revolution, aber auch durch unterschiedliche Zuspitzungen ihres Wissenschaftsverständnisses unterscheidbar waren. Spezifisch affirmative Verwendungsweisen waren *erstens* eindeutig Indikator für einen hohen Grad an revolutionärer Radikalität. Erstmals lässt sich in diesem Rahmen in der Breite eine potenziell positive Wertung »politischer Verhältnisse« erkennen. In der vorrevolutionären Zeit war dies, wie gezeigt, fast nie der Fall. *Zweitens* erlebten auf der anderen Seite problematisierende Thematisierungen der einschneidenden politischen Ereignisse und der daraus erwachsenen Verhältnisse, die als Hindernis der medizinischen Wissenschaft wahrgenommen wurden, eine wahre Renaissance. Die deutende Verarbeitung der Ereignisse und Erfahrungen der Jahre 1848/49 vollzog sich *drittens* bereits während der Revolution privilegiert in Auseinandersetzungen mit den psychopathologischen Effekten der Ereigniskette. Mit Blick auf die Häufigkeit der Wortverwendungen stand eine weitere Strategie deutlich im Gegensatz zu Virchows Sprachverhalten: Vor allem Mediziner, die ein betont naturwissenschaftliches Selbstverständnis propagierten, vermieden das Politikvokabular systematisch. Diese Tabuisierung des Politikvokabulars war eine drastische Emanzipationsgeste gegenüber jeder Form externen Einflusses auf die Medizin. Im Folgenden werden Implikationen und Stoßrichtungen der unterschiedlich zugespitzten Wortverwendungsmuster systematisch ausgeführt.

## 3.1 Die Autonomisierung der naturwissenschaftlichen Medizin: Die Tabuisierung des Politikvokabulars

Im Vergleich mit den von Virchow redigierten Zeitschriften (*Virchows Archiv* und *Medicinische Reform*) fällt eine erste Gruppe von Publikationsorganen auf, in denen der revolutionäre Effekt auf die Wortverwendungsmuster weitgehend ausblieb: In den Organen, die seit den 1840er-Jahren eine Ver(natur)wissenschaftlichung der Medizin programmatisch verfochten, hinterließ die Revolution so gut wie keine sprachlichen Spuren. Von Politik, politischen Zuständen, Standpunkten und Ereignissen war dort schlichtweg nicht die Rede. Der Befund ist umso auffälliger, bedenkt man, dass *Virchows Archiv* eigentlich zu diesen Organen gehörte.[81]

---

81 Zu den hier behandelten Organen siehe ausführlich Kap. V.1.2. Das spezifische Verhältnis von strikt naturwissenschaftlicher Medizin und einer Tabuisierung des Politikvokabulars wird dort ausführlich behandelt.

Mit der Tabuisierung setzte sich ein Trend fort, der bereits für die vorrevolutionäre Publizistik herausgearbeitet wurde, aber zunehmend Relevanz gewann, weil die entsprechenden Autoren und Herausgeber in der Folge zu den prägenden Meinungsführern der medizinischen Wissenschaft wurden. Nicht nur in ihrer programmatischen Ausrichtung, sondern auch in dem von ihnen propagierten Bild des naturwissenschaftlichen Mediziners wirkten sie über viele Jahrzehnte stilbildend. Die Tabuisierung einer Redeweise oder ganzer Vokabularien in bestimmten Publikationskontexten ist methodisch schwer nachzuweisen. Die Durchsicht der einschlägigen physiologischen Organe, die in den Jahren 1848/49 erschienen, liefert aber einen erstaunlich eindeutigen Befund: Man kann von einer systematischen Vermeidungsstrategie ausgehen.

In Rosers und Wunderlichs *Archiv für physiologische Heilkunde* war das Politikvokabular vor 1848 mitunter noch aufgetaucht. Dabei hatte der vertraute abgrenzende Gestus dominiert. Unter anderem hatte Wilhelm Griesinger in einem abschließenden Beitrag in die Auseinandersetzung zwischen Ringseis und der Schönlein-Schule eingegriffen und versucht, den politisch-emotionalen Komplex aus der Debatte zu filtern und sie auf ihren wissenschaftlichen Kern zurückzuführen.[82] Im Jahrgang 1848 fand sich noch ein einziger Beitrag zum Thema der Medizinalreform, in dem Roser seine eigene politische Aktivität ambivalent beleuchtete.[83] In der Folge, bereits im Jahrgang 1849, war das Politikvokabular fast vollständig von den Seiten des Organs verschwunden. Die Vermeidungsstrategie wird also in diesem Fall aufgrund des abrupten Bruches sehr offensichtlich.[84]

Etwas anders, aber ebenso deutlich war der Fall in *Müllers Archiv* gelagert. Das Politikvokabular wurde dort im gesamten Erscheinungszeitraum kaum verwendet. Zur Revolutionszeit war lediglich einmal das Wort »un-

82 Vgl. dazu Kap. II.7.1.

83 In einem »Correspondenzartikel« aus dem Mai 1848 räumte Roser ein, dass auch bei ihm »die Medicin vor der Politik, vor dem Gedanken an die Recepte und Operationen, deren das Vaterland bedarf, in den Hintergrund getreten sei«. Die »politischen Ereignisse«, so fuhr er fort, hätten auch für die Reform der Medizinalgesetzgebung wichtige Konsequenzen, die er in dem Brief weiter ausführte. Roser, Medicinal-Reform, S. 347.

84 Lediglich in einem Artikel von 1850 war noch einmal die Rede von den politischen Leidenschaften im Zusammenhang mit der Choleraepidemie von 1849. Neufville, Auftreten, S. 456f. Neufville berichtete, dass »die sociale Bewegung und politische Leidenschaft der letzten Jahre einen grossen Theil der niederen bethörten Volksklassen in weit ungünstigere äussere Verhältnisse versetzt hatten«.

politisch« zu lesen. Allerdings als Charakterisierung unklugen oder gar unangemessenen Verhaltens eines Rezensenten.[85]

Die Beharrlichkeit, mit der das Politikvokabular vermieden wurde, ist Indiz für ein bewusstes Sprachverhalten. Noch über dieses Indiz hinaus findet man auch in rückblickenden Charakterisierungen der physiologischen Protagonisten der Revolutionszeit Hinweise auf deren Distanz zu ›politisch‹ semantisierten Phänomenen oder Selbstkonzepten. Als Beispiel sei eine 1860 veröffentlichte Gedächtnisrede genannt, die der berühmte Müller-Schüler Emil Du Bois-Reymond auf seinen Lehrer hielt. Im Abschnitt über Müllers Verhalten während der Revolution betonte der Redner: »Müller war kein Politiker.« Er sei vielmehr »wesentlich Aristokrat der Intelligenz« gewesen. Du Bois-Reymond erläuterte diese Charakterisierung genauer: Müller habe zwar ein »Herz für Deutschland« gehabt und in der Wissenschaft das »Nationalgefühl zu starker Unabhängigkeit« geweckt, vor allem aber sei er »Gelehrter« gewesen. Als vollkommenen Irrtum habe er es betrachtet, die »Blüthe der Kunst und Wissenschaft als abhängig« vom »Maß der bürgerlichen Freiheit und der Betheiligung der Einzelnen am Staatsleben« darzustellen. Der Seitenhieb auf Virchow und andere Medizinalreformer, die genau diese Position vertreten hatten, ist kaum zu übersehen. Um zu »nisten«, so der Redner weiter, müsse »die Wissenschaft die Wege des Staatslebens glätten«.[86] Sicher mischten sich hier die Positionen von Redner und posthum Geehrtem. Und auch der nationale Aspekt war in den 1860er-Jahren stärker als 1848 ein Bezugspunkt des Politikvokabulars. Charakteristisch für beide Zeitschichten war aber die Dichotomisierung der Figur des (hier aristokratisch erhabenen) Gelehrten und des Politikers. Virchow, der als »einflussreichster Arzt des 19. Jahrhunderts«[87] und prominenter Parlamentarier Elemente beider Figuren in sich vereinte, war somit im elitären Kreis der an Müller geschulten naturwissenschaftlich-medizinischen Meinungsführer der zweiten Jahrhunderthälfte eine deutliche Ausnahme.[88] Die Tatsache, dass in *Virchows Archiv*, das zweifellos den

---

85 Siehe den Kommentar zu einem Artikel aus dem *Jahresbericht über die Fortschritte der gesammten Medicin in allen Ländern* in: *Archiv für Anatomie, Physiologie und wissenschaftliche Medicin*, Jg. 1849, S. 17f. Der anonyme Kommentator kritisierte das Vorgehen eines Referenten im *Jahresbericht* als »mindestens unpolitisch«. Er bezog sich damit auf eine nach seinem Dafürhalten unangemessene Unterstellung.

86 Du Bois-Reymond, Gedächtnisrede, S. 135f.

87 Bergdolt, Gewissen, S. 243.

88 Vermutlich war ihm dies auch nur aufgrund seines exzeptionellen Renommees in beiden Feldern möglich. Zur »Meinungsführerschaft« von Du Bois-Reymond, Helmholtz und

gleichen Idealen von (Natur-)Wissenschaftlichkeit verschrieben war wie die anderen genannten, besonders während der Revolution das Politikvokabular eine große Rolle spielte, macht die Ungewöhnlichkeit und relative Eigenständigkeit von Virchows Sprachverhalten umso deutlicher.

Den anderen Verfechtern der naturwissenschaftlichen Medizin war also gerade während der Revolution ein auffälliger Verzicht auf das Politikvokabular gemein. Auf bewusste Beweggründe für dieses Sprachverhalten kann in Ermangelung expliziter Stellungnahmen zur Politikferne nur über Indizien geschlossen werden. Der Habitus gelehrter Erhabenheit gegenüber der Politik wurde bereits genannt, war aber nicht zwangsläufig ein Alleinstellungsmerkmal naturwissenschaftlich orientierter Mediziner. Ein weiterer wichtiger Hintergrund der Tabuisierungsstrategie, der für die physiologischen Programmatiker zentral gewesen sein dürfte, war der konzeptionelle Emanzipationsgestus, den zum Beispiel Griesinger in der Ringseis-Debatte auf programmatischer Ebene gezeigt hatte. Er hatte eine Absetzung der Medizin von der idealistisch-romantischen philosophischen Spekulation, aber auch gegen religiösen sowie politischen Einfluss auf die Wissenschaft propagiert. Diese emanzipatorische Grundhaltung lief darauf hinaus, medizinische Wissenschaft in Theorie und Praxis aller externen Einflüsse und Aspekte zu entledigen – eben auch der politischen. Während der Revolution wurde das Emanzipationsbestreben gegenüber ›politisch‹ semantisierten Phänomenen in den gesichteten Zeitschriften jedoch nicht mehr explizit gemacht.

Auf diese systematische Tabuisierung des Politikvokabulars in den Zeitschriften der Programmatiker der naturwissenschaftlichen Medizin ist in einem späteren Kapitel ausführlich zurückzukommen. Für die Analyse des Sprachverhaltens der Mediziner und Ärzte während der Revolution ist der Blick nun auf Zeitschriften zu lenken, in denen die Revolution sehr wohl sprachliche Spuren hinterließ. Die dortigen Autoren gingen in ihrer Radikalität allerdings nie so weit wie diejenigen der *Medicinischen Reform*.

## 3.2 Anschlüsse an die Revolution

Mit affirmativen Wortverwendungsweisen und einzelnen Versatzstücken der Virchowschen Politisierungsstrategie arbeiteten vornehmlich Autoren

---

Virchow vgl. Daum, Wissenschaftspopularisierung, bes. S. 437. Zur »naturwissenschaftlichen Ersatzrevolution« der Vertreter dieser Gruppe vgl. Göckenjan, Kurieren, S. 305ff.

in Zeitschriften, in denen eindeutig demokratische, die soziale Revolution befürwortende Positionen vertreten wurden. Der thematische Verwendungszusammenhang des Politikvokabulars war dem oben für die Medizinalreform beschriebenen ähnlich. Jene Autoren schlossen argumentativ an den behaupteten fortschrittlichen Wandel von Politik, Gesellschaft und Staat an. Mitunter verknüpften sie mit der Reform der Medizin und des Medizinalwesens explizit einen gesellschaftsreformerischen Anspruch.

Dass Letzteres 1848 keineswegs beim Großteil der Ärzteschaft der Fall war, ist historiografisch mehrfach herausgearbeitet worden. Die Befunde zu Verwendungsweisen des Politikvokabulars bestätigen damit indirekt auch den Forschungsstand zur programmatischen Ausrichtung der Ärzte in der Revolution von 1848/49: Affirmative Bezüge auf Politik oder politisch semantisierte Phänomene finden sich vornehmlich bei der quantitativ begrenzten, oft an Neumann und Virchow orientierten Gruppe von Ärzten, die deutlich erkennbar und explizit »demokratische Ziele« verfolgte. Anders als viele ihrer Kollegen, die sich in ärztlichen Vereinen teils durchgängig, teils nach einem kurzen Politisierungsschub zu Beginn der Revolution weitgehend auf »die Pflege kollegialen Verkehrs und der Wissenschaft« sowie Standesfragen beschränkten, zeichnete sich diese Gruppe auf der Sprachebene auch durch ein sehr aufgeschlossenes Verhältnis zu ›politischen‹ Phänomenen aus.[89] Das vermag grundsätzlich kaum zu verwundern, muss aber betont werden, um die deutliche Verbindung zwischen affirmativen Verwendungsweisen des Politikvokabulars und einer »linken«, zumindest linksliberalen und demokratischen Gesinnung zu dieser Zeit deutlich zu machen.

Politische und gesellschaftliche Forderungen, die über die Standesbelange der Ärzteschaft hinausgingen, wurden von verschiedenen medizinischen Autoren während der Revolution also durchaus vertreten, waren aber längst nicht die Regel. Neben den von Virchow maßgeblich betreuten Organen war zum Beispiel die *Allgemeine Medicinische Central-Zeitung* ein Ort, an dem während der Revolution in dieser Weise geschrieben werden konnte. Sie war seit 1833 in Berlin erschienen, wurde zunächst von Isaak Sachs betreut und in der Revolutionszeit von dem Berliner Arzt Louis

89 Dazu ausführlicher, allerdings ohne Bezug auf die Sprachebene: Huerkamp, Aufstieg, bes. S. 243f. Vgl. auch Möller, Medizinalpolizei, bes. S. 287f. Kritisch zum Verhältnis von standespolitischer und »universeller« Ausrichtung (in Auseinandersetzung mit den älteren Arbeiten Ackerknechts): Göckenjan, Kurieren, S. 279.

Posner redigiert.[90] Standesfragen fanden in ihr genauso ihren Platz wie wissenschaftliche Nachrichten und Berichte. Sie wird hier exemplarisch als eine inhaltlich ausgewogene Zeitschrift ohne einen eigenständigen konzeptionellen Anspruch (den beispielsweise die *Medicinische Reform* erhob) herangezogen. Als ergiebig erweist sich die Zeitschrift, weil das politische Geschehen der Revolutionszeit auf europäischer Ebene in einer Rubrik zur »Tagesgeschichte« regelmäßig und ausführlich behandelt wurde. In ihrer weitreichenden Offenheit gegenüber linksliberalen und demokratischen Positionen im politischen Spektrum der Revolutionszeit bietet die *Central-Zeitung* eine verdichtete Fülle von Argumentationsmustern, die an die Revolution anschlossen. Ähnliche Anschlüsse an die »politischen Ereignisse« lieferten verschiedene andere Zeitschriften, besonders jene, die die revolutionären Ereignisse in eigenen Rubriken verfolgten. Ausgehend von den Befunden aus der *Central-Zeitung* werden deshalb in der Folge aus anderen, möglichst verschiedenen Organen ergänzend Belege angeführt.

Analysiert man die Verwendungsweisen des Politikvokabulars in der *Central-Zeitung*, lassen sich zunächst auch Versatzstücke der Politisierungsstrategie identifizieren, die Virchows Texte geprägt hatte. Auffällig sind dabei die häufigen Verweise auf das französische Nachbarland. Eingedenk der Befunde zur ersten Jahrhunderthälfte sind sie nachvollziehbar, in der *Medicinischen Reform* kamen sie allerdings weitaus seltener vor. Einige andere Sprachmuster wurden dagegen in fast identischer Form aktualisiert.

Dies gilt gerade für die spezifische Art der Einschreibung[91] in die Revolution: Auch in den Texten der *Central-Zeitung* argumentierten die Autoren, dass der Bedeutungsgewinn des Sozialen, der mit dem revolutionären Wandel der politischen Verhältnisse einhergegangen sei, den Ärzten nun eine besondere Rolle zuweise: »Wer besser als der Arzt«, so äußerte Ende Mai 1848 ein euphorischer Korrespondent in einem kurzen Bericht zur Ausrufung der Republik in Frankreich, könne »dazu beitragen, die

90 Die Zeitschrift war eine unmittelbare Fortsetzung der *Berliner Medicinischen Zeitung*, die seit 1833 unter dem genannten Namen firmierte. Dazu: Callisen, Schriftsteller-Lexicon, S. 428f. Begründet und lange herausgegeben wurde sie von Isaak Sachs, geb. 1804, der an einer Fülle von Zeitschriftenprojekten beteiligt war. Dazu: Richarz, Eintritt, S. 177f. Zur Revolutionszeit fungierte bereits die Witwe Sachs' als Herausgeberin.

91 Als ›Einschreibung in die Revolution‹ wird zur narrativen Straffung eine bereits für Virchow skizzierte, mehrschrittige argumentative Operation bezeichnet: die Deutung der Gegenwart als Revolution und die Behauptung eines dadurch angestoßenen spezifischen Wandels von Politik, Staat und Gesellschaft, die den Medizinern eine dominante Rolle zuschreibt.

socialen Fragen zur Lösung bringen, welche unter den heissen Discussionen der Politik angeregt« würden.[92] Auch mit Blick auf deutsche Ärzte waren vergleichbare Aussagemuster sehr verbreitet. Gerade die neugegründeten *Medicinisch-politischen Blätter*, ein Organ, das sich vollständig der Reform des Medizinalwesens in Bayern widmete und den sozialen Charakter der Medizin betonte, liefern dafür zahlreiche Beispiele. »Die Zeitereignisse«, so ein Kommentator in der *Neuen medicinisch-chirurgischen Zeitung*, würden »in der That das Erscheinen eines solchen Organs«, das »die ärztlichen Interessen in Bayern vom politisch-socialen Standpunkte aus« bespreche, notwendig machen.[93] Bis in die Details hinein wurden in diesem Zusammenhang sogar Formulierungen Virchows übernommen. Die *Medicinisch-politischen Blätter* selbst druckten anfangs (ungeachtet späterer Uneinigkeiten zwischen beiden Organen) einschlägige Ausführungen Virchows aus der *Medicinischen Reform* ab. Die Redaktion der Münchener *Blätter* unterstützte explizit Virchows Rede von den »politischen Stürmen«. Auch sie wollte darin die »Geburtswehen einer neuen Zeit« erkennen: Kein anderer Stand »mehr als der ärztliche dürfte berufen sein [...] an der grofsen und schweren Arbeit des Jahrhunderts Theil zu nehmen«.[94]

Ein Wiener Korrespondent hatte bereits im frühen Mai 1848 in der *Central-Zeitung* betont, die »Bewegung, welche gegenwärtig Europa durchzieht und durchzuckt«, sei »nicht bloß eine politische, sie ist vielmehr eine sociale und dieser letztere Umstand giebt Aufschluss über die große Theilnahme der Aerzte an der Bewegung«.[95] Genau wie in der *Medicinischen Reform* wurde auch hier dem sozialen gegenüber dem politischen Aspekt der Revolution für den Relevanzgewinn der Ärzteschaft eine größere Bedeutung zugeschrieben. Im selben Atemzug betonte der Autor des Textes aber, dass wegen der großen Beteiligung der Ärzte an »Comités, Clubs und Commissionen« an »ruhige Arbeit im Fache« kaum zu denken und deshalb auch fachlich nicht viel Neues zu berichten sei. Ungeachtet dessen decken sich beide genannten Beispiele aber mit der Grundannahme der oben behandelten Reformautoren, dass die Revolution eine grundlegend neue Konstellation herbeigeführt habe, die der medizinischen Wissenschaft eine

92 Die physische und moralische »Verbesserung des Menschengeschlechts«, so hatte der Autor eingangs des Textes prophezeit, werde der »Ruhm der republikanischen Regierung« sein. Anon., Tagesgeschichte: Frankreich, S. 343.

93 Die »neue Richtung der Dinge in unserem Staatsleben« würde das »erheisch[en]«. Anon., Tagesgeschichte. München, S. 125.

94 Redaction, Allerneueste, S. 126.

95 Anon., Tagesgeschichte: Oesterreich, S. 296.

gute Ausgangssituation verschaffe. Wie Virchow begründete auch er diese verbesserte Ausgangssituation mit den revolutionären Veränderungen der politischen Verhältnisse.

Letztere waren nun eindeutig positiv konnotiert, die konstatierte Entwicklung wurde ebenfalls als politischer und sozialer Fortschritt konzeptualisiert und auf den Staat bezogen, in dem die Medizin sich nun zu verorten hätte.[96] Ein weiterer wichtiger Aspekt, der sich ebenso mit der Virchowschen Politisierungsstrategie deckte, war die Verortung dieser Entwicklungen in einem Fortschrittskontinuum. Als Telos der Entwicklung wurde ein »politisches« und »durchbildetes Leben« angeführt. Allerdings waren die Autoren der *Central-Zeitung* weniger optimistisch bezüglich des Standes der Entwicklung. Carl Reclam zum Beispiel, später Mitherausgeber der wichtigen *Vierteljahrsschrift für Öffentliche Gesundheitspflege*,[97] nahm einen Bericht über eine Sitzung der sächsischen Gesellschaft der Wissenschaften zum Anlass, zu betonen, dass es bisher – anders als in Frankreich – eben »noch kein politisches u[nd] kein durchbildetes Leben« gegeben habe. Gerade am Stand der Wissenschaften könne man das erkennen: Sie seien in Deutschland fast alle noch »vollständig isoliert«. Ihre wahre Geltung und ihren wahren Wert könnten sie aber erst »durch ihren Einfluss auf das ›Allgemeine‹, nur durch den Vortheil, welchen sie dem Staatsleben des gesammten Volkes bringen«, erlangen. Gerade der »Arzt oder der Naturforscher« sei dazu berufen, »auf das Gemeinsame«, auf die »Universalität« »aller verschiedenen Zweige des Wissens hinzuweisen«.[98] Ähnlich wie Virchow entwarf also auch Reclam die Zielvorstellung einer universalen medizinischen Naturwissenschaft, die mit dem »politischen Leben« eng verwoben war; einer Wissenschaft, die sich erst in einem »politisch und social weiter vorgeschritten[en]« Staat entfalten konnte. Diese Überlappungen mit den Redeweisen in der *Medicinischen Reform* belegen, dass sich eine revolutionsbedingte Selbstaufwertung auch an anderen Publikationsorten

96 Die »Hemmschuhe u[nd] Bleigewichte«, wie der »Autoritätsglaube«, so prophezeite ein Rezensent, würden in den »andern socialen u[nd] politischen Verhältnissen untergehen, um der Herrschaft der Freiheit und des Geistes Platz zu machen«. Quitzmann, Rez. zu: Gerster, Homöopathie, Sp. 549f. Gleichzeitig wurde betont, dass zwar nicht erst »seit der neuern politischen Bewegung die Frage nach der Medicinalreform aufgetaucht sei«, »dass aber allerdings die veränderte politische Lage dem ärztlichen Stande die Pflicht auferlege, in dem neu zu errichtenden Staatsgebäude sich den ihm gebührenden Platz zu sichern«. Wessley, Grosherzogthum, Sp. 603f.

97 Vgl. dazu z.B. Jellinghaus, Daseinsvorsorge, S. 93f.

98 Reclam, Sitzung, Sp. 439f.

vollzog und die Mediziner dies durchaus mit einem Wandel der politischen Konstellation begründeten.

Neben dieser Einschreibungsstrategie stand allerdings in allen genannten Organen – weit deutlicher als in der *Medicinischen Reform* – eine ambivalente Grundhaltung gegenüber nominell politischen Phänomenen. Die Mischung aus beiden Aspekten – Einschreibung in die Revolution und gleichzeitig eine ambivalente Bewertung – war exemplarisch für viele medizinische Zeitschriften der Zeit. Nirgends lässt sich eine so grundlegende Umdeutung des Politikvokabulars und der Verhältnisbestimmung von Medizin und Politik nachweisen wie bei Virchow.

### 3.3 Die Ambivalenz des Politischen: Die Revolution als Hindernis der Wissenschaft

Die habituelle Abneigung gegenüber ›politisch‹ bezeichneten Phänomenen schien selbst in der *Central-Zeitung* und erst recht in vielen anderen Organen deutlich durch. Stellenweise wurde sogar explizit gemacht, dass es »in einem medicinischen Blatte« eigentlich »verpönt« sei, »von Politik zu sprechen«. In diesem Zusammenhang klang bereits das Stereotyp vom angeblich traditionell unpolitischen Charakter deutscher Gelehrter an: In der Wissenschaft »den ehrenvollsten Platz« einnehmend, seien sie (gerade im Gegensatz zu den Franzosen) »in der Politik unwissend wie Kinder« und würden sich »in der Gesellschaft« »blöde an den Wänden herumdrücken«. Der Autor eines Lageberichts aus Paris sah Anfang Juni 1848 diese Haltung seiner Kollegen durchaus kritisch. Über die Politik würden die deutschen »Herren Collegen« die Nase rümpfen »und die Stirn in so gelehrte Falten« ziehen, als »sässen sie am Bette eines unglücklichen Opfers, um ›Magenhusten‹ oder ›Brusthämorrhoiden zu diagnostizieren«. Auch wenn der Autor das kritisierte – letztlich beugte er sich diesen Gepflogenheiten und monierte sogar, dass die politische Aktivität der Mediziner in Frankreich dazu geführt habe, dass dort nun »wissenschaftliche Oede« herrsche.[99]

Damit war ein verbreiteter politikkritischer Topos aufgegriffen, den nicht nur die Autoren der *Central-Zeitung* regelmäßig aktualisierten: Vielfach

---

99 Pfeffer, Mittheilungen, Sp. 414f. Der unterschiedliche Charakter deutscher und französischer Ärzte in politischer Hinsicht wurde auch andernorts thematisiert. Positiv gewendet wurden den Deutschen weniger »politisch radicale Extravaganzen« zugetraut. Vgl. z.B. Anon., Kritik zu: Simon, Déontologie, S. 68.

wurde problematisiert, dass die einschneidenden politischen Ereignisse respektive die damit verbundenen Aktivitäten der Mediziner die Wissenschaft behinderten,[100] dass die »ungewöhnliche politische Aufregung« »auch die freie Zeit vieler Aerzte« ausfülle, was auch die Aktivität in ärztlichen Vereinen reduziert habe.[101] Mehrfach bemerkten Autoren, dass Berichte über Politisches wissenschaftliche Themen in den Hintergrund gedrängt hätten.[102] In vielen Organen, zum Beispiel auch in der *Neuen medicinisch-chirurgischen Zeitung*, in der ebenfalls ausführlich das Tagesgeschehen an den deutschen und europäischen Schauplätzen der Revolution referiert wurde, war dieser Topos verbreitet: »Die großen, Völker erhebenden und Throne erschütternden Ereignisse des letzten Vierteljahres«, so hieß es Mitte Mai 1848 in einem Bericht aus Dresden, »drängen alles Wissenschaftliche, alles Künstlerische weit in den Hintergrund. Nur so weit die Tagesgeschichte auf Wissenschaft und Kunst sich mitbezieht, die Politik in sie hineinspielt, werden sie beachtenswert gehalten.«[103]

Viele Autoren betonten zwar, die Berichte über politische Phänomene seien notwendig, und betrieben auch in der beschriebenen Weise eine Einschreibung in die Revolution.[104] Sie gaben aber immer wieder an, die Vernachlässigung des Wissenschaftlichen zu bedauern. Diese ambivalente Grundhaltung ließ sich vielfach beobachten. Und obwohl quantitative Aussagen vor dem Hintergrund der unübersichtlichen Vielfalt von Publikationsorganen schwer zu treffen sind, scheinen die entsprechenden Wortverwendungsmuster die dominante Variante der Revolutionszeit gewesen zu sein. Vermieden wurde die ambivalente Sicht auf das nominell Politische lediglich in der *Medicinischen Reform*. Die traditionsreichen pejorativen Bedeutungsaspekte des Politikvokabulars blendeten die Autoren offensichtlich nur dort systematisch aus.

100 »Die gewaltige politische Krisis die halb Europa ergriffen habe«, so eine Anmerkung der Redaktion bereits am 22. April 1848, berühre »auch das stille Gebiet der Wissenschaft auf das Empfindlichste.« Redaktion, Tagesgeschichte, Sp. 302.

101 Vgl. z.B. Wutzer/Forstmann/Albers, General-Versammlung, S. 571.

102 Vgl. dazu z.B.: Anon., Medicinische Briefe, Sp. 388f.: »Ich habe Ihnen lange nicht Mittheilung aus dem Reiche der Heilwissenschaft machen können; es gab und giebt noch so gar viel auf dem Gebiet der Politik! Ich will versäumtes aber mit Fleiss und Eifer nachzuholen versuchen.«

103 Anon., Tagesgeschichte. Dresden, S. 60f. Ähnlich: Anon., Tagesgeschichte. Straßburg, S. 125.

104 Zum Bedeutungsgewinn der »sociale[n]« Medizin nach der »politischen« und »socialen« Revolution. Ebd., S. 126f.

Für viele andere Mediziner waren diese pejorativen Bedeutungsaspekte mit Kernelementen ärztlichen Selbstverständnisses wie Rationalität und Besonnenheit sehr schwer übereinzubringen. Einige medizinische Autoren distanzierten sich vor diesem Hintergrund eindeutig vom nominell Politischen und gingen damit noch über die dominierende ambivalente Grundhaltung hinaus. Ein Zitat aus einer Festrede bei der Jahresfeier des konservativen Berliner militärmedizinischen Friedrich-Wilhelms-Instituts 1848 belegt, dass manche gerade den Aspekt übersteigerter Emotionalität ihrem Konzept von Arzttum diametral entgegengestellt sahen: Mitten »im Toben der politischen Leidenschaften«, so der Festredner, würde der Arzt »als ein freier Beobachter sinnloser Sympathie ohne Vorstellung frevelnder Eitelkeit und blinden Hasses« verweilen.[105] Besonders in der staatsarzneikundlichen Publizistik, zum Beispiel der *Vereinten deutschen Zeitschrift für Staatsarzneikunde*, seit 1847 die Fortsetzung der *Annalen der gesammten Staatsarzneikunde*, war die Skepsis gegenüber politischen Phänomenen ähnlich ausgeprägt. Folgender Abschnitt aus einem Bericht über die Entwicklung der Medizinalreform bediente geradezu paradigmatisch die Abgrenzung besonnenen Arzttums gegenüber der politischen Leidenschaftlichkeit und lässt sich vermutlich sogar als direkte Abgrenzung von Virchow lesen:

»Dass auch unsere Medicinalverfassung [zu] Verbesserungen und Reformen fähig sei, darüber waren die Erfahrenen längst einig, dass man aber das Bewährte und Brauchbare nicht von Frühgeburten und phantastischen Ideen ärztlicher Neulinge unter der Gunst äusserer politischer Umstände verdrängen lasse, wurde zur Aufgabe des Wortes und der Tat der Männer der Besonnenheit und der reifen Erkenntnis.«[106]

Diese Variante wich in einer Hinsicht von den zuvor beschriebenen ab: Nicht hindernde politische Einflüsse wurden kritisiert, sondern die Beförderung von unerfahrenen Phantasten durch »äussere«, also nicht rein wissenschaftlich begründete Umstände. Insgesamt ist die Haltung der Autoren des staatsarzneikundlichen Organs gegenüber den politischen Entwicklungen der Revolutionszeit weniger als ambivalent zu charakterisieren: Es dominierte vielmehr Ablehnung. Der Kontrast zwischen den genannten Stereotypen des Politischen und dem besonnen-rationalen ärztlichen Selbstverständnis wurde dadurch umso deutlicher.

---

105 Es wurde in der *Medicinischen Reform* – freilich in distanzierendem Gestus – überliefert. Anon., Kleinere Mittheilungen, S. 36.

106 Schürmayer, Reform, S. 199.

Aber bereits diese Mischung von Wortverwendungsweisen zeigt, dass selbst ausgesprochen revolutionsbegeisterte Autoren immer auch Ereignisse und Gegenstände assoziierten, die die Wissenschaft in erster Linie behinderten. Im Scheitern der Revolution spitzte sich diese Ambivalenz noch zu.[107] Entscheidende Indizien für die zunehmend kritische Perspektive, die die Profession im Rückblick auf die revolutionsbedingt begrenzten publizistischen Erträge des ersten Revolutionsjahres gewann, lieferte der *Jahresbericht über die Fortschritte der gesammten Medicin in allen Ländern* für das Jahr 1848, der 1849 erschien. Das jährlich erscheinende Organ war 1842 von dem Erlanger Medizinprofessor Carl Friedrich Canstatt ins Leben gerufen worden und wurde während der Revolutionszeit von dem Mediziner und Paulskirchenabgeordneten Johann Gottfried Eisenmann redaktionell betreut.[108] Der *Jahresbericht* bereitete umfassend Informationen zur medizinischen Forschung auf. Anerkannte Wissenschaftler ordneten den Stoff nach Fachbereichen. Auffällig war im Revolutionsjahr, dass die Teilberichte regelmäßig auf den ambivalenten bis störenden Einfluss der politischen Ereignisse verwiesen: In der Geburtshilfe, so hieß es, hätten die »welterschütternden Ereignisse« einen »lähmenden Einfluss« »auf den friedlichen Betrieb der Wissenschaften und die Veröffentlichung gelehrter Arbeiten« gehabt. Der Autor verlieh dann seiner Hoffnung Ausdruck, dass die dennoch erbrachten Leistungen auch »die widerstreitendsten politischen Ereignisse zu überdauern bestimmt« seien.[109] Ähnliches im Bericht zu den Leistungen der Wasserheilkunde: »Bei all den politischen Stürmen des Vorjahres, die alle Branchen der menschlichen Gesellschaft in Gährung« versetzt und auf die »literarische Thätigkeit und buchhändlerischen Geschäfte so störend und hemmend« gewirkt hätten, sei auch »für diesen Zweig ärztlichen Wissens« eine geringe »Ausbeute« zu verzeichnen.[110] Die Reihe ähnlicher Aussagen ließe sich fortsetzen.

Zwei Fachbereiche bildeten allerdings Ausnahmen. Zunächst bewertete der zuständige Autor das Los der öffentlichen Gesundheitspflege im Re-

107 In dieser Phase betonte ein Rezensent, dass nun »politische Unfreiheit« »überall ihre bittren Früchte« zeige und »die Wissenschaft, wie hoch sie auch stehen« möge, sie nicht verleugnen könne. Anon., Rez. zu: Tourdes, noma, Sp. 786f.

108 Zu Canstatt vgl. z.B. Bauer, Art. Canstatt, S. 73. Zu Eisenmann neben den oben genannten medizinisch-historischen Informationen jüngst auch Schieber, Geschichte, S. 102. Eisenmann hatte wegen politischer Agitation lange in Haft gesessen und war einer der wichtigsten Nürnberger Akteure der Revolution von 1848.

109 Siebold, Bericht, S. 315.

110 Schneider, Bericht, S. 204.

volutionsjahr positiv, wenngleich er zunächst beklagte, dass die »Hyg[ieine] priv[ata]« wie andere Zweige der Heilkunde »stiefmütterlich bedacht« worden sei. Die »politischen Ereignisse dieses Jahres« hätten aber »das Private überhaupt mehr zu einem Oeffentlichen gemacht, und die politischen Umgestaltungen« würden »unwillkürlich auch die Aerzte« drängen, auf »längst ersehnte Umgestaltungen des Medicinalwesens hinzuarbeiten«. Entsprechend sei die Literatur der Öffentlichen Hygiene »reicher als je und vielleicht auch reicher [...] als die jeder anderen Branche der Medicin«.[111] Auf diese Einleitung folgte eine Variante der oben skizzierten medizinischen Einschreibung in die Revolution: Sie sei »nicht blos eine politische«, sondern »eigentlich mehr eine sociale« gewesen, in der sich die »arbeitenden Klassen« einen »gebührenden Antheil an den öffentlichen Angelegenheiten« angeeignet hätten. Nun sei es die Pflicht der »gebildeten Stände«, besonders des ärztlichen Standes, dazu beizutragen, dass diese Zwecke auf friedlichem Wege erreicht würden. Damit gehörten die medizinalreformerischen Autoren und die Verfechter der Öffentlichen Gesundheitspflege zu den wenigen publizistischen Profiteuren der Revolution.

Die einzige weitere Fachrichtung, die in der Selbstwahrnehmung der Autoren publizistisch von der Revolution profitierte, war die »Psychiatrik«. »Troz der politischen Stürme, welche im vergangenen Jahr über Europa brausten, und jedes Gemüth in eine fieberhafte Spannung versetzten«, sei »die psychiatrische Literatur noch ziemlich reichhaltig geblieben«. Der Autor vermutete zwar, dass bedrohliche, »noch bevorstehende Stürme« im »politische[n] und sociale[n] Leben« »die Erzeugnisse der Literatur« in Zukunft doch noch vermindern würden. Allerdings machte der Text auch deutlich, worin der relative quantitative Aufschwung der »Psychiatrik« begründet lag: Es war die benannte »fiberhafte« revolutionäre Spannung, die, so die Interpretation des Autors, die »Aufnahme in die Irrenanstalten« erheblich vermehrt habe. Auch »fernerhin«, so prophezeite er, würden die »keineswegs so bald sich ausgleichenden politischen Bewegungen« die »Irrenanstalten immer mehr bevölkern«.[112]

Beide Artikel verliehen auf engem Raum der Ambivalenz Ausdruck, mit der die Mediziner den ›politischen‹ Ereignissen der Revolutionszeit gegenüberstanden: Einige wenige Fachbereiche sahen eine Chance, sich in der neuen Ausgangssituation hervorzutun, aber alle betonten zugleich den problematischen Einfluss auf die Wissenschaft. Selbst in Organen, die

111 Birkmeyer, Bericht, S. 5.
112 Amelung, Bericht, S. 17.

›politischen‹ Phänomenen gegenüber sicher aufgeschlossen waren – Redakteur Eisenmann dürfte dafür Pate gestanden haben –, verblieben die Autoren durchgängig in einer ambivalenten Grundhaltung gegenüber dem nominell Politischen. Zweifellos konnten die Medizinalreformer erfolgversprechende Versuche unternehmen, an den revolutionären Wandel der politischen Verhältnisse anzuknüpfen, die Revolution also als argumentative Ressource zu nutzen. Allerdings überwanden nur sehr wenige Autoren die habituelle Abneigung gegenüber dem Politischen vollständig. Zugespitzt: Ging es um einschneidende politische Ereignisse, dachten die meisten Mediziner nach wie vor zuerst an den negativen Einfluss auf Patientenpsyche und wissenschaftliches Schaffen.

Die positive Bewertung der neuen politischen Verhältnisse, und das war eine entscheidende Differenz zu Virchow, ging aber selbst bei glühenden Anhängern der Revolution nicht mit einer durchgreifenden Neubewertung des Politischen einher. Eine so grundlegende und konsequente Umdeutung des Verhältnisses von Medizin und Politik wie bei Virchow fand nirgends statt. Semantische Kontaminationen beider Pole, beispielsweise eine definitorische Gleichsetzung von Medizin und Politik, blieben aus.[113]

Vor diesem Hintergrund verwundert es kaum, dass die ›Psychiatrik‹ auch in der *Central-Zeitung* ein privilegierter Verwendungszusammenhang des Politikvokabulars blieb. Die Vorstellung, dass politische Phänomene Physis und Psyche bedrohten, hielt sich hartnäckig. Die semantische Nähe von Wahnsinn und Politik blieb bestehen. Die Revolutionszeit, so betonte bereits im August 1848 die *Central-Zeitung* (wieder in einem Bericht aus Paris), habe einen Beweis für den großen Einfluss, den »politische Revolutionen auf das Zustandekommen des Wahnsinns« ausüben, geliefert.[114]

113 Auch wurde die Medizin nirgends als »politisch« bezeichnet. Virchow wurde von den Autoren der *Central-Zeitung* durchaus rezipiert und war hoch anerkannt. Vgl. z.B. Anon., Tagesgeschichte. Deutschland. Preussen, Sp. 678f. Dort wurde Virchow allerdings vornehmlich als Politiker »von bedeutendem Rednertalent« gerühmt. Die Gleichsetzung von Medizin und Politik übernahmen sie zur Revolutionszeit allerdings nirgends.

114 Anon., Tagesgeschichte. Frankreich. Paris, in: Allgemeine Medicinische Central-Zeitung, Jg. 17 1848, Sp. 524.

## 3.4 Die Pathogenität des Politischen

Sowohl das Verhältnis von Politik und Wahnsinn als auch der gesundheitsgefährdende Charakter politischer Aufregung war in Teilen der medizinischen Publizistik der Revolutionszeit also dauerpräsent. Die Anzahl von Publikationen zu kollektiven psychopathologischen Phänomenen war bereits 1848 groß. Spezialisten wie Carl Wilhelm Ideler und Rudolph Leubuscher veröffentlichten voluminöse Studien. Besonders Virchow hatte (in ähnlicher Weise wie Leubuscher) seine eigenen spezifischen Sichtweisen auf den angeblich krankhaften (und krankmachenden) Verlauf der Revolution ausgebreitet. Die Revolution hatte aber auch ganz allgemein ausführliche Reflexionen über den epidemischen Charakter des »Wahnsinns« angestoßen. Ganze »Provinzen, ganze Völker, selbst ganze Zeitalter«, so vermerkte beispielsweise ein Autor der *Allgemeinen Zeitschrift für Psychiatrie* 1848, könnten »von einer acuten Gefühls- und Gemüthsalienation befallen werden«. Gerade »die durch ihre Massenhaftigkeit« imponierenden »religiösen, die politischen, die socialen Bewegungen der jüngsten Tage« würden dem Psychiater eine Fülle von Stoff liefern, der das belege.[115] Ideler und Leubuscher behaupteten in umfassenden Publikationen, dass bestimmte »herrschende« Ideen erheblichen Einfluss auf die Entstehung und Form von Geistesstörungen hätten, und sie versuchten das empirisch zu belegen.[116] Virchow und Leubuscher betonten die Verbindungen zwischen den politisch-sozialen Verhältnissen, den Aporien der Revolution und daraus angeblich resultierenden Psychopathologien.[117]

Die thematische Hochkonjunktur 1848/49 ist vor dem Hintergrund der diachronen Befunde nachvollziehbar: Revolutionen, besonders die

115 Heinrich, Abhandlung, S. 511.

116 Vgl. auch die Zusammenfassung des thematischen Feldes bei Flemming, Aufregung. Das Buch von Leubuscher (Leubuscher, Wahnsinn) war eine Bearbeitung des Werkes von Juste Louis Calmeil. Idelers Monografie hatte die Geschichte des religiösen Wahnsinns zum Gegenstand gehabt: Ideler, Versuch.

117 Neumann, Statistik, bes. S. 72ff. Der Text war zunächst im *Archiv für pathologische Anatomie und Physiologie und für klinische Medicin* (Bd. III, H. 1) erschienen. Neumanns Position war der von Virchow zur Revolutionszeit ähnlich: Er kennzeichnete auch die oberschlesische Typhusepidemie als »politische Notwendigkeit«, als Konsequenz der »herrschenden politischen und socialen Institutionen« (ebd., S. 72f.). Unter Berufung auf Ideler und Leubuscher schlug er den »socialen Wahnsinn« als Gattungsbezeichnung vor. Virchow hatte die Stagnation nach der Anfangseuphorie der Revolution als eine Ursache für einen kollektiven »psychopathischen Zustand« angeführt. Siehe dazu z.B. auch Goschler, Virchow, S. 287.

erste Französische, waren in der gesamten ersten Jahrhunderthälfte ein zentraler Bezugspunkt wissenschaftlicher Auseinandersetzungen mit bestimmten Formen des Wahnsinns. Auf die Psyche, so die verbreitete Position auch 1848/49, konnten einschneidende politische Ereignisse und die damit verbundene Aufregung negative Auswirkungen haben.

Nur in einer Hinsicht wurden die Aussagemuster tendenziell zugespitzt: Wertende Deutungen der Revolution wurden zunehmend mit psychologisierenden Ausführungen verknüpft. Virchows bereits analysiertes Beispiel zeigte das deutlich. Kopplungen konkreter politischer Positionen und wertender Revolutionsdeutungen mit psychiatrisch ausgeflaggten Sichtweisen lassen sich 1848/49 verbreitet nachweisen. Die Fachpublizistik zeugt – besonders ausgeprägt im absehbaren Scheitern der Revolution – von einer solchen spezifischen Rezeption französischer Theorien zum Verhältnis von Revolution und Wahnsinn. Dabei dominierte eine revolutionskritische Perspektive. Die Auseinandersetzung mit den französischen Autoren ging während der Revolution streckenweise mit einer Abwertung bestimmter politischer Positionen einher. Umgekehrt versinnbildlichten andere Autoren, die die Revolution tendenziell befürworteten, am Beispiel einzelner Krankheitsfälle ihre Sicht auf das drohende Scheitern.

Ein solches Beispiel sei ausführlicher skizziert: ein Nekrolog, den August Focke, ein Schüler Maximilian Jacobis, 1849 auf den jungen Arzt Carl Berthold Heinrich verfasst hatte.[118] Focke baute die politische Aufregung der Revolution als entscheidenden Faktor auf dem Weg des Kollegen in den Selbstmord auf. Der posthum Gewürdigte war zuvor außerordentlicher Königsberger Medizinprofessor gewesen und hatte sich im April 1849, nicht einmal dreißigjährig, das Leben genommen. Focke bescheinigte ihm in einer Charakterskizze reges Interesse an »allen wissenschaftlichen und politischen Ereignissen«.[119] Als Anhänger der »constitutionellen Partei«[120] habe er im März 1848 eine Reise nach Süddeutschland unternommen, durch die seine »politische Begeisterung« »noch genährt und gehoben« worden sei. Heinrich sei davon »abgemagert und reizbareren Gemüths« zurückgekehrt. Von diesem Zeitpunkt an sah der Verfasser des

118 Zum insgesamt publizistisch wenig hervorgetretenen Focke siehe Braun, Heilung, S. 96. Der Schüler Jacobis war besonders im irrenärztlichen Vereinswesen der Rheinprovinz aktiv. Zur Bedeutung Jacobis, dem Begründer der Siegburger Irrenanstalten, vgl. Schott/Tölle, Geschichte, S. 260.

119 Focke, Nekrolog, S. 450.

120 Ebd., S. 453.

Nekrologs seinen jungen Kollegen »mit raschem Schritt seinem tragischen Geschick« entgegeneilen. In der Überzeugung, einer höheren Pflicht zu genügen, sei er auch in der Folge seinem Vorsatz untreu geworden, sich »übergroßer Geistesanstrengungen« zu enthalten.[121] Während er zugleich »psychiatrische Aufsätze und politische Journalartikel« schrieb, habe er auch noch »mit seiner Redegabe in politischen Versammlungen, in medic[inischen] Reform-Vereinen u.s.w.« gewirkt. Die »Politik« habe letztlich einen grossen Teil seiner Zeit in Anspruch genommen. Dieser Aufregung sei sein »Nervensystem« nicht gewachsen gewesen. Auf die dauerhafte Anspannung, Exaltiertheit und Erregung sei »naturgemäß eine ebenso heftige Depression« gefolgt, die sich dann mit der Enttäuschung über den »Umschwung der politischen Verhältnisse« noch verstärkt habe.[122] In seinem Tagebuch habe er sich bei wachsender »Melancholie« zu Beginn des Jahres 1849 bereits selbst gestanden, dass er »dem Wahnsinn entgegengehe«. Aus Furcht davor habe er sich letztlich umgebracht.

In diesem Nekrolog, gleichzeitig eine Krankengeschichte, kamen alle überkommenen Stereotype zur psychopathologischen Wirkung politischen Engagements und einschneidender politischer Ereignisse zusammen: Nervenzerrüttende Anstrengung, Exaltiertheit, Erregung, daraus resultierend der Wahn und letztlich der Selbstmord.[123] All jene Aspekte ›politischen Wahnsinns‹ lagen – wie oben skizziert – spätestens seit der ersten Französischen Revolution als Deutungsmuster bereit, das sich nun, 1848/49, auf die aktuellen Ereignisse übertragen ließ. Im genannten Text vermischte sich das Schicksal eines Kollegen mit der Deutung des Niedergangs der Revolution. Wie in diesem Fall wurden die Vorstellungen einer pathologischen Wirkung des Politischen während der Jahre 1848 und 1849 vielfach aufgegriffen, auf die gegenwärtigen Ereignisse angewandt und aktualisiert.

Mehr oder weniger deutlich verbanden verschiedene Autoren ihre Thesen und Beobachtungen mit Zeitdeutungen und indirekten Stellungnahmen zur Revolution. Zum Beispiel konstatierte der Osnabrücker Sanitätsrat Anton Theobald Brück 1848 in einer medizinischen Wochenschrift, dass speziell bei »Gebildeten« eine zerrüttende Wirkung der revolutionären politischen Ereignisse zu beobachten sei. Die übermäßige Zeitungslektüre, die entsprechend »dem politischen Standpunkte« »entzückend oder erschreckend« wirke, verursache verbreitet eine »Hyperästhesie«, die ehemals

121 Ebd., S. 451.

122 Ebd., S. 456.

123 Siehe zu diesen Versatzstücken Kap. II.5.

als »Hypochondria nervosa« bezeichnet worden sei. Er berichtete von einigen unverkennbaren Symptomen »des Reflexes psychischer Emotionen in den verschiedenen Regionen der Leiblichkeit«: »[A]uffallender Farbenwechsel, gespannte oder erschlaffte Miene, blitzende oder ängstlich blickende Augen, Hastigkeit der Bewegung« und diverse andere Muster, die als Symptome des »hypochondrischen Gelehrten« bekannt wären.[124] Er bezeichnete das Phänomen als »Hypochondria politica« der höheren und mittleren Stände und stellte dann die These auf, dass sie in einem langjährigen »Mangel an öffentlichem Leben, an dem freien Mithandeln der Bürger im Staate« ihre Ursache habe:

> »Uns schwindelt vor dem Andrange der Ereignisse, weil wir, allem öffentlichen Leben entfremdet, nicht Kraft und Geschick genug haben, mit ruhiger Festigkeit die Begebenheiten anzufassen und muthig handelnd mit einzugreifen.«

Dem Vergleich mit den »gesundern, politisch gebildeten Völkern« konnten die Deutschen in seinen Augen nicht standhalten.[125] Die Chance zu einer »Kur der *Hypochondria politica*« schätzte er (wie bei allen Hypochondrien) gering ein: »Was für Kuren der europäischen Menschheit noch bevorstehen, ist dem tiefstblickenden Politiker verborgen.« Harte Berufsarbeit, so riet er, wäre aber eine geeignete »Palliativkur«, da durch sie »das überreizte Gehirn zunächst von dem Wirbel der politischen Ideen momentan befreit« werde.[126]

Wie an den Beispielen erkennbar, blieben die Vorstellungen der pathogenen Wirkung politischer Aufregung grundsätzlich stabil. Bezüge auf die übersteigerte Emotionalität, die zerrüttende Wirkung der Aufregung und die These politischer Unreife deutscher Gelehrter waren nicht neu. Sprachpragmatisch interessant ist die Verknüpfung der These einer Pathogenität des Politischen mit spezifischen Gegenwartsdeutungen der Revolution von 1848.

---

124 Brück, Hypochondria (1848), S. 298. Die Zeitschrift erschien seit 1833. Ihr Vorläufer war das *Kritische Repertorium für die gesammte Heilkunde*.

125 Ebd., S. 300. In einer späteren Zusammenfassung seiner Thesen spitzte Brück noch zu, dass »die deutschen Völker« noch »in politischer Kindheit befangen« seien. Brück, Hypochondria (1852), S. 74.

126 Brück, Hypochondria (1848), S. 301f. Er ergänzte seine Empfehlungen noch um eine Verabreichung des »Hufeland'sche[n] Nerventhee[s]«, lobte die wohltuende psychische Einwirkung der ärztlichen Persönlichkeit und den Aufenthalt in »schöner, ländlicher Natur«. Ebd., S. 303.

An der Rezeption französischer Theorien zum Thema lässt sich zeigen, dass ausgeprägte Revolutionskritik in der Debatte zu kollektiven psychischen Epidemien ein Vehikel finden konnte. Angestoßen durch einen Brief, den der Franzose Alexandre Brierre de Boismont in der *Union mèdicale* veröffentlicht hatte und dessen Kernthesen sich wie ein Lauffeuer durch zahlreiche medizinische Zeitschriften verbreiteten, wurde ab 1849 vielfach darüber spekuliert, ob spezifische politische Ideen selbst eine krankmachende Wirkung entfalten konnten. Die Reflexion der politischen Psychopathologien war in der medizinischen Publizistik der privilegierte thematische Zusammenhang, in dem Aspekte der Revolution systematisch gedeutet und thematisiert wurden. Eine Variante, die während der Revolution sukzessive Relevanz gewann, lässt sich als verwissenschaftlichte Abwertung bestimmter politischer Positionen bezeichnen. Die so geartete systematische Verarbeitung der politischen Ereignisse begann bereits während der Revolution, kumulierte aber gerade in deren Spätphase.

Seit Beginn des Jahres 1849 mehrten sich einschlägige Beiträge zur Debatte. Es war schon im gesamten Jahrhundert argumentiert worden, dass einschneidende Ereignisse bereits vorhandene monomanische Veranlagungen oder eine Neigung zu »fixen Ideen« auf sich ziehen könnten. Nun erörterten die Zeitgenossen, ob eine »Geistesstörung« auch »von der Einwirkung der neuen politischen Ideen« herrühren könnte, was meist implizierte, dass bestimmte Ideen psychische Massenphänomene auslösen konnten.[127] Diese Deutungsweise ›politischen Wahnsinns‹ setzte sich zwar keineswegs unangefochten durch, die Verfechter dieser Position verschoben aber eine Sagbarkeitsgrenze, und die Bewertung politischer Phänomene gewann bei ihnen eine neue Qualität: Zuvor stand die Begeisterung für Politik – zugespitzt formuliert – auf einer Stufe mit übermäßigem Kaffeekonsum oder ausschweifender Romanlektüre. Politische Phänomene konnten genauso »Schwärmereien« auf sich ziehen wie religiöse, ohne der entscheidende Auslöser einer psychischen Erkrankung sein zu müssen. Nun wurden *erstens* politische Ideen selbst zu einem entscheidenden ätiologischen Faktor aufgebaut. Über diese Verschiebung gerieten *zweitens* inhaltliche politische Positionen in den Fokus der Wissenschaftler, was letztlich auf eine Parteinahme hinauslief: Es waren nämlich die »revolutionären, socialistisch-communistischen« Ideen, denen Brierre de

---

127 Hier als erstes Beispiel willkürlich herausgegriffen: Anon., Einfluss.

Boismont die pathogene Qualität zuschrieb. Er lieferte damit eine verwissenschaftlichte Abwertung spezifischer politischer Positionen.

Brierre de Boismont, ein berühmter Schüler Esquirols, Spezialist für Monomanien, der im Laufe seiner wissenschaftlichen Karriere allerdings deren Existenz grundlegend in Frage stellte,[128] hatte in seinem Brief in der *Union mèdicale* vom Anstieg der Einweisungen in die von ihm betreuten Anstalten während der Februarrevolution berichtet. Solcher Art Beobachtungen waren in der medizinisch-psychiatrischen Publizistik nicht unbekannt und wurden auch von deutschen Kollegen beschrieben. Franz Amelung, langjähriger Arzt der Hofheimer psychiatrischen Anstalt (und übrigens ein Neffe Hufelands), bestätigte in seinen Ausführungen zum Stand der »Psychiatrik« im *Jahresbericht*, dass die »Schicksalswechsel« des vergangenen Revolutionsjahres die »Irrenanstalten immer mehr« bevölkert hätten und dies auch fürderhin zu erwarten sei.[129]

Ein genauerer Blick in den Artikel zur »Psychiatrik« im *Jahresbericht* belegt die große Reichweite, die Brierre de Boismonts Aufsatz im Speziellen und das Thema im Allgemeinen in der einschlägigen Publizistik erfuhren. In seinem Literaturüberblick beschrieb der Autor Brierre de Boismonts Thesen ausführlich: Sowohl die Februarrevolution als auch die »furchtbare Emeute im Juni«, so gab Amelung den Franzosen wieder, hätten zahlreiche »Geisteskrankheiten« zur Folge gehabt.[130] Die Art, in der die Deutung von deutschen Autoren verarbeitet wurde, ist besonders aufschlussreich. Unterschiedliche Referenten spitzten die Thesen des Briefes auch unterschiedlich zu. Alle griffen jedoch die Hauptthese Brierre de Boismonts auf, dass die »Opfer der Revolution« sich in zwei Hauptgruppen einteilen ließen: Auf der einen Seite »ehrbare Professionisten«, die bereits im Februar 1848 »traurig, melancholisch und niedergeschlagen« in den Anstalten gelandet seien und mitunter aus Angst vor Revolutionären den Selbstmord gesucht hätten.[131] Die Geistesstörungen der zweiten Gruppe, die etwas später in den Anstalten eingetroffen sei, hatte der Franzose direkt auf die »Einwirkung der neuen politischen Ideen« zurückgeführt. Die Eingewiesenen seien im Gegensatz zur ersten Gruppe enthusiastisch, geschwätzig,

128 Zur französischen Psychiatrie im Allgemeinen und den Debatten um Monomanien im Speziellen vgl. bes. den Klassiker von Goldstein, profession. Zu Brierre de Boismonts Rolle in den Monomanie-Debatten S. 191ff.

129 Amelung, Bericht, S. 17. Aktuell zu Amelung: Braun, Heilung, S. 119ff.

130 Ebd., S. 20.

131 Spengler, Revolution, S. 353.

stolz und heiter gewesen, hätten dauerhaft »Constitutionen« und Abhandlungen verfasst, sich für »grosse Männer« und »Vaterlandsbefreier« gehalten. Durch »socialistische und communistische Ideen erhitzt«, hätten sie sich für berufen gehalten, »in der Welt eine hervorragende Rolle zu spielen«.[132] Predigend, »schimpfend und dichtend« hätten manche die »Reactionäre« für ihre Einweisung verantwortlich gemacht.[133]

Augenfällig ist nun, wie unterschiedlich Elemente des ursprünglichen Briefes aus der *Union mèdicale* in der deutschen Publizistik aufbereitet wurden. Während beispielsweise Amelung nur die wissenschaftlichen Beobachtungen neutral und knapp skizzierte, übernahmen andere auch die politischen Lehren, in die Brierre de Boismont die Fallbeschreibungen umgemünzt hatte: »Wenn diejenigen«, so hieß es etwa in der *Zeitschrift für die gesammte Medicin*, »welche die politischen Sprünge lehren, die Opfer derselben wüssten, würden sie sicher den natürlichen Gang der Reformen zu behaupten suchen.«[134] Wieder andere zitierten auch noch Brierre de Boismonts Absage an rohe Gewalt und Blutvergießen und die Prophezeiung, dass die reiferen »politischen Ansichten« sich mittelfristig durchsetzen würden. Diejenigen, welche »mit Treibhaushitze forcirt« wurden, würden »bald dahinwelken und vergehen«. Im letzten Fall, entnommen den *Notizen aus dem Gebiete der Natur- und Heilkunde*, wurden auch noch die »humanen und vernünftigen Ansichten« des Autors gelobt.[135] Eine umfassende Debatte über den psychiatrisch-theoretischen Kern der Thesen lief in den deutschen Zeitschriften zur Revolutionszeit noch nicht an. Die Differenzen in der Bewertung ließen sich zu diesem Zeitpunkt lediglich an der Art, in der die Thesen referiert wurden, ablesen. Als grundlegende Neuerung ist festzuhalten, dass es eben nicht mehr eine Monomanie oder ein prädisponierter Patient waren, die im Zentrum des ätiologischen Interesses standen und damit zum Gegenstand der Wissenschaft wurden, sondern Ereignisse und Ideen, die selbst pathologisiert wurden.

Diese neue Sichtweise transportierten während der Revolution verschiedene Autoren. Dass sie dabei inhaltliche politische Positionen und psychiatrisch-wissenschaftliche Deutungen verknüpften, war ein Spezifi-

132 Ebd.

133 So z.B. zusammengefasst in einem Referat in der *Zeitschrift für die gesammte Medicin*, Bd. 40 1849, S. 308f.

134 Ebd. Ähnlich die Zusammenfassung in der *Prager Vierteljahrschrift für die praktische Heilkunde* (Bd. 3, 6. Jg., S. 76f.)

135 Anon., Einfluss.

kum der Revolutionszeit. Wie im nächsten Kapitel gezeigt wird, arbeiteten sich die Vertreter verschiedener psychiatrischer Schulen in den 1850er-Jahren ausführlich an dieser Kopplung ab – zumeist in kritischer Weise. Problematisiert wurde sie aber schon während der Revolution, vornehmlich in der *Allgemeinen Zeitschrift für Psychiatrie.* Die Autoren des wichtigsten Organs der deutschen Anstaltspsychiatrie, die sich um den Hauptherausgeber und zeitgenössisch wohl renommiertesten Anstaltspsychiater Heinrich Damerow gruppierten, arbeiteten sich in den ersten Jahrgängen (seit 1844) stark an den international führenden französischen Fachvertretern ab und beobachteten intensiv deren Publikationen.[136] Entsprechend referierten und kommentierten sie bereits während der Revolution auch die Deutungen ihrer französischen Kollegen ausführlich. Neben Brierre de Boismonts »Brief« besprachen sie dabei eine Studie, die sich inhaltlich von diesem absetzte. Jacques-Etienne Belhomme, wie Brierre de Boismont ein Mitglied des einflussreichen Kreises um Jean Etienne Dominique Esquirol (beziehungsweise Charles Londe[137]), hatte in einer kleinen 1849 gedruckten Schrift betont, dass der Einfluss der politischen Revolutionsereignisse auf die Psyche bei vielen Wahnsinnigen »kein anderer als der einer zufälligen, gelegentlichen Ursache« gewesen sei.[138] In allen beobachteten Fällen, so referierte Damerow selbst den Text, sei die Februarrevolution »nicht mehr und nicht weniger Ursache des Wahnsinns« gewesen »als tausend alltägliche Privat- und Familienereignisse«. Die Beobachtungen seien entsprechend »als Beweismittel für den Wahnsinn durch die Revolution an sich nicht der Rede werth«. Die Relativierung der Rolle der Revolution begrüßte er deutlich. Entscheidend war in diesem Zusammenhang die Einordnung, die Heinrich von Damerow lieferte: Er glich die Thesen der französischen Kollegen mit seinen eigenen Beobachtungen ab und konnte sie bestätigen. Auch bei den in Halle Aufgenommenen des Jahres 1848 seien die Märzereignisse »nichts als zufällige Gelegenheitsursachen« gewesen. Ihr Einfluss sei »mindestens nicht größer gewesen als der des Hungerjahrs« sowie »der kirchlichen und religiösen Wirren«.[139] Aufschluss über

136 Dazu zusammenfassend Schott/Tölle, Geschichte, bes. S. 65 und 287f.

137 In den Besprechungen wurde nicht deutlich, ob die Beobachtungen von Belhomme selbst oder von Charles Londe, einem peripheren Mitglied des Esquirol-Kreises, beschrieben wurden. Vermutlich handelte es sich um ein Mémoire Londes, das Belhomme der Académie de médicine vorgelegt hatte. Zum »Esquirol circle« vgl. Goldstein, Console, z.B. S. 387ff., zu Londe S. 148.

138 Damerow, Besprechung, S. 513f.

139 Ebd.

die Art, in der Brierre de Boismonts Thesen wahrgenommen werden konnten, gab Damerows kritische Schlussfolgerung:

»Mögen wir uns in Acht nehmen, Revolutionen und Wahnsinn so ohne Weiteres als Ursache und Wirkung zusammenzustellen, damit wir nicht, um dem Publikum und den Laien, welche die Sache nicht zu durchschauen, Ursache und Wirkung nicht zu erforschen haben, aus irgend welchem Grund mit zwei Worten etwas historisch Tragisches, Großartiges, leicht zu behaltendes, daher überall zu Hörendes, mit imponirender Bestimmtheit zu offenbaren, uns vorübergehend mit ihnen auf eine Stufe stellen!«[140]

Dieser vehemente Appell zeigt, dass die griffige These in den Augen Damerows durchaus Verbreitung zu finden drohte. Seine professionalistisch begründete Sorge vor dem Erfolg populistischer Revolutionsdeutungen (und damit einer Vermischung von Wissenschaft und Politik) durch Mediziner sollte sich als begründet erweisen. Von dem Zeitpunkt an, zu dem Brierre de Boismonts Thesen in der *Allgemeinen Zeitschrift für Psychiatrie* auftauchten, wurden sie für die gesamten 1850er-Jahre zu einem Dauerthema. Die Initiationswirkung, die von diesen Debatten ausging, findet man im Register der Zeitschrift eindrucksvoll belegt. Die ersten Einträge unter dem Lemma »Politik« konnten Belhomme und Brierre de Boismont für sich verbuchen. Vor den Bänden der Revolutionszeit – die Zeitschrift erschien seit 1844 – wurden zum Thema »Politik« keine Einträge verzeichnet.[141]

In der Reaktionszeit wurde das Thema in eine umfassende Diskussion über den ›politischen Wahnsinn‹ überführt. Carl Theodor Groddeck lieferte dazu in einer berühmt gewordenen Dissertation das einschlägige Skandalbuch, in dem er den »Fanatismus« von 1848 und die »demokratische Krankheit« als neue epidemische Wahnsinnsformen deutete. Die offenkundige Vermischung einer politischen Parteinahme mit wissenschaftlichen Positionen provozierte heftige Gegenreaktionen vieler Kollegen. Die hitzige Debatte kreiste in der Folge grundlegend um die Grenzen zwischen Wissenschaft und Politik und verfestigte indirekt die pejorativen Deutungsmuster von ›Politik‹.

140 Ebd., S. 514.

141 Vgl. die Registereinträge auf S. 768 (»Politik«) und 782 (Politik als »Ursache« von Geistesstörungen) im Bd. 7 der *Allgemeinen Zeitschrift für Psychiatrie* von 1850. Das Thema war allerdings auch vor 1848 nicht völlig ausgeblendet. Vgl. dazu Kap. II.5. Der Bedeutungsgewinn lässt sich aber dennoch an der Aufnahme der Artikel ins Register ablesen.

Bevor dieser Diskussionszusammenhang analysiert wird, sind nun aber die Befunde zur Revolutionszeit zu bündeln und in ihrer Bedeutung für den Gang der Untersuchung zu bewerten.

## 4. Zusammenfassung: Politik als Problem

Es wurde deutlich, dass die Revolution durchaus sprachliche Spuren in der medizinischen Publizistik hinterließ – zumindest in Form eines massiven Thematisierungsschubes politischer Phänomene, vielfach auch in einer zuspitzenden Modifikation vorrevolutionärer Argumentationsmuster. Fasst man nun die Befunde zur Revolutionszeit zusammen, ergibt sich ein Mischverhältnis von sprachlichen Neuerungen und der Aktualisierung alter semantischer Bestände. Absolut offensichtlich ist ein starker quantitativer Anstieg von Wortverwendungen des Politikvokabulars in weiten Teilen der medizinischen Publizistik. Diese Entwicklung lag in der Natur der Sache: Die Revolution war durchgängig ein zentraler Bezugspunkt der Politiksemantiken gewesen. Außerdem wurde die Revolution auch verbreitet als eine einschneidende Transformation der politischen Verhältnisse betrachtet. Analytisch gesprochen: Der politische Kommunikationsraum wurde – so schien es zumindest einige Monate lang – grundlegend umstrukturiert, sodass auch Neupositionierungen in diesem Raum notwendig und möglich erschienen. Die verschiedenen Sprachstrategien der Einschreibung in die Revolution weisen in genau diese Richtung. Die Einschreibungsversuche führten auch verbreitet zu einer prinzipiellen argumentativen Aufwertung der »politischen Verhältnisse«, die nun potenziell auch ein positiv konnotierter Bezugspunkt sein konnten, um Deutungsansprüche zu legitimieren. Virchow und einige wenige seiner Mitstreiter waren allerdings die einzigen, bei denen mit der komplexen Einschreibung in die Revolution eine paradigmatische Umwertung des Politischen und der Positionsbestimmungen zur Politik einherging. Diese Umdeutung lässt sich als Professionalisierungsstrategie zweiter Ordnung deuten: Besonders Virchow beanspruchte für die Medizin, die Verfasstheit jeglicher politischer Kommunikation (auch jenseits gesundheitsspezifischer Fragen) auf einer Metaebene vorzugeben. Qualitativ war dies eine wichtige Neuerung. Die Strategie blieb allerdings während und auch noch lange nach der Revolution eine große Ausnahme.

Zweifellos eine relativ große Reichweite hatten während der Revolution die Tendenzen einer Entpejorisierung der »politischen Verhältnisse«. Diesen Ansätzen standen jedoch auf der anderen Seite erhebliche Kontinuitäten pejorativer Semantiken gegenüber, die sich durch die revolutionären Ereignisse verfestigten und mitunter sogar noch verschärften. Die Erfahrung der ›politischen‹ revolutionären Ausnahmesituation aktualisierte zwei der (vorrevolutionären) Standardmuster: *erstens* die Problematisierung zeitraubender, hindernder Einflüsse politischer Ereignisse und Aktivitäten auf ärztliche Praxis und Wissenschaft; *zweitens* die Betonung des pathogenen Charakters exzessiver politischer Aktivität. Das Nebeneinander affirmativ-anknüpfender Bezüge auf die neuen politischen Verhältnisse und der problematisierenden beziehungsweise pathologisierenden Muster führte zu einer Ambivalenz, die deutlich später, besonders seit der Jahrhundertwende 1900, fast alle affirmativen Verhältnisbestimmungen von Medizin und Politik prägen sollte.

Festzuhalten bleibt insgesamt, dass die pejorativen Sprachmuster auch über eine Phase hinweg bestehen blieben, in der sich zunächst eine grundlegende Umgestaltung des politischen Kommunikationsraums abgezeichnet hatte. ›Politisch‹ semantisierte Phänomene wurden ungebrochen als Hindernisse der medizinischen Wissenschaft oder gar als deren pathologische Forschungsgegenstände aufgegriffen. Beides deutet darauf hin, dass Politik, einschneidende politische Ereignisse und damit einhergehendes Engagement von einem Großteil der medizinischen Autoren vornehmlich als Problem wahrgenommen wurden. Am qualitativen Zuschnitt der Wortverwendungsmuster hatte sich in der Breite gegenüber der vorrevolutionären Zeit wenig geändert. Jenseits der *Medicinischen Reform* waren der problematisierende und der distanzierende Gestus die dominante Weise, in der sich Mediziner gegenüber dem Politischen positionierten.

Darüber hinaus sind akteursgruppenspezifische Abstufungen festzuhalten: Je weniger die Autoren mit der Medizinalreform und der öffentlichen Gesundheitspflege zu tun hatten und je weniger sie damit Anknüpfungspunkte an revolutionsbedingte Transformationen der politischen Verhältnisse antizipierten, desto mehr dominierte die primär problematisierende Perspektive. Diese Herangehensweise transportierte eine klare Unterscheidung, die Virchows berühmtem Diktum von der »Medicin im Großen« diametral entgegenstand: Medizin auf der einen, politisches Engagement und die Einmischung in politische Fragen auf der anderen Seite sollten nach Möglichkeit wenig miteinander zu tun haben.

Diese Grundhaltung spitzten bestimmte Akteure noch zu: Bei den wichtigsten Verfechtern der naturwissenschaftlichen Wende in der Medizin, sieht man von Virchow ab, ist eine systematische Tabuisierung – sprich: Nicht-Thematisierung – ›politisch‹ semantisierter Phänomene zu verzeichnen. Diese Verfahrensweise wurde als Strategie radikaler Autonomisierung der medizinischen Wissenschaft gedeutet.

Argumentationen, die Mediziner oder die Wissenschaft selbst als ›politisch‹ kennzeichneten, sollten nach Ende der Revolution sogar zunehmend problematisch werden. Eine nachhaltige Prägung der Politiksemantiken, die sich 1848/49 vollzog und in diese Richtung wies, ist eng mit Rudolf Virchow selbst verbunden. Die Prominenz, die besonders sein Entwurf einer politischen Medizin erlangte, engte die Argumentationsweisen, die auf ein politisches Selbstverständnis von Ärzten und Medizinern hinausliefen, massiv ein. Spezifisch affirmative Verwendungsweisen markierten seit Ende der 1840er-Jahre einen Reformanspruch, der eindeutig als oppositionell zu verstehen war. Entwürfe einer politischen Medizin waren dadurch mit Beginn der Reaktionszeit einschlägig tabuisiert. Das so geartete Bild des politischen Mediziners war nun untrennbar mit dem beruflichen Schicksal Virchows verknüpft. Virchow hatte sich damit auf lange Zeit in Debatten zu politischen Selbstverständnissen unter Medizinern eingeschrieben, und der Ansatz seiner *Medicinischen Reform* war damit Blaupause späterer vergleichbarer Ansätze geworden. Allerdings wurde er auch zum Gegenbild demonstrativ apolitischer Konzeptionen von Medizin. Sein politisches Engagement hielten ihm seine Kollegen in der zweiten Jahrhunderthälfte in fast allen kontroversen wissenschaftlichen Debatten vor, an denen er sich beteiligte.

Der Ruhm, den die Sozialmediziner der Weimarer Republik seiner Konzeption politischer Medizin zugestehen sollten, war also keineswegs ein unmittelbar wirkendes Resultat der Revolutionszeit. Und selbst während der Revolution war die Propagierung eines politischen Selbstverständnisses in medizinischen Publikationen nach wie vor eine Ausnahme. Mit seinen Gleichsetzungen von Medizin und Politik stand er 1848/49 und bis in die 1890er-Jahre weitgehend allein.

Die Revolution von 1848/49 war eine Phase, in der überkommene Deutungsmuster des Politischen erstaunlich deutlich fortwirkten und sich zum Teil mit neuen Erfahrungsbeständen verbanden, während verschiedene Sprachstrategien, die mit sehr unterschiedlichen Latenzen fortwirken sollten, prototypisch geprägt wurden. Wie im nächsten Kapitel gezeigt wird, war es zunächst die Frage nach der Pathogenität des Politischen, die postrevolutionäre medizinische Debatten prägte.

# IV. Reaktionszeit: Die Pathologisierung des Politischen

Der Befund ist überdeutlich: Der einzige Verwendungszusammenhang, in dem auch nach dem Scheitern der Märzrevolution noch von ›Politik‹ die Rede war, waren Texte, in denen bestimmte Psychopathologien aus medizinischer Perspektive behandelt wurden. Bis in die frühen 1860er-Jahre hatte der ›politische Wahnsinn‹ eine wahre thematische Hochkonjunktur. Die Debatte war auch der einzige Zusammenhang, in dem die Revolution in der medizinischen Publizistik diskutiert wurde. Während in anderen zuvor einschlägigen Zusammenhängen, beispielsweise dem der Medizinalreform, kaum noch von ›politischen‹ Phänomenen die Rede war, stieg der ›politische Wahnsinn‹ zu einem der meistdiskutierten medizinischen Themen der postrevolutionären Zeit auf. Die Debatten wurden sogar über die Fachgrenzen hinaus rezipiert und kommentiert. Vertreter der Staatsarzneikunde, der Gerichtsmedizin und besonders der Psychiatrie arbeiteten sich ausführlich an dem Thema ab und verfestigten en passant pejorative Elemente des Deutungsmusters ›Politik‹. Diese thematische Verengung der Wortverwendungsmuster ist bezeichnend für eine allgemeine Abwertung, die das Politische im Redeweisenkanon der Mediziner erfuhr. Als Auslöser dieser Pejorisierung, so die These, lassen sich einerseits die Anlagerung negativ bewerteter Revolutionserfahrungen am Vokabular ausmachen, andererseits das Wiederaufleben der Zensur: Über politische Gegenstände im Allgemeinen und die Revolution im Speziellen zu reden, war nur noch im Gewand einer spezifischen Form der Verwissenschaftlichung üblich. Und selbst dies markierte die Mehrzahl der Autoren eindeutig als problematisch.

Wenn nun erneut das Verhältnis von Politik und Wahnsinn thematisiert wird, so geschieht dies besonders aus zwei Gründen: *Erstens* verschob sich der Charakter der Debatte über die Psychopathologie ›politischer‹ Phänomene gegenüber den älteren Diskussionen an einer entscheidenden Stelle: Sie geriet zunehmend zu einer grundlegenden Auseinandersetzung über die

Grenze zwischen Medizin und Politik. Als terminologischer Effekt dieser Grenzdebatte lässt sich die systematische Theoretisierung des Terminus ›politischer Wahnsinn‹ herausarbeiten. Die verbreitete Skepsis gegenüber der Krankheitsbezeichnung führte gerade dazu, dass sich Autoren bemühten, sie klar zu umreißen, um eine Vermischung populärer und wissenschaftlicher Sprache zu vermeiden. Die Konsequenz war eine nosologische Systematisierung des Terminus und eine Routinisierung seiner Anwendung. *Zweitens* stieg er nach 1849 zu einem wiederkehrenden Eigennamen mit systematischem Anspruch und zugleich zum vieldiskutierten Paradetyp kollektiver Geistesstörungen auf. Zuvor war das Thema oft neben anderen, meist religiösen Wahnsinnsformen, also als eine Erkrankung unter vielen abgehandelt worden.

Wie im letzten Kapitel gezeigt wurde, war die einschlägige Literatur über kollektive psychopathologische Phänomene, die den thematischen Rahmen der Diskussion des ›politischen Wahnsinns‹ abgab, bereits 1848 geradezu explodiert. Das Thema stand weit oben auf der Agenda medizinischer Autoren. Zur Revolutionszeit war die Auseinandersetzung mit kollektiven psychischen Phänomenen oft mit einer wissenschaftlich auftretenden Abwertung bestimmter politischer Positionen einhergegangen. Der Übergang zwischen diesen Diskussionen und rückblickenden Deutungen der revolutionären Ereignisse war fließend. Als aber 1849 sämtliche Zweifel am Scheitern der Revolution ausgeräumt waren, häuften sich ausführliche und eigenständige Texte von Autoren, die die Frage nach dem Verhältnis politischer Ereignisse zum Wahnsinn auf eine abstrakte Ebene zu heben versuchten. Seit 1850 trugen zahlreiche Autoren zu dieser Debatte bei, deren politische Überzeugungen (sofern in den Texten überhaupt erkennbar) ein breites Spektrum abdeckten. Die inhaltliche Stoßrichtung der Texte verschob sich von den impliziten politischen Stellungnahmen der Revolutionszeit in Richtung terminologischer Differenzierungen des ›politischen Wahnsinns‹, der auch zunehmend einheitlich so bezeichnet wurde. Insgesamt, so die übergreifende These, stand die Debatte im Zeichen der Entkopplung inhaltlicher politischer Positionen beziehungsweise wertender Revolutionsdeutungen auf der einen und wissenschaftlicher Sichtweisen auf der anderen Seite.

Zahlreiche Autoren nahmen einen berühmt-berüchtigten Skandaltext der Postrevolutionszeit zum Anlass ihrer Debattenbeiträge: Eindeutig aus konservativer Perspektive hatte Carl Theodor Groddeck 1850 eine Dissertation publiziert, die mit dieser Parteinahme zwar wenig repräsentativ für die Aussagemuster der Mediziner der Zeit war,[1] aber gerade wegen der eindeutigen Parteinahme zum unangefochtenen Skandaltext avancierte und wichtiger Auslöser einer umfassenden Debatte wurde. Sie wurde nur von wenigen wissenschaftlich ernst genommen, aber von umso mehr Fachvertretern thematisiert. Mit Bezug auf diesen Text äußerten sich in den gesamten 1850er-Jahren zahlreiche psychiatrische und staatsarzneikundliche Spezialisten zum Thema.

Der charakteristische Streit um die Arbeit Groddecks wird nun in einem ersten Schritt nachgezeichnet (1). Darauf folgen die Analyse der weiteren Debatte zum ›politischen Wahnsinn‹ (2) und ein Abschnitt, in dem die Routinisierung der Terminologie in der gerichtsmedizinischen und ätiologischen Praxis rekonstruiert wird (3). Nach einer Zusammenfassung (4) zeigt ein Ausblick auf die postrevolutionären Probleme, die Rudolf Virchow mit seinem politischen Ruf hatte, wie die Stereotype des Politischen, die in der Debatte zum ›Wahnsinn‹ der Revolutionszeit verfestigt wurden, in anderen thematischen Kontexten fortwirkten (5): Politik und Wissenschaft gerieten zunehmend in ein dichotomisches Verhältnis. Politische Aktivität wurde Naturwissenschaftlern zum habituellen Problem.

## 1. Die ›Demokratische Krankheit‹

Groddecks Text hatte in der Debatte zum ›politischen Wahnsinn‹ aus verschiedenen Gründen eine außergewöhnliche Stellung: Der Autor war zwar weit davon entfernt, als Vertreter seines Fachs von Kollegen wirklich anerkannt zu werden. Aber ohne dass er selbst den Terminus des ›politischen Wahnsinns‹ verwendet hätte, wurden seine Thesen zu einem entscheidenden Fixpunkt der entsprechenden Debatte, weit über die Fachgrenzen hinaus aufgenommen und selbst in der Weimarer Republik noch erinnert.[2] Die professionalistische Sorge vor populistischen, allzu griffigen Revolutionsdeutungen, die Heinrich Damerow bereits zur Revolutionszeit geäußert hatte,[3] erwies sich damit als begründet: Die plakative Ineinssetzung von Revolution und Wahnsinn, demokratischen Ideen und geistigen Epidemien fiel auf fruchtbaren Boden. Gerade diese Tatsache bewog viele Fachver-

1 Groddeck, Krankheit.

2 Siehe dazu Kap. VII.3.2.

3 Vgl. Kap. III.3.4.

treter, Groddecks Thesen zu bekämpfen. Die Reaktionen der Kollegen liefen mitunter so grundsätzlich darauf hinaus, Groddecks Ansatz ins Lächerliche zu ziehen, dass schwer auszumachen ist, ob zumindest die Betitelung *de morbo democratico* bewusst satirische Züge trug. Verschiedene Autoren merkten nach Erscheinen der Schrift an, dass sie »eher witzige als naturhistorische Bedeutung« habe und der Name der demokratischen Krankheit wohl »mehr im Scherz als im Ernst gebraucht worden« sei.[4] Unter den Gegenpublikationen, manche waren in persiflierendem »barockem Küchenlatein« verfasst, hatten mehrere eindeutig satirischen Charakter.[5] Der Historiker Veit Valentin kam 1930 in seiner epochalen Darstellung der Revolution von 1848 in einem Abschnitt, in dem er verschiedene Satiren behandelte, zu dem Schluss, dass es sich um eine »fingierte medizinische Dissertation« gehandelt habe.[6] Wie ernsthaft auch immer der Anspruch Groddecks war – viele Autoren nahmen seine Arbeit *de facto* ernst, der Verfasser wurde promoviert und stieß eine sehr bestimmt geführte Debatte an.

Es ist überliefert, dass bereits die Verteidigung der Dissertation »unter grossem Menschenauflauf« stattfand und sogar überregionale Zeitungen berichteten. Selbst in ersten historisierenden Deutungen der Revolution, die zeitnah erschienen, nahmen Autoren zur Arbeit Stellung. Das belegt den hohen Grad an Aufmerksamkeit, der ihr auch außerhalb der engeren Fachöffentlichkeit zukam.[7] Am 12. März 1850 hatte Groddeck seine Dissertation nach erheblicher Verzögerung an der Berliner Friedrich-Willhelms-Universität verteidigt. Zu dem akademischen Akt wäre es beinahe nicht gekommen. Wie später die *Akademische Monatsschrift* kolportierte, hatte der Dekan der Fakultät, der bereits erwähnte (mittlerweile in die

4 Die »eher witzige« Bedeutung wurde herausgestrichen bei: Anon., Geistesepidemien, S. 189. Der Autor erkannte in Groddecks Schrift eine »Aberweisheit«, die so zur Naturwissenschaft stünde wie die »politische Kannegießerei« zur Staatswissenschaft. Ebd., S. 190. Carus, Geistes-Epidemien, S. 55, hielt den Titel für einen »Scherz«.

5 Vgl. die Zusammenfassung zweier lateinischer Gegenschriften bei Richter, Blick, S. 114. Bereits der Verfasser einer medizinisch-historischen Promotion (Bresler, morbo) übergoss die »Latinität« Groddecks mit scharfem Spott. Eine zweite Schrift (Odreg, morbo) charakterisierte Richter als vollständige »Persiflage«.

6 Valentin, Geschichte, S. 687.

7 Zum »Menschenauflauf« Carus, Geistes-Epidemien, S. 55f. Zum Bericht in »politischen Zeitungen«, z.B. der Augsburger Allgemeinen, vgl. auch Damerow, Rez. von: Groddeck, Krankheit, S. 333f. Karl Heinrich Jürgens nahm 1850 in seiner Geschichte des deutschen Verfassungswerkes zu der Dissertation Stellung, brandmarkte sie allerdings als »arge Uebertreibung oder ein bloßes Paradoxon« (Jürgens, Geschichte, S. 409).

Jahre gekommene) Begründer der empirisch fundierten Gerichtsmedizin Johann Ludwig Casper, aus Versehen die Imprimatur erteilt: Er habe schlicht nicht auf den Titel geachtet. Erst am Tag der Promotion sei »ihm die Sache als bedenklich und möglicher Weise grossen Anstoss erregend aufgefallen«.[8] Er verweigerte dem Doktoranden die Promotion und legte den Fall dem Senat vor, der die Sache dann an das Kultusministerium weiterleitete. Mehrere Berliner Dekane und der Rektor hatten sich zwischenzeitlich aus Sorge um die »Würde der Universität« gegen die Zulassung des Themas ausgesprochen.[9] Das Ministerium ordnete die Promotion letztlich aber an.[10]

Ähnlich turbulent wie das vorangehende Verfahren lief auch die Verteidigung selbst ab: In der überfüllten Aula sollen vor erregtem Publikum verschiedene renommierte Ärzte »ex corona« opponiert haben. Der Doktorand habe darauf zunächst »sehr keck« mit »eingelernten Redensarten« reagiert, sei dann aber in die Defensive geraten.

Für Aufsehen sorgte dann noch die Tatsache, dass Groddeck seine lateinische Schrift ins Deutsche übersetzt publizierte. Die öffentlichen Urteile zum Verfahren, so berichtete die *Akademische Monatsschrift*, seien zwar unterschiedlich gewesen, »dass die Vertheidigung einer solchen Dissertation besser unterblieben wäre«, stünde allerdings außer Zweifel.[11] Mit der Publikation der Übersetzung setzte sich auch die Skandalisierung fort. Die Schrift wurde unter anderem ins Französische übertragen.[12] Wohl nicht zufällig: Zeitgenossen gingen davon aus, dass Frankreich für »solche Auffassungen der demokratischen Manie sehr« empfänglich sei. Wie das *Magazin für die Literatur des Auslandes* 1850 berichtete, hätten aber selbst Organe, die die »vorgeschlagene Behandlung der demokratischen Krankheit für zweckmäßig« hielten, kritisch auf die Reichweite von Groddecks Deutungsansprüchen reagiert.[13] Allein der Titel »Die demokratische Krankheit,

8 So berichtet in einem nicht gezeichneten Korrespondenzartikel der *Akademischen Monatsschrift*. Anon., Allgemeine Correspondenz, S. 175.

9 Genannt wurden in der *Akademischen Monatsschrift* die Professoren Homeyer, Twesten und Lachmann. Alle waren langjährige Dekane ihrer jeweiligen Fakultäten (Jura, Theologie, Philosophie), Twesten im Universitätsjahr 1850/51 Rektor. Vgl. dazu die Aufstellung in: Köpke, Gründung, S. 293.

10 Anon., Correspondenz, S. 175.

11 Ebd.

12 Groddeck, Maladie.

13 In der französischsprachigen Schweizer *Bibliothèque universelle de Genève* sei kritisiert worden, die Behandlung der Krankheit stünde »nicht den Doktoren von der Fakultät, sondern den Lenkern der Staaten allen« zu. Anon., Mannigfaltiges, S. 332.

eine neue Wahnsinnsform«, eine deutliche Parteinahme gegen die Demokraten, musste unter Fachvertretern, die großen Wert auf wissenschaftlichen Universalismus und die klare Unterscheidung zwischen medizinischen und außerwissenschaftlichen Gegenständen legten, als gezielte Provokation erscheinen. Bereits die Kritik von Groddecks Thesen in der *Akademischen Monatsschrift* nahm die zentralen Punkte der späteren Besprechungen der deutschsprachigen Publikation vorweg: Die »Medicin« habe zwar von »einem höheren anthropologischen Standpunkte das Recht, ja die Pflicht, die Geschichte naturwissenschaftlich zu behandeln«. Dies könne allerdings nicht mit »einseitiger Parteinahme« verbunden sein: Man dürfe die »Wissenschaft nicht erniedrigen und missbrauchen zur Vertretung einer Fraction«. Vor allen Dingen dürfe man aber kein »Schüler« sein, »der in jeder Zeile seine völlige Unkenntnis mit dem Gegenstande bekundet«.[14] Fachliche Mängel monierten nicht alle Kritiker – manche lobten Groddecks Fähigkeiten sogar.[15] Der Parteilichkeitsvorwurf war aber Kernelement fast aller Auseinandersetzungen mit dem Buch.

Nimmt man die deutschsprachig veröffentlichte Dissertation in Augenschein, wird ersichtlich, was diese schroffen Reaktionen hervorgerufen hatte: Groddeck hatte seine Arbeit mit breiten staats- und wissenschaftstheoretischen Ausführungen eingeleitet, um dann mit Anleihen aus politischer Theorie und Moralphilosophie zu einer umfassenden Gegenwartsdiagnose zu gelangen. Er erkannte als entscheidende Kennzeichen der Gegenwart »politische und religiöse Heuchelei«, »Religionsspötterei« und die »Verhöhnung der öffentlichen Ordnung«. Er kam zu dem Schluss, dass sich »in dem ganzen Gange, den die Bildung der Neuzeit genommen« habe, »eine Begünstigung für die Entstehung der egoistischen Leidenschaften« zeige.[16] Diese Thesen unterfütterte er, um wissenschaftliche Form bemüht, mit zahlreichen Belegen aus der einschlägigen französischen und deutschen psychiatrischen Literatur.[17] Im letzten Drittel der gut 60-seitigen Schrift versuchte er dann, anerkannte wissenschaftliche Thesen in sehr direkte, herbe Kritik an den demokratischen Akteuren der vergangenen Revolution umzusetzen: Die »egoistischen Elemente«, die er vor Augen hatte, daran ließ er keinen Zweifel, waren die Demokraten – auch

14 Anon., Correspondenz, S. 175.

15 Siehe dazu unten.

16 Groddeck, Krankheit, S. 34.

17 Genannt wurden immer wieder Esquirol und sein Schüler Louis Florentin Calmeil, außerdem die deutschen Wissenschaftler Leubuscher, Ideler, Hecker und Griesinger.

abwertend als »Kosmopoliten« bezeichnet.[18] Ihnen wies er eindeutig die Schuld am Ausbrechen der »Krankheit« zu. Diese »egoistischen Elemente« seien es gewesen, die »durch die Gesellschaft verstreut, die individuelle Disposition für die in Rede stehende Krankheit gegeben« hätten. Die Formen der Krankheit seien ein »Product« der durch Erziehung und Lebensverhältnisse »gebildeten Individualität und der in der Zeit herrschenden Idee«. Damit bezog er sich ausgerechnet auf Theorien, die der eingefleischte Demokrat und Mitherausgeber der *Medicinischen Reform*, Rudolph Leubuscher, zur Entstehung kollektiver Psychopathologien formuliert hatte. Die »Gemeinsamkeit des Denkens und Handelns«, so Groddeck, werde durch den »Nachahmungstrieb« hervorgebracht.[19] In Anlehnung an Justus Friedrich Carl Heckers einschlägige Arbeiten ergänzte er lakonisch, dass die Empfänglichkeit für die psychischen epidemischen Krankheiten auch in der Veranlagung des Individuums begründet sei: Auch den »epidemischen Krankheiten des Mittelalters«, gemeint war die »Tanzwuth«, zu der Hecker einflussreich publiziert hatte, habe die »Böswilligkeit und Gewinnsucht einzelner vielfach eine größere Ausdehnung gegeben«.[20] So ließ sich die Schuld an der »demokratischen Krankheit«, die in Groddecks Sicht durch krankhafte Übersteigerung herrschender Ideen ausgelöst worden war und sich so über ganze Länder verbreitet hatte, individualisieren. Zumindest aber hätten »Ausschweifungen des Volksgeistes« bei vergleichbaren Phänomenen »stets der Eitelkeit, der Habsucht, der Rachsucht, der Herrschbegierde, sowie der politischen und religiösen Verfolgungswuth zum willkommenen Deckmantel für die Erreichung ihrer Zwecke gedient«. Das gelte auch für die »krankhaften Zustände unserer Zeit«, fügte Groddeck an.[21]

Der Subtext war so deutlich, dass man ihn kaum noch als solchen bezeichnen kann: Diejenigen, die 1848/49 aus Boshaftigkeit, Habgier und Egoismus demokratische Ideen verbreitet hätten, seien Schuld an der von Groddeck konstatierten Epidemie. Aber er wurde noch deutlicher und strich für die Entstehung der Krankheit die große Bedeutung des Wortes »Demokratie« heraus, das so dehnbar sei, dass es sich alle Parteien, »Socialisten«, »Communisten«, »Republikaner«, ja selbst die Konstitutionellen, die von der »demokratischen Monarchie« sprachen, auf ihre Fahne geschrieben

18 Ebd., bes. S. 44 und 46.
19 Ebd., S. 46.
20 Ebd., S. 47.
21 Ebd., S. 49 und 50f.

hätten: »Keine Partei im Staate glaubte dieses Wortes entbehren zu können, und dadurch erklärt sich seine staunenswerthe Macht.« Darauf habe die Agitation begonnen, die Volksversammlungen hätten noch den wahnsinnigen »Nachahmungstrieb« gesteigert.[22] Um noch konkreter zu werden, deutete er einen Antrag des preußischen linksliberalen Vorsitzenden der Nationalversammlung, Waldeck, und die darauf folgenden Verhandlungen aus dem Oktober 1848 als »Bild des vollendeten Wahnsinns«.[23]

Aus der »Erwägung dieser ätiologischen Momente«, so folgerte er, müssten auch »die Indicationen für die Art der Behandlung« fließen. Die Schlussfolgerung war denkbar einfach: Wie bei der Behandlung aller Geisteskranken müsse man die »Lebensäußerungen derselben, die dem Kranken selbst wie der Allgemeinheit der Gesellschaft Gefahr bringen«, durch äußeren Zwang »beschränken«. Dieser negativen Indikation stellte er als positive Maßnahme noch den Ratschlag beiseite, den Trieb zur »Einheit der Nation« zu nutzen. Am Ende des Textes stand damit bezeichnenderweise ein Zitat des prominenten Konservativen Joseph von Radowitz, der zur Lösung der Verfassungskrise die »Einheit der Nation« als einziges Mittel vorgeschlagen hatte.[24]

Groddeck provozierte mit seinen Thesen bei zahlreichen medizinischen Autoren eine schroffe Ablehnung. Zumeist lehnten die Kritiker jeglichen Partikularismus im Gestus der universalen Medizin ab. Er selbst hatte den Vorwurf, sein Gegenstand läge »außerhalb der Gränzen des ärztlichen Berufs«, antizipiert und dem vorauseilend entgegengehalten, nicht »Parteileidenschaft«, sondern nur Wahrheitsliebe und das Interesse der Menschheit hätten ihn geleitet.[25] Das half wenig. Er hatte die Pathologisierung der revolutionären Ereignisse mit seiner deutlichen Parteinahme an einem entscheidenden Punkt überzogen.

Wenn in der Folge Groddecks publizierte Arbeit zur »demokratischen Krankheit« in den Fachorganen kritisiert wurde, war fast immer explizit vom ›politischen Wahnsinn‹ die Rede. Groddeck hatte damit zwar entscheidend eine zentrale psychiatrisch-medizinische Debatte der postrevo-

22 Ebd., S. 53f.

23 Ebd., S. 56f. Waldeck hatte beantragt, die »Volksfreiheit« in Wien mit Waffengewalt zu retten, nachdem das Militär die dortigen Aufstände niedergeschlagen hatte. Das Inkaufnehmen der Gefahr eines europäischen Krieges deutete Groddeck als das »gänzliche Aufhören des Bewusstseins vom Ich und seinem Verhältnis zum Nichtich«. Das »Schauspiel wahnsinniger Beschlüsse« habe den tief pathologischen Zug der Zeit getragen.

24 Ebd., S. 59f.

25 Ebd., S. 61.

lutionären Phase befeuert, war in ihr aber von Beginn an ein Außenseiter, weil er wissenschaftliche Reflexionen und Begriffe überdeutlich mit politischen vermischt hatte. Die Heftigkeit der Reaktionen ist Beleg für das weit ausgeprägte Autonomie- und Grenzbewusstsein, das weite Teile der Profession spätestens nach 1848/49 ausgebildet hatten: Die Vermischung von Positionen, die eindeutig als ›politisch‹ erkennbar und semantisiert waren, mit wissenschaftlichen Reflexionen war mit dem Selbstverständnis der Mehrheit der Fachvertreter nicht vereinbar.

Fast nur außerhalb der medizinischen Publizistik lassen sich unterstützende Aufgriffe der plakativen These einer »demokratischen Krankheit« ausmachen.[26] Eine Ausnahme im Kreis der medizinischen Publizisten war Carl Gustav Carus, königlicher Leibarzt in Sachsen, der aus seiner Abneigung gegenüber der demokratischen Bewegung ebenfalls keinen Hehl machte. Carus ging nicht so weit wie Groddeck: Den Namen von Groddecks Arbeit hielt auch er für einen »Scherz«, den »Charakter einer gewissen Geistesepidemie« wollte er in der Revolution von 1848 aber eindeutig erkennen. Er berichtete in seiner Autobiografie, dass er für seine Texte und Vorträge zum Thema, in denen er auch die »revolutionäre Epidemie« von 1848 behandelte, »mancherlei Angriffe« von »unsere[n] Demokraten« habe erfahren müssen. Diesen Angriffen unterstellte er seinerseits, sie seien Ergebnisse eines kritikwürdigen »Partheigeist[es]«.[27]

Vor diesem Hintergrund verwundert es nicht, dass sich auch Autoren mit scharfer Kritik an Groddeck hervortaten, die eindeutig dem demokratischen Spektrum zuzuordnen waren. Beispielsweise Hermann Eberhard Richter: Bereits während der Revolution hatte er moniert, die »leidigen *politischen Zustände*« des »Vaterlandes« hätten Fanatismus, Auswanderung und »Einkerkerung« hervorgebracht. Obwohl er aus dezidiert demokratischer Perspektive argumentierte, ähnelte seine These, dass der »Fanatismus eine Krankheit, beziehentlich Krankheitsanlage« sei, die er im März 1849 aufgestellt hatte, Groddecks Position auf den ersten Blick. Seinen, wie er

26 Beispielsweise der Theologieprofessor und Domkapitular Franz Anton Staudenmaier führte Groddecks Beobachtungen als Beleg dafür an, dass die Gegenwart von vielen als »Chaos« wahrgenommen würde: Auch »Groddeck, der über die gegenwärtig herrschende demokratische Krankheit geschrieben« habe, glaube, »dass das die Zeit bewegende Princip ›den Staat in ein Chaos stürze‹«. Zumindest in dieser Beobachtung stimmte Staudenmaier Groddeck explizit zu. Staudenmaier, Frieden, S. 407f.

27 Die Autobiografie: Carus, Lebenserinnerungen (Bd. 4), Zit. S. 58. Seine einschlägige Publikation zum Thema mit den Kommentaren zu Groddeck: Carus, Geistes-Epidemien, S. 56.

1851 noch immer befand, »gesunden Gedanken« sah Richter in *De morbo democratico* allerdings »zu einer Karikatur verzerrt«. Ob es Groddecks Anliegen gewesen sei, öffentlichkeitswirksam »einen pikanten Berliner Witz zu machen« oder sich »bei der Reaction beliebt« zu machen, wollte Richter nicht entscheiden. Die »Demokratie selbst« als »eine seit Jahrtausenden in Tausenden von Völkern oder Gemeinden wirklich existirende Staatsform«, die zudem auf »einer klaren philosophischen Idee« beruhe, »zu einem Wahnsinn« zu stempeln, hielt er aber für eine erhebliche »Begriffsverwirrung«.[28] Diese Ausführungen implizierten ein Postulat klarer Grenzen zwischen Medizin und Politik. Im Kern ging es Richter um diese Grenzen. Immer wenn dies in Auseinandersetzungen mit Groddeck in der Folge der Fall war, stand dafür auch bei anderen Diskussionsteilnehmern die ›Begriffsverwirrung‹ als Chiffre. Nicht die Abwehr der Demokratiekritik im Speziellen war damit der Kern der Auseinandersetzung, sondern das medizinisch-politische Grenzpostulat.

Eine zugespitzte Polemik lieferte der führende Anstaltspsychiater der Zeit und Gründer der *Deutschen Gesellschaft für Psychiatrie, Psychotherapie und Nervenheilkunde*, Heinrich Damerow. Sie verdeutlicht, dass auch Wissenschaftler, denen der antidemokratische Impetus Groddecks nicht völlig unsympathisch war, mit dessen politisch-medizinischer Grenzüberschreitung erhebliche Probleme hatten. Er erkannte in der Arbeit Groddecks sogar eine »gewandte Feder«, »klug gewählte[...] Lesefrüchte[...] aus politischen Schriften«, ja auch wissenschaftliche Kenntnisse und Fähigkeiten. Damerow schrieb dann sogar selbst abschätzig vom »demokratische[n] Unwesen«. Allerdings: Die »demokratische Krankheit« in den »ernsten Kreis der wissenschaftlichen Psychiatrie eingeführt« zu sehen, widerstrebte ihm erheblich. Damerow führte aus:

> »Die Bezeichnung ›Wahnsinn, wahnsinnig‹ darf nur in den exoterischen Kreisen der Gesellschaft, der Clubs und der politischen Tagesliteratur als eine hyperbolische ge- und missbraucht werden. An und für diese Kreise hat der Vf. bei seiner medicinischen Doctor-Dissertation wirklich auch nur gedacht.«

Damerow ging es um trennscharfe Begriffe sowie klare Grenzen zwischen Wissenschaft und politischer »Tagesliteratur«. In väterlichem Gestus legte er dem »jugendliche[n] V[er]f[asser]« nahe, »als angehender Arzt« zu erken-

28 Richter, Blick, S. 111. Zu Richter, der bis 1849 in Dresden eine Professur innegehabt hatte und infolge der Revolution in einen Hochverratsprozess verwickelt wurde, vgl. Kap. III.1.

nen, »zu welchem Unsinn« »das Spielen mit dem ernsten Begriff und Wort ›Wahnsinn‹« in einer Dissertation führe.[29] Groddeck, und das ist der entscheidende Befund, hatte eine Sagbarkeitsgrenze überschritten. Während der Revolution hatte eine Reihe von Rezensenten, wie beschrieben, bestimmte politische Positionen explizit abgewertet. Allerdings hatte keiner der Autoren so eindeutig die Position einer klar identifizierbaren politischen Gruppierung bezogen und zu einer so umfassenden Deutung des Ereigniskomplexes der Revolution ausgeholt.

Aber offensichtlich gehörten in der medizinischen Publizistik der 1850er-Jahre selbst die indirekten Bekenntnisse der Revolutionszeit nicht mehr zum Kanon akzeptierter Redeweisen. Infolge der Revolution gewann der naturwissenschaftliche Gestus der überparteilichen sozialen Distanz erheblich an Bedeutung. Die wissenschaftliche Diskussion zum ›politischen Wahnsinn‹, die den weiteren thematischen Rahmen der Groddeck-Debatte abgab und sich in den gesamten 1850er-Jahren Bahn brach, führt dies vor Augen. Zugleich legt sie beredt Zeugnis von den verschärft negativen Stereotypen ab, die das Politikvokabular und das Deutungsmuster ›Politik‹ in dieser Zeit bündelte.

## 2. Zwischen Psychiatrie und Politik: Die Debatte zum ›politischen Wahnsinn‹

Die zentrale argumentative Verschiebung im Vergleich mit früheren Aussagemustern zur Psychopathologie des Politischen ist damit deutlich erkennbar: In der Debatte ging es um die Grenzen zwischen Wissenschaft und Politik. An ihr wird deutlich, wie sehr die Revolution für das Problem politischer Parteinahme durch Wissenschaftler sensibilisiert hatte. Das universalistische Ideal der Überparteilichkeit, das zugleich ein medizinisch-politisches Grenzpostulat war, führte nach 1848/49 im Zweifel sogar dazu, dass Chancen, autoritative Deutungen anzubringen, bewusst ausgeschlagen wurden. Indem die Mediziner sich intensiv und kritisch mit dem ›politischen Wahnsinn‹ auseinandersetzten, routinisierten sie das Deutungsmuster – und die entsprechende nosologische Bezeichnung.

29 Damerow, Rez. von: Groddeck, S. 333f.

Aus der Fülle von Reaktionen auf Groddeck und der publizistischen Beiträge zum ›politischen Wahnsinn‹ können hier nur einige Belege relativ prominenter Autoren angeführt werden. Hauptziel des folgenden Abschnitts ist es nicht, medizinhistorisch ausführlich zu rekonstruieren, welche Nomenklatur und welche ätiologischen Kausalitäten die verschiedenen Autoren akzeptierten. Am Rande spielt es eine Rolle, welche Position zu den Kernfragen der Debatte bei Vertretern verschiedener wissenschaftlicher Schulen dominierte. Denn bereits Zeitgenossen vermuteten, dass die Positionen im überbordenden,[30] noch aus dem Vormärz überlappenden psychiatrischen Schulstreit zwischen »Somatikern« und »Psychikern« eng mit der Position zum Phänomen des ›politischen Wahnsinns‹ gekoppelt waren.[31] Allerdings erweisen sich diese Differenzierungen für die Fragestellungen der vorliegenden Arbeit als zweitrangig: Die Semantiken des Politischen und die Verhältnisbestimmungen von Medizin und Politik blieben vom Schulstreit und den differierenden inhaltlichen Positionen in der Debatte weitgehend unberührt. Das Bild des Politischen, das von »Psychikern«, »Somatikern« oder Vertretern von Zwischenpositionen gezeichnet wurde, war letztlich überaus einheitlich, und die Skepsis gegenüber politisch-wissenschaftlichen Grenzverwischungen war gleichermaßen ausgeprägt.

Zum Verständnis der wissenschaftlichen Debatte ist ein kurzer Exkurs zum Deutungsmuster des ›politischen Wahnsinns‹ hilfreich: In verschiedenen Textsorten jenseits der medizinischen Publizistik lässt sich zeigen, dass mit der Redeweise in erster Linie demokratische, republikanische und jakobinistische Bestrebungen gekennzeichnet wurden. In der gesamten ersten Hälfte des 19. Jahrhunderts wurden verbreitet exzessive, emotionalisierte Massenphänomene als ›politischer Wahnsinn‹ bezeichnet. Der *Brockhaus* von 1827 verwies in diesem Zusammenhang auf den Marat-Kult.[32] Auch Historiker deuteten die Jakobinerherrschaft und die Guillotinierung des Königs in ähnlicher Weise: »Ein furchtbarer politischer Wahnsinn«, so hieß es beispielsweise in einem weltgeschichtlichen Entwurf

30 Detlef Briesen verweist auf eine über 500-seitige Bibliografie zur Kontroverse aus dem Jahre 1863. Briesen, Warenhaus, S. 95.

31 Es wurde vermutet, dass die Positionen im psychiatrischen Schulstreit zwischen »Somatiker[n] und Psychiker[n]« eng mit der Position zum Phänomen des politischen Wahnsinns gekoppelt waren. Anon., Rez. zu: Leubuscher, Epidemien, S. 329. Zu beiden »Diskursgruppen« zusammenfassend: Schwarz, Wirkliche, S. 75ff. Umfassend zur psychiatrischen Grundlagendebatte Roelcke, Krankheit, bes. S. 48ff.

32 Anon., Art. Marat, S. 110.

Karl Eduard Vehses, habe sich während der Französischen Revolution aller bemächtigt.[33] Mitunter übertrugen Konservative das Deutungsmuster auf die »entfesselten Leidenschaften« anderer revolutionärer Aufstände.[34] Aber auch bekennende Liberale wie Friedrich von Raumer bedienten das Muster. Freilich in relativierendem Gestus: »Das hitzige Fieber politischen Wahnsinns, wie es aus übertriebener und mißverstandener Freiheitslust entsteht«, so betonte Raumer in seinen *Pariser Briefen*, sei »ein schnelles vorübergehendes, minder verderbliches Uebel, als das schleichende Gift, der Knochenfraß und Krebsschaden langer angewöhnter Sklaverei.«[35] Auch die liberale Relativierung verdeutlicht also, dass Republikanismus und demokratische Bestrebungen mit dem Deutungsmuster des ›politischen Wahnsinns‹ verwoben waren.

Die gelegentliche Überlappung mit ›religiösem Wahnsinn‹,[36] die sich in verschiedenen populären und historiografischen Deutungen belegen lässt, weist bereits darauf, dass zwischen diesen und den medizinischen Thematisierungsmustern auch vor der Revolution von 1848/49 Verbindungen bestanden hatten. Der ›politische Wahnsinn‹ wurde jedoch als systematischer medizinischer Terminus erst nach der Revolution von 1848 ins Spiel gebracht. Die Suggestivität der Wendung und ihre große Verbreitung speisten sich aus ihrem populären Vorlauf, und eine Übernahme der Terminologie drängte sich geradezu auf, zumal sich viele Anstaltsärzte mit Beginn der Revolution beruflich in der Tat mit den »Reden rasender Jakobiner« konfrontiert sahen.[37]

Viele Mediziner und Psychiater sahen sich gerade aufgrund der großen Suggestivität dazu gezwungen, das Phänomen terminologisch zu klären. Die Konsequenz waren Relativierungen der suggestiven Reichweite des Konzeptes und begriffliche Differenzierungen. Die Autoren nutzten die Debatte in den meisten Fällen nicht dazu, medizinisch-psychiatrische

33 Vehse, Weltgeschichte, S. 470.

34 Munch, Geschichte, S. 85.

35 Er ergänzte, »Frankreich und England« seien »nach dreißig bis vierzig Jahren gesunder aus jener Krankheit hervorgegangen«, und fragte, wer »die Jahrhunderte Römischer oder Asiatischer Kaisertyrannei vorziehen« würde. Raumer, Briefe, S. 116. Vgl. zur Einordnung des Zitats im Liberalismus-Diskurs auch Leonhard, Liberalismus, S. 366. Als weiteren Beleg für die Verbreitung des Deutungsmusters in verschiedenen Disziplinen vgl. das Zitat Raumers bei: Buß, Geschichte, S. CML.

36 Vgl. z.B. auch als weiteren Beleg für die verbreitete konservative Deutung aufständischer Bewegungen als »Wahnsinn« Anon., Protestantismus, S. 100.

37 So berichtet von Solbrig, Mittheilungen, S. 47.

Deutungsansprüche auf das politische Feld auszudehnen. Die meisten Beiträge lesen sich vielmehr als Teile einer breiten Abwehrbewegung gegenüber Grenzverwischungen zwischen medizinischer und politischer Terminologie. Als »einer der Grenzpunkte«, an denen »Medicin, Psychologie und Geschichte ineinandergreifen müssen« (Leubuscher),[38] brachte bereits der thematisch übergeordnete Gegenstand psychischer Epidemien die Mediziner in die Grau- und Randzonen ihrer Wissenschaft.

Inhaltlich kreiste die Diskussion zunächst um die Frage, ob es so etwas wie ›politischen Wahnsinn‹ überhaupt gebe, die Terminologie also sinnvoll sei. Bei denjenigen, die das bejahten, wurde diskutiert, ob die Revolution von 1848 als psychische Epidemie zu deuten sei. Die Fragen blieben umstritten – selbst die bereits während der Revolution verbreitet geäußerte Beobachtung, die Revolution hätte die Irrenhäuser überdurchschnittlich gefüllt, wurde letztlich Anlass kontroverser Auseinandersetzungen.[39]

Für die Fragestellungen der vorliegenden Studie sind folgende Aspekte entscheidend: Die Probleme, zu denen Groddecks parteiliche Deutung des politischen Ereigniskomplexes von 1848/49 geführt hatte, und die Gefahren, die aus wissenschaftlicher Perspektive damit verbunden waren, wurden in der übergeordneten Debatte zum ›politischen Wahnsinn‹ auf abstrakterer Ebene diskutiert. Das gut eingeführte populäre Deutungsmuster, das demokratie- und jakobinismuskritische Konnotationen aufwies, drängte, wenn es in die medizinische Terminologie überführt wurde, Vermischungen wissenschaftlicher Begriffe und populärer, parteilich imprägnierter Redeweisen geradezu auf. Dass die Wendung vor 1848 für eine politische Parteinahme gestanden hatte, prägte ihren Weg in die medizinisch-wissenschaftliche Nomenklatur nach 1848 erheblich. Ein wohlwollender Rezensent eines einschlägigen Textes Rudolf Leubuschers fasste das Problem 1853 in *Sachs' repertorischem Jahrbuch* so:

»Im Munde des Partheigeistes bedeutet das Wort: ›politischer Wahnsinn‹ kaum mehr, als das Hurrah der Soldaten; es ist einer von den Lauten, mit denen man

38 Leubuscher, Epidemien, S. 251.

39 Treffender Beleg dafür ist Bernhard Heinrich Laehrs Bericht über einen Artikel von Heusinger in der *Allgemeinen Zeitschrift für Psychiatrie*: Laehr gab zunächst neutral Heusingers Beobachtungen wieder: »Heusinger theilt mit, dass in Deutschland der Wahnsinn durch das Jahr 1848 sehr vermehrt worden sei, alle Irrenhäuser seien überfüllt davon.« Das veranlasste den Herausgeber Damerow zu der Redaktionsnotiz (er zitierte einen anonymen »erfahrene[n] Irrenarzt«), dass in kaum einer Anstalt eine deutliche Vermehrung zu verzeichnen sei – lediglich der Anteil der »politische[n] Räsonneurs und Weltbeglücker« sei gestiegen. Laehr, Bericht. Laehr bezog sich auf: Heusinger, Bericht.

seiner Kampfwuth Luft macht. Aber auch in den psychiatrischen Schriften herrscht Unklarheit und Zwiespalt über diesen Begriff.«[40]

Leubuscher hatte in einem Artikel im *Deutschen Museum* auf die Praxis »politische[r] Parteien« hingewiesen, »die gegenüberstehenden und Andersgläubigen mit dem Namen von Wahnsinnigen zu brandmarken versucht haben«. Die Tatsache, dass Leubuscher das Thema in einer nicht wissenschaftlichen Zeitung behandelte, kann bereits als Beleg für das Klärungsbedürfnis vieler psychiatrisch arbeitenden Mediziner der Zeit gewertet werden: Es galt, plakative Gegenwartsdeutungen, die sich undifferenziert medizinischer Terminologie bedienten, zurückzuweisen. In einer solchen Praxis, so Leubuscher, liege »viel Unklares, und es ist die Aufgabe und somit auch die Pflicht der Wissenschaft, derartige Begriffe von sich abzuschütteln und sie auf ihr rechtes Maß zurückzuführen«. Es folgte eine scharfe Invektive gegen die »Parteileidenschaft«: Es müsse als ein »unwürdiges Spiel erscheinen, parteiische eitle Zwecke trügerisch mit dem Mantel der Wissenschaftlichkeit überdecken zu wollen«.[41] Obwohl Groddeck hier nicht direkt angesprochen wurde, war die Anspielung leicht auf ihn zu beziehen. Leubuscher betonte, dass die »Entwicklungsmöglichkeit« des »politischen Krankseins aus der allgemeineren politischen Erregung heraus« nicht auszuschließen sei, weshalb er dem Phänomen ernsthaft nachgehen wollte, wehrte sich dann jedoch massiv gegen parteiliche und populäre Revolutionsdeutungen durch Mediziner.[42]

Erst recht gilt diese Charakterisierung für die Texte, die Heinrich Damerow, eine Leitfigur der somatischen Schule,[43] und einige seiner engsten Kollegen publizierten. Damerow selbst reagierte erkennbar gereizt auf die zahlreichen Texte zum Thema. Er betonte, die politischen Ereig-

---

40 Anon., Rez. zu: Leubuscher, S. 328.

41 Leubuscher, Epidemien, S. 251. Das *Deutsche Museum*, erschienen 1851–1867, trat als Zeitschrift mit nationalem Bildungsethos an, das postrevolutionäre Defizit an kritischem Journalismus zu kompensieren, und berief sich dabei auf das Vorbild der *Hallischen Jahrbücher*. Zensur und demokratiefeindliche Grundstimmung der Zeit führten aber im Vergleich mit Letzteren zu einer erheblichen Eindämmung aktuell tagespolitischer Themen. Die Autoren verlegten sich thematisch eher auf Kultur und Wissenschaft. Berbig, Fontane, S. 115.

42 Er betonte zum Beispiel, dass bei der historischen Analyse psychischer Epidemien, für die sein Name einschlägig stand, vom »Parteistandpunkt aus« verfasste Texte grundsätzlich auszusondern seien. Leubuscher, Epidemien, S. 361.

43 Vgl. zu Damerow als »Somatiker« Briesen, Warenhaus, S. 96f. Klassisch: Pauleikhoff, Menschenbild, S. 140f., 187.

nisse seien zufällige Gelegenheitsursache für viele der Fälle, die nun als ›politischer Wahnsinn‹ gekennzeichnet würden. Alle Beispiele, von denen er zu berichten wusste, seien »qualitativ und quantitativ wenig und nichts Beweiskräftiges«.[44] Bissig gab er sich gegenüber den terminologischen Bemühungen um den ›politischen Wahnsinn‹. Er ließ sich überhaupt nur widerwillig auf die »modernen Speciesmacher[…]« ein, verwahrte sich gegen eine »Entartung der Terminologie« und witterte »unlösbare Widersprüche« im »Chaos dunkler Begriffe«.[45] Seine schärfste Kritik wendete er aber gegen Autoren, die die Grenzen zwischen Wissenschaft und »der Politik des Tages« verwischten: Man habe sich sehr zu hüten, die Irrenhäuser als »Spiegel der Geschichte« zu betrachten.[46] Was hier im Gestus einer Selbstbeschränkung im Sinne wissenschaftlicher Redlichkeit erscheint, war zugleich eine Verschärfung seiner älteren Attacke gegen die französischen Revolutionspathologisierungen, wie sie zum Beispiel Brierre de Boismont angestellt hatte:

»Die von Frankreich aus fast epidemieartig sich ausbreitende Richtung: die Geschichte des Wahnsinns zur wahnsinnigen Geschichte zu machen, ist in psychiatrischer und historischer Rücksicht eine Geschichte der Welt, der Menschheit und des Wahnsinns so wie die Begriffe derselben völlig verwirrende.«[47]

Die zitierten Abschnitte lesen sich als Plädoyer, die begrifflichen Grenzen zwischen Psychopathologien (als Gegenständen der Psychiatrie) und politischen Ereignissen (als Gegenständen der Geschichtswissenschaft) scharf zu ziehen. Die rückblickende Deutung Letzterer wies er der Geschichte zu. Die Psychiatrie als universale, überparteiliche Wissenschaft wollte er dagegen auf die Krankheiten beschränkt sehen. An kritischen Bemerkungen gegenüber den politischen Ereignissen und Akteuren der Revolutionszeit sah er sich durch diese Perspektive allerdings nicht gehindert, und auch er transportierte in seinem Text erhebliche negative Stereotype des Politischen. Seine Bildsprache bei der Beschreibung politischer Phänomene war geprägt von Semantiken der Unkontrollierbarkeit und der Emotionalität: Von »Gährungsprocesse[n]«, »Erschütterungen« und »Leidenschaften« war

---

44 Damerow, Kritik, S. 380.

45 Ebd., S. 377, 381 und 391. Der Topos der »Sprachverwirrung« war ein Kernelement der Kritik, die Somatiker wie Christian Friedrich Nasse, aber auch Johann Christian Reil gegenüber der »Seelenheilkunde« ihrer Zeit formuliert hatten. Roelcke, Krankheit, S. 63.

46 Damerow, Kritik, S. 416f.

47 Ebd., S. 417.

allenthalben die Rede.[48] Mindestens drei unterscheidbare Elemente prägten also Damerows Argument: Er betonte die Grenzen zwischen Wissenschaft und Politik, lehnte jegliche Parteilichkeit ab, und sein Politikverständnis war von Semantiken emotionaler Unkontrollierbarkeit geprägt.

Weniger rigoros und polemisch, aber inhaltlich in eine sehr ähnliche Richtung argumentierte Carl Flemming, Damerows Mitherausgeber der *Allgemeinen Zeitschrift für Psychiatrie.* Er monierte ebenfalls eine drohende »Begriffsvermischung«, gab sich gegenüber der nosologischen Systematisierung des ›politischen Wahnsinns‹ aber tendenziell offener.[49] Die Beschreibung politischer Phänomene war jedoch auch bei ihm von Semantiken der Leidenschaftlichkeit, Wirrnis, Anstrengung und Aufregung geprägt.[50] Er räumte der »jetzige[n] Zeit mit ihren Wirren« einen fördernden Einfluss auf »Psychosen« ein, lehnte die Vorstellung einer einfachen Ursache-Wirkungs-Relation zwischen politischen Phänomenen und Krankheit aber vehement ab. Er relativierte die Reichweite des Konzepts damit ebenfalls und erteilte möglichen Schuldzuweisungen an einzelne Revolutionsakteure eine deutliche Absage.[51]

In den einschlägigen Artikeln der *Jahresberichte* über die Fortschritte in der Heilkunde, die die große Reichweite der Debatte mit vielen Literaturverweisen eindrücklich spiegelten, mühte sich mit Bernhard Heinrich Laehr ein Schüler Damerows, seinem Lehrer zustimmend, die suggestive Reichweite des Krankheitskonzepts zu relativieren. Er betonte, politische und religiöse Ansichten würden erst durch eine psychische Krankheit krankhaft: In den meisten in Frage kommenden Fällen der Revolutionszeit seien »die religiösen-politischen Symptome wenn nicht zufällige, doch unwesentliche, konnten andere sein und waren gleichzeitig andere Gleichberechtigte da«.[52] Auch im entsprechenden Artikel zur »medicinischen Geographie« wurde das Phänomen ausführlich thematisiert. Der Autor

48 Ebd., S. 381, 390, 418. Er sprach allerdings auch deutlich konkreter vom »Irrlichte der Politik« und einem »Mangel wahrhaft grosser reformatorischer Charaktere«.

49 Flemming wunderte sich sogar, dass der ›politische Wahnsinn‹ »eine Species der Geistesstörungen« sei, die nach seiner Kenntnis der »nosologischen Systeme« »seltsamer Weise nirgends aufgeführt« sei, »obwohl sie ebenso gut Anrecht auf einen Platz darin hätte« wie z.B. die »Dämonomanie«. Flemming, Aufregung, S. 36f.

50 Ebd., S. 37 und 44. Er berichtete von Patienten, die »hineingezogen [wurden] in den Strom der Leidenschaften, auf die Arena der aufregendsten und erschöpfendsten, geistigen und psychischen Aufregung«. Ebd., S. 39.

51 Ebd., S. 40.

52 Vgl. Laehr, Bericht, S. 44. Zu Laehr, der Oberarzt in Damerows Anstalt war, siehe Schott/Tölle, Geschichte, S. 289.

unterstrich die Suggestivität der Vorstellung: Es sei bekannt, dass der »Wahnsinn des Glaubens« und »des Philosophen« anstecken könne. »[W]ie viel weniger wird man zweifeln, dass der Wahnsinn der Politik inficirend wirkt.« Anders als Damerow erkannte er an, dass sich »der Wahnsinn durch das Jahr 1848« erheblich vermehrt habe.[53] Dann relativierte aber auch er: Was als ›politischer Wahnsinn‹ bezeichnet werde, sei »sehr verschiedenartig«. Vielfach sei von einer »zu anderen Zeiten gewordene[n], erbliche[n] Anlage« auszugehen, die dann durch »Zeitideen die Form des politischen bekommen« habe. Die Revolution habe »hier höchstens den Ausbruch beschleunigt«. Verschiedene Ausschweifungen (beispielsweise »Trunksucht«) der Kranken hätten mitunter mehr beigetragen »als die Politik«.[54]

Der übergreifende Befund für die Debatte zu Beginn der 1850er-Jahre ist jenseits inhaltlicher Differenzen erstaunlich einheitlich: Das Politische stand neben Parteilichkeit für Unkontrollierbarkeit, Aufregung, Fanatismus und Exaltation. Ob die Autoren der Revolution nachhingen oder sie grundlegend ablehnten, spielte offensichtlich eine sehr untergeordnete Rolle. Die Position im psychiatrischen Schulstreit der Zeit führte ebenfalls nicht zu unterschiedlichen Wertungen.[55] Die genannten Stereotype ziehen sich in ausgeprägter Gleichförmigkeit durch alle Texte. Und egal, ob die Autoren an einen quantitativen Anstieg der Anstaltsinsassen durch die Revolution glaubten oder nicht – eine Verbindung zwischen den politischen Ereignissen von 1848 und dem Geschehen in den Anstalten bestritt niemand. Selbst der größte Skeptiker Damerow zitierte in diesem Sinne den Reisebericht eines unbenannten »erfahrene[n] Irrenarzt[es]«:

> »An die Stelle des Teufels ist jetzt die Politik getreten. Von keinem der befragten Aerzte habe ich gehört, dass der politische Umschwung der letzten Jahre ihnen zahlreichere Kranke in die Anstalten geliefert hätte, wohl aber finde ich politische Räsonneurs und Weltbeglücker genug in den Letztern.«[56]

53 Heusinger, Bericht, S. 299f.

54 Ebd.

55 Gerade die Semantiken des Politischen, die zum Beispiel die Sprache Idelers, eines typischen Vertreters der »Psychiker«, in seiner Geschichte des religiösen Wahnsinns auszeichneten, waren mit denen der Somatiker, die sich in der Debatte hervortaten, identisch. Es dominierten Semantiken der Unkontrollierbarkeit (bes. des »Sturms«) und der Leidenschaft. Ideler, Versuch, vgl. z.B. die Belege auf S. 261, 284, 287, 589 und 636.

56 So die Redaktionsbemerkung Damerows in einem Literaturbericht Laehrs. Laehr, Heusinger, S. 340.

Die enge Verbindung zwischen politischen Phänomenen und Psychopathologien wurde letztlich von niemandem geleugnet. Das Deutungsmuster ›Politik‹ wurde damit in der Debatte, die in den 1850er-Jahren das *einzige* Zentrum von Politik-Thematisierungen in der medizinischen Publizistik war, durchgängig eindeutig negativ zugespitzt und auf die genannten Semantiken reduziert. Führende Fachvertreter, egal welcher wissenschaftlichen Schule sie zugeneigt waren, postulierten außerdem einhellig, die suggestive Reichweite des Konzeptes des ›politischen Wahnsinns‹ zu relativieren und die parteilichen Subtexte zu eliminieren. »Durchgreifend und streng bezeichnend für die Krankheit« sei der Name nicht, das war der Tenor der Kommentare von Damerow, Leubuscher und anderen wichtigen Autoren.[57] Die Forderung begrifflicher Genauigkeit, einhergehend mit allgegenwärtiger Kritik an drohender »Begriffsverwirrung«, lief auf eine Schärfung des Grenzpostulats zwischen Wissenschaft und Politik hinaus. Die Bemühungen um Präzision führten allerdings gerade zu einer routinisierten Verwendung der Terminologie.

Die Debatte verlor bis Mitte der 1850er-Jahre zwar etwas an Schärfe und Intensität. Das Thema blieb jedoch in unterschiedlichen Ausprägungen überaus präsent. Die Entwicklung des thematischen Zusammenhanges bis in die 1860er-Jahre zeigt, dass sich der Terminus ›politischer Wahnsinn‹ bei aller Skepsis etabliert und damit die kognitive Verbindung zwischen seelischen Ausnahmezuständen und der »Politik« verfestigt hatte. Damit zeigt sich eine bemerkenswerte Persistenz des entsprechenden Deutungsmusters. Das Problem der Parteilichkeit trat etwas in den Hintergrund, die pathogene Wirkung politischer Ereignisse und Zustände wurde auf einer abstrakteren Ebene aber ungebrochen weiterverhandelt. Dass politische Phänomene und seelische Ausnahmezustände eng zusammenhingen, wurde dabei gar nicht mehr angezweifelt, und diese Grundannahme wurde erstaunlich rasch in gerichtsmedizinisches Handbuchwissen überführt.[58]

57 So die Zusammenfassung von Leubuschers Position in Anon., Rez. zu: Leubuscher, S. 330.

58 Vgl. z.B. aus der Gerichtsmedizin Günter, Handbuch, S. 373. Günter übernahm die Befunde des oben genannten, im Vorjahr erschienenen Aufsatzes von Flemming: »Ohne Zweifel ist die Gewaltige Bewegung, welche in den beiden letzten Jahren unsere Verhältnisse von Grund aus und nach allen Seiten hin erschütterte, indem sie gleichsam kein Fiber des Staatlichen Organismus unberührt ließ, nur an verhältnismäßig wenigen unserer Mitbürger vorübergegangen, ohne einen Wiederklang in ihrem Gemüths- und Geistesleben zu wecken.« Er zitierte Flemming, Aufregung, S. 39. Ein weiteres Beispiel ist Friedrich Krahmers *Handbuch der Gerichtlichen Medizin*, in dem er neben »religiösem«

Auch in einschlägigen Monografien, beispielsweise in Flemmings umfassendem Werk zur Therapie von Psychosen, stand der ›politische Wahnsinn‹ gleichberechtigt und unhinterfragt neben anderen Formen. Die Art, in der er das Thema abhandelte, belegt eine Routinisierung der Terminologie, außerdem die zunehmende Abstraktion der Debatte: Der ›politische Wahnsinn‹ stand nun wieder gleichberechtigt neben anderen Formen, war aber offensichtlich ungeachtet der terminologischen Vorbehalte in den Kreis der nosologisch klassifizierten Krankheiten aufgenommen. Neben der »Politik« führte Flemming unter anderem »fehlerhafte Erziehung«, »Religion, Glückswechsel« und »häusliches Ungemach« als mögliche Ursachen von Psychosen an. »[E]rotischen- oder Liebeswahnsinn, religiösen und politischen Wahnsinn« hielt er als »distincte Formen« für klar unterscheidbar. Durch »Prävalenz und Dauer« könnten »excessive Beschäftigung innerhalb solcher Gefühls- und Ideenkreise eine nachtheilige Wirkung auf das Nervensystem äussern und es in einen krankhaft erhöhten Lebenszustand versetzen«. Aufschlussreich sind hier nicht zuletzt die Termini, mit denen die Politik systematisch auf einer Ebene stand: Mit Liebe und Religion verwiesen sie sämtlich auf hochgradig emotional besetzte Phänomene. In den Fallbeispielen, die Flemming anführte, wurden politische Beschäftigung und politisches Leben entsprechend als übermäßig aufregend und unruhig bezeichnet.[59]

Diese Tendenz war, wie bereits beschrieben, in den medizinischen Enzyklopädien und Wörterbüchern der ersten Hälfte des 19. Jahrhunderts angelegt.[60] Dort war das Politische als Bezugspunkt von Manien und »Schwärmereien« zum Thema geworden. In der vorrevolutionären Phase war dieser thematische Kontext einer unter mehreren Wortverwendungszusammenhängen des Politikvokabulars. Nach der Revolution stieg der ›politische Wahnsinn‹ dann nicht nur zum eigenständigen Krankheitsbild auf, sondern wurde eindeutig zum privilegierten thematischen Kontext des Politikvokabulars. Dieser Konnex zwischen ›Politik‹ und Semantiken von übersteigerter Emotionalität, Irrationalität und Wahnsinn erweist sich folglich bis in die 1860er-Jahre hinein als der ›rote Faden‹ der Wortverwendungsgeschichte. Das Deutungsmuster ›Politik‹ war somit nachhaltig

und »Größen-Wahnsinn« auch den »politischen« als Beispiel für die »allgemeinen Kategorien« anführte, nach denen man den Wahnsinn unterscheide. Krahmer, Handbuch, S. 200.

59 Flemming, Pathologie. Die Zitate entstammen S. 153, 159 und 164.

60 Siehe Kap. II.5.

geprägt und erheblich auf die Bedeutungsschicht der übersteigerten Emotionalität zugespitzt.

## 3. Selbstmordepidemien und Unzurechnungsfähigkeit

Dies zeigen zwei verwandte thematische Kontexte Ende der 1850er- und in den 1860er-Jahren. Beide belegen die Persistenz und Verbreitung des Denkmusters: Eine vieldiskutierte »Selbstmordepidemie« Ende der 1850er-Jahre rückte die Frage ins Zentrum, inwieweit politische Aufregung, aber auch die jeweilige politische Verfasstheit von Gemeinwesen und katastrophische politische Ausnahmezustände Selbstmorde begünstigen könnten.[61] Die Vorstellung einer psychopathologischen Wirkung wurde außerdem im verwandten gerichtsmedizinischen Kontext deutlich. Für die 1850er- und 1860er-Jahre lässt sich durchgängig zeigen, dass die »politische Aufregung« der Revolutionszeit ernsthaft als Auslöser von Unzurechnungsfähigkeit in Betracht gezogen wurde.

Zunächst zu den »Selbstmordepidemien«: In zahlreichen Texten, wiederum vornehmlich in psychiatrischen Publikationen, diskutierten die Verfasser zwischen 1857 und den frühen 1860er-Jahren eine erhebliche Häufung von Suiziden. Mehrere Autoren nahmen in deutschsprachigen Zeitschriften zu der Preisfrage der Wiener Gesellschaft für Psychiatrie und gerichtliche Psychologie Stellung, welches die Ursachen der »in der neuren Zeit so sehr überhand nehmenden Selbstmorde« seien und wie der Häufung abzuhelfen sei. Viele Beiträge thematisierten verschiedene ›politische‹ Phänomene, die angeblich Selbstmorde begünstigten.[62] Die Verwandtschaft mit der Debatte zum ›politischen Wahnsinn‹ war allenthalben erkennbar: Die Auslöser »politischen Wahnsinns« – »politische Zustände«, »Leidenschaften und Gemüthsaffecte[...]« – führten die Autoren nun als Ursachen der Suizide an.[63] Exzentrische Ausbrüche, die »manchmal mit dem freiwilligen Tode« endeten, so der Bielefelder Sieger des genannten Preisausschreibens, würden oft durch »hochtrabende, überspannte Ideen« »aus dem Bereich der Politik ausgelöst«. Gerade bei Frauen wäre dies der Fall, wenn sie sich mit Dingen beschäftigten, die über ihren »Horizont«

61 Baumann, Recht, zum politischen Fanatismus z.B. S. 188.

62 Vgl. z.B. Hoffbauer, Ursachen. Ritter, Ursachen. Magg, Beantwortung.

63 So Hoffbauer, Ursachen, S. 41, 50f.

hinausgingen – zum Beispiel eben mit der »Politik«.[64] Ein anderer Autor betonte, dass politische »Bewegungen und Katastrophen, Kriegsereignisse«, »Staatsumwälzungen und politische Umtriebe« oft das »öffentliche und häusliche Glück« erschüttern sowie »den Schwung der Seele« unterdrücken würden und damit »dem Wahnsinn wie dem Selbstmord günstig seien«. So seien in der »Selbstmordepidemie« viele Fälle auf »veranlassende Ursachen politischer Natur« zurückzuführen.[65] »[A]bstrakte Studien, politische Bestrebungen, Börsenspeculationen« und andere »heftig aufgeweckte Gefühle, Leidenschaften u. dgl.«, so hieß es in einer weiteren Abhandlung, könnten letztlich sogar »organische Veränderungen« bedingen, in Aufregung, Nervosität, Fieber oder sogar Geistesstörungen münden. Würde während eines solchen Zustandes die »Gedankenrichtung« auf den Suizid gelenkt, »dann kommt es leicht zu einem Selbstmordversuch«.[66]

Vielfach wurden, analog zu den Thematisierungsmustern des ›politischen Wahnsinns‹, die Ereignisse von 1848/49 als entscheidende Auslöser mit komplexer Langzeitwirkung angeführt.[67] Die Annahmen zu der möglichen Auswirkung der politischen Revolutionsereignisse hatten sich erheblich ausdifferenziert. Wie bei religiösen »Fanatiker[n]« käme es bei politischen oft zu Selbstmorden, »wenn ein grosses Missverhältnis zwischen dem Begehren und der Kraft des Begehrenden besteht«.[68] Damit ist auf eine gemeinsame Beobachtung mehrerer Autoren verwiesen: Während der Revolution von 1848 waren die Suizide quantitativ erheblich zurückgegangen. Beispielsweise der Ansbacher Bevölkerungsstatistiker Carl Majer beschrieb ein »Minimum der Selbstmorde« für das Jahr 1848. Seine Erklärung: Die Menge sei in »goldene[n] Träumen gewiegt worden«. 1849 sei ein »wohlfeiles« Jahr gewesen, und die Menschen hätten die »politischen Zukunftshoffnungen« »noch nicht zu Grabe getragen«. Erst mit dem enttäuschenden »Erwachen aus dem Freiheitstaumel« seien die Selbstmorde dann langsam wieder angestiegen. Das Fazit: »In den Jahren politischer Aufregung und Agitation mindern sich die Selbstmorde, sie mehren sich aber wiederum im Stadium politischer Abspannung und Erschlaffung (Enttäu-

64 Ebd., S. 25.
65 Ebd., S. 77f.
66 Ritter, Ursachen, S. 357f.
67 Vgl. neben den genannten z.B. Majer, Studien, S. 240.
68 Ritter, Ursachen, S. 368.

schung).«[69] Majer generalisierte diese Aussage mit Blick auf die erste Französische Revolution:

»Eine ansehnliche Steigerung der Selbstmorde beobachtet man immer am Ende politischer Katastrophen, weil sich nach dem Verschwinden persönlicher Gefahren ruhiger die Grösse des erlittenen Verlustes überschauen lässt und weil man der ganzen Lebendigkeit des Kummers hingegeben ist, wenn nach einem fruchtlosen Streben die Unmöglichkeit einleuchtet, zu dem Genusse jener Güter zu gelangen, deren Besitz man vor dem Sturme mit der grössten Energie erstrebte.«

In der »kritischen Epoche der grössten Volksstürme« seien Suizide dagegen seltener, weil die »Manichfaltigkeit der schrecklichen Auftritte alle Kräfte zur Rettung des gefährdeten Lebens auffordert« und weil »Jeder seinen besonderen Antheil am Gewinn daraus zu ziehen« hoffe. Dafür liefere – wiederum – die »Geschichte der französischen Revolution« viele Belege.[70]

An diesen (und anderen)[71] Belegen wird deutlich, dass das nominell Politische ungeachtet der Abstraktionstendenzen der nosologischen Debatte zum ›politischen Wahnsinn‹ den Autoren weitgehend im Katastrophischen scheiternder revolutionärer Bestrebungen aufging. Während die Schuldzuweisungen und moralischen Verurteilungen in den nosologischen Reflexionen zunehmend unter Kontrolle gebracht wurden, wurde den politisch aktiven Revolutionsakteuren häufig Eigennutz und Verrohung unterstellt.[72] Ähnliche Denkmuster lassen sich, wie oben kurz angedeutet, auch in der gerichtsmedizinischen Auseinandersetzung mit Angeklagten erkennen, die in der Revolutionszeit politisch sehr aktiv waren und über deren Unzurechnungsfähigkeit zu befinden war. Die Gutachter unterstellten ihnen oft offen Eigennutz und unmoralisches Verhalten. Allerdings zogen sie erstaunlich häufig in Betracht, dass die »politische Aufregung« die Zurechnungsfähigkeit der Angeklagten erheblich eingeschränkt haben könne.[73] Wie im Falle des ›politischen Wahnsinns‹ und der ›Selbstmordepidemie‹ schrieben sie den ›politisch‹ semantisierten Phänomenen eindeutig eine

69 Majer, Studien, S. 240, das Fazit auf S. 355.

70 Ebd., S. 240f.

71 Die Wendung der »politischen Bewegungen und Katastrophen«, systematisch gleichgestellt mit »Staatsumwälzungen« und ebenfalls bezogen auf die erste Französische Revolution, findet man beispielsweise beim Sieger des Wettbewerbs. Hoffbauer, Ursachen, S. 76.

72 Wie die anderen genannten Autoren argumentierte auch Magg, Beantwortung, S. 392f.

73 So Ideler, Mord.

krankheitsfördernde Wirkung zu und zeichneten gleichzeitig ein stereotypisches pejoratives Bild des Politischen.

Vielfach argumentierten sie analog zum ›politischen Wahnsinn‹. Einige Beispiele: Der Gutachter in einem Hochverrats-Verfahren betonte, dass die Revolution bei dem Angeklagten (der unter anderem ein Schloss ausgeraubt hatte) eine »Seelenstörung von bedenklichster Art« ausgelöst hätte. Der »wahrhaft ansteckende[...] politische[...] Fanatismus jener sinnebetäubenden Schreckenszeit« habe »die Einbildungskraft des Angeschuldigten krankhaft gesteigert«. Deshalb habe der »Inculpat« sich zur Zeit seiner rechtswidrigen Handlungen »in einem Zustande grösstentheils unverschuldeter Verwirrung« befunden.[74]

Analoge Argumente, die die Unzurechnungsfähigkeit Beschuldigter auf politische Ereignisse und Phänomene zurückführten, waren durchaus verbreitet.[75] Sieht man davon ab, dass mit parteilichen Abwertungen politischer Akteure und Akteursgruppen in den expliziten nosologischen Auseinandersetzungen mit dem ›politischen Wahnsinn‹ deutlich vorsichtiger umgegangen wurde, unterscheiden sich die Stereotype des Politischen in den beiden verwandten Diskussionszusammenhängen (»Selbstmordepidemien« und Unzurechnungsfähigkeit) kaum. Es waren wiederum »hochtrabende, überspannte Ideen«, »Leidenschaften und Gemüthsaffecte[...]«,[76] »Aufregung« und enttäuschter »Freiheitstaumel«,[77] die die Semantiken und Stereotype des Politischen prägten. Die Menschen, die all dem erlagen, wurden im Zuge dessen durchgängig als »Fanatiker« bezeichnet.[78]

## 4. Zusammenfassung

Damit sind zahlreiche Belege angeführt, um die Hauptbefunde für die entscheidenden Wortverwendungszusammenhänge der postrevolutionären Zeit zusammenfassen zu können: Die negativen Stereotype und Semantiken des Politischen hatten sich durch die Revolutionserfahrung verfestigt

74 Schneider, Gutachten, Zitate auf S. 309, 311, 314.
75 Vgl. z.B. Mezger, Mittheilungen, S. 181, ähnlich S. 186ff.
76 Hoffbauer, Ursachen, S. 25, 41.
77 Majer, Studien, S. 240.
78 Ebd., S. 368. Als bisher nicht angeführtes Beispiel für die Gerichtsmedizin: Dommes, Gutachten, S. 103.

und auf den Aspekt der Psychopathogenität zugespitzt. Diese Bedeutungsschicht ist zwar in ähnlicher Form seit der ersten Französischen Revolution nachweisbar, stand im Vormärz allerdings noch gleichberechtigt neben anderen. Die nosologische Diskussion des ›politischen Wahnsinns‹ hob das Phänomen außerdem auf ein höheres Reflexionsniveau. Die populären Deutungen hatten die Psychiater und Mediziner auf eine ambivalente Art herausgefordert: Hätten sie sich für politische Phänomene zuständig erklärt, hätte sie das als Profession aufwerten können. Andererseits war nur zu deutlich geworden, wie leicht man als Wissenschaftler in spezifisch parteiliche Auseinandersetzungen geriet, wenn man sich auf die Pathologisierung des Politischen einließ. Mit dem Anspruch, Vertreter einer universalen, naturwissenschaftlich fundierten Disziplin zu sein, war das nicht zu vereinbaren. Vor diesem Hintergrund wird die Kampagne Damerows, seiner engeren Kollegen und Schüler verständlich: Nach den Parteinahmen der Revolutionszeit und den radikal parteilichen Thesen Groddecks stellten die einflussreichen Fachvertreter deutlich erkennbare diskursive ›Warntafeln‹ auf, drängten auf eine Entemotionalisierung der Debatte und gaben sich nosologischen Neuerungen gegenüber betont asketisch. Paradoxerweise schärfte gerade die darauf folgende Diskussion den Terminus ›politischen Wahnsinn‹ erheblich und verschaffte ihm nosologische ›Weihen‹.

Die zweite entscheidende These, die sich aus den Befunden der Debatte ableiten lässt, läuft darauf hinaus, dass der privilegierte Verwendungszusammenhang des Politikvokabulars erheblich auf das Deutungsmuster ›Politik‹ wirkte. Die Mediziner verarbeiteten die Revolution fast ausschließlich, indem sie die Pathogenität des Politischen reflektierten. Eine neue Debatte zur gesellschaftlichen und politischen Bedeutung der Medizin(er) blieb aus. Ihre gesellschaftliche Relevanz strichen die Autoren auf der Sprachebene vielmehr indirekt und gerade über eine Distanzierung zu nominell politischen Phänomenen heraus. Der dominante Verwendungszusammenhang des Politikvokabulars der 1850er- und frühen 1860er-Jahre war (selbst bei den Kritikern der Terminologie) eindeutig von einem pathologisierenden und implizit distanzierenden Aussagemuster geprägt.

Eine folgenreiche Denk- und Deutungsweise war vorgegeben: Die Mediziner betonten die wissenschaftliche Distanz gegenüber politischen und sozialen Phänomenen als Alleinstellungsmerkmal. Mit dieser Distanz legitimierten sie in der Folgezeit verbreitet ihre Deutungsansprüche. Diese Sichtweise war entscheidendes Element der naturwissenschaftlichen

Grundhaltung, die medizinische und ärztliche Selbstverständnisse für den Rest des Jahrhunderts (und darüber hinaus) grundlegend prägen sollte.

Für Mediziner, die als ›politisch‹ galten, sich in der Revolution explizit geäußert hatten und massiv in die Entstehung des postrevolutionären Parteienwesens eingebunden waren, hatte dieses Politikverständnis erhebliche Konsequenzen. Kurz: Gerade für Rudolf Virchow führte der Ruch des Politischen ungeachtet seines früh extraordinären wissenschaftlichen Rufes zu einem grundlegenden ›Imageproblem‹.

## 5. Ausblick: Rudolf Virchow in der Reaktionszeit

Unmittelbar nach der Revolution bekam Virchow die ›Reaction‹ im wahrsten Sinne des Wortes am eigenen Leib zu spüren: Wegen seiner prominenten Aktivitäten während der Revolution und speziell seiner Rolle im Wahlkampf zur zweiten Kammer des preußischen Parlaments Anfang Februar 1849 wurden ihm auf dem Weg des Beamtenrechts das Gehalt gekürzt und seine Dienstwohnung (inklusive Logis) gekündigt.[79]

In zahlreichen polemischen wissenschaftlichen Auseinandersetzungen mit Kollegen hatten die revolutionäre Aktivität und die offen propagierte Nähe zum Politischen für Virchow Konsequenzen: Immer wieder wurde ihm eine Unvereinbarkeit politischer und wissenschaftlicher Prinzipien oder Rollen vorgehalten. Seine Gegner bedienten häufig genau jene Stereotype des Politischen, die soeben in der Debatte zum ›politischen Wahnsinn‹ freigelegt wurden: Mit Politik verbanden die Autoren vornehmlich die Vorstellung, dass die Wissenschaft durch politische Einflüsse oder Sichtweisen, übersteigerte Emotionalität und unkontrollierte Affekte behindert würde. Flankiert von den pejorativen semantischen Beständen des Politikvokabulars liefen die Argumentationsmuster auf eine Strategie diskursiver Exklusion hinaus: Als Politiker und politisch Denkendem wurde ihm verbreitet die wissenschaftliche Legitimität abgesprochen – gerade weil er

79 Ihm wurde vorgeworfen, dass er seine Position in der Charité vor der Wahl u.a. durch das Verteilen von Flugblättern für das demokratische Central-Comité missbraucht habe. Siehe zu biografischen Details Schipperges, Virchow, S. 20. Ausführlichere Einordnungen der politischen Vergehen und der Lage Virchows zu dieser Zeit liefert Goschler, Virchow, S. 84, aufschlussreiche Quellen Andree, Weg, S. 34ff.

aufgrund seines rasch gewonnenen wissenschaftlichen Prestiges insgesamt schwer anzugreifen war.

An einem Beispiel sei das hier aufgezeigt:[80] Ein typisches Muster wiederkehrender Kritik an Virchow hatte bereits 1849 Friedrich Wilhelm Felix von Bärensprung vorgegeben. Der Dermatologe hatte 1848, wie Virchow, eine Forschungsreise nach Oberschlesien unternommen, um eine Abhandlung über die Typhusepidemie zu verfassen.[81] In seinem Text attestierte er Virchow zwar eine umfassende »Bearbeitung des Gegenstandes und vieler daran geknüpfter Fragen«, betonte aber in seiner Bilanz, dass er »eine Aeusserung des Missfallens« gegenüber dem »politischen Appendix« der Arbeit »nicht unterdrücken« könne. Er kritisierte »die vielfach wiederholten Angriffe gegen« das gefallene »Regierungssystem«, mit denen »die Schuld des oberschlesischen Elends« allein diesem zugeschoben würde. Virchows eigene politische Reformvorschläge – »Bildung, Freiheit und Wohlstand« sowie die nationale »Reorganisation Oberschlesiens« – hielt er für übermütig und unbesonnen.[82] Bärensprungs Kritik kaprizierte sich also auf die Verwendung der offensichtlich liberal-demokratisch gefärbten Schlagworte »Bildung, Freiheit und Wohlstand« im medizinischen Kontext.[83] Von der Verwendung dieser Schlagworte schloss Bärensprung auf eine politische »Berauschung« seines Kollegen. Als Gegenmodell entwarf er »vor Allem Sachkenntniss und eine gemessene Beurtheilung«. Die Ursachen der Epidemie seien von »ernsten und klaren Köpfen« zu bewerten. Über diese Gegenüberstellung übersteigerter Emotionalität auf der einen und wissenschaftlicher Besonnenheit auf der anderen Seite diskreditierte er das Konkurrenzgutachten.[84] Im Fall dieser Kritik an Virchows Oberschle-

80 Es lassen sich zahlreiche Beispiele strukturell analoger Anfechtungen anführen. Sie werden im Laufe von Kap. V mehrfach aufgegriffen.

81 Er habilitierte sich 1848 mit einer Studie zur Syphilisbehandlung und wurde später leitender Arzt der Syphilisabteilung der Charité. Vgl. z.B. Jüttner, Dermatologe.

82 Er bezeichnete sie als ein »Verfahren, welches im Uebermuthe momentaner Berauschung über Dinge schnell abspricht«. Bärensprung, Typhus, S. 484.

83 Eine ähnliche Stoßrichtung hatte eine Kritik Ringseis' an Virchow, die sich ebenfalls gegen die Oberschlesien-Thesen wendete. Ringseis rieb sich zwar – erwartungsgemäß – vornehmlich an Virchows Kirchenkritik, polemisierte aber auch gegen dessen »pseudodemokratische Auffassung der Dinge«, in der er »Theologie, Philosophie, Politik und Naturwissenschaften« unzulässig vermenge. Ringseis, Erwiderung, S. 602 (Fußnote). Als Gewährsmann des naturwissenschaftlichen Autonomiepostulats kann Ringseis freilich nicht angeführt werden.

84 Das tat Bärensprung übrigens, obwohl er selbst die Ursachen der Epidemie ebenfalls in der durch den Klerus geförderten »Dummheit« und dem Aberglauben der Bevölkerung

sien-Studie standen also Semantiken übersteigerter Emotionalität im Vordergrund.

Die politische Aktivität, das enge Verhältnis zum Politischen, für das er unter seinen Kollegen berühmt war, wurde für Virchow zu einem erheblichen habituellen Problem. Belege dafür liefert Virchows persönliche Korrespondenz: Gerade in der Frühphase seines Berufslebens war die gleichzeitige politische und wissenschaftliche Aktivität auch in seiner Selbstwahrnehmung ein Schlüsselproblem. In verschiedenen Briefen, die Virchow in den Folgejahren der Revolution an Kollegen und Freunde schrieb, wurde deutlich, dass sein Ruf, ›politisch‹ zu sein, und seine einschlägigen Aktivitäten der Revolutionszeit nun negative Konsequenzen hatten. Die akribisch edierte Korrespondenz mit dem befreundeten Indologen Theodor Goldstücker und einige posthum in *Virchows Archiv* erschienene Briefe an den Studienfreund und Kollegen aus Gießen, Adolf Bardeleben, legen beredt Zeugnis ab von Virchows Problemen mit seinem politischen Leumund, aber auch von einer Zerrissenheit zwischen den zeitaufwendigen Betätigungsfeldern Politik und Wissenschaft. Seine brieflichen Selbstdarstellungen zeigen ein dauerhaft unentschiedenes inneres Ringen um die Selbstverortung zwischen politischem und wissenschaftlichem Feld. Aber auch seine strategische Imagearbeit gegenüber Kollegen und potenziellen Arbeitgebern verdeutlicht, wie problematisch der politische Ruf im akademischen Feld war. Unter Kollegen war die Unvereinbarkeit politischer Aktivität mit dem Habitus des Gelehrten und Forschers das Problem, an dem Virchow sich abarbeitete. Gegenüber staatlichen Akteuren stand dagegen das Problem im Vordergrund, dass politische Aktivität von ihnen fast vollständig mit Oppositionsgeist und ideologischer Unzuverlässigkeit gleichgesetzt wurde.

Vor diesem Hintergrund waren nach der Revolution von 1848 seine Bemühungen um Lehrstühle, zunächst in Gießen und (letztlich erfolgreich) in Würzburg, stark davon geprägt, seinen karrierestrategisch problematischen politischen Ruf zu relativieren. In den zahlreichen inzwischen edierten Quellen zu Virchows postrevolutionärem Kampf um eine angemessene Stelle wird deutlich, dass bei allen beteiligten Behörden ein großes Interesse an deutlichen Bekenntnissen Virchows bestand, nun von der Politik zu lassen. Das galt sowohl für Gießen als auch für Würzburg, wo er schließlich berufen wurde, und erst recht 1856 bei der Rückkehr nach

---

sah. Seine Position war allerdings deutlich von antisemitischen Stereotypen durchsetzt. Ebd., S. 449.

Berlin. Aus Perspektive der beteiligten Ministerien lief der politische Leumund eines Wissenschaftlers eindeutig auf eine oppositionelle Grundhaltung hinaus.[85]

Auch den Fakultäten war es offensichtlich wichtig, eindeutige Bekenntnisse zum Unpolitischen zu erhalten. Die Gießener Fakultät, so schrieb Virchow an Goldstücker, habe ihm die Professur in Aussicht gestellt, wenn er versichere, sich »nicht in der Art wie Vogt ganz der Politik hinzugeben«.[86] Gemeint war der ehemalige demokratische Paulskirchenabgeordnete Carl Vogt, ein Naturforscher, der nach seiner Teilnahme an Aufständen und der Reichsverfassungskampagne in die Schweiz emigrieren musste und damit in der Reaktionszeit zum Sinnbild des naturwissenschaftlich fundierten Oppositionsgeistes wurde. Im Fall Virchows ging es den Fakultäten allerdings weniger um dessen Loyalität zur bestehenden politischen Ordnung als vielmehr um den Habitus des (Natur-)Wissenschaftlers. In der Korrespondenz mit Adolf Bardeleben, mit dem er unmittelbar nach der Revolution in Kontakt stand, lässt sich nachvollziehen, wie er (eindeutig karrierestrategisch motiviert) seine politischen Ambitionen zu relativieren und seine revolutionäre Aktivität zu rechtfertigen versuchte. Den posthum in *Virchows Archiv* abgedruckten Briefen ist zu entnehmen, dass er über Bardeleben versuchte, seine Chancen für eine Gießener Berufung auszuloten – und über die Klarstellung seiner politischen Ambitionen zu verbessern. Er betonte wiederholt, er habe »keinerlei Absicht, Politiker von Profession zu werden«, und seine »Betheiligung an der Politik bis zum November« sei »nur eine accidentelle, nur eine Arbeit der Mußestunden« gewesen. Dass er sich nicht habe zurückhalten können, »wo alles lebhaft dazu drängte u[nd] die Möglichkeit gegeben schien, wissenschaftlich vernünftige Prinzipien auf einen fruchtbaren Boden auszustreuen«, so rechtfertigte er, sei »sehr natürlich« gewesen. Er stellte sich also für die erste Phase der Revolution als gedrängt und in erster Linie wissenschaftlich motiviert dar. Mit erstarkender Reaktion – also »[s]eit dem November« – habe er es dann »für einfache Bürgerpflicht gehalten, mehr in den Vordergrund der Agitation zu treten«.[87] Seine Beteiligung stilisierte er somit als Ergebnis von Sachzwängen: »Sie sehen«, teilte er Bardeleben

85 Vgl. z.B. Andree, Weg, S. 37, 41ff.

86 Virchow an Goldstücker, S. 168f.

87 Virchow an Bardeleben, S. 3.

zusammenfassend mit, »nicht ich habe mich in die Politik gedrängt, sondern die Ereignisse haben mich hinein getrieben.«[88]

Die Gründlichkeit und Ausführlichkeit, mit der er den Charakter und die Motive seiner politischen Tätigkeit erklärte, geben entscheidende Hinweise auf den Kern des Problems einer politisch-wissenschaftlichen Doppelaktivität: Virchow betonte nämlich nachdrücklich, dass er weder fanatisch noch überambitioniert sei und zwar eine politische Überzeugung habe, aber im Zweifel immer der Wissenschaft den Vorzug geben würde: Er »hasse alle Kraft u[nd] Zeitverschwendung«. Wenn er »etwas besseres als Politik treiben« könne, so bleibe er dem treu. »Bis jetzt« habe er »weder politischen Ehrgeiz, noch politischen Fanatismus, wohl aber tiefe politische Überzeugung.« Diese Aussage bezog er eindeutig auf die Frage seiner Berufbarkeit, denn am Rande der Seite hatte er, um über die Stoßrichtung der Klarstellung keinen Zweifel zu lassen, notiert, er »denke, das wird genug sein, um Sie klar sehen zu lassen, daß mir ein Ruf nach Gießen sehr angenehm sein würde«. Dann bat er Bardeleben in der Randnotiz noch einmal darum, eine »wenigstens offiziöse Nachricht zu erhalten«, wenn die Fakultät seine Berufung in Betracht zöge.[89]

Aus der Zusammenschau von Brief und Randnotiz wird implizit ersichtlich, dass Virchow selbst die habituellen Probleme des politischen Leumundes als größtes Hindernis seiner Berufung bewertete: Politisch Aktiven und auch Politikern »von Profession« ging der Ruf nach, ehrgeizig (damit selbstbezogen) und tendenziell fanatisch (also übersteigert emotional) zu sein. Beides war mit Idealen von Rationalität und naturwissenschaftlichem Universalismus nicht übereinzubringen.

Diese strukturelle Inkompatibilität zwischen einem pejorativen Politikverständnis und naturwissenschaftlichen Idealen steht im Zentrum des folgenden Kapitels.

88 Ebd., S. 4.
89 Ebd.

# V. Zwischen Reaktionszeit und Kaiserreich: Wissenschaft statt Politik

Insgesamt ging die Verwendungsfrequenz des Politikvokabulars in der postrevolutionären Ära jenseits der beschriebenen Pathologisierungsdiskurse wieder deutlich zurück. Augenfällig wird das in verschiedenen postrevolutionären Organen, die sich, ähnlich wie es *Hufelands Journal* getan hatte, an den ärztlichen Praktiker wendeten. So auch in der *Deutschen Klinik*:[1] Im Laufe der 1850er- und 1860er-Jahre stabilisierten sich dort die Wortverwendungen des Politikvokabulars quantitativ auf einem ähnlichen Niveau wie in *Hufelands Journal* in der ersten Jahrhunderthälfte. Die qualitative Ausprägung der Wortverwendungsmuster wies ebenfalls große Ähnlichkeit auf.[2] Auch im Vorläufer der *Münchener medizinischen Wochenschrift*, dem *Ärztlichen Intelligenzblatt*, um ein weiteres Beispiel herauszugreifen, setzt sich dieses Bild fort.[3] Von großen sprachlichen Veränderungen im pub-

---

1 Das Organ des Herausgebers Alexander Göschen trat an, den ärztlichen Praktiker auf dem Stand der Forschung zu halten. Siehe dazu Göschen, Einleitung, S. 1.

2 Ausführliche Stichproben wurden in den Jahrgängen 1849 bis 1870 der *Deutschen Klinik* durchgeführt. Die Standardmuster, die für die erste Jahrhunderthälfte herausgearbeitet wurden, setzten sich weitgehend fort. Hier seien nur einige wenige Beispiele angeführt: In den 1850er-Jahren wurde der psychopathogene Einfluss der »politischen Ereignisse« und »Verhältnisse« thematisiert (Anon., Verhandlungen der Section für Psychiatrie, S. 313f.), und von der »Unruhe« der »politischen Stürme« von 1848 wurde berichtet (Göschen, Gruss, S. 1). Auch in Nachrufen war mitunter von politisch aktiven Medizinern die Rede (Virchow, Reimer, S. 308). Betont wurde auch die Politikferne der *Versammlungen der Naturforscher und Ärzte* (siehe zu dieser Versammlung Kap. V.1.1). Anon., Miscellen, bes. S. 412.

3 In Stichproben wurden die Jahrgänge 1854 bis 1870 gesichtet. Die Herausgeber der bayerischen Wochenschrift hatten neben Medizinalangelegenheiten und »Originalmitteilungen« auch die »Stellung und Berufsverhältnisse der Ärzte« im Blick. Sie richtete sich also ebenfalls an den praktischen Arzt. Auch in diesem Organ standen besonders die Psychopathogenität politischer Ereignisse (siehe beispielsweise Martin, Jahresberichte, S. 53) und die Distanz der Wissenschaft zu den »Tageshändel[n] der Politik« im Fokus der Wortverwendungen. Anon., Aus dem Protokoll, Zit. S. 544. Zum *Intelligenz-*

lizistischen Segment oder einer sprachpragmatischen Relevanz des Vokabulars kann also nicht die Rede sein. Die allgemeine ärztliche Publizistik soll deshalb nicht im Zentrum des Kapitels stehen.

Im Folgenden wird der Fokus auf andere publizistische Felder gerichtet, denen für die Entwicklung der Medizin im 19. Jahrhundert höchste Bedeutung zuzuschreiben ist. Gefragt wird nach dem Konnex zwischen naturwissenschaftlichen Leitbildern, die seit den 1850er-Jahren zunehmend die Medizin dominierten, und einer Tendenz zur vollständigen Vermeidung des Politikvokabulars. In den Organen der naturwissenschaftlich-physiologisch ausgerichteten medizinischen Wissenschaft des Vormärz und der Revolutionszeit hatte sich diese Tendenz ja bereits angedeutet. Am Sprachverhalten in diesem disziplinären Feld lässt sich nach der Revolution eine strukturelle Inkompatibilität zwischen Politiksemantiken und Naturwissenschaftlichkeitsidealen herausarbeiten, die verbreitet zu einer Tabuisierung des Politikvokabulars führte. Damit gewannen die Politiksemantiken indirekt allerdings eine ganz neue Bedeutung für die wissenschaftlichen Akteure: ›Die Politik‹ und ›die Politiker‹ wurden zunehmend zum Gegenpol und Abgrenzungspunkt der Wissenschaft (1). Mit der Öffentlichen Gesundheitspflege und Hygiene, die seit der Jahrhundertmitte zu einer eigenständigen medizinischen Disziplin aufstieg, wird anschließend ein spezifischer fachwissenschaftlicher Strang aufgegriffen. Seine Ausrichtung und Arbeitspraxis generierte mancherlei neue konzeptionelle und institutionelle Kontakte mit der Politik. Seit den 1870er-Jahren bezog sich das Politikvokabular auch in diesem Kontext fast ausschließlich auf den ›Kampf‹ der Parteipolitiker in den Parlamenten. Vor dem Hintergrund dieser neuen Berührungspunkte und der gleichzeitigen semantischen Einengung des Politikvokabulars auf ein klar umrissenes institutionelles Ensemble ist die Suche der Gesundheitswissenschaftler nach neuen Sprachregelungen und Deutungsweisen zu interpretieren (2).

In beiden Unterkapiteln soll herausgearbeitet werden, dass sich die strategische Relevanz des Politikvokabulars in der medizinischen und gesundheitswissenschaftlichen Publizistik veränderte. Die Politiksemantiken begannen in der zweiten Jahrhunderthälfte ins Zentrum der Selbstbilder und Relevanzstrategien von Medizinern und Hygienikern zu rücken: als impliziter und expliziter Abgrenzungspunkt der »voraussetzungslosen« naturwissenschaftlichen Medizin. Im Fokus des gesamten Kapitels steht

*blatt* und auch zum Nachfolgeorgan der *Medicinischen Reform* siehe Rüve, mouthpiece, bes. S. 61f.

damit die strukturelle Inkompatibilität zwischen naturwissenschaftlichen Idealen und Politiksemantiken.

## 1. Die naturwissenschaftliche Kultur des Unpolitischen: Strukturelle Inkompatibilitäten

Die zentralen Periodika,[4] in denen die naturwissenschaftliche Wende der Medizin programmatisch betrieben wurde, belegen durchgängig, dass medizinisch-politische Verhältnisbestimmungen seit den 1860er-Jahren gezielt nicht zum Thema gemacht wurden. Die Grundhaltung, die sich in der konsequenten Tabuisierung des Politikvokabulars niederschlug, lässt sich in einen weiteren Kontext einordnen: Sie wird verständlich als Element des Ideals einer »autonomen und neutralen Wissenschaft«.[5] Die Naturwissenschaften erfuhren in der zweiten Hälfte des 19. Jahrhunderts ganz allgemein einen beispiellosen Aufstieg, in dem sie sogar die überkommene deutungskulturelle Dominanz der Geschichtswissenschaft brachen. Das »neue positivistische Weltbild« erlangte in einer »metaphysischen Erhöhung der naturwissenschaftlichen Medizin« (Bergdolt) mitunter religiöse Qualität, die über die Fachöffentlichkeit weit hinauswirkte.[6] Wissenschaftlichkeitsideale wurden auch jenseits der Fachdisziplinen im Laufe des 19. Jahrhunderts zu einer dominierenden »Haltung zur Welt«: Bereits der philosophische Positivismus, später der Darwinismus, waren für die Entstehung einer dezidiert »wissenschaftlichen Weltanschauung« entscheidend.[7] Die historische Forschung der letzten Jahre konnte aufzeigen, wie sehr die Popularisierung naturwissenschaftlicher Bildungsinhalte die bürgerliche Kultur veränderte und prägte.[8] Die physiologisch orientierten Mediziner waren in diesem deutungskulturellen Kontext zentrale Akteure. Für die von ihnen propagierte Weltanschauung standen nachhaltige

4 Zur Auswahl siehe Kap. V.1.2.

5 Siehe dazu mit weiterführenden Hinweisen auch Pernkopf, Unerwartetes, bes. S. 100ff.

6 In der Tat lässt sich bei Virchow, Du Bois-Reymond und anderen durchgängig eine religiös imprägnierte Semantik nachweisen: Du Bois-Reymond bezeichnete sich als »Diener im Tempel der Natur«, Virchow hatte Ärzte beispielsweise in der *Medicinischen Reform* als physiologische Priester bezeichnet. Bergdolt, Gewissen, S. 243.

7 Bruch, Mensch, S. 18.

8 Siehe umfassend Daum, Wissenschaftspopularisierung. Zur Einordnung der Studie siehe auch Felsch, Rezension.

Grundüberzeugungen: Dem welterklärenden Potenzial und dem Postulat der Autonomie, Neutralität und Voraussetzungslosigkeit der experimentell fundierten Naturwissenschaft stimmten ihre Vertreter und auch weite Teile des »wissenschaftsgläubige[n]« Bürgertums zu.[9] In der medizinischen Wissenschaft hatte die spezifische Weltanschauung auch eine wichtige professionalisierungsstrategische Komponente: Die Normen des Universalismus und der Unparteilichkeit beförderten die Professionalisierungsbestrebungen der Ärzte entscheidend und führten zur zunehmenden Anerkennung des medizinischen »Anspruch[s] auf ein Wissensmonopol«.[10]

Das Zusammenspiel der naturwissenschaftlichen Normen und Überzeugungen wurde in der Wissenschaftsgeschichte treffend als »Kultur der wissenschaftlichen Objektivität« gekennzeichnet.[11] Im Folgenden soll argumentiert werden, dass diese Kultur vor dem Hintergrund der historischen Semantik des Politikvokabulars mit einem unpolitischen Selbstbild einhergehen musste. Die überkommenen Politiksemantiken standen sämtlichen Elementen der Kultur der wissenschaftlichen Objektivität nämlich diametral entgegen. Und auch die Redeweisen, die in der zweiten Jahrhunderthälfte vor dem Hintergrund neuer Erfahrungsräume (besonders dem aufsteigenden Parlamentarismus und Parteienwesen) geprägt werden sollten, änderten an den strukturellen Inkompatibilitäten zwischen Semantiken des Politischen und des (Natur-)Wissenschaftlichen prinzipiell nichts.

Wie sich diese Dichotomie auf den Redeweisenkanon der naturwissenschaftlichen Mediziner auswirkte und wie sich die Politiksemantiken professionalisierungsstrategisch nutzen ließen, soll nun in zwei Schritten nachgezeichnet werden. Dabei wird die übergreifende These einer umfassenden Vermeidungsstrategie des Politikvokabulars verfolgt und belegt. Der Nachweis systematischer Vermeidung bestimmter Sprachmuster ist methodisch schwierig und zunächst auf quantitative Schlüsse angewiesen. Darüber hinaus wird an einem verwandten publizistischen Kontext, der strukturell besondere Anlässe zur Thematisierung ›politisch‹ semantisierter Phänomene bot, gezeigt, dass Politiksemantiken in der Tat gezielt aus dem Redeweisenkanon exkludiert wurden: Während in den Zeitschriften mögliche Auseinandersetzungen über politische Bezüge erst gar nicht das Auge des

9 Siehe Daston, Kultur, bes. S. 143. Allgemein zur Wissenschaftsgläubigkeit Bruch, Mensch, S. 21.

10 Jellinghaus, Daseinsvorsorge, S. 59. Dazu auch Huerkamp, making.

11 Daston, Kultur. Zur Bedeutung des Objektivitätspostulats besonders in der Medizin siehe Hess, Mensch, S. 219.

Lesers erreichen mussten, lässt sich die explizite Themenexklusion in den Protokollen naturwissenschaftlicher Versammlungen nachvollziehen, um dann die Gründe des Ausschlusses zu folgern.

Für die Reichweite und Nachhaltigkeit der naturwissenschaftlichen Grundüberzeugungen standen paradigmatisch die *Versammlungen der Naturforscher und Ärzte* (VDNÄ). Die *Versammlungen* bieten sich als Exempel an, da sie einerseits prototypisch für die Formierung und Aktualisierung naturwissenschaftlicher Selbstverständnisse standen, andererseits einen ›politischen Beigeschmack‹ hatten. In der Nationalismusforschung wurden sie vor diesem Hintergrund im »kryptopolitischen Raum« verortet.[12] Um die Genese der Wortverwendungsweisen, die aus dieser Konstellation hervorging, exemplarisch zu verfolgen, wird der Blick auf die Protokolle der Versammlungen in den 1850er- und 1860er-Jahren gelenkt.

Im zweiten Schritt wird der Fokus dann wieder auf die medizinischen Zeitschriften gelegt. Ausgewählt wurden Periodika, die exemplarisch für die Umsetzung und Propagierung naturwissenschaftlicher Prinzipien standen, um systematisch nach der Auswirkung der naturwissenschaftlichen Grundhaltung auf die Wortverwendungsweisen des Politikvokabulars in der medizinischen Publizistik zu fragen.

## 1.1 Die Naturforscher und Ärzte: Unpolitische Versammlungen mit politischem ›Beigeschmack‹

Einen diachron strukturierten Blick auf thematische Konjunkturen von Politikthematisierungen und in diesem Fall speziell auf Strategien zur Exklusion des Vokabulars ermöglichen die Protokolle der VDNÄ. Der grundlegende Befund ist deutlich und bestätigt die oben eingeführte Inkompatibilitäts-These: Im Kontext der Versammlungen ist in den 1850er- und 1860er-Jahren insgesamt keine hohe Frequenz des Vokabulars zu verzeichnen. Die Wortverwendungsmuster ähnelten stark der durchschnittlichen Verteilung der Standardmuster in der ersten Jahrhunderthälfte,[13] allerdings quantitativ auf sehr niedrigem Niveau. In manchen Jahrgängen war es gar nicht nachzuweisen, in anderen in jeweils zwei bis drei thematischen Kontexten. Besonders der negative Einfluss politischer

12 Echternkamp, Aufstieg, S. 405.

13 Siehe dazu Kap. II.

»Verhältnisse« auf die Versammlung und andere wissenschaftliche Aktivitäten wurde in der vertrauten Weise thematisiert.[14]

Ein bezeichnender Spezialfall, der bereits behandelt wurde, war das Thema politisch induzierter Seelenstörungen. In den 1850er-Jahren war es allgemein der wichtigste Kontext von Wortverwendungen des Politikvokabulars. Beispielsweise 1853 kamen die anwesenden Anstaltsärzte überein, dass die »politischen Ereignisse der letzten Jahre« zu einer ansteigenden Zahl von Anstaltsinsassen geführt und Selbstmorde zugenommen hätten. Wie in der oben umrissenen Debatte zum ›politischen Wahnsinn‹ forderten sie abschließend eine umfassende Differenzierung der Ursache-Wirkungs-Verhältnisse.[15] Die Frage der »durch politische oder religiöse Störungen entstehenden Abstufungen der Schwärmerei« und allgemein das Thema des ›politischen Wahnsinns‹ waren in den 1850er- und 1860er-Jahren, ähnlich wie in der medizinischen Publizistik, weiterhin Thema.[16] Die Behandlung ›politischer‹ Phänomene als Gegenstand der Wissenschaft war für die Teilnehmer der VDNÄ in dieser Zeit unproblematisch. Jenseits dessen lassen sich insgesamt nur wenige Politikbezüge nachweisen.

Allerdings findet man, was für die hier verfolgte Fragestellung der entscheidende Punkt ist, in Diskussionen im Anschluss an Vorträge vereinzelt explizite Plädoyers für den Ausschluss politischer Themen. Der Anlass, der zu diesen Themenexklusionen führte, leuchtet unmittelbar ein: Die VDNÄ selbst hatte eine Stoßrichtung, die im Verständnis der Zeitgenossen eindeutig politische Qualität aufwies. Wie bereits die Streuung der Versammlungsorte zwischen Kiel, Aachen, Graz und Königsberg zeigt, war die Versammlung einem »großdeutsch-nationalen Gedanken« verpflichtet. Bis 1913 fanden alleine acht Tagungen auf österreichischem Boden statt. Ein durchgängiges Grundthema der Versammlung seit den 1840er-Jahren war

14 Wie bereits in der ersten Jahrhunderthälfte konnte damit nach wie vor auf Kriege verwiesen werden: Bei Überlegungen im zeitlichen Umfeld des Sardinischen Krieges war 1859 die Rede von der möglichen Auswirkung dieser »Ungunst der politischen Verhältnisse« auf die Zahl der Tagungsteilnehmer. *Amtlicher Bericht über die fünf und dreissigste Versammlung der Gesellschaft deutscher Naturforscher und Aerzte* in Königsberg im September 1860, Königsberg 1861, S. 1, ähnlich S. 2.

15 Vgl. dazu die Aussprache im Anschluss an den Vortrag von: Erlenmeyer, Sensationen, S. 264.

16 Siehe dazu z.B. den *Amtlichen Bericht über die vier und dreissigste Versammlung der Gesellschaft deutscher Naturforscher und Aerzte* zu Carlsruhe im September 1858, Carlsruhe 1859, z.B. S. 25 und 291. Auch 1862 war in einem Vortrag von dem Einfluss »der socialen und politischen Verhältnisse« auf die Zunahme der Geisteskrankheiten die Rede. Schasching, Selbstmord, S. 319.

entsprechend ihre Ausrichtung auf die Einheit der deutschen Nation.[17] Den Teilnehmern war klar, dass es sich dabei um ein politisches Thema handelte. Die politische und wissenschaftliche Einigung Deutschlands sprachen sie zwar nur vereinzelt an, implizit war sie als programmatischer Zielpunkt der Versammlung aber dauerhaft präsent.[18]

Für die Versammlung lässt sich also eine spezifische Konstellation herausarbeiten, die Politikbezüge geradezu zwangsläufig auf die Tagesordnung brachte und in Konsequenz die Vermeidungsstrategie erkennbar werden ließ. Vornehmlich in späteren Rückblicken wurde der Grund dafür deutlich: Das thematische Feld war zur Jahrhundertmitte noch ein gefährliches Terrain. In einem Rückblick aus dem Jahr 1907 auf die Mitte des 19. Jahrhunderts, als Humboldt der *Gesellschaft der Naturforscher und Ärzte* seinen »geistigen Stempel aufdrückte«,[19] machte ein Festredner der Versammlung die Problematik explizit: Die an Popularität gewinnende Naturforscherversammlung habe »in gewissen Kreisen einen politischen Beigeschmack« erhalten, den Humboldt mit Mühe »fortzuräumen« hatte. Er habe sich in Berlin sogar dafür einsetzen müssen, dass der »als ausgeprägt freisinniger Forscher« bekannte Versammlungsbegründer und »heißblütige Politiker« Lorenz Oken überhaupt noch teilnehmen durfte.[20]

Die Gefahr, die vom politischen Ruf der Versammlung in ihrer nationalen Ausrichtung ausging, wird auch in einer rückblickenden Rede erkennbar, die Rudolf Virchow 1865 bei der Versammlung in Hannover

17 Zur Versammlung allgemein und speziell zu ihrem »großdeutsch-nationalen« Zuschnitt siehe Daum, Wissenschaftspopularisierung, S. 119ff. Zur Fokussierung auf die Nation auch Schalenberg, Nation.

18 Die Mitglieder einer Kommission, der es nicht gelungen war, die Selbständigkeit der »Leopoldinisch-Carolinischen Akademie der Naturforscher« voranzutreiben und ihr eine unabhängige Stellung gegenüber der preußischen Regierung zu schaffen, gaben sich allerdings in beiden Fällen skeptisch: Sie verliehen ihrem Zweifel Ausdruck, dass es »vor Einigung der politischen Interessen Deutschlands« zu einer »Einigung der deutschen wissenschaftlichen Interessen« kommen werde. Siehe dazu den *Amtlichen Bericht über die neunundzwanzigste Versammlung der Gesellschaft deutscher Naturforscher und Aerzte* zu Wiesbaden im September 1852, Wiesbaden 1853, S. 6.

19 Siehe Bruch, Mensch, S. 13.

20 *Verhandlungen der Gesellschaft Deutscher Naturforscher und Ärzte.* 79. Versammlung zu Dresden. 15.–21. September 1907, Leipzig 1908, S. 5f. Vom »heißblütigen Politiker« war auf S. 4 die Rede. Es handelte sich um die Eröffnungsrede zur 79. Versammlung. Zur Gründung der Versammlung durch Oken sowie zum Verhältnis nationaler Ausrichtung und internationaler Zusammenarbeit Kanz, Nationalismus, S. 215ff. Eine Einordnung Okens und der Versammlung in die Geschichte des deutschen Nationalismus liefert Echternkamp, Aufstieg, S. 405ff.

hielt: Er rief in Erinnerung, dass die ersten Mitglieder 1822 »fast heimlich« zusammentreten mussten und die Namen der österreichischen Teilnehmer in den Protokollen »unterdrückt wurden«, weil sie sonst »daheim in Kerker und Banden« geraten wären. In einer Fußnote des Berichts wurde dazu vermerkt, dass sogar noch 1861, obwohl »sich die Versammlung durchaus nicht mit Politik beschäftigte«, einige Mitglieder »in Rücksicht auf die damaligen Zeitverhältnisse« geglaubt hätten, »sich durch ihre Theilnahme an derselben in ihrer Heimath Unannehmlichkeiten aussetzen zu können«.[21]

Dem gefährlichen Ruf versuchten die Naturforscher durchgängig und konsequent entgegenzuwirken, obwohl die Konsequenzen vermutlich kaum noch so erheblich gewesen wären wie in den Gründungsjahren. Drohten einzelne Redner die Vorgabe des Unpolitischen in der Versammlung zu verletzen, wurden sie umgehend in ihre Schranken gewiesen. Illustrieren lässt sich dies am Beispiel der Göttinger Versammlung von 1854: Bei einer Diskussion über den Ort der nächsten Versammlung sprachen sich die Teilnehmer mehrheitlich für Wien aus. Darauf traten zwei österreichische Professoren auf, »um auch im Namen S[einer]r Majestät des Kaisers auszusprechen, dass die Versammlung dort willkommen sein werde«. Der Göttinger Physiologe Rudolph Wagner rief dann ein »Hoch« auf den österreichischen Kaiser aus, das er, wie im Protokoll sehr nüchtern vermerkt, »im Lichte« der damaligen »Weltlage näher motivirte«.[22] Bereits in einer früheren Rede bei derselben Versammlung hatte Wagner kurz auf seine »politischen Anschauungen« verwiesen und seine »Forderungen für die Bildung der Nation« explizit gemacht.[23] Die Verwendung des Politikvokabulars im thematischen Kontext des Nationalismus war – wohl gerade aufgrund der offensichtlichen Nähe – ungewöhnlich für die sonstigen Reden der VDNÄ. Im Anschluss an die Vorträge des Tages ergriff der einflussreiche Herausgeber der *Deutschen Klinik*, Alexander Göschen, das Wort und forderte, »dass künftig, wie schon früher üblich, alle politischen

21 Virchow, Ueber die nationale Entwicklung, S. 60.

22 *Amtlicher Bericht über die ein und dreissigste Versammlung der Gesellschaft deutscher Naturforscher und Aerzte* zu Göttingen im September 1854, Göttingen 1860, S. 27. Wagner lieferte mit einem Vortrag bei derselben Versammlung auch einen prominenten Beitrag zum Materialismusstreit. Er bekannte sich zum christlichen Glauben, postulierte eine unsterbliche »Seelensubstanz« und konstatierte, die »Vulgärmaterialisten« könnten mit den aktuellen Erkenntnissen der Wissenschaft als widerlegt gelten. Damit provozierte er scharfe Kritik der »Materialisten«. Siehe dazu Meyer, Leib-Seele-Problem, S. 27.

23 *Amtlicher Bericht über die ein und dreissigste Versammlung der Gesellschaft deutscher Naturforscher und Aerzte* zu Göttingen im September 1854, Göttingen 1860, S. 21.

Discussionen aus der Versammlung wegbleiben möchten«. Diesen Hinweis akzeptierte Wagner umgehend und betonte, »dass er mit seiner Antwort auf« die Wiener Professoren »keine ›politische‹ Demonstration irgend einer Art beabsichtigt habe«.[24]

Lediglich ein Fall kann hier nachgewiesen werden, in dem ein Redner ungeachtet seiner einführenden Bekundung, keineswegs vorzuhaben, »in der Wissenschaft Politik zu treiben und Wissenschaft für politische Zwecke nutzbar zu machen«, die Sagbarkeitsregeln deutlich überschritt.[25] Der Redner war Carl Heinrich Schultz-Schultzenstein, ein Medizinprofessor und Botaniker, der als besonderer »wissenschaftliche[r] Außenseiter[…]« gelten muss.[26] Er zeichnete sich gerade dadurch aus, dass er die Orientierung der Medizin an den exakten Naturwissenschaften Physik und Chemie bekämpfte. Schultz-Schultzenstein war seit 1833 ordentlicher Professor an der Berliner medizinischen Fakultät und stand wegen seiner als überholt geltenden wissenschaftlichen Ansichten mit Virchow und anderen Kollegen in dauerhaftem Disput.[27] Er hielt bei der Karlsbader VDNÄ von 1862 einen Vortrag über die »Bedeutung von Leben und Tod in der Wissenschaft«, in dem er eine schroffe Kritik an der »physicalischen« Sicht auf »Leben und Tod« formulierte. Er spielte dabei die vitalistische Vorstellung der »Lebenskraft«, die er als wahren Charakter der »deutschen Physiologie und Medizin« postulierte, gegen die angeblich »romanische« Rückführung sämtlicher »Lebensthätigkeiten« auf das Physikalische und Chemische aus.[28] Er fiel damit nicht nur hinter die Lehrmeinungen der Zeit zurück, sondern versah seinen wissenschaftstheoretischen Restaurationsversuch dann auch noch mit eindeutig politischen Konnotationen: In seinem gesamten Vortrag vermischte er wissenschaftliche und politische Positionen.[29] Schultz-Schultzenstein betonte, dass es nicht nur in der Medizin um »Gesundheit« ginge, sondern er »auch eine gesunde Politik, Erziehung,

24 Ebd., S. 35. Zu Göschens Bedeutung und seiner Rolle in der Hygienebewegung siehe z.B. Hardy, Ärzte, S. 172f.

25 Schultz-Schultzenstein, Bedeutung, S. 29–48, hier S. 30.

26 Hess, Mensch, S. 129.

27 Dazu: Sammet, Irrenanstalten, S. 29f.

28 Die nationalistische Komponente wurde darin deutlich, dass er Paracelsus zum »Philosophus Teutonicus« aufbaute und mit dem »romanischen Galenismus« kontrastierte. Schultz-Schultzenstein, Bedeutung, S. 30.

29 Er argumentierte u.a., dass die »Lebensfrage« auch eine »patriotische Frage« »ächt deutscher Wissenschaft« sei, da die naturwissenschaftliche Art der Beantwortung auf alle »menschliche[…] Wissenschaft und Kunst« erhebliche Auswirkungen habe. Ebd., S. 30f.

Moral« anstrebe. Er räumte der medizinischen Begriffsbildung für sämtliche anderen Lebensbereiche eine herausgehobene Bedeutung ein: Die Lösung aller politischen, juristischen und theologischen Grundfragen, so bemerkte er auch andernorts, hänge letztlich von der Medizin ab.[30] Diese Annäherung von Politik und Medizin, die auch in anderen Reden Schultz-Schultzensteins erkennbar wurde,[31] stand den sprachlichen Gepflogenheiten der Mehrheit seiner Kollegen diametral entgegen und ist als Sonderposition eines Außenseiters deutbar, der nicht nur die strikte Ausrichtung der Medizin an der Naturwissenschaft ablehnte, sondern auch damit verbundene Sagbarkeitsregeln gezielt brach.

Andere Redner, so der Befund für die 1860er-Jahre, ließen es auf der Sprachebene nicht zu solchen wissenschaftlich-politischen Annäherungen kommen. Mitte der 1860er-Jahre war es aber nicht mehr die Gefahr, als Nationalist erkannt zu werden, die die distanzierenden Redeweisen der Teilnehmer prägte. Vielmehr war es ein Gegensatz zwischen den Partikularismen der politischen »Wirren des menschlichen Treibens« und der universal konzipierten Naturwissenschaft, die, so der Bürgermeister eines Versammlungsortes, »insonderheit keine politischen Grenzen und Parteiungen« kenne.[32] Die konsequente Absage an jegliche explizit politische Äußerung ging mit einer Tendenz einher, das nominell Politische als partikular und defizitär zu begreifen. In den 1860er-Jahren war dabei der konkrete Bezug auf die territoriale Zerstückelung der deutschen Staaten zentral: Dem partikular verfassten Politischen stellten die Redner eine universal konzipierte Wissenschaft gegenüber, die dem politischen Einigungsprozess voranschreiten sollte. In verschiedenen thematischen Konstellationen verwiesen sie immer wieder auf die negativen Auswirkungen politischer Teilung auf die Wissenschaft.[33]

Auch über die spezielle Konstellation der Versammlung hinaus ist in semantischer Perspektive Folgendes wichtig: Die Versammlungsteilnehmer der 1860er-Jahre dichotomisierten konsequent das partikular und damit defizitär begriffene Politische mit dem umfassenden Universalismus der

30 Siehe dazu auch Bergdolt, Gewissen, S. 245.

31 Bei der Versammlung von 1865 sprach er explizit vom »politischen« »Patriotismus«, dem der wissenschaftliche nicht nachstehen dürfe. Schultz-Schultzenstein, Stellung, S. 45.

32 *Amtlicher Bericht über die acht und dreissigste Versammlung der Gesellschaft deutscher Naturforscher und Aerzte* zu Karlsbad in Stettin im September 1863, Stettin 1864, S. 4.

33 Siehe beispielsweise den *Amtlichen Bericht über die neun und dreissigste Versammlung der Gesellschaft deutscher Naturforscher und Ärzte* in Gießen im September 1864, Gießen 1865, S. 9 und 14.

Wissenschaft. Spezifisch für die VDNÄ war, dass die Teilnehmer sich durchgängig auf die territoriale deutsche Teilung bezogen.

Es fällt auf, dass diese Kritik auch in den 1870er-Jahren, als sich das Deutungsmuster ›Politik‹ bereits fast vollständig auf Parlamentarismus und Parteiwesen zugespitzt hatte, selten gegen die Parteien, Politiker und Regierungen im Allgemeinen gerichtet wurde.[34] Von einer systematischen nach außen gerichteten Professionalisierungs- und Relevanzstrategie kann also zu dieser Zeit noch nicht die Rede sein. Nähe zu den Institutionen der Politik war für Vertreter der naturwissenschaftlichen Medizin vielmehr ein habituelles Problem und machte sie fachintern angreifbar. Für diese strukturelle Schwierigkeit gibt es einen prominenten Beleg: Die Haeckel-Virchow-Kontroverse.

Eine der wichtigsten naturwissenschaftlichen Grundsatzdebatten der zweiten Hälfte des 19. Jahrhunderts, die inhaltlich eigentlich um ganz andere Fragen kreiste, wurde von ihrem Auslöser sprachstrategisch darauf zugespitzt, dass Politik und Wissenschaft unvereinbar seien: In der Debatte warf Ernst Haeckel Rudolf Virchow vor, die politische Aktivität würde ihm seriöses wissenschaftliches Arbeiten – allein aus praktischen Gründen – unmöglich machen. Beide Kontrahenten zählten zu den wichtigsten Naturwissenschaftlern der Zeit und setzten sich nicht nur in der Kontroverse intensiv mit der philosophischen und wissenschaftstheoretischen Dimension ihrer Disziplin(en) auseinander.[35] An der Oberfläche kreiste die Debatte um die Relevanz der Abstammungslehre für den Schulunterricht. Im zweiten Schritt rückte aber die epistemologische Grundfrage nach den Grenzen naturwissenschaftlicher Erkenntnis ins Zentrum. Damit stand ein Kernelement des liberalen naturwissenschaftlichen Fortschrittsoptimismus zur Debatte.

Zum inhaltlichen Hintergrund: Haeckel, Arzt, Zoologie-Ordinarius, wichtigster deutscher Popularisator von Darwins Entwicklungslehre und Vertreter eines naturreligiös imprägnierten Monismus, hatte 1877 bei der VDNÄ in einem vielbeachteten provokativen Vortrag die Übernahme der Deszendenzlehre in die Lehrpläne der Schulen gefordert. Virchow lehnte dies grundsätzlich ab. Er beharrte darauf, zwischen gesichertem, objektiv

---

34 Siehe dazu auch Kap. V.2.4.

35 Als weitere wichtige Wissenschaftler, die sich mit diesem Themenkomplex intensiv beschäftigten, sind besonders Emil Heinrich Du Bois-Reymond, Hermann von Helmholtz, Ernst Mach, Ludwig Eduard Boltzmann und Wilhelm Ostwald zu nennen. Vgl. z.B. Engelhardt, Ignorabimus, S. 98.

beweisbarem Wissen und ungesicherten Hypothesen zu unterscheiden. Der zweiten Kategorie ordnete er den Darwinismus zu, um dann zu fordern, nur gesichertes Wissen in den Schulen zu lehren. In Richtung Haeckels verlangte er den Verzicht auf »Liebhabereien und persönliche Meinungen« und warnte vor einer »speculativen Expansion« der Naturwissenschaft.[36]

Dieses Selbstbeschränkungspostulat sorgte in einer breiten Öffentlichkeit für Irritationen und heftige Reaktionen, gerade weil man von einem liberalen »Fortschrittsmann« wie Virchow einen solchen »Rückzugsruf« nicht erwartet hatte.[37] Wissenschaftsoptimistische Liberale reagierten bestürzt und vermuteten – wohl nicht zu Unrecht –, dass »alle Organe des Rückschritts die Hand des unerwarteten Bundesgenossen ergreifen« würden.[38] Die Debatte war mit ihren vielen Folgepublikationen und langjährigen parlamentarischen Nachklängen eine der wichtigsten Auseinandersetzungen über die Grenzen der Naturwissenschaft im 19. Jahrhundert. Immer wieder ging es dabei um das Verhältnis der Abstammungslehre zu bestimmten politischen Ideologien.[39] Besonders intensiv diskutierten die Zeitgenossen die Frage, ob die Deszendenztheorie dem Sozialismus verwandt sei. Virchow hatte diese Nähe in seinem Debattenbeitrag postuliert. Haeckel betonte dagegen, wolle man »dieser englischen Theorie eine bestimmte politische Tendenz beimessen – was allerdings möglich« sei, so

36 Auf die Details der bekannten Debatte soll hier nicht eingegangen werden. Eine umfassende Darstellung und Interpretation liefert Daum, Wissenschaftspopularisierung, S. 65ff. Dort auch Hinweise auf ältere Forschungsliteratur. Die Zitate: Virchow, Die Freiheit der Wissenschaft, S. 11. Den weiteren Rahmen der Frage nach den Grenzen naturwissenschaftlicher Erkenntnis behandeln mehrere Beiträge in: Bayertz/Gerhard/Jaeschke, Ignorabimus-Streit. Auf die berühmte Ignorabimus-Rede Emil Heinrich Du Bois-Reymonds von 1872 verwies auch Haeckel in seiner Auseinandersetzung mit Virchow: Sie sei der erste Teil desselben »Kreuzzuges gegen die Freie Wissenschaft« gewesen. Zit. nach Haeckel, Wissenschaft, S. 72.

37 Naturwissenschafts- und fortschrittsskeptische Konservative griffen die Argumentation des unverhofften Gewährsmannes später gerne in Parlamentsdebatten auf. Z.B. Daum, Wissenschaftspopularisierung, S. 69.

38 So ein Kommentar aus der liberalen *Frankfurter Zeitung* (Br. 271, Morgenblatt vom 28. September 1877). Zit. nach Haeckel, Wissenschaft, S. 95.

39 1908 konnte ein Herausgeber von Haeckels Streitschrift auf eine Reihe einschlägiger Publikationen zum Verhältnis von Sozialdemokratie bzw. Sozialismus und Darwinismus, Natur und Staat verweisen. Schmidt, Einleitung, S. 9. Nicht ohne »haarsträubende Salbadereien über politische Dinge« zu beklagen, berichtete er von parlamentarischen Aufgriffen der Virchow-Argumente in einer Sitzung des Preußischen Herrenhauses im Jahr 1908. Ebd., S. 10.

könne »diese Tendenz nur eine aristokratische sein, durchaus keine demokratische, und am wenigsten eine sozialistische!«.[40]

Die argumentativen Fronten im Streit waren damit kompliziert. Obgleich bei Haeckel die Tendenz zu erkennen war, die Abstammungslehre zu einer »gesamtgesellschaftlichen Lehre auszubauen« (Daum),[41] gab er sich gegenüber einer »Übertragung naturwissenschaftlicher Theorien auf das Gebiet der praktischen Politik« skeptisch. Anders als später viele Rassenhygieniker, die sich auf Haeckel bezogen, warnte er vor der unmittelbaren »Nutzanwendung eines ›Naturgesetzes‹« auf die Praxis des verwickelten »Kulturlebens«. Die kulturelle Komplexität verlange »von dem praktischen Politiker« eine »umsichtige und unbefangene Berücksichtigung«, »gründliche historische Vorbildung« und »kritische Vergleichung«.[42] Auf der Sprachebene verwischte Haeckel, der sich als unpolitisch bezeichnete (zumindest in diesem Streit), keineswegs die Grenzen zwischen Wissenschaft und Politik. Auch von der Strategie einer naturwissenschaftlichen Aneignung der Politik kann nicht die Rede sein.[43]

In wortverwendungsgeschichtlicher Perspektive ist aber bemerkenswert, dass das Politikvokabular bei der Behandlung des thematischen Kerns der Debatte – den Grenzen der naturwissenschaftlichen Erkenntnis – überhaupt keine Rolle spielte. Virchow selbst hatte das Politikvokabular in seiner Rede sogar komplett vermieden. Die deutlichsten Häufungen von Politiksemantiken waren dagegen bezeichnenderweise in den Passagen zu finden, in denen Haeckel versuchte, Virchow als Wissenschaftler zu diskreditieren. Haeckel reagierte in seiner Antwort auf Virchows Rede deutlich polemisch, hatte Virchow seiner Theorie doch letztlich die naturwissenschaftliche Dignität abgesprochen. Als argumentative Gegenmaßnahme stellte Haeckel die wissenschaftliche Kompetenz und Urteilsfähigkeit Virchows in Frage. Diese Diskreditierung war im Falle des berühmten und innerwissenschaftlich ausgesprochen machtvollen Gelehrten begründungsbedürftig. Das zentrale Argument, mit dem Haeckel zu erklären glaubte, warum ein so hervorragender Naturforscher wie Virchow »den wichtigsten Fortschritt der neueren Naturwissenschaft, die epoche-

40 Haeckel, Wissenschaft, S. 68.

41 Daum, Wissenschaftspopularisierung, S. 67.

42 Haeckel, Wissenschaft, S. 69.

43 Zur »Politisierung der Biologie«, als die man Haeckels Ansatz ungeachtet seiner Selbstsemantisierungen analytisch fassen kann, und zu seiner Neigung, »Naturauffassung und politische Weltsicht« zu vereinen, vgl. knapp Hoßfeld/Breidbach, Haeckels, S. 5. Außerdem: dies./Wogowa, Rassenfrage, S. 233.

machende Abstammungslehre«, fortwährend bekämpfe, lautete: Virchow sei »mit der heutigen Entwicklungslehre überhaupt nicht näher bekannt« und besitze nicht »jene naturwissenschaftlichen Kenntnisse, die zu ihrer gründlichen Beurteilung unentbehrlich« seien.[44] Die politische Aktivität habe es Virchow unmöglich gemacht, wissenschaftlich auf der Höhe der Forschung zu bleiben.[45] Das Argument lief auf eine Unvereinbarkeit politischer und wissenschaftlicher Aktivität hinaus. Haeckel entwarf zwischen sich und Virchow einen Rollengegensatz. Er betonte konziliant, dass er selbst weit davon entfernt sei, Politiker zu sein, da ihm »ebenso das Talent und die Vorbildung wie die Neigung und der Beruf« dazu fehle. Entsprechend werde er niemals »eine politische Rolle spielen«. In »der politischen Praxis«, so bereitete er seine Invektive vor, sei er somit »Laie«. Gleiches gelte allerdings auch für Virchow in der Zoologie.[46] Zuvor hatte er keine Gelegenheit ausgelassen, seinen Kontrahenten als »Politiker« zu bezeichnen, um damit dessen angebliche wissenschaftliche Defizite zu begründen.

In semantischer Perspektive sind die Stereotype und Bilder, die er dabei transportierte, entscheidend. Es war eine Dichotomie zwischen Wissenschaft und Politik, die das Argument strukturierte. Er, Haeckel, wolle zwar Virchows »politische und kommunale Tätigkeit« nicht tadeln, bevorzuge aber selbst die »reinen und selbstlosen Geistesfreuden, welche die Versenkung in schwierige und anstrengende wissenschaftliche Arbeiten« gewähre. Damit aktualisierte er verbreitete Stereotype des Gelehrten, der die Grenzen seines Faches permanent in »entsagungsvoller Detailarbeit« erweitere.[47] Der »reinen« und »selbstlosen« wissenschaftlichen Tätigkeit stellte er das »Gewühle des politischen und sozialen Kampfes« im »Staube des praktischen Lebens« gegenüber.

Reiner wissenschaftlicher Universalismus (Selbstlosigkeit) stand dem schmutzigen politischen Kampf (im Staub) gegenüber. Die Pointe des Arguments lässt sich bereits erahnen: Wer »den ganzen Tag mit solch aufreibenden politischen Parteikämpfen« verbringe, könne keinesfalls »Fühlung mit den Fortschritten der Wissenschaft« behalten. Konsequenz dieser

44 Haeckel, Wissenschaft, S. 27.

45 Ebd., S. 29f.

46 Ebd., S. 69.

47 Siehe zu diesem verbreiteten Selbstverständnis Bruch, Mensch, S. 21.

»Entfremdung« von der Wissenschaft seien geradezu zwangsläufig Fehlurteile in wissenschaftlichen Grundsatzfragen.[48]

Das Narrativ war überaus plakativ: Der Heros der naturwissenschaftlichen Medizin zerreibt sich im alltäglichen Parteienkampf in der politischen Arena, um in der Folge auch in der Wissenschaft zu scheitern. Haeckel diskreditierte politisches Engagement dabei nicht in Bausch und Bogen. Sein Argument lief vielmehr auf eine Unvereinbarkeit zweier Berufe hinaus. Sprachpragmatisch betrachtet, blieb die Politikkritik somit eine ›feldinterne‹ Operation: Sie war gegen wissenschaftliche Kontrahenten – gegen Fachkollegen – gerichtet und stand für die Konstruktion eines spezifischen Selbstbildes.

Der wichtige Befund: In den 1870-Jahren gerieten die Berufspolitiker und die als »Kampf« verbildlichte politische Auseinandersetzung in den Fokus der naturwissenschaftlichen Politiksemantiken. Es waren also nicht mehr die Revolution und der Oppositionsgeist, die das Politikvokabular vornehmlich konnotierte. Stattdessen rückte ein institutionelles Gefüge beziehungsweise eine Akteursgruppe in seinen Fokus. Generalisierende Auseinandersetzungen mit dem Parlamentarismus und der Parteipolitik im Allgemeinen fanden allerdings zunächst nur selten statt. In dem skizzierten Fall der Virchow-Haeckel-Kontroverse wurde die verbreitete Vorstellung der Gegensätzlichkeit von Wissenschaft und Politik in erster Linie aktualisiert, um einen Wissenschaftler zu diskreditieren.

Wie sich neben den Versammlungsprotokollen auch in den nun zu beleuchtenden wissenschaftlichen Zeitschriften zeigen lässt, war die explizite Auseinandersetzung mit den politischen Institutionen jenseits der Diskreditierung politisch aktiver Mediziner noch unüblich. Selbst die abgrenzende Auseinandersetzung mit der institutionellen Politik wurde aus einem Gestus der sozialen Distanz heraus vermieden. Der Blick auf die Versammlungen der GDNÄ war hilfreich und notwendig, um Indizien für die Inkompatibilität von Semantiken des Politischen und der Naturwissenschaftlichkeit in einem spezifischen intellektuellen Zusammenhang zu sammeln. Diese Indizien werden wiederum benötigt, um zu erklären, warum die Autoren in einem konzeptionell enorm einflussreichen Segment der medizinischen Zeitschriften das Politikvokabular tabuisierten.

48 Haeckel, Wissenschaft, S. 29f.

## 1.2 Das Schweigen der Physiologen

Ungeachtet kleinerer »Sticheleien« erschienen die Programmatiker der naturwissenschaftlichen Wende in der Medizin in den 1840er-Jahren noch als eine relativ kohärente Gruppe. Entscheidende Elemente der Ansätze stammten bereits aus den 1830er-Jahren, ihre Durchsetzung erfuhren sie mit den enormen Fortschritten der Grundlagenfächer Physik und Chemie in den 1850er-Jahren. Um einen Aufsatztitel der Medizinhistorikerin Johanna Bleker aufzugreifen: »Physiologisch« wollten sie alle sein.[49] Die naturwissenschaftliche Physiologie war die Grundlagenwissenschaft der unterschiedlichen Ansätze. Egal, ob sie stärker klinisch oder zellularpathologisch orientiert waren: Sie alle richteten sich programmatisch strikt auf naturwissenschaftliche Voraussetzungslosigkeit und das Experiment aus. Roser, Wunderlich und auch Griesinger als Herausgeber des *Archivs für Physiologische Heilkunde*, die prominenten Kliniker Henle und Pfeufer und ihre *Zeitschrift für rationelle Medicin* sowie ihr angegliederter *Bericht über die Fortschritte der Anatomie und Physiologie*, Traube in seinen *Beiträgen zur experimentellen Pathologie und Physiologie* – sie alle zielten darauf, ärztliches Handeln mit »exakten physikalischen Methoden und naturwissenschaftlichen Grundlagen in Einklang« zu bringen. Selbst Virchow kündigte seine Mitarbeit am »Gemeinsamen Bau einer physiologischen Medizin« (Hess) erst 1855 auf, als er seine Zellularpathologie zunehmend in Abgrenzung gegenüber den Praktikern und Klinikern zuspitzte.[50] Bis dahin überwogen die Gemeinsamkeiten deutlich die programmatischen Differenzen: Die Verwissenschaftlichung der Medizin, ihre physiologische theoretische Fundierung, war ein Grundkonsens, den die Genannten teilten.[51] Neben ihnen stand für dieses Anliegen auch der physiologische »Urvater« Johannes Müller, der das einflussreiche *Archiv für Anatomie, Physiologie und wissenschaftliche Medicin* herausgab.[52] Die verschiedenen Programmatiker einte weiterhin ihr demonstrativer Bezug auf Naturwissenschaftlichkeitsideale.

---

49 Bleker, Methode. Zur Auswahl der folgenden wichtigen Publikationsorgane vgl. auch Eckart, Geschichte, S. 230.

50 Die Zitate entstammen Hess, Mensch, S. 152. Dort auch Genaueres zum medizinhistorischen Hintergrund.

51 Zu den Differenzen und Gemeinsamkeiten der genannten Mediziner siehe auch: Lenoir, Laboratories, bes. S. 47f.

52 Müller kann als ein »Wegbereiter der modernen Physiologie« gelten. Vgl. z.B. Sandkühler, Repräsentation. Es ist jedoch vielfach darauf hingewiesen worden, dass sein Denken stark von idealistischen Restbeständen geprägt war, von dem sich seine einflussreiche Schülergeneration massiv abgrenzte. Vgl. Repp, Reformers, S. 39.

Gemeinsam leisteten sie ihren Beitrag zur »Laboratory Revolution« der Medizin. Sie prägten damit grundlegend die »Kultur der wissenschaftlichen Objektivität« (Daston). Letztere wirkte zwar weit über die medizinische Wissenschaft hinaus. Für diese Kultur stand aber geradezu sinnbildlich das Mikroskop des Labormediziners.[53] Die genannten Organe waren es, die die experimentell gestützte naturwissenschaftliche Forschung in den Mittelpunkt der Medizin rückten.[54]

Das Politikvokabular wurde in den meisten genannten Organen so gut wie gar nicht verwendet.[55] In Langzeitperspektive lässt sich zeigen, dass in wichtigen programmatischen Organen das Politikvokabular wirklich systematisch vermieden wurde. In anderen lassen sich über lange Zeiträume hinweg sehr vereinzelte Belege nachweisen, die allerdings sämtlich auf Distanzierungen hinausliefen.

Die Konsequenz, mit der das Vokabular in einer klar eingrenzbaren Gruppe von Periodika tabuisiert wurde, ermöglicht es, die Ursachen der Nichtverwendung auf den gemeinsamen konzeptionellen Nenner der Organe zurückzuführen: Die pointierte naturwissenschaftliche Grundausrichtung kann die systematische Ausklammerung ›politisch‹ semantisierter Phänomene aus dem Themenkanon erklären. Das oben beschriebene Unvereinbarkeitsdogma und ein besonders ausgeprägtes Autonomiepostulat führten zu einem systematischen Verzicht auf politische Sujets. Die verschiedenen Semantiken, die das Politikvokabular auf sich vereinte, standen der gemeinsamen Grundhaltung so diametral entgegen, dass die Autoren entsprechende Phänomene schlicht nicht behandelten. Die physiologische Medizin war das exakte Gegenstück zu den Stereotypen, die das Politikvokabular transportierte: asketische Widmung einer rational-objektiven

53 Vgl. dazu die Beiträge in: Cunningham/Williams, Laboratory. Daston, Kultur.

54 Vgl. z.B. Goschler, Wahrheit, S. 222f. Zusammenfassend zur Durchsetzung in den 1850er-Jahren Huerkamp, Aufstieg, S. 93, 102. Vgl. Hess, Mensch, S. 152ff., zu den Differenzen bes. zwischen Klinikern und Labormedizinern.

55 Herangezogen wurden zur Überprüfung dieser These folgende Zeitschriften: *Müllers Archiv für Anatomie, Physiologie und wissenschaftliche Medicin* (gesichtete Jahrgänge: 1834–1876), dessen Nachfolgeorgan, das von Du Bois-Reymond betreute *Archiv für Physiologie* (gesichtet: 1877–1900), außerdem die *Zeitschrift für rationelle Medicin* (gesichtete Jahrgänge: 1844–1868) und die damit verbundenen *Jahresberichte über die Fortschritte der Anatomie und Physiologie* (gesichtete Jahrgänge: 1856–1872). Als Sonderfall erweist sich Rudolf Virchows *Archiv für pathologische Anatomie und Physiologie und für klinische Medizin*, das von Beginn des Erscheinungszeitraums (1847) bis über die Jahrhundertwende 1900 und den Tod des Herausgebers hinaus durchgesehen wurde.

Faktenproduktion,[56] Universalismus, Unparteilichkeit und der Anspruch autonomer, von externen Einflüssen bereinigter Wissenschaftlichkeit.[57]

Es muss bedacht werden, dass die hier exemplarisch genannten Zeitschriften darüber hinaus verschiedene strukturelle Kriterien nicht erfüllten, die im Zusammenhang mit den Thematisierungsanlässen politischer Phänomene standen: Sie nahmen nur sehr begrenzt Stellung zur Medizinalreform, so gut wie gar nicht zu Standesfragen, und kollektive »Geistesstörungen« gehörten nirgends zu den privilegierten Themenkreisen. Auch Rubriken zur »Tagesgeschichte«, in der beispielsweise politische Ereignisse hätten Platz finden können, gab es nicht. Vielmehr beschränkten sich die Herausgeber weitgehend darauf, Abhandlungen zu empirischen Forschungen aufzunehmen. Diese inhaltliche Beschränkung auf das naturwissenschaftliche »Kerngeschäft« ist allerdings ein entscheidender Teil der Autonomisierungsstrategie der naturwissenschaftlichen Medizin und nicht seine Infragestellung.

Für die naturwissenschaftlichen Organe, die das Vokabular und die einschlägigen Themenfelder systematisch vermieden, lässt sich damit eine erstaunlich kohärente Traditionslinie zeichnen, die sogar über die Wende zum 20. Jahrhundert hinausweist. Sie ging von *Müllers Archiv* aus, das bereits in den 1830er-Jahren gegründet worden war, und reichte bis zu dessen Nachfolgeorganen im Kaiserreich. In der Zeitschrift des überaus einflussreichen akademischen Lehrers Johannes Müller wurden, wie oben bereits aufgezeigt, ›politisch‹ semantisierte Phänomene systematisch ausgeklammert.[58] Damit hatte er offensichtlich auch für seine Schüler, sieht man zumindest in dieser Hinsicht von Virchow ab, stilbildend gewirkt.

Das zeigt sich am Beispiel des *Archivs für Physiologie*. Das *Archiv* war eine von mehreren neuen Zeitschriften des Verlages Veit und Comp., die dessen neuer Leiter Hermann Credner seit 1876 ins Programm genommen und umstrukturiert hatte. Es war eines der zwei Organe, die Müllers *Archiv für Anatomie, Physiologie und wissenschaftliche Medicin* beerbten.[59] Credner

56 Vgl. Goschler, Wahrheit, z.B. S. 221, 224.

57 Vgl. zur Durchsetzung dieser naturwissenschaftlichen Ideale z.B. auch den konzeptionellen Entwurf von Daston, Kultur, bes. S. 142ff.

58 Er hatte den Übergang von der naturphilosophisch dominierten hin zur naturwissenschaftlich orientierten Medizin (nicht ohne innere Brüche) entscheidend geprägt. Zur wichtigen Rolle Müllers als Lehrer und Forscher siehe zusammenfassend Lohff, Art. Müller, S. 235f.

59 Der zweite Ableger war das *Archiv für Anatomie und Entwicklungsgeschichte*. Vgl. zum Verlag und den Zeitschriften allgemein Ziesak, Verlag, S. 125f.

stärkte das naturwissenschaftliche Profil des (späteren De Gruyter-)Verlages, indem er mehrere neue medizinische Zeitschriften publizieren lies. Die enge Zusammenarbeit mit Du Bois-Reymond, einem zentralen Vertreter der naturwissenschaftlichen Medizin in dieser Zeit, der in den 1870er- und 1880er-Jahren der wichtigste Verlagsautor war, brachte das *Archiv für Physiologie* hervor. Das Organ belegt genau wie sein Vorläufer die systematische Vermeidung des Politikvokabulars: Auch in seinem Fall lassen sich nicht einmal gelegentliche Wortverwendungen finden. Offensichtlich erfolgte auch hier eine vollständige Abstraktion von allen Themen jenseits des naturwissenschaftlichen Kerngeschäfts. Überspitzt: Was nicht exakt mess- und beschreibbar war, fand keine Aufnahme. Soziale Phänomene, Standesfragen und die pathologische Wirkung politischer Ereignisse behandelten die Autoren auch über die Jahrhundertwende 1900 hinaus nicht; das Geschehen in Parlamenten und Regierungen kommentierten sie ebenfalls nicht.

Einige weitere, konzeptionell verwandte Journale zeichnen sich zwar nicht durch eine so konsequente Vermeidung des Vokabulars aus, liefern aber wichtige Hinweise auf den Kontext der Vermeidungsstrategie. Ein medizinisches Organ, das sich ebenfalls demonstrativ auf naturwissenschaftliche Prinzipien berief und seit 1866 mit dem Anspruch auftrat, die klinische Forschung in »unparteiischer Haltung« umfassend zu repräsentieren, war das *Deutsche Archiv für klinische Medicin.*[60] Begründet wurde es von Friedrich A. Zenker, einem Erlanger Pathologieprofessor, der eine enge Verbindung von pathologischer Anatomie und Klinik verfocht, sowie von Hugo Ziemssen. Letzterer war ein institutionell und publizistisch besonders erfolgreicher Mediziner der zweiten Jahrhunderthälfte. Er wurde bei Virchow und Haeser ausgebildet, übernahm nach seiner Erlanger Erstberufung auf einen Lehrstuhl für Spezielle Pathologie und Therapie (1863) in München (seit 1874) das Direktorium des Allgemeinen Münchener Krankenhauses, war mehrfach Dekan der Münchener Fakultät und Rektor der dortigen Universität. Zu seinen umfangreichen editorischen Projekten gehörten das epische *Handbuch der speciellen Pathologie und Therapie* sowie das mit Pettenkofer herausgegebene *Handbuch der Hygiene und der Gewerbekrankheiten.* Obwohl Ziemssen ebenfalls ein »kompromissloser Verfechter der

60 Zenker/Ziemssen, Vorwort, S. 2. Mit dem Unparteilichkeits-Credo wurde der naturwissenschaftliche Universalismus-Anspruch konzeptionell besonders betont. Die Unparteilichkeit bezog sich auf unterschiedliche Strömungen innerhalb der klinischen Medizin.

experimentellen Forschung« war,[61] lässt sich in dem von ihm und Zenker maßgeblich betreuten *Archiv* allerdings nicht die grundsätzliche Tabuisierung des Politikvokabulars nachweisen, die die zuvor behandelten Organe ausmachte. Zwar findet man keinerlei semantische Annäherungen zwischen Medizin und Politik, und auch die Frequenz des Vokabulars war niedrig. Allerdings wurden die Wortverwendungen nicht systematisch vermieden. Über die individuellen Gründe dafür könnte hier nur spekuliert werden.[62] Mit Sicherheit belegen die wenigen Thematisierungen jedoch die strukturellen Inkompatibilitäten zwischen Politiksemantiken und der beschriebenen naturwissenschaftlichen Grundhaltung. Zwei Aspekte sollen hier betont werden: Auffällig ist zunächst, dass das Politikvokabular häufig in Nekrologen auftauchte und die Verfasser stets betonten, dass besonders verdiente und angesehene Kollegen dem politischen Leben fern gestanden hätten.[63] Über diese Variante hinaus wurden politische Phänomene außerdem mehrfach – in der vertrauten Weise – als problematische Einflüsse auf Wissenschaft und Krankheitsverläufe thematisiert.[64] Die Rede war außer-

61 Siehe zu Zenker Dhom, Geschichte, S. 301f. Zu Ziemssen siehe mit weiterführenden Angaben Locher, Art. Ziemssen, S. 1529f. Dort auch das Zitat.

62 Die Zusammenarbeit mit den Hygienikern um Pettenkofer, die ebenfalls keine Tabuisierungsstrategie verfolgten (siehe Kap. V.2.3), könnte ins Feld geführt werden. Auch spricht einiges dafür, dass Ziemssen dem nominell Politischen grundsätzlich offener gegenüberstand als viele seiner Kollegen. Er war bereits 1888 einer der ersten Mediziner, die explizit wieder von einer politischen Relevanz des ärztlichen Standes sprachen. In einem Vortrag über öffentliche Krankenpflege betonte er, dass der Ärztestand anderen gebildeten Ständen an »politischer Reife« in nichts nachstehe und der Arzt sich den »allgemeinen politischen und socialen Interessen des Staates« »nicht entziehen« solle. Ziemssen, Vorträge (11. Vortrag), S. 5. Auch in anderen Vorträgen derselben Reihe verwendete er das Vokabular relativ unbefangen und aktualisierte sogar das alte Deutungsmuster der »ärztlichen Politik«. Ders., Vorträge (1. Vortrag), S. 11.

63 Für den »Kampf der politischen Parteien«, der mit »Zähigkeit und Hartnäckigkeit geführt« sein wolle, hieß es im Falle des Mitherausgebers des *Archivs*, Felix Niemeyer, sei jener nicht »geschaffen« gewesen, obschon ihm auch »politischer Indifferentismus« fern gewesen sei. Ziemssen, Nekrolog: Felix Niemeyer, S. 433. Ähnlich wurde im Fall Hermann Immermanns betont, dass er »wenig in das politische öffentliche Leben« getreten sei und stattdessen »sein ganzes Wirken« »seinen Kranken« gegolten habe. Ziemssen, Nekrolog: Hermann Immermann, S. IV.

64 Siehe z.B. Näcke, Beiträge, S. 453 und 446. Dort wurde eine Verbindung zwischen Krankheit und »politischen und socialen Zeitereignissen« bzw. »Begebnissen« hergestellt. In einem weiteren Fall war – wiederum – in einem Nekrolog auf Ziemssen vom Einfluss der »politischen Verhältnisse des ›tollen Jahres‹« 1848 auf das Studentenleben die Rede. Schmidt, Leben, S. 2.

dem vom »Kampf der Parteien« und der Ruhelosigkeit der Politik.[65] Die Unvereinbarkeit politischer Aktivität mit wissenschaftlicher Arbeit, die auch Haeckel im Streit mit Virchow betont hatte, lag damit als Argument auf der Hand. Außerdem verlagerte sich der Bedeutungsgehalt des Politikvokabulars hier ebenfalls auf Regierungs- und Parlamentsakteure.

Ein zweites Beispiel für eine Zeitschrift physiologischer Programmatiker, die das Politikvokabular nicht vollständig vermieden, ist *Virchows Archiv*. Nach dem Jahrgang 1849, dem insgesamt erst zweiten des *Archivs*, lässt sich bis in die frühen 1860er-Jahre eine Verteilung des Politikvokabulars nachweisen, die semantisch und quantitativ der durchschnittlichen Verteilung der Standardmuster in der ersten Jahrhunderthälfte sehr ähnelte. Über die Jahrgänge hinweg kam es dabei nirgends zu zustimmenden Bezügen. Versatzstücke der Virchowschen Politisierungsstrategie blieben völlig aus. Auch quantitativ lag das Vokabular auf einem sehr ähnlichen Niveau wie beispielsweise in der ersten Jahrhunderthälfte in *Hufelands Journal*: Es kam jenseits der Texte des Herausgebers selten zu großen Häufungen, einzelne Bezüge lassen sich bis zu dessen Tod allerdings in annähernd jedem Band nachweisen.[66]

Die vertrauten Muster waren dabei fast sämtlich vertreten: Die Autoren schrieben ›politisch‹ semantisierten Phänomenen durchgängig und konsequent negativen Einfluss auf die Wissenschaft und (psychische) Gesundheit zu.[67] Auch die Bedeutungsschicht des »politische[n] Fanatismus« und der »Exaltation« aktualisierten sie in medizinhistorischen Texten.[68] Wiederum ging es auch um den negativen Einfluss »der Aufregung in Folge politischer Ereignisse« auf die Gesundheit.[69] Damit lag auch die Verbindung zur (psycho-)pathogenen Wirkung des nominell Politischen nahe.[70] Letztlich wurde sogar die Bedeutungsschicht der individuellen Politik als

65 Ziemssen, Aufgaben, S. 28.

66 Nach Virchows Tod ließen sich jenseits eines Nachrufs, in dem der Verfasser betonte, dass sich über die Studien und Erfahrungen in Oberschlesien »der Politiker Virchow entwickelte«, allerdings keinerlei Belege mehr finden (durchgesehen wurde das erste Jahrzehnt des 20. Jahrhunderts). Recklinghausen, Nachruf, S. 2–7.

67 Einige Beispiele: Grohe, Rez. zu: Godard, Untersuchungen, bes. S. 128. Ornstein, Makrobiotik, S. 177. Yamagiwa, Bubonenpest, S. 1. Meyer-Ahrens, Aerzte, S. 236. Stricker, Besprechung zu: Gernet, Mittheilungen, S. 399.

68 Stricker, Besprechung zu: Genth, Geschichte, S. 423f. Heinemann, Beiträge, S. 143.

69 Seegen, Beiträge, S. 68.

70 Beispielsweise wurde die Furcht vor Vermögensverlust durch »politische Unruhen« als mögliche Krankheitsursache in Betracht gezogen. Schuberg, Haematoma S. 487.

Chiffre selbstbezogenen, listigen Handelns, die in der ›medicus politicus‹-Gattung lange präsent gewesen war, aktualisiert.[71]

Erkennbar wird an all diesen Befunden, dass dem Politikvokabular in *Virchows Archiv* (verglichen mit der Revolutionszeit) keinerlei konzeptionelle Relevanz mehr zukam und die Muster der ersten Jahrhunderthälfte durchgängig aktualisiert wurden. Lediglich in tabellarischen Nekrologen war auch hier von politischen Aktivitäten einzelner Ärzte die Rede.

Selbst wenn eine systematische Vermeidung des Vokabulars damit nicht nachzuweisen ist, verdeutlichen die Texte in *Virchows Archiv* aber die Verbreitung der Sichtweise, dass Medizin und Politik unvereinbar seien. Ganz besonders gilt das für die Texte des Herausgebers. Von den positiven Bezügen auf die Revolutionszeit war Virchow seit den 1860er-Jahren denkbar weit entfernt. Die Art, in der sich sein Sprachverhalten seit dieser Zeit veränderte, belegt deutlich, dass der Ruf, politisch zu sein, selbst für einen herausragenden Mediziner ein erhebliches Problem war. Gerade an Virchows Beispiel lässt sich die Inkompatibilität zwischen Politiksemantiken und Naturwissenschaftlichkeitsidealen deutlich machen.

### 1.3 Die Abwehr des Politikverdachts: Virchows Sprachverhalten

Virchow baute in seinen medizinischen Texten seit den 1860er-Jahren konsequent wissenschaftliche Sachlichkeit als Gegenbild des nominell Politischen auf und betonte im medizinischen Publikationskontext überdeutlich eine politikkritische Distanz.[72] Wie bereits im Fall der VDNÄ richtete er seine Äußerungen aber nicht gegen Berufspolitiker oder Regierungsakteure im Allgemeinen, sondern konstant gegen medizinische Kollegen, denen er defizitäre Verhaltensweisen unterstellte: Es ging nicht in erster Linie um Machtansprüche gegenüber Parlamenten und Regierungen, sondern um den Habitus des Naturwissenschaftlers. Auch Virchow aktualisierte damit ein pejoratives Politikverständnis. In seinen Revolutionsschriften hatte das neben dem Politisierungspathos wenig Platz gehabt.

71 Heine, Behandlung, S. 218.

72 Ein Beispiel: In einem Text über wissenschaftliche Kongresse berichtete er von einem Fall, in dem »politische Empfindungen die rein sachlichen Beziehungen der Völker auf einem internationalen Congress geschädigt« hätten. Er betonte: »Wir werden in die wissenschaftlichen Verhandlungen und in die gesellschaftlichen Vereinigungen nichts hineintragen, was denselben fremd ist und fremd sein soll.« Virchow, Die internationalen Congresse, S. 5f.

Die politikkritischen Argumentationsmuster sind als Reaktion auf permanente Anfechtungen zu deuten, die (wie gezeigt) Haeckel, aber auch andere Fachkollegen immer wieder gegen ihn in Stellung brachten, um seine wissenschaftlichen Positionen zu relativieren: Indem er negative Stereotype der Politik transportierte und ›politische‹ Praktiken kritisierte, markierte Virchow deutlich Distanz zum politischen Feld. Er betonte damit, in wissenschaftlichen Kommunikationszusammenhängen auch nur als Mediziner zu sprechen. Für dieses Modell der Sphären- und Rollentrennung, das stets auf ein wissenschaftliches Autonomiepostulat hinauslief, lieferte er bereits früh Indizien.

In einer Auseinandersetzung mit seinem Fachkollegen Gustav Adolf Spiess monierte Virchow 1858 häufige, oft »verblümte« Anspielungen auf seine »politischen Überzeugungen«, die er seit der Revolution habe hinnehmen müssen.[73] Er verwies auf Invektiven des Herausgebers der *Zeitschrift für rationelle Medicin*, Jakob Henle. Der Streit mit Spiess (und anderen Klinikern) war entbrannt, nachdem Virchow unmissverständlich einen Führungsanspruch seiner Konzeption der Zellularpathologie innerhalb der physiologischen Medizin postuliert hatte. Damit provozierte er Kritik verschiedener Praktiker und Kliniker.[74] Spiess hatte in einer Auseinandersetzung mit diesem Führungsanspruch unterschwellig Virchows politische Aktivität kritisiert.[75] Virchow hielt dagegen, er habe aus seinen politischen Überzeugungen »nie ein Hehls gemacht«, und kritisierte dann vehement, dass »schale Spässe von der politischen Arena in eine Discussion« getragen würden. In der Diskussion ginge es schließlich darum, »die ernstesten wissenschaftlichen Principien« zu klären.[76] Er beharrte hier unmissverständlich auf dem Grenzpostulat zwischen Medizin und Politik. Er warf gerade seinen Kontrahenten vor, illegitime Praktiken aus »der politischen Arena« in den wissenschaftlichen Kontext einzuführen. Letztlich war auch dies ein Autonomiepostulat.

Bereits 1860, also ebenfalls noch ein Jahr vor dem Beginn seiner eigenen Abgeordnetenkarriere in Preußen und später im Reichstag, hatte sich

73 Virchow, Eine Antwort auf Herrn Spiess, S. 481–490.

74 Vgl. zu den Frontlinien zwischen verschiedenen Verfechtern der physiologischen Medizin, die Mitte der 1850er-Jahre aufzubrechen begannen, Hess, Mensch, S. 151f.

75 Spiess, Physiologie, S. 6, 17. Es waren Verweise auf die »Paulskirche«, also die Frankfurter Nationalversammlung von 1848/49, der Virchow allerdings nie angehörte.

76 Virchow, Antwort Spiess, S. 484.

dieses Muster verfestigt.[77] In einer Auseinandersetzung mit Kritikern seiner Zellularpathologie unterstellte er Medizinerkollegen terminologische Ungenauigkeit, die er mit der phrasenhaften Sprache der Politik gleichsetzte.[78]

Typisch für Virchow war, dass er die negativen Stereotype polemisch gegen medizinische Gegner in wissenschaftlichen Auseinandersetzungen richtete. Damit zahlte er – mit gleicher Münze – wiederkehrende Kritik zurück.[79] Virchow stritt niemals ab, Wissenschaftler und Politiker zu sein. Seine Argumente liefen aber darauf hinaus, dass es möglich (und notwendig) sei, beide Rollen streng zu trennen. Dieses Sprachverhalten zeigte er besonders in den 1860er- und 1870er-Jahren. Somit fällt es mit der Forcierung von Virchows parlamentarischer Aktivität zusammen. Es lief auf ein Modell separater Rollen (Wissenschaftler/Politiker) und Sphären (Wissenschaft/Politik) hinaus. Er argumentierte dabei dafür, gesundheitswissenschaftliche Fragen dem Partikularismus der Politik zu entheben. Er kombinierte das sprachliche Manöver häufig mit der Strategie, negative Stereotype des Politischen – genauer: des Politikers – aufzugreifen, um Kontrahenten zu diskreditieren. Gleichzeitig wird erneut deutlich, dass die Semantiken des Politischen sich in dieser Zeit auf Parlaments- und Regierungsakteure einengten. Deren Verhaltensmuster waren nun eindeutig negativ konnotiert.

Die politikkritischen Redeweisen lassen sich als ein deutliches Signal Virchows an seine Kontrahenten lesen, gegen deren wiederkehrende Kritik er sich zu immunisieren versuchte. Als medizinischer Autor vollzog er eine radikale Rollentrennung: In wissenschaftlichen Publikationen kritisierte er die Aporien der Politik genauso vehement wie seine Kritiker. Im wissenschaftlichen Disput wandte er gegen Kollegen die gleichen diskursiven Exklusionsstrategien an, mit denen er konfrontiert wurde, und verfocht das Postulat einer Autonomie der medizinischen Wissenschaft. In der

77 Stadtverordneter in Berlin war er bereits seit 1859 gewesen, 1861 gründete er mit anderen die Deutsche Fortschrittspartei, ab 1862 gehörte er dem preußischen Abgeordnetenhaus an, zwischen 1880 und 1893 auch dem Deutschen Reichstag.

78 Nicht »bloss in der Politik«, so konstatierte er, fresse »die Phrase sich ein« und gehe »nachher unter den Leuten um, wie ein Gespenst«, sondern auch in der Medizin. Als Beispiele für Redensarten, »die ein solch' gespenstisches Bürgerrecht gewonnen« hätten, führte er in Verteidigung seines zellularpathologischen Ansatzes auch die Gemeinplätze »es ist nur Anatomie« oder »es ist nur pathologische Anatomie« an. Virchow, Die Kritiker der Cellularpathologie, S. 2.

79 Verwiesen sei hier bereits auf eine weiter unten analysierte polemische Auseinandersetzung mit Georg Varrentrapp (siehe dazu Kap. V.2.4).

Spätphase seiner Karriere reflektierte er diesen Konflikt zunehmend explizit. Beispielsweise gegenüber der *Berliner Anthropologischen Gesellschaft* resümierte er anlässlich seines 50. Doktorjubiläums seine grundlegenden Lebensauffassungen und thematisierte dabei das Verhältnis von Politik und Wissenschaft. Insgesamt, so fasste er zusammen, könne er »in der Medicin« mit »Befriedung« auf seine Vergangenheit zurückblicken. Es sei möglich, »neben einander Politik und Medicin zu treiben«. Er habe jedoch »unverbrüchlich daran festgehalten«, »der Wissenschaft ihre volle Unabhängigkeit von der Politik zu wahren«.[80] Das Autonomiepostulat war Kernelement seiner Verteidigungsstrategie und der Polemiken seiner Gegner.

In Virchows Artikeln spielten die Politiksemantiken also vornehmlich als Abgrenzungspol und Negativfolie seiner wissenschaftlichen Aktivität eine Rolle. Die Tatsache, dass er sich permanent mit Fachkollegen konfrontiert sah, die die Figuren des Politikers und des Wissenschaftlers für unvereinbar hielten, erklärt die vergleichsweise hohe Frequenz des Politikvokabulars in diesen Publikationen. Jenseits der Texte des Herausgebers ging in *Virchows Archiv* die Frequenz des Vokabulars erkennbar zurück. Nach Virchows Tod war das Vokabular, sieht man von seinem Nachruf ab, auch aus dem *Archiv* fast vollständig verschwunden.[81]

### 1.4 Zusammenfassung

Gerade das Beispiel der argumentativen Anfechtungen und Gegenmaßnahmen Virchows zeigt, wie stark in den Deutungsweisen der Mediziner Wissenschaft und Politik in ein dichotomisches Verhältnis geraten waren. Die Unvereinbarkeitsvorstellungen speisten sich einerseits aus überkommenen semantischen Grundmustern wie dem Universalismus/Partikularismus-Gegensatz und der Bedeutungsschicht der übersteigerten Emotionalität. Dazu kamen seit den 1870er-Jahren die neu angelagerten Erfahrungsbestände des zunehmend demokratisierten Parlamentarismus auf Reichsebene, die die Parteilichkeit und die überaus kritisch beäugte Figur des Berufspolitikers in den semantischen Fokus des Vokabulars rückten.[82]

80 Zit. nach: Waldeyer, Gedächtnisrede, S. 37. Die Rede Virchows vor der Anthropologischen Gesellschaft wurde abgedruckt in der *Zeitschrift für Ethnologie* (Bd. 25 1893, S. 360ff.).

81 Recklinghausen, Nachruf, S. 6.

82 Zur Pejorisierung der Figur des Politikers im Zuge der Demokratisierung des Parlamentarismus Palonen, Struggle, z.B. S. 112.

Im *Gros* der hier behandelten Organe führte dies zu einer Strategie der Vermeidung des Politikvokabulars. Eine wirklich hohe Frequenz lässt sich nur an einem Ort nachweisen: in den Texten Rudolf Virchows, der sich als Grenzgänger zwischen Wissenschaft und Berufspolitik aufwendig dagegen verwahren musste, beides unzulässig zu vermischen. Das heißt: ›Politik‹ wurde nur ausführlich und explizit thematisiert, wenn es darum ging, wissenschaftliche Kontrahenten zu diskreditieren, oder wenn eine Abwehr des ›Politikverdachts‹ nötig war. Der privilegierte Ort der Politik(er)kritik war die wissenschaftliche Polemik. Derjenige, der die politisch-wissenschaftlichen Grenzen am deutlichsten zog, war der einstige Verfechter der Politik als »Medicin im Großen«.

Verallgemeinernde Bezüge auf Politiker und politische Institutionen sind jenseits dessen nicht zu belegen. Das Postulat naturwissenschaftlicher Autonomie und ein Gestus universaler sozialer Distanz (den die Forschung bislang vornehmlich für die Bakteriologie beschrieben hat und auf den weiter unten ausführlich zurückzukommen ist) machte ›Politik‹ für die Programmatiker der naturwissenschaftlichen Wende in der Medizin zum Tabuthema. Politiksemantiken dienten als impliziter Abgrenzungspol – oder als argumentatives Versatzstück im Kampf gegen einen im akademischen Feld machtvollen Kollegen, dem sonst schwer beizukommen war.

Diese Distanz zur Politik ließ sich relativ problemlos durchhalten, solange beispielsweise die medizinische Klinik und naturwissenschaftliche Grundlagenforschung inhaltlich im Fokus standen. Weder politische Institutionen noch standespolitische Fragen mussten in diesen Kontexten auf die Tagesordnung (oder ins Inhaltsverzeichnis) gesetzt werden.

Was aber, so ist auf den folgenden Seiten zu fragen, geschah in thematischen Zusammenhängen, in denen die medizinische Naturwissenschaft in ein Gebiet vordrang, in dem das Verhältnis zu Parteien, zum Staat und zu Regierungsinstitutionen reflektiert werden musste, weil sie allein aus organisatorischen Gründen wichtige Ansprechpartner waren?

## 2. Neue Berührungspunkte: Gesundheitswissenschaften in der zweiten Hälfte des 19. Jahrhunderts

Anders als die zuletzt behandelten Mediziner setzten sich die Vertreter der Öffentlichen Hygiene und Gesundheitspflege, im Folgenden kurz als Gesundheitswissenschaftler bezeichnet, in erster Linie mit Fragen überindividueller Gesundheitssicherung auseinander. Sie traten damit zwar das Erbe der Medizinalpolizei an, grenzten sich aber gerade von ›polizeilichen‹ Zugriffen ab. Konzeptionell drangen auch die öffentlichen Hygieniker und Gesundheitspfleger auf eine Durchsetzung naturwissenschaftlicher Ideale und auf eine Autonomisierung der neuen Disziplinen, zunächst besonders gegenüber dem Staat. Zugleich beanspruchten sie aber auch, staatliche Institutionen personell anzuführen und wissenschaftliche Sichtweisen auf diese zu übertragen. Aufgrund dieser Neuausrichtung waren die gesundheitswissenschaftlichen Programmatiker – ihrem eigenen Verständnis nach – mit der Politik konfrontiert.

In diesem Kontext begann das Politikvokabular, Bedeutung für die Professionalisierungs- und Relevanzstrategien der Mediziner und Gesundheitswissenschaftler zu gewinnen. Von Beginn an zeigt sich dabei eine charakteristische Ambivalenz der Deutungsmuster, die das Vokabular transportierte. Daraus speiste sich eine sprachpragmatische Dynamik: Einerseits waren Phänomene, die im Verständnis der Zeitgenossen als ›politisch‹ galten, von Belang für das ›große Ganze‹ – für Staat und Gesellschaft. Das galt speziell für die traditionelle staatswissenschaftliche Disziplin ›Politik‹, die den Politikbegriff seit der Frühen Neuzeit dominiert hatte. Die Zuständigkeit für kollektive Belange reklamierten indes zugleich die politischen Institutionen – Parlamente, Regierungen und Parteien –, auf die sich das Politikverständnis der Mediziner im letzten Jahrhundertdrittel weitgehend zuspitzen sollte.[83] Andererseits bündelte das Politikvokabular nach wie vor die negativen Stereotype, die im bisherigen Gang der Untersuchung herausgearbeitet wurden. Genau in dem Moment, in dem die Vertreter der naturwissenschaftlich erneuerten Gesundheitswissenschaften ihre Relevanz für kollektive Belange neu bestimmten, prallten beide Bedeutungsschichten aufeinander. Entsprechend erprobten in den 1870er- bis 1890er-Jahren zahlreiche Wissenschaftler neue Positionierungsmuster.[84]

Grundvoraussetzung für den Wandel der wissenschaftlich-politischen Positionierungsmuster war für alle Disziplinen eine Transformation, die sich forciert seit den 1860er-Jahren innerhalb der Gesundheitswissenschaften vollzog: die Ablösung von den medizinalpolizeilich dominierten

83 Palonen, Struggle, S. 189. Für den Einzelnen, so Palonen, bedeutete »Politik« in dieser Zeit mehr oder weniger die Wahl der Partei.

84 Als ›Positionierungsmuster‹ werden wiederkehrende Verhältnisbestimmungen von medizinischen Wissenschaften bzw. Ärzten und Politik bezeichnet.

Konzeptionen öffentlicher Gesundheitssicherung. Im Folgenden wird diese Entwicklung einführend umrissen (2.1). In einem zweiten Schritt wird vor diesem Hintergrund nach potenziellen Referenzpunkten des Politikvokabulars in theoretischen Neuentwürfen zur Öffentlichen Hygiene und Gesundheitspflege gesucht. In diesem Zusammenhang stellt sich die Frage nach dem Verhältnis von Gesundheitswissenschaft und politischer Theorie, das in frühen, noch moralhygienisch[85] gefärbten Systemen eine entscheidende Rolle spielte (2.2). Die zunehmend konsequente »Vernaturwissenschaftlichung« der öffentlichen Hygiene durch Geigel, Pettenkofer und andere Experimentelle Hygieniker führte dann zu einer gesundheitswissenschaftlichen Marginalisierung der politischen Theorie (2.3). Diese Marginalisierung, aber auch die moralhygienischen Spezifika lassen sich in systematisierenden monografischen Entwürfen zur öffentlichen Hygiene nachweisen. Im zweiten Schritt wird die Fokussierung des Deutungsmusters ›Politik‹ auf Parlaments- und Regierungsinstitutionen nachgezeichnet. Die periodische gesundheitswissenschaftliche Publizistik liefert eine Fülle von Belegen für diesen Prozess. Am Beispiel der *Vierteljahrsschrift für öffentliche Gesundheitspflege* lässt sich zeigen, wie sich der semantische Fokus des Politikvokabulars sukzessive auf die ›große Politik‹ der Parlamente und Regierungen verschob. Die pejorativen semantischen Grundmuster übertrugen sich dabei weitgehend auf den neuen Bezugspunkt (2.4). Im darauf folgenden Abschnitt wird eine auf den ersten Blick abweichende Entwicklung in den Publikationen der Bakteriologen um Robert Koch herausgearbeitet: Die Zuspitzung der Naturwissenschaftlichkeitsideale und der damit einhergehende Gestus der »sozialen Distanz« führten in diesem Segment der Publizistik zu einer fast vollständigen Tabuisierung des Politikvokabulars (2.5). Die Analyse der wenigen nachweisbaren Belegstellen zeigt, dass diese Depolitisierungsstrategie eng mit der systematischen Exklusion sozialer Faktoren aus der bakteriologischen Ätiologie zusammenhing. Speziell der Blick auf die Konstitutionshygiene des Koch-Schülers Ferdinand Hueppe verdeutlicht dies, da seine (Re-)Integration sozialer Fragen in die gesundheitswissenschaftliche Krankheits-

---

85 Im Folgenden ist zusammenfassend von ›Moralhygiene‹, ›Moralhygienikern‹ oder ›moralhygienischen‹ Zugriffen die Rede, wenn die jeweils beschriebenen Ansätze eine deutliche und explizite Orientierung an Kategorien wie Moral und Sittlichkeit aufwiesen. Dass auch die Vertreter der Experimentellen Hygiene implizit moralische Vorstellungen transportierten, ist damit keineswegs bestritten.

konzeption wieder zu expliziten politikkritischen Abgrenzungsstrategien führte (2.6).

## 2.1 Die Ablösung des Polizeivokabulars

Spätestens seit den 1860er-Jahren war das Fach ›Medizinalpolizei‹, das bis dahin jegliche Form (staatlich sanktionierter) überindividueller Gesundheitssicherung *de facto* dominiert hatte, in eine grundlegende Krise geraten. Nicht zuletzt die Typhusepidemien in Ostpreußen und die Cholera-pandemie der 1850er-Jahre hatten überdeutlich gemacht, dass eine »Reform auf dem Gebiet der Gesundheitsverwaltung« vonnöten war. Trotz – oder, wie manche kritisierten, gerade wegen untauglicher – staatlicher medizinalpolizeilicher Interventionen hatten die Seuchenausbrüche vielen das Leben gekostet, während beispielsweise die liberalere englische Assanierungsbewegung und Gesundheitsgesetzgebung beeindruckende Resultate zeitigte.[86] Nicht nur der repressive Zuschnitt (gerade der preußischen) Medizinalpolizei wurde kritisiert. Die Tauglichkeit des Staates, die überindividuelle Gesundheitssicherung verwaltend in den Griff zu bekommen, wurde grundsätzlich in Frage gestellt: Die Tatsache, dass bis ins frühe 19. Jahrhundert öffentliche Gesundheitssicherung von kommunalen und staatlichen Akteuren »großenteils ohne, häufig sogar gegen Ärzte« durchgesetzt worden war, wirkte zur Jahrhundertmitte noch fort.[87] In der Praxis dominierten nichtmedizinische Akteure im Gesundheitswesen auch auf kommunaler Ebene. Letztlich waren es die skandalisierbaren Misserfolge der traditionellen, staatlich dominierten Medizinalpolizei, die einer durch Mediziner initiierten Reform des Gesundheitswesens und einer naturwissenschaftlichen Erneuerung der Gesundheitswissenschaften Perspektiven eröffneten. Die konzeptionell überaus einflussreiche Schule um den berühmten Münchener Hygieniker Max von Pettenkofer stand dabei paradigmatisch für die Verbindung der »altüberkommene[n] Hygiene« mit den Naturwissenschaften. Diese Experimentelle Hygiene war strikt an den Leitwissenschaften Chemie und Physik ausgerichtet und verortete die Krankheitsursachen vornehmlich in der mittelbaren und unmittelbaren

86 Auch zum Folgenden ausführlich Jellinghaus, Daseinsvorsorge, Zit. S. 59. Differenziert zum Vergleich deutscher und englischer Strategien der öffentlichen Gesundheitssicherung siehe Baldwin, Contagion. Die Bedeutung der Cholera-Pandemie betonen Labisch/Woelk, Geschichte, S. 61.

87 Labisch/Woelk, Geschichte, S. 59.

unbelebten Umwelt.[88] Die Öffentliche Gesundheitspflege, die seit den 1860er-Jahren mit rasch wachsendem Erfolg propagiert wurde, war damit (ungeachtet praktischer Kontinuitäten mit medizinalpolizeilichen Zugriffen) konzeptionell keine paternalistische, staatlich dominierte Einrichtung mehr, sondern ein naturwissenschaftlich initiierter Ansatz überindividueller Gesundheitssicherung. Die sozialen Phänomene, auf die Virchow 1848/49 so vehement verwiesen hatte, gerieten ätiologisch tendenziell in den Hintergrund, wenngleich die kommunalen Assanierungsmaßnahmen unzweifelhaft erhebliche soziale Auswirkungen hatten, derer sich die Gesundheitswissenschaftler auch bewusst waren.

Auch die Hygieniker um Pettenkofer betonten freilich die herausragende Bedeutung der »Öffentlichen Gesundheitspflege« für den »Staat«[89] und erklärten es umgekehrt zu dessen Aufgabe, hinsichtlich der Gesundheit »für jeden friedlichen Bürger« zu sorgen.[90] Schon seit der Jahrhundertmitte zog die medizinische Profession aber, naturwissenschaftliche Autonomie einfordernd, gegen die staatliche Dominanz nichtmedizinischer Beamter im öffentlichen Gesundheitswesen ins Feld.[91] Die oft polemisch gegen die institutionell von Nicht-Medizinern dominierte Medizinalpolizei und Staatsarzneikunde gerichteten Konzepte ›Öffentliche Hygiene‹ und ›Öffentliche Gesundheitspflege‹ standen in ihrer Ausrichtung für genau diese Strategie.[92] Die neuen Ansätze zeugten von einem neuen Selbstbe-

---

88 Zusammenfassend steht der Terminus ›Experimentelle Hygiene‹ im Folgenden für diese Schule. Eine knappe und treffende Zusammenfassung ihrer Charakteristika liefern Labisch/Woelk, Geschichte, S. 61ff. Als mittelbare Umwelt werden beispielsweise Grundwasser und Boden, als unmittelbare Umwelt Wohnungen, Kleidung und Lebensmittel bezeichnet.

89 So monierte zum Beispiel Carl Reclam in einem einleitenden Text der *Vierteljahrsschrift für öffentliche Gesundheitspflege*, dass »die Erkenntnis von der Bedeutung der Gesundheitspflege für den Staat und die menschliche Gesellschaft« noch »nicht überall durchgedrungen« sei; Reclam, Gesundheitspflege.

90 Max von Pettenkofer äußerte, dass so »lange wir leben, […] Gesundheit zu des Lebens höchsten Gütern in allen Berufsarten« gehöre »und […] daher der Staat nicht nur für die Soldaten, sondern nach Möglichkeit auch für jeden friedlichen Bürger in dieser Hinsicht zu sorgen« habe. Pettenkofer, Einleitung, S. 5.

91 Vgl. dazu allgemein Porter, Health, S. 104ff.

92 Die Kritiker arbeiteten sich dabei besonders an einer behaupteten mangelnden Wissenschaftlichkeit der überkommenen Konzepte und Formen ab. Pettenkofer selbst kritisierte, »dass die Sanitätspolizei früherer Zeiten gleich der Sanitätspolizei unserer Tage grösstentheils auf blosser Empirie und ungeläutert, theilweise selbst falschen Vorstellungen beruht, und dass ihr Gebiet wissenschaftlich noch sehr wenig bebaut« sei (Pettenkofer, Einleitung, S. 5).

wusstsein der naturwissenschaftlich denkenden Hygieniker, das strategisch eingesetzt wurde, um Deutungsansprüche gegenüber anderen Akteursgruppen, beispielsweise Juristen und Staatsbeamten, zu legitimieren. Die oben beschriebenen naturwissenschaftlichen Autonomiepostulate wirkten auch hier erheblich.

Diese Abkehr von den polizeilichen Leitsemantiken legte eine Auseinandersetzung mit dem Politikvokabular nahe: Der Verlust des Polizeivokabulars als positiver Bezugspunkt wissenschaftlicher Deutungsansprüche führte dazu, dass alternative sprachliche Formen notwendig wurden, um die Relevanz der Hygiene für staatliche und gesellschaftliche Belange zu markieren. Manche Autoren suchten vor diesem Hintergrund nach Verbindungen zwischen der Hygiene und der staatswissenschaftlichen Disziplin ›Politik‹. Allerdings zeigt die Analyse einflussreicher Entwürfe zur öffentlichen Hygiene und Gesundheitspflege deutlich, dass konzeptionelle Differenzen zu erheblichen Unterschieden in den politisch-wissenschaftlichen Positionierungsmustern führten: Je konsequenter sich die Autoren auf ›reine‹ Naturwissenschaftlichkeit beriefen, desto weniger Bedeutung hatten ›politisch‹ semantisierte Phänomene und Zugriffe in ihren Werken. Am Beispiel einiger Hygieniker, die als Übergangsfiguren auf dem Weg zu einer strengen Vernaturwissenschaftlichung der öffentlichen Hygiene zu verstehen sind, lässt sich das zeigen.

## 2.2 Moralhygienische Übergänge

Während Pettenkofer und seine Mitstreiter die Experimentelle Hygiene als eine rein naturwissenschaftlich »angewandte Physiologie« konzipierten, die sich vornehmlich an den Leitdisziplinen Physik und Chemie orientierte, blieben Ethik, Sittlichkeit und Moral bei Friedrich Oesterlen und Eduard Reich zentrale Bezugspunkte. Sie standen noch deutlich in der Tradition des philanthropischen »sanitary movements« und anderer früher europäischer Hygieniker, für die Sauberkeit, Gesundheit und Moral aufs Engste miteinander verwoben waren.[93]

Aus dieser theoretischen Stoßrichtung heraus ergaben sich Berührungspunkte zu zwei unterschiedlichen politisch semantisierten Gegenständen:

---

93 Dass sie ebenfalls naturwissenschaftliche Prinzipien propagierten, stand dazu für sie in keinem Widerspruch. Zur »Moral« in frühen französischen und englischen Entwürfen einer naturwissenschaftlichen Hygiene und zur Einordnung Oesterlens siehe Labisch, Homo, S. 111ff. Zum Pettenkofer-Zitat der »angewandte[n] Physiologie« siehe S. 121.

*Erstens* waren ihre hygienischen Systeme aus dieser Argumentationsweise heraus moralphilosophisch und staats- oder politiktheoretisch unterfüttert. Indem sie in ihren Entwürfen den Staat, Moral und Sittlichkeit zu zentralen Themen erhoben, gerieten sie geradezu zwangsläufig in unmittelbare Nähe zum klassischen Kanon staatswissenschaftlicher Fragestellungen und damit in den Bereich der Disziplin ›Politik‹. Denn ungeachtet der zahllosen machiavellistischen und postmachiavellistischen Versuche, Moral und Politik zu entkoppeln, war das Verhältnis beider Elemente auch in der zweiten Jahrhunderthälfte ein Schlüsselthema der Staatslehre geblieben.[94] *Zweitens* rückte die Frage nach dem Wechselverhältnis von Moral und Gesundheit unmittelbar die Frage nach den Formen menschlichen Zusammenlebens – analytisch gesprochen: nach dem Sozialen – in den Fokus der Gesundheitswissenschaft. Diese Formen wurden, wie beschrieben,[95] je nach Schwerpunktsetzung von den Medizinern traditionell als »politisch-moralische« und »politisch-sociale Verhältnisse« bezeichnet. Dieses Standardmuster spielte nun wieder eine Rolle. Der moralorientierte Ansatz rückte die bezeichneten Phänomene in den Mittelpunkt. Die Experimentelle Hygiene war mit der ätiologischen Bedeutung der »politischen Verhältnisse« zwar ebenfalls grundsätzlich befasst. Gegenüber der physikalisch und chemisch zu untersuchenden unbelebten Umwelt (Boden, Wasser, Luft) traten sie allerdings deutlich in den Hintergrund.

Auch die vertraute Frage nach der Wirkung ›politischer‹ Einflüsse auf die überindividuelle Gesundheit, umgekehrt nach Volkskrankheiten und problematischer Bevölkerungsentwicklung als möglichen »Ursachen grosser politischer Umwälzungen«, blieb in den moralhygienischen Entwürfen von Beginn an ein wichtiges Thema.[96]

---

94 Ein Blick in die einschlägigen staatswissenschaftlichen Wörterbücher der Zeit, beispielsweise in den 1864 erschienenen Artikel »Politik« im einflussreichen *Staatswörterbuch* von Bluntschli und Brater, zeigt die Bündelung der begrifflichen Bezugspunkte Staat, Moral und Sittlichkeit in der staatswissenschaftlichen Disziplin ›Politik‹. Begriffen wurde die Disziplin ›Politik‹ als die »Wissenschaft des Staatslebens«, die die Autoren ungeachtet ihrer postulierten Eigenständigkeit nicht losgelöst von der sittlichen Weltordnung und damit von der Moral betrachtet sehen wollten. Bluntschli, Art. Politik, bes. S. 122.

95 Siehe Kap. II.4.

96 Auch jenseits der moralhygienischen Argumentationsweisen zeigte sich vielerorts die Persistenz und Verbreitung dieses Musters. Das Standardmuster gehörte allerdings auch weiterhin zum ätiologischen Repertoire der Experimentellen Hygiene. Pettenkofer selbst machte beispielsweise »grosse politische Aufregung« als eines der Momente stark, die man »dem Ausbruche von Epidemien für günstig hält«. Pettenkofer, Stand, S. 506.

Einen frühen hygienischen Gesamtentwurf, an dem man die spezifischen Aussagemuster der moralhygienischen »Grenzgänger« herausarbeiten kann, lieferte, wie erwähnt, Friedrich Oesterlen, der international einen hohen Bekanntheitsgrad genoss.[97] Der erste »deutsche[...] Systematiker der modernen Hygiene« war, anders als die späteren Experimentellen Hygieniker, noch sehr stark utilitaristisch orientiert und vom rationalen Moralismus beeinflusst.[98] In seinem erstmals 1851 erschienenen *Handbuch der Hygieine* betonte er deutlich die gesellschaftliche Bedeutung der Hygiene und integrierte eine Fülle ätiologischer Faktoren – neben den ›Klassikern‹ Luft, Wasser sowie Erdboden, Nahrung und Kleidung waren dies beispielsweise Arbeit und geschlechtliche Verhältnisse. Oesterlen postulierte eine ausgeprägte Wechselwirkung zwischen politischen und gesundheitlichen Zuständen: Den »socialen und politischen Zustand« eines Landes wertete er als zentralen Gesundheitsfaktor.[99] Umgekehrt machte er die umgebungshygienischen ätiologischen Faktoren wie Bodenbeschaffenheit und Nahrungsweise als einflussreich für den »politisch socialen Zustand eines Volks« stark.[100]

Das Beispiel Oesterlens zeigt außerdem eindrücklich, dass der konzeptionelle Bezugspunkt ›Moral‹ geradezu zwangsläufig zu Berührungspunkten mit staatswissenschaftlichen Fragestellungen führte. Auffällig ausgeprägt ist, wie vehement er die Auswirkung der Lebensumstände auf das geistige und sittliche Leben betonte. Die Sittlichkeit der Bevölkerung und deren Einfluss auf die Güte des Staatswesens waren sein Schlüsselthema.[101] Thematisch geriet es damit in zeitgenössischer Perspektive in die Nähe des staatswissenschaftlichen Themenkanons – also der Disziplin ›Politik‹.

Das spezifische ätiologische Konzept und die Nähe zu staatstheoretischen Fragestellungen prägten deutlich Oesterlens Wortverwendungsmuster des Politikvokabulars. Damit wurde ein Phänomen evident, das die medizinischen und gesundheitswissenschaftlichen Politiksemantiken sonst kaum prägte: die Verbindung zwischen den Disziplinen Politik und Hygiene. Weil er sich von der »Staatswissenschaft und Politik« »bessere

97 Siehe zu Oesterlens Prominenz z.B. Frey, Bürger, S. 288.

98 Zur Einordnung siehe Heinzelmann, Sozialhygiene, S. 81, 93.

99 Oesterlen, Handbuch, S. 133 und ähnlich S. 779.

100 Dabei behauptete er sogar Verbindungen zwischen »politische[r] Freiheit der Volksmassen« und klimatischen Bedingungen sowie zwischen Epidemien und »Erschütterungen« »im politischen Gebiet, im Staatskörper«. Ebd., S. 162, 198, 405.

101 Damit lässt sich das *Handbuch* treffend als »gesellschaftspolitische[s] Programm« lesen. Zum gesamten Abschnitt siehe Labisch, Homo, S. 118ff.

Einsicht in die Wirkung verschiedener Umstände und Verhältnisse auf das Wohlbefinden einer Bevölkerung« versprach, argumentierte er, dass diese Disziplinen – er nannte außerdem Nationalökonomie und soziale Statistik – der Hygiene wichtige »Dienste« leisten könnten. Darüber hinaus äußerte er sogar, dass die Hygiene in ihrer Wichtigkeit für Leben, Gesundheit, »die Kraft des Staates und seine Finanzen« »zugleich eine politische Wissenschaft« sei.[102] Diese Behauptung hatte allerdings keineswegs die gleichen argumentativen Implikationen wie die fast identische, ausführlich behandelte Wendung bei Virchow. Oesterlens Argument lief keineswegs auf eine vollständige Aneignung der Politik durch die Hygienewissenschaft hinaus. Er definierte sie lediglich als eine Disziplin von staatswissenschaftlicher Relevanz unter mehreren. Entscheidend ist allerdings, dass Oesterlen das Politikvokabular einsetzte, um Staat und Wissenschaft zueinander in Beziehung zu setzen. Das Polizeivokabular, das von den Autoren der ersten Jahrhunderthälfte privilegiert verwendet wurde, um sich in den Staat ›einzuschreiben‹, spielte bei dieser Verhältnisbestimmung keine Rolle mehr. Das Polizeivokabular stand auch bei Oesterlen weitgehend für staatlich-bürokratische Zwangsinstitute.[103] Die Öffentliche Hygiene Oesterlens ließ sich vor diesem Hintergrund nicht mehr über das Polizeivokabular mit Staatszwecken in Beziehung setzen. Da die Hygiene aber, wie Oesterlen einräumte, ihren Aufgaben nicht genügen könne, wenn der »Staat« nicht dabei helfe, und »hinwiederum kein Staat gesund« sei »ohne gesunde Bevölkerung«, stelle die Hygiene »zugleich eine politische Wissenschaft« dar. Die Hygiene war in Oesterlens Konzeption also ›politisch‹, weil sie der Disziplin Politik nahestand und weil Staat und Hygiene aufeinander angewiesen waren.[104]

Ein zweiter Hygieniker, bei dem noch stärker moralische Elemente die theoretischen Entwürfe prägten, war Eduard Reich. Der neomalthusianisch orientierte Arzt war publizistisch sehr aktiv.[105] Die Betonung mora-

102 Oesterlen, Handbuch, S. 3f. und 767f.

103 Er spottete sogar über die »bureaucratischen Staats- und Policeimänner«. An mehreren Stellen argumentierte er, dass die Hygiene »weniger durch Polizei und Zwangsmaassregeln als durch Belehrung« wirken müsse. Das Kompositum »Polizeizwang« zeugt von der engen semantischen Bindung der Begriffe ›Polizei‹ und ›Zwang‹. Oesterlen, Handbuch, S. 555, 636, 813.

104 Ebd., S. 767f.

105 Auf ihn ging vermutlich sogar die Einführung des später so zentralen Begriffs ›Soziale Hygiene‹ zurück. Siehe zu Reichs Hygiene-Konzeption knapp Ferdinand, Grenzen, S. 256. Reich wurde bisher in der historischen Forschung relativ stiefmütterlich behan-

lischer und ethischer Aspekte in seinen ätiologischen Reflexionen stand dem naturwissenschaftlichen Ethos der Experimentellen Hygiene diametral entgegen. Innerhalb der Fachöffentlichkeit galt er, wie Alfons Labisch resümiert, als »Sonderling«. Während fast sämtliche einflussreichen Hygieneautoren der Zeit »ethische und politische« Bestandteile im Sinne der Ver(natur)wissenschaftlichung des Faches aus ihren Reflexionen eliminierten, bestand Reich auf einer umfassenden Integration der »physischen und moralischen Welt«.[106]

Genau aus diesem Grund war in den überaus zahlreichen Werken des Außenseiters das Politikvokabular allgegenwärtig. Die ätiologische Bedeutung »politischer Verhältnisse« und – eng damit verbunden – das Verhältnis der Hygiene zu den »politisch-moralischen Wissenschaften« waren zwei Schlüsselthemen seiner Schriften.

Zunächst zum ersten Leitthema seiner Texte: dem Wechselverhältnis von behaupteten Volkscharakteren, »politisch-moralischen« Verhältnissen und deren ätiologischer Relevanz.[107] In seinem ätiologischen Grundlagenwerk gab er den »Politisch-moralischen Einflüsse[n]« auf die Gesundheit in einem eigenen Hauptkapitel Raum. Zu diesen Einflüssen zählte er Sitten und Gebräuche, Religion, Formen des sozialen Zusammenlebens, Wissenschaft und die Art der Regierung.[108] Diese Formen, zu denen er ebenfalls politische Freiheit und Bildung zählte, standen für ihn wiederum in engem Wechselverhältnis mit (mehr oder weniger günstigen) »physischen Verhältnissen«.[109]

---

delt. Wohl gerade, weil seine Zugriffe und Denkmuster sich schwer auf einen einheitlichen Nenner bringen lassen. Reich war in den späten 1860er-Jahren auch einer der ersten Autoren, der die sozialdarwinistische Degenerations- und Entartungsterminologie mit dem neuropathologischen Diskurs der Zeit vermischte und auf große Kollektive – in seinem Fall ganze Völker – übertrug. Siehe dazu Roelcke, Krankheit, S. 145.

106 Labisch, Homo, S. 122. Zur Kennzeichnung des Ansatzes von Reich siehe auch Bergdolt, Wellbeing, S. 280.

107 Das Zitat: Reich, Volks-Gesundheits-Pflege, S. 16. Das genannte Aussagemuster zieht sich als Schlüsselthema durch die gesamte Monografie. Die wesentliche »Beeinflussung der gesammten körperlichen, geistigen und sittlich-politischen Verhältnisse des Menschen durch Erdboden, Luft, Gewässer u. s. w.« betonte er aber in fast allen seiner Werke. Siehe als Beispiel außerdem Reich, Studien.

108 Reich, Ursachen, S. 459–485.

109 Reich, Volks-Gesundheits-Pflege, S. 91: »[N]üchternen, mässigen Völkern« gelänge es bei günstigen äußeren Verhältnissen, »ihre politische Freiheit und Unabhängigkeit« zu wahren. Entsprechend seien sie »in Hinsicht ihrer physischen Verhältnisse, wie ihrer Intelligenz und sittlichen Grösse, anderen Völkern ein Muster«.

Reich war also gegenüber staatlichen und gesellschaftlichen Fragen besonders offen. Zugleich neigte er zu politik- und staatstheoretischen Exkursen, derer sich seine naturwissenschaftlich argumentierenden Kollegen enthielten. Der Gesundheitspflege wies er einen umfassenden und interdisziplinären Charakter zu. Das stand den naturwissenschaftlichen Autonomiepostulaten entgegen. Die enge Verbindung zu verschiedenen staatsbezogenen Wissenschaften, unter anderem zur ›Politik‹, machte er bereits früh stark: »In Verbindung mit Naturkunde, Geschichte, Politik und Nationalökonomie«, so behauptete er, werde die Gesundheitspflege »dem deutschen Volke die Lehrmeisterin einer glücklichen, national-staatlichen, freien Zukunft sein«.[110]

Die Differenzen zum Naturwissenschaftspathos der oben beschriebenen Physiologen lassen sich besonders gut am Ideal des Hygienikers aufzeigen, das Reich propagierte: »Der Hygieiniker« sei »ein Mann, der auf Grund philologischer, mathematischer, philosophischer, historischer und literarischer Bildung, die Naturwissenschaften, die Medicin« und »die politisch moralischen Wissenschaften studirt[...]« habe. Auf »dieser Basis stehend« könne er sich die gesamte Hygiene zu eigen machen. Die Hygiene war demnach nicht bloß die »Wissenschaft und Kunst des gesunden Lebens«. In »ihrem ganzen Umfang« wollte er sie so auch »als Philosophie begreifen«. Nur »auf der bezeichneten Basis« könne sie »studirt und begriffen werden, und es wird in allen die Wohlfahrt und Gesundheit betreffenden allgemeinen Fragen nicht der Arzt als solcher, der Moralist als solcher, der Techniker als solcher, sondern nur der Hygieiniker als solcher competent sein«.[111] Der »Hygieiniker«, der Reich vorschwebte, war also kein Wissenschaftler, der sich ausschließlich auf naturwissenschaftliche Leitdisziplinen bezog, sondern ein umfassend Gebildeter, der menschliche Gesellungsformen aus unterschiedlichsten Perspektiven in den Blick nahm.

Darüber hinaus war Reich einer der ersten Autoren, der systematisch eine »Politik der Bevölkerung« konzipierte, ohne jedoch das Kompositum ›Bevölkerungspolitik‹ zu bilden. Die »Politik der Bevölkerung« begriff er als »Anwendung einer umfassenden Hygieine des Leibes und der Seele auf den Organismus der bürgerlichen Gemeinschaft«. Im Rahmen dieser Konzeption baute er den »Staatsmann« zum »Hygieiniker« auf.[112] Die Verbindungen zwischen Politik und Hygiene waren bei Reich also mannigfaltig.

110 Reich, Volks-Gesundheits-Pflege, S. 12.

111 Reich, System, S. 342.

112 Reich, Fortpflanzung, S. 339.

Die Tatsache, dass er damit Gegenstände und Sichtweisen in die Hygiene hineinzog, die deutlich jenseits naturwissenschaftlicher Fragestellungen lagen, führte dazu, dass sich im Laufe der zweiten Jahrhunderthälfte sein Status als Außenseiter verfestigte.

Dass Reich und selbst der international bekannte Oesterlen zu Außenseitern wurden, war einer »bemerkenswerte[n] Entwicklung« geschuldet: Binnen kurzer Zeit war es den Experimentellen Hygienikern gelungen, die Hygiene programmatisch auf naturwissenschaftliche Methoden auszurichten. Gerade die »Distanz zu moralischen, politischen und sozialen Fragen« lässt sich (mit Alfons Labisch) als wichtiger Faktor ihres wissenschaftlichen und praktischen Erfolges herausarbeiten.[113] Vor diesem Hintergrund verwundert es nicht, dass staatstheoretisch imprägnierte Großentwürfe, die zwangsläufig und umfassend auf konzeptionelle Quellen jenseits der ›reinen‹ Naturwissenschaft hätten zurückgreifen müssen, von ihnen systematisch abgelehnt wurden.

## 2.3 Experimentelle Hygiene

Oesterlens und Reichs Argumentationsweisen setzten sich in der Folge also nicht durch. Die tendenzielle Exklusion ›politischer‹ Gegenstände hatte im Kern zwei Gründe. *Erstens* hätte der systematische Einbezug der staatswissenschaftlichen Disziplin ›Politik‹ und der Staatstheorie in Reflexionen über die öffentliche Gesundheitspflege und Hygiene in einem diametralen Gegensatz zu der oben beschriebenen Autonomisierungstendenz der medizinischen Wissenschaft gestanden. Eine Position Pettenkofers mag das verdeutlichen: Er betonte, der »Inhalt der Hygiene« sei »Alles in Allem genommen nichts anders, als angewandte Physiologie«. Pettenkofer und sein Mitherausgeber des *Handbuches der Hygiene und Gewerbekrankheiten* sowie deren Kollege und Verfasser des *Lehrbuches der Hygiene*, Max Rubner, sprachen eine »völlig andere Sprache« als Oesterlen, Reich und andere zeitliche Vorläufer der Experimentellen Hygiene.[114] Da die Experimentellen Hygieniker ihre Ätiologie auf unspezifische Krankheitsursachen in der unbelebten Umwelt (Boden, Luft und Wasser) ausrichteten, ging *zweitens* der Stellenwert menschlicher Gesellungsformen und sozialer Phäno-

113 Labisch, Homo, S. 122.

114 Labisch, Homo, S. 121. Dort auch das Zitat Pettenkofers, das aus dessen Monografie über »Beziehungen der Luft zu Kleidung, Wohnung und Boden« von 1872 stammt.

mene, die vorher als ›politisch‹ bezeichnet worden waren, erheblich zurück. Sie klammerten diese Phänomene zwar nicht vollständig aus, den ›politisch socialen‹ und ›politisch moralischen‹ Einflüssen auf die kollektive Gesundheit räumten sie aber weder qualitativ noch quantitativ denselben Stellenwert ein wie die Moralhygieniker.

Wie die Experimentelle Hygiene mit beiden Phänomenen – der staatswissenschaftlichen Disziplin ›Politik‹ und dem ätiologischen Stellenwert der »politischen Zustände« – umging, lässt sich an Alois Geigels autoritativen Ausführungen zur »Oeffentlichen Gesundheitspflege« in Pettenkofers *Handbuch der Hygiene und der Gewerbekrankheiten* plastisch machen. Zunächst fällt besonders im Kontrast zu Reich auf, dass die »politischen Zustände« oder »Verhältnisse« innerhalb des ätiologischen Konzeptes bei Geigel in den Hintergrund rückten, auch wenn er jene sozialen Konstellationen, die Reich als »politisch-moralische Zustände« abgehandelt hatte, nicht vollständig exkludierte: Geigel behandelte an verschiedenen Stellen »mächtige Componenten des gesellschaftlichen, öffentlichen Lebens«, darunter »politische und sociale Umwälzungen«.[115] Er schloss das Soziale aus der Ätiologie also nicht vollständig aus, es verlor aber an Bedeutung. Außerdem wurden soziale Zustände, wenn sie behandelt wurden, nur noch selten als ›politisch‹ bezeichnet.

Diese deutliche Tendenz hatte einerseits damit zu tun, dass Geigel die Hygiene auf die Naturwissenschaften Chemie und Physik zurückführte. Gleichzeitig hatte er aber auch sehr bewusst entschieden, in der »Öffentlichen Gesundheitslehre und Pflege« »von den grossen politisch-socialen Fragen« abzusehen.[116] Der kompromisslose Bezug auf die Naturwissenschaften war eine deutliche Absage an einen lautstarken sozialreformerischen Gestus. Gerade in den Abschnitten, in denen Geigel die Missstände der bestehenden »socialen Ordnung« thematisierte, betonte er das: Er bezwecke »keine weltverbessernden socialistischen Velleitäten, nicht einmal grossartige culturhistorische Acte oder Wendepunkte des politischen Lebens«. Er ziele mit seinen Vorschlägen lediglich auf die »kleinen, von der staatlichen Gesetzgebung und der gemeindlichen Selbstverwaltung ausge-

115 Zu den »gewisse[n] öffentliche[n] Zustände[n]«, denen kollektivgesundheitlich »schädliche Wirkung zugeschrieben werden« müsse, zählte er neben »Handel und Industrie, Luxus« sowie der »Concentration des Volkes in« Großstädten auch die »Politik und Kirche« »und noch viele andere sociale Dinge«. Geigel, Handbuch, S. 106f. und bes. S. 114.

116 Geigel, Handbuch, S. 107.

henden Massregeln«. Den »an sich unabänderlichen Missständen der bestehenden socialen Ordnung« solle so lediglich »ihre Schärfe in Bezug auf Schädigung der öffentlichen Gesundheit genommen werden«.[117] Wenngleich Virchow ungenannt blieb, drängt sich in solchen und ähnlichen Abschnitten doch die Vermutung auf, dass die *Medicinische Reform* den Zeitgenossen als Abgrenzungsfolie der hygienischen Vernaturwissenschaftlichung diente: »Nicht philanthropische Ideen [...] und nicht politisch-sociale Schlachtrufe, so verheissungsvoll sie erscheinen mögen, soll[t]en auf dem Gebiet der öffentlichen Hygiene« leiten.[118] Das betonte Geigel, obwohl – oder gerade weil – er sich besonders ausführlich mit dem Verhältnis von Armut und Krankheit beschäftigt hatte.[119]

Geigel kam allerdings auch staatstheoretischen Fragestellungen näher als die meisten seiner Kollegen.[120] Seine Arbeit lässt sich durchaus als eine »Philosophie des öffentlichen Gesundheitswesens« (Pettenkofer) bezeichnen, da er als einer der wenigen Experimentellen Hygieniker überhaupt ein komplexes theoretisches Gesamtkonzept entwarf. Grundsätzlich sah er dabei auch Anknüpfungspunkte zwischen den beiden Disziplinen Hygiene und Politik. Allerdings lehnte er eine systematische Verhältnisbestimmung explizit ab. Er begründete den Verzicht auf die theoretisch-wissenschaftliche Auseinandersetzung mit ›Politik‹ mit einer freiwilligen Selbstbeschränkung: Er räumte ein, dass zwar »alle Massregeln der Gesetzgebung und Politik [...] in der That im allgemeinsten Sinne direct oder indirect zugleich hygienisch« seien, befürchtete aber, dass gerade ein theoretischer Einbezug dieser Gegenstände die junge Wissenschaft überfordern könnte. Er wollte sich auf die Sorge um den »Gesundheitszustand der grossen Stadtgemeinden« beschränken. Was darüber hinausginge, sei »nur selten directe Sache der öffentlichen Gesundheitslehre und Pflege, sondern der Lehre und Pflege der Staatswohlfahrt, der Volkswirtschaft und Regierungskunst«. Geigel gab an, die »Ausdehnung der Betrachtung auf dieses Gebiet« zu vermeiden, weil damit eine Entgrenzung der Hygiene einherginge: »Wollte man der öffentlichen Hygiene einen solchen Umfang anweisen, so gäbe es schliesslich in Wahrheit gar Nichts, was in ihr nicht besprochen werden müsste.« Das Argument lief also auf eine selbstgewählte Zurückhaltung

117 Geigel, Handbuch, S. 230.

118 Geigel, Handbuch, S. 244.

119 Labisch, Stadt, S. 273.

120 Laut Pettenkofer war Geigels Arbeit eine Art »Philosophie des öffentlichen Gesundheitswesens«. Pettenkofer, Einleitung, S. 9.

hinaus, die »die junge theoriegrüne Wissenschaft« sich auferlegt habe.[121] »Wo sollten wir auch hin kommen«, fragte Geigel, wenn die öffentliche Gesundheitspflege »in jede grosse culturhistorische Aufgabe der gesetzgebenden Gewalten sich einmischen wollte?«.[122]

Diese Selbstbeschränkung ging also mit einer Tendenz Geigels und anderer Experimenteller Hygieniker der Zeit einher, anstelle theoretischer und sozialpolitischer Großentwürfe auf die naturwissenschaftlichen Leitdisziplinen (Physik und Chemie) und auf die pragmatische Praxis auf kommunaler Ebene zu setzen.[123] Die »wahre Oeffentliche Gesundheitspflege«, so spitzte Geigel zu, sei »mit wenigen Ausnahmen fast gleichbedeutend mit städtischer Gesundheitspflege«.[124]

Geigel war in theoretisch-konzeptioneller Hinsicht zwar zweifellos eine Schlüsselfigur der (Experimentellen) Hygienebewegung. Er stand aber, wie wohl sämtliche einschlägigen Autoren in der zweiten Hälfte des 19. Jahrhunderts, im Schatten des Begründers der Experimentellen Hygiene, Max von Pettenkofer. Die Texte der unangefochtenen Leitfigur, die den ersten deutschen Lehrstuhl für Hygiene innehatte, erweisen sich auch hinsichtlich der Wortverwendungsmuster des Politikvokabulars als symptomatisch.[125] Die Publikationen Pettenkofers ermöglichen es dabei, die bisherigen Befunde zuzuspitzen: Das Politikvokabular lässt sich nur ausgesprochen selten – noch sehr viel seltener als bei Geigel – nachweisen. Die Tendenz zur Zurückdrängung des Vokabulars im Vergleich mit den Moralhygienikern wird damit noch deutlicher. Da Pettenkofer keine umfassenden hygienischen Systeme publizierte, sondern sich meist auf konkrete inhaltliche Fragen, besonders ausführlich die Cholerabekämpfung, konzentrierte, spielten Bezüge auf Staatstheorie und die Disziplin ›Politik‹ gar keine Rolle. Als ›politisch‹ bezeichnete Verhältnisse hatten bei ihm keinerlei konzeptionelle Relevanz.[126]

---

121 Geigel, Handbuch, S. 18, 20.

122 Auch »mit staatlichen Mitteln in jeden privaten hygienischen Missstand« (ebd.) einzugreifen, lehnte Geigel ab.

123 Siehe Labisch/Tennstedt, Weg, S. 26.

124 Die »frühesten und die mächtigsten Maassregeln derselben« fänden sich »verwirklicht in den Städten ersten Ranges«, »die brennendsten Fragen der öffentlichen Hygieine« kumulierten »in der systematisch organisirten Sorge um den öffentlichen Gesundheitszustand der grossen Stadtgemeinden«. Geigel, Handbuch, S. 18.

125 Siehe zu Pettenkofers Bedeutung z.B. Herold-Schmidt, Gesundheit, S. 51. Porter, Health, S. 107ff.

126 Allerdings führte auch er »grosse politische Aufregung« als Moment an, der »dem Ausbruche von Epidemien« günstig sei. Pettenkofer, Stand, S. 506.

Sichtet man allerdings die Wortverwendungen, die über seine zahlreichen Einzelpublikationen verstreut liegen, zeigt sich, dass sukzessive die Relevanz politischer Institutionen und Akteure in den Fokus seines Schaffens geriet. So betonte er beispielsweise 1871, dass das »Interesse der politisch herrschenden Kreise« entscheidend für den Ertrag der wissenschaftlichen Forschung zu bestimmten Seuchen – in diesem Fall zur indischen Cholera – sei.[127] Damit adressierte er die »herrschenden Kreise« als Empfänger gesundheitswissenschaftlicher Expertise. Argumente für die Notwendigkeit solcher Adressierungen lieferte er an verschiedenen Stellen. Der Hauptgrund lag laut Pettenkofer in der Spezifik der »öffentlichen Gesundheitspflege«: Jene habe es mit der »Politik und Nationalökonomie gemein«, »dass der Einzelne wohl reden und anregen, aber nicht Handeln kann«. »Fortschritt« sei nur möglich, wenn »eine grössere Anzahl zum Handeln bestimmter Menschen« gleiche Ansichten gewonnen hätte.[128] Als Orte und Akteure der Schaffung solcher kollektiver Verbindlichkeiten erschienen zunehmend die Parlamente und Parteien.[129]

Zusammenfassend bleibt festzuhalten, dass die staatstheoretischen Bedeutungsgehalte des Politikvokabulars im Entstehungszusammenhang der Experimentellen Hygiene systematisch zurückgedrängt wurden. Die Relevanz der »politischen« und »socialen« Einflüsse auf die Gesundheit ging in der ätiologischen Konzeption ebenfalls zurück. Bei Pettenkofer deutete sich dagegen eine Einengung des Vokabulars auf politische Akteure und Institutionen an.

Die Befunde zu der zentralen These, die hier belegt werden sollte, fallen damit eindeutig aus: Je größer die moralhygienischen Anteile konzeptionell noch waren, desto unbefangener gingen die Hygieniker mit dem Politikvokabular im Allgemeinen und mit politiktheoretischen Überlegungen im Speziellen um. Je ausgeprägter das naturwissenschaftliche Selbstverständnis der Autoren dagegen war, desto seltener wurden moralphilosophische und politiktheoretische Exkurse. In Konsequenz ging die Frequenz des Politikvokabulars erheblich zurück.

Es ist allerdings nicht von der Hand zu weisen, dass gerade die Seltenheit des Politikvokabulars in den monografischen Publikationen der Expe-

127 Pettenkofer, Verbreitungsarten, S. 2.

128 Pettenkofer, Sätze, S. 13.

129 Dass die Parteien auch bei Pettenkofer in den Fokus der Politikvorstellungen gerieten, wurde in Analogieschlüssen zwischen »wissenschaftlichen« und »politischen Mittelparteien« deutlich. Pettenkofer, Stand, S. 3.

rimentellen Hygiene generalisierende Aussagen zu den Phasen und Konjunkturen der verschiedenen erkennbaren Aussagemuster schwer macht. Im folgenden Abschnitt wird der Frage nachgegangen, welche Wortverwendungsmuster sich jenseits der monografischen Großentwürfe in der periodischen Publizistik zur öffentlichen Gesundheitspflege durchsetzten. Welche Transformationen werden im Laufe der zweiten Jahrhunderthälfte in seriellen Quellen deutlich? Nur über die Beantwortung dieser Frage lassen sich Verbindungen herstellen zwischen strukturellem Wandel des Verhältnisses von Gesundheitswissenschaften und politischen Institutionen auf der einen sowie den hier gewonnenen sprachgeschichtlichen Befunden auf der anderen Seite.

### 2.4 Die ›Vierteljahrsschrift für öffentliche Gesundheitspflege‹

Um den Konjunkturen der politisch-wissenschaftlichen Verhältnisbestimmungen im gesundheitswissenschaftlichen Kontext auf die Spur zu kommen, wird nun mit der *Deutschen Vierteljahrsschrift für öffentliche Gesundheitspflege* (DVjöG) ein zentrales Organ in den Fokus der Analyse gerückt, das sich als eine Art »policy-making think-tank« (Weindling) für das deutsche Medizinalwesen im letzten Drittel des 19. Jahrhunderts bezeichnen lässt.[130] Um die Verbreitung bestimmter Redeweisen nachzuweisen, werden darüber hinaus Belege aus der thematisch verwandten *Vierteljahrsschrift für gerichtliche und öffentliche Medicin und öffentliches Sanitätswesen* beigebracht, die in ihrer stärker gerichtsmedizinischen Ausrichtung und langen medizinalpolizeilichen Tradition durchaus andere Schwerpunkte setzte als die DVjöG. Auch das *Centralblatt für allgemeine Gesundheitspflege*, das vom *Niederrheinischen Verein für Öffentliche Gesundheitspflege* herausgegeben wurde, ermöglicht es, die Reichweite bestimmter Redeweisen zu überprüfen.

Der Einfluss des *Vereins für öffentliche Gesundheitspflege* und der von ihm seit 1869 herausgegebenen DVjöG, in der die Protokolle der Vereinssitzungen abgedruckt wurden, ist kaum zu überschätzen. Zu seiner illustren Mitgliederschaft gehörten neben Ärzten auch Techniker und Verwaltungsbeamte. Verein, Zeitschrift und Mitglieder standen für eine Zusammenführung einzelner kommunaler hygienischer Bemühungen auf nationaler

130 Weindling, Public Health, S. 122.

Ebene.[131] Wenngleich der Einfluss dezidiert medizinischer Theorien auf die praktischen hygienischen Maßnahmen in den Städten, wie Anne Hardy gezeigt hat, geringer war als lange vermutet, spielten die Mediziner organisatorisch die entscheidende Rolle und wirkten initiativ. Besonders zwei politisch engagierte Ärzte aus Frankfurt, Georg Varrentrapp und Alexander Spieß, betrieben die Gründung der Zeitschrift, die sie lange federführend redigierten, mit der Intention, über Erfahrungsaustausch und die Zusammenarbeit mit Ingenieuren und Verwaltungsbeamten Einfluss auf die technische Gestaltung der Städteassanierung zu gewinnen.[132] Das Verzeichnis der Herausgeber der Zeitschrift liest sich wie ein Who's who der gesundheitswissenschaftlichen Forschung der jeweiligen Zeit: erst Varrentrapp, Carl Reclam und andere, Moritz Pistor, Max von Pettenkofer und später zum Beispiel Max Gruber.

In der Forschung zu Verein und Zeitschrift wird betont, dass sie »Männer der Wissenschaft« systematisch mit Kommunalpolitikern und anderen kommunalen Akteuren in Verbindung brachten. Die Zusammenarbeit mit Akteuren in den Rathäusern und Verwaltungen ging dennoch mit einem dezidiert unpolitischen Selbstverständnis einher: Autoren betonten immer wieder, sich der »Fragen der hohen Politik« zu enthalten oder Fragen, »die dem Gebiet der Politik angehörig« seien, »unerörtert« zu lassen.[133] Unlängst wurde treffend herausgearbeitet, dass der *Verein für öffentliche Gesundheitspflege* reform- und modernisierungspolitisch für das Kaiserreich eine ähnlich wichtige Rolle spielte wie der gut erforschte *Verein für Sozialpolitik*.[134] Einen Grund für die relative Vernachlässigung des Vereins jenseits der engeren medizinhistorischen Forschung sieht Lorenz Jellinghaus darin, dass der »politische Anspruch der Naturwissenschaften weniger unmittelbar als der der Staats- und Sozialwissenschaften gewesen« sei.[135] Diese Tatsache und das unpolitische Selbstverständnis bedeuten

131 Grundlegend zur Bedeutung des Vereins nach wie vor Labisch/Tennstedt, Weg, bes. S. 29f. Zum Verhältnis von Medizinern und Ingenieuren besonders Hardy, Ärzte.

132 Siehe zu diesem Themenkomplex umfassend Hardy, Ärzte, zusammenfassend beispielsweise S. 23. Als ›Städteassanierung‹ wird die Schaffung gesunder Verhältnisse in Städten bezeichnet.

133 Die Zitate entstammen: Gr., Petition, S. 577, und: Silberschlag, Sanitätsgesetzgebung, S. 192.

134 Zur Bedeutung wissenschaftlicher Autoritäten für die Zielrichtung bürgerlicher Sozialreformen und zur Bedeutung der Impulse des *Vereins für Sozialreform* siehe beispielsweise Bruch, Bürgerlichkeit, S. 152ff.

135 Siehe insgesamt Jellinghaus, Daseinsfürsorge, S. 94ff. Das Zitat: S. 96.

aber keineswegs, dass den Autoren ihre sozialreformerische Relevanz nicht bewusst war. Auseinandersetzungen mit der ›Politik‹ erfolgten in der Zeitschrift außerdem durchaus. Wie im folgenden Abschnitt belegt werden soll, lässt sich gerade in der DVjöG verfolgen, wie sich die wissenschaftlich-politischen Positionierungsmuster in den 1870er- und 1880er-Jahren entwickelten. Gerade die inhaltliche Nähe zu den großen politischen Fragen der Zeit führte allerdings zu einem Abgrenzungsbedürfnis gegenüber den politischen Institutionen.

In der ersten Phase des Erscheinens der Zeitschrift bildete sich im neu gegründeten Kaiserreich ein institutionelles Zentrum heraus, auf das sich die Politiksemantiken eindeutig einengten. Das Politikverständnis der Hygieniker fokussierte sich vor diesem Hintergrund auf die Parlamente auf Reichs- und Staatenebene. Außerdem gewannen auf Reichsebene gesundheitliche Fragen erheblich an Bedeutung. Damit wurden die dort angesiedelten politischen Institutionen und Akteure zu Adressaten der gesundheitswissenschaftlichen Forderungen und Expertisen.[136] Gleichzeitig wurden die Politiker, Regierungen und Parteien, die zeitgleich ihre Auseinandersetzung mit der sozialen Frage erheblich intensivierten, aber auch zu Konkurrenten um Deutungshoheit.

Die Anlässe, politische Institutionen des jungen Kaiserreichs zu thematisieren, nahmen in der Gründungszeit der DVjöG quantitativ erheblich zu: Die Struktur der Gesundheitsverwaltung war im Kaiserreich von Beginn an ein Thema, mit dem sich die Gesundheitswissenschaftler intensiv – und ausgesprochen polemisch – auseinandersetzten. Die ersten Anlässe, die »hohe[…] Politik« zu besprechen, waren Petitionen zur Errichtung eines medizinalstatistischen Zentralinstituts und zur »Organisation der deutschen Öffentlichen Gesundheitspflege«.[137] Weitere reichsweite Debatten zeigten die zahlreichen neuen Berührungspunkte zwischen Gesundheitswissenschaften und Reichstagspolitik auf: Das vieldiskutierte Impfgesetz von 1874 war ein besonders prominenter Beleg für die neue gesundheitswissenschaftliche Relevanz der politischen Institutionen auf Reichsebene. Ein einheitliches Reichsseuchengesetz wurde bereits 1893

136 Zu den sozialpolitischen Initiativen im Kaiserreich sei hier anstelle einer umfassenden Bibliografie nur auf einen knappen aktuellen Text verwiesen: Schmidt/Ostheim, Aufbau. Die weiterführenden Angaben finden sich am Ende des Textes.

137 Im Fall des oben genannten Zentralinstituts wurde beispielsweise kritisiert, dass lediglich »politische Motive« die Einrichtung verhinderten. Gr., Petition, S. 577.

vorgelegt, allerdings erst 1900 verabschiedet.[138] Die gesetzlichen Vorstöße zum Sozialversicherungswesen – gerade die Kranken-, Unfall- und Rentenversicherungsgesetze von 1883, 1884 und 1889 – waren zwar nicht originär der Medizinal-, sondern der Gewerbegesetzgebung zuzuordnen. Sie verdeutlichten den Gesundheitswissenschaftlern aber in drastischer Weise die politisch-wissenschaftlichen Berührungspunkte.[139]

Die Tatsache, dass gesundheitliche beziehungsweise hygienische Fragen an Bedeutung gewannen und sich gleichzeitig parlamentarische und parteipolitische Routinen herausbildeten, war für die Gesundheitswissenschaftler keineswegs bloß eine Chance, Deutungsmonopole zu erweitern. Sie war auch eine Herausforderung, die aufwendige Deutungsarbeit nach sich ziehen musste. Die Art des Umgangs mit dieser neuen Konstellation zeigte sich in der DVjöG paradigmatisch.

Wie sich durchgängig nachweisen lässt, begrüßten die Gesundheitswissenschaftler keineswegs ungebrochen, dass ihre Expertise nun zunehmend gefordert war. Vielmehr erkannten sie rasch das Problem, dass sie letztlich den Entscheidungen der politischen Institutionen unterworfen waren, auf deren Eigenlogiken sie kaum Einfluss hatten. In dem Moment, in dem die Hygieniker eine Zunahme der Berührungspunkte zwischen »großer Politik« und der eigenen Wissenschaft wahrnahmen, mussten sie sich auch abrupt mit den bezeichneten Institutionen auseinandersetzen. Nicht erst die parteipolitisch imprägnierten Debatten zu den genannten sozialpolitischen Gesetzen führten dazu, dass es bei den Gesundheitswissenschaftlern ebenfalls zu der fast »metonymischen« Identifikation von ›Politik‹ und ›Parteipolitik‹ kam, die die begriffsgeschichtliche Forschung ganz allgemein für den späten Wilhelminismus und die Weimarer Ära konstatiert.[140] Selbst die traditionsreichen Überlegungen zur Psychopathologie des Politischen spiegelten nun interessanterweise die Fokussierung des

138 Labisch, Homo, S. 150ff.

139 Ebd., S. 153f. Zur Bedeutung der Gesetze, besonders derer zur Krankenversicherung, siehe ausführlich Kap VII.2.1.

140 Palonen, Struggle, S. 189. Der Begriff ›Parteipolitik‹ wurde zwar nicht von Beginn an benutzt, Verweise auf »politische Parteien« waren aber verbreitet und bezogen sich immer auf die Parlamente auf Reichs- und Landesebene. Das Kompositum ›Parteipolitik‹ hat sich allerdings in der medizinischen und gesundheitswissenschaftlichen Publizistik erst Anfang der 1890er-Jahre durchgesetzt. Ein Beispiel: In einem Bericht der DVjöG über die Londoner Hygienekonferenz 1891 wurde die später verbreitete Äußerung eines (englischsprachigen) Referenten wiedergegeben, die »Forderung sanitärer Reformen« solle »hoch über aller Parteipolitik erhaben sein«. Simon, Congress, S. 232.

Deutungsmusters ›Politik‹ auf Parlamentarismus und Parteien: War von der »Ueberreizung des Nervensystems« die Rede, wurde nun das »Parteigetriebe« thematisiert.[141] Diese negative Sicht auf Parteien und parlamentarische Entscheidungsfindung rückte damit ins Zentrum des Deutungsmusters ›Politik‹.

Am Charakter der Wortverwendungsmuster änderte sich also trotz der neuen Einengung der Politiksemantiken auf Parlamente und Regierungen prinzipiell wenig: An der Stelle, an der sie zuvor abstrakte politische Einflüsse auf wissenschaftliche Autonomie kritisiert hatten, monierten die Autoren nun die Auswirkungen parlamentarischer Eigenlogiken auf Entscheidungen in Gesundheitsfragen. Die Bedeutungsschicht der übersteigerten Emotionalität aktualisierten sie im Zusammenhang mit parteipolitischen Auseinandersetzungen ebenfalls. Das Muster: Während sich die Parteien hygienischer Fragen »zur Erreichung ihrer besonderen Zwecke bemächtigt« hätten, würden sie bei den wissenschaftlichen Versammlungen »sine ira et studio« – also ohne Zorn und Eifer – verhandelt.[142] Bestimmte Elemente der semantischen Standardmuster gewannen quantitativ sogar an Bedeutung. Der Bedeutungsaspekt des Partikularismus wurde durch die Bezüge auf Parteien und nationale Interessen besonders häufig aktualisiert.[143]

Deutlich wurden die zugrunde liegenden Dichotomien in der bereits erwähnten Auseinandersetzung über Verwaltungsformen im Gesundheitswesen auf Reichsebene, die neben der DVjöG in der *Vierteljahrsschrift für gerichtliche und öffentliche Medicin und öffentliches Sanitätswesen* ausgetragen wurde. In diesem Fall rückten die Figur des Politikers und deren Eigenschaften in den Brennpunkt der Debatte. Zwischen dem Hygieniker und Frankfurter Stadtverordneten Georg Varrentrapp und Rudolf Virchow kam es zu einer heftigen Polemik, auf deren Höhepunkt beide den jeweils anderen als »Politiker« bezeichneten, um dessen Position zu diskreditieren. Bei dem Streit handelte es sich also, wie ein weiterer Autor der DVjöG mit offensichtli-

141 Finkelnburg, Gegensatz, S. 45. In der *Vierteljahrsschrift für gerichtliche und öffentliche Medicin und öffentliches Sanitätswesen* waren »politische Wahnideen« und die »socialen und politischen« Ursachen des Wahnsinns in gerichtsmedizinischen Berichten durchgängig ein Thema. Siehe z.B. Anon., Verschiedene Mittheilungen. Einfluss, S. 175.

142 Beyer, Durchführung, S. 153.

143 Auch der Bedeutungsaspekt der Dissoziation wurde weiterhin durch das Vokabular transportiert. Ein Autor schlug vor, auf dem »Kriegsschauplatz« besonders konfessionelle Pflegerinnen einzusetzen, da jene in der Lage wären, »die Gegensätze der Confession, Nationalität und Politik auszugleichen«. Roth, Tagesgeschichte, S. 561.

chem Missfallen monierte, um einen »auf politisches Gebiet sich verirrenden Streit«.[144] Gerade deshalb lässt sich an seinem Beispiel das zugrunde liegende pejorative Deutungsmuster ›Politik‹ gut plastisch machen: DVjöG-Herausgeber Varrentrapp polemisierte auf dem Höhepunkt der Auseinandersetzung unter der spöttelnden Überschrift »Darf ein von Herrn Prof. Virchow verfasstes Gutachten kritisiert werden?« gegen eine Expertise der *Kaiserlichen wissenschaftlichen Deputation für das Medicinalwesen* zur »Verwaltungs-Organisation der öffentlichen Gesundheitspflege«. Bereits einleitend betonte er, dass es sich bei der Deputation um ein politisches Kollegium handle, und titulierte den Referenten der Deputation, Virchow, als »Politiker«. Damit bereitete er das Argument vor, dass das Gutachten kein wissenschaftliches, sondern »ein wesentlich politisches« sei.[145] Dieses Muster der Kritik an Virchow lässt sich also im thematischen Kontext der öffentlichen Gesundheitspflege ebenfalls nachweisen. Der Verfasser ein »Politiker«, die wissenschaftliche Deputation ein politisches »Collegium« – diese Zuschreibungen verfehlten ihr Ziel offensichtlich nicht: Virchow reagierte ausgesprochen aggressiv, und seine Reaktion verrät, wie die Kritik am Kollegium und an seiner Person zu verstehen war. Er betonte, er habe »eine ganz objective, sachliche Erörterung ohne alle Beziehung auf politische Hintergedanken« geliefert, und fuhr spitz fort, man könne Varrentrapp »als Politiker« »nicht zugestehen, dass in einer Angelegenheit, welche sich so parteilos behandeln lässt, wie die öffentliche Gesundheitspflege, politische Rücksichten vorhanden sein könnten«.[146]

Dieser Streit zeigt, dass sich die konstanten semantischen Substrukturen (hier Partikularismus und Eigennutz) des Politikvokabulars nun eindeutig auf die politischen Institutionen und Akteure übertragen hatten. Auffällig ist jedoch, dass die Auseinandersetzung zwischen zwei Medizinern, die zugleich politisch aktiv waren, eine besondere Schärfe erreichte: Die pejorativen Politikstereotype wurden in einer Weise zugespitzt, die beim Bezug auf den deutschen Fall zu dieser Zeit beispiellos war. Mit verallgemeinernder Fundamentalkritik an der Reichsregierung hielten sich die Autoren in den ersten Jahren des Kaiserreichs zurück. Auch im oben angeführten Fall der statistischen Zentralbehörde bezog ein Autor seine Kritik am Einfluss »politischer Motive« eindeutig auf Mitglieder einer Petitionskommission. Gegenüber der Regierung gab er sich letztlich mild und un-

144 Spiess, Tagesgeschichte, S. 127.

145 Varrentrapp, Virchow, S. 372f.

146 Virchow, Dritte Antwort an Hrn. Dr. Varrentrapp, S. 379ff.

terstrich sogar sein Vertrauen gegenüber der Regierung, in diesem Fall gegenüber dem »competente[n] Kritiker« »Fürst Bismark« [sic!]. Er äußerte die Hoffnung, »dass die öffentliche Gesundheitspflege die Ereignisse der Jahre 1870/71 mit eben solcher Freude begrüssen« dürfe, wie die übrigen »Disciplinen und geistigen Factoren im neuen deutschen Reich« es täten.[147]

Ungeachtet dieser relativen Mäßigung gegenüber der Reichsregierung ließen sich bereits Versatzstücke einer späteren Schlüsselstrategie der Mediziner erkennen: Die Entscheidung über Fragen, die eine wissenschaftliche Komponente aufwiesen, sollte den Mechanismen der partikularistischen Politik – sprich: Parteipolitik – entzogen werden. Den »Schwankungen der Politik«, so der Tenor, müssten gesundheitliche Fragen entzogen werden.[148] Die DVjöG-Autoren betonten, gerade wenn ihre Ausführungen Politik zum Gegenstand hatten, immer wieder, dass sie sich »nutzlose Digressionen auf die Gefilde der Politik und Socialpolitik« ersparen wollten, um an deren Stelle »voraussetzungslose unparteiische Untersuchung[en]« zu setzen.[149]

Solcherart politikkritische Argumentationsmuster verbreiteten sich in den 1870er- und 1880er-Jahren allerdings besonders ausgeprägt in einem sehr spezifischen Zusammenhang: Vornehmlich über Bezüge auf englische Beispiele wurden (partei-)politikkritische Aussagemuster routinisiert. Dass die Autoren so häufig auf England Bezug nahmen, hatte einerseits damit zu tun, dass sich das Politikverständnis englischer Mediziner und Hygieniker bereits in der ersten Jahrhunderthälfte fast ausschließlich an staatlichen und parlamentarischen Institutionen ausgerichtet hatte. Da die englischen Mediziner auf eine längere Tradition gesundheitsbezogener Gesetzgebung, die auf nationaler Ebene in den *Houses of Parliament* debattiert und beschlossen wurde, zurückblicken konnten, hatten sich ihre Professionalisierungs- und Sprachstrategien früh auf Kritik an parteipolitischen Mechanismen zugespitzt.[150] In Referaten von Beiträgen englischer Fachkollegen

---

147 Gr., Petition, S. 577.

148 So mit Blick auf Frankreich formuliert in: Anon., Verschiedene Mittheilungen. Sitzung, S. 362.

149 Der Autor, auf den das Zitat zurückgeht, hatte zuvor im Zusammenhang mit der »Ordnung des Apothekenwesens« ausführlich über Abgeordnete und Reichstagspetitionen berichtet, polemisch auf die verschiedenen politischen Parteiungen verwiesen, dann aber eine »voraussetzungslose unparteiische Untersuchung« gefordert. Boerner, Apothekenfrage, S. 634.

150 Das erste englische ›public health‹-Gesetz wurde 1848 verabschiedet. Siehe dazu beispielsweise Porter, Health, S. 119.

wurden deren Kritiken auch in der DVjöG transportiert. In Auseinandersetzungen mit englischen Debatten zur Gesundheitspflege äußerten die deutschen Autoren so selbst scharfe Parlamentarismus- und Parteienkritik.

Andererseits zog England in den 1870er-Jahren in positiver Hinsicht die Aufmerksamkeit der deutschen Gesundheitswissenschaftler auf sich, weil der konservative Premier Benjamin Disraeli überaus prominent und öffentlichkeitswirksam »Public Health« als die »first duty of a statesman« deklariert hatte.[151] Disraeli hatte dabei, wie die DVjöG 1874 anlässlich seiner Regierungsübernahme kolportierte, schon vor der Wahl angekündigt, dass »die Verbesserung des Gesundheitszustandes des Volkes diejenige sociale Aufgabe« sei, die ungeachtet der Parteizugehörigkeit »in erster Linie die Aufmerksamkeit des Staatsmannes und Politikers in Anspruch nehmen« müsse. Disraeli hatte betont, dass die »hygienischen Fragen« wegen ihrer großen Wichtigkeit »höher als jene oft principiellen Fragen« stünden, »welche die Parteien scheiden«. Damit transportierte er die oben beschriebenen Partikularismus-Semantiken: Gegenüber den »hygienischen Fragen«, so wurde Disraeli übersetzt, würden »die Parteiunterschiede verwischen«. Es wird nicht verwundern, dass die Hygieniker aus deutscher Perspektive kommentierten, dass diese »Sprüche staatsmännischer Weisheit« »mit goldenen Lettern verzeichnet zu werden verdienten«.[152]

Die Entwicklung des Gesundheitswesens in England, die die deutschen Hygieniker insgesamt als besonders fortschrittlich deuteten, wurde grundsätzlich aufmerksam verfolgt.[153] Dabei zeigte sich aber unmittelbar die Ambivalenz der Nähe von ›hoher Politik‹ und öffentlicher Gesundheit: Einerseits begrüßten die deutschen Hygieniker die Position Disraelis, andererseits monierten sie in Beobachtungen der parlamentarischen Abläufe verbreitet die Aporien der Parteipolitik und kritisierten, dass den Worten Disraelis angeblich kaum Taten folgten. Bereits 1875 kommentierte Paul Boerner in der DVjöG süffisant, »guter Wille«, die Versprechen einzulösen,

151 Als zweiter prominenter Verfechter dieser These wird gerne Theodore Roosevelt angeführt, der 1908 vor dem Kongress »intelligent action on the part of the nation on the question of preserving the health of the nation« einforderte. Siehe Tobey, Government, S. 19. Bis heute wird Disraeli in diesem Zusammenhang in einem Atemzug mit Rudolf Virchow genannt. Beide hätten erkannt, »that health is both an indicator and an outcome of politics writ large«. Orbinski, health, S. 29.

152 N. Fr. Pr., Mittheilungen.

153 Sander, Reform, S. 489.

fehle wohl nicht, »aber die wirkliche Thätigkeit der Regierung« halte sich »in sehr bescheidenen Grenzen«.[154]

Auch wenn es meist um das englische Beispiel oder innerwissenschaftliche Dispute ging, gewann das Politikvokabular damit in den Redeweisen der Hygieniker sukzessive eine systematische Stelle. Die dauerhaft nachweisbaren semantischen ›Substrukturen‹ – ganz besonders die Partikularismusbezüge – begannen ins Zentrum gesundheitswissenschaftlicher Relevanzstrategien zu rücken. An den damit herausgebildeten Redeweisen änderte sich in den ersten beiden Jahrzehnten des Kaiserreiches wenig. Lediglich in Ansätzen fand ein Kompositum Eingang in die Texte, das die konstant pejorativen Politiksemantiken seit den 1890er-Jahren in Bewegung bringen sollte: Die ›Socialpolitik‹ war Mitte der 1880er-Jahre dabei, zu einem Bezugspunkt aufzusteigen, zu dem einflussreiche Hygieniker sich auch zustimmend positionierten.[155] Dass sozialpolitische Themen in einer gesundheitswissenschaftlichen Zeitschrift überhaupt als solche bezeichnet und angesprochen wurden, war für die periodische gesundheitswissenschaftliche Publizistik eine Neuerung. In den anderen Organen der öffentlichen Gesundheitspflege ist für das Ende der 1880er-Jahre ebenfalls eine Öffnung gegenüber sozialpolitischen Fragen nachweisbar, was mitunter zu ungewohnt positiven politisch-wissenschaftlichen Verhältnisbestimmungen führte: Für die »Socialpolitik« forderte ein Autor des *Centralblattes für allgemeine Gesundheitspflege* beispielsweise einen hervorragenden »Platz« »in der Reihe der auf Förderung der öffentlichen Gesundheitspflege gerichteten Maassnahmen«.[156] In den 1880er-Jahren finden sich damit zwar erste Äußerungen, die auf eine Verwobenheit von öffentlicher Gesundheitspflege und Sozialpolitik hinausliefen.[157] Diese Art des Argumentierens war unter den Hygienikern jedoch noch nicht sehr ver-

154 Boerner, Tagesgeschichte, S. 443f. Zu Boerner [mitunter auch Börner] siehe Kap. VI.2.2.

155 »Nutzlose[n] Digressionen auf die Gefilde der Politik und Socialpolitik« standen viele Autoren – wie beschrieben – zwar lange kritisch gegenüber (Boerner, Apothekenfrage, S. 634). Beispielsweise der DVjöG-Mitherausgeber Herrmann Wasserfuhr betonte aber bereits 1886 die Bedeutung hygienischer Gesichtspunkte »der wichtigen socialpolitischen Fragen«, die die »politischen Körperschaften« zu dieser Zeit »in hohem Masse beschäftig[t]en«. Wasserfuhr, [Kommentar], S. 115. Explizite Bezüge auf das »Gebiet der Socialpolitik« fand man auch in der *Vierteljahrsschrift für gerichtliche Medizin und öffentliches Sanitätswesen*. Oldendorff, Jahresberichte, S. 147.

156 Oldendorff, Sterblichkeitsschwankungen, S. 65.

157 Siehe beispielsweise Boerner, Einleitung, bes. S. LXXVI.

breitet.[158] Für die Vertreter der Experimentellen Hygiene und die Autoren der hier behandelten thematisch verwandten Journale tauchte die explizite Thematisierung sozialpolitischer Fragen in den 1880er-Jahren allerdings am Horizont sprachlicher Möglichkeiten auf.

## 2.5 Die bakteriologische Wende zur totalen ›sozialen Distanz‹

Genau gegensätzlich war die Situation im Fall der Bakteriologie gelagert, die im letzten Drittel des 19. Jahrhunderts ebenfalls ihren beispiellosen Aufstieg begann. In deren engerem publizistischem Kontext setzte sich nämlich die systematische Ausklammerung ›politischer‹ Phänomene fort, die oben für viele der physiologischen Programmatiker beschrieben wurde.[159] Die spezifische Form der Auseinandersetzung mit politischen Institutionen und Akteuren, für die die Experimentelle Hygiene stand, fand in den bakteriologischen Publikationen keinerlei Niederschlag. Die Bakteriologie stand in ausgeprägter Weise für die Prinzipien der »voraussetzungslos-experimentelle[n] Naturwissenschaft«.[160] Diese Überbetonung der ›reinen‹ Naturwissenschaftlichkeit führte zu einem Gestus totaler sozialer Distanz, der die Auseinandersetzung mit ›sozialen‹ und ›politischen‹ Phänomenen kategorisch ausschloss. Die wortverwendungsgeschichtlichen Befunde ähneln denen zu den ›schweigenden Physiologen‹, die das Politikvokabular tabuisierten.

---

158 Die Anspielung auf den Ruch des Sozialismus verwies auch auf mögliche argumentative Probleme. Dass man als Hygieniker mit ähnlichen Argumenten durchaus in den Ruf geraten konnte, »collossale[...] socialpolitische[...] Gespenster« heraufzubeschwören, erwies sich schnell. Merkel, Mitwirkung, S. 150f.

159 Diese These fußt auf Durchsicht der von Koch herausgegebenen *Zeitschrift für Hygiene* (seit 1892 *Zeitschrift für Hygiene und Infectionskrankheiten*). Gesichtet wurden die Bände von 1886 bis zur Jahrhundertwende 1900. Neben einem einzelnen Bezug auf die »politischen Verhältnisse« in Brasilien (Otto/Neumann, Studien, S. 464) ließen sich nur zwei weitere Verwendungen des Politikvokabulars auffinden: ein Bezug auf Berichte »politischer Zeitschriften« über bakteriologische Entdeckungen (Bd. 9 1890, S. 528) und eine Thematisierung »klarblickende[r] Politiker und Historiker«, die bereits von der Notwendigkeit eines großen Geburtenüberschusses wüssten (Bd. 73 1912, S. 64). Auch die Durchsicht der Werke Robert Kochs bestätigt den Befund der systematischen Nichtverwendung. Gesichtet wurden neben einer Neuauflage wichtiger Werke Kochs (Steinbrück/Thom, Koch) folgende eigenständige Texte: Koch, Cholera, ders., Milzbrandimpfung, ders., Untersuchungen, ders., Bekämpfung.

160 Bruch, Mensch, S. 13.

Die vorhandene Forschung, die sich der betont ›unpolitischen‹ Bakteriologie bereits angenommen hat, hilft auch, um im Rückblick das Sprachverhalten der physiologischen Programmatiker zu erklären. Für die Bakteriologie kann auf eine breite Literatur zurückgegriffen werden, die die Stoßrichtung und Funktion der unpolitischen Selbst- und Fremdbilder innerhalb der Disziplin zum Gegenstand gemacht hat. Die Kultivierung des unpolitischen Selbstbildes in diesem disziplinären Feld, dessen Traditionslinie deutlich von den beschriebenen Verfechtern der naturwissenschaftlichen Wende in der Medizin bis zur Bakteriologie reicht, war strukturell deckungsgleich mit der naturwissenschaftlichen Kultur objektiver, voraussetzungsloser und universaler Faktenproduktion. Der Tenor der Forschung ist deutlich: Die von den Bakteriologen definierte »unpolitische Vernunft« der Bakterien habe eine »Entpolitisierung der Volksseuchen« ermöglicht und eine medizinische »Ausweitung gesellschaftlicher Kontrolle« legitimiert.[161] Gleichzeitig präsentierte sie sich in ihrer Fokussierung auf Krankheitserreger als attraktive Alternative zu den »political complexities« sozialer Reformen (Weindling), auf die andere gesundheitswissenschaftliche Ansätze hinausliefen.[162] Der Aufstieg der Bakteriologie, die mit den bahnbrechenden Entdeckungen pathogener Mikroorganismen durch Robert Koch seit den 1870er-Jahren florierte, war dabei gleichzeitig ein entscheidendes Element wachsender (gesundheits-)politischer Einflussnahme der Medizin.[163] Damit steht die Bakteriologie mustergültig für den Erfolg einer Depolitisierungsstrategie: Sie setzte sich auch deshalb so rasch durch, weil sie den Regierenden als prototypisch »unpolitische Wissenschaft« Legitimationen für innen- und außenpolitische Interventionen liefern konnte.[164]

Auf die Funktionslogik des unpolitischen Selbstbildes lässt sich mit Hilfe der genannten Interpretationsansätze schließen, obwohl es sich auf der Sprachebene weitgehend in einer Tabuisierung – sprich: Nichtverwendung – des Politikvokabulars niederschlug. Vor dem Hintergrund der pejorativen Bedeutungsbestände des Politikvokabulars fungierte das unpolitische Selbstbild in einem zunehmend parlamentarisierten und von

161 Gradmann, Krankheit, S. 125.

162 Weindling, Health, S. 158, 170–173.

163 Porter, Health, S. 105.

164 Vgl. dazu den Überblick von Gradmann, Collegen, S. 37. Die Politiksemantiken im engeren Sinne werden aber auch bei Gradmann, der vornehmlich die Metaphorik der popularisierten Bakteriologie beleuchtet, nicht systematisch analysiert.

Parteien geprägten politischen Kommunikationsraum als Alleinstellungsmerkmal unter den Akteursgruppen, die gesamtgesellschaftliche Deutungsansprüche formulierten. Die Disziplin galt als vollständig auf das Experiment im Labor rückführbar, stand in der Wahrnehmung der Zeitgenossen für unmanipulierbare Abbildbarkeit wissenschaftlicher Fakten und somit für unhintergehbare Objektivität.[165] Dementsprechend hatte sie es leichter als jede andere medizinische Strömung zuvor, sich zum Paradebeispiel unpolitischer Expertise aufzubauen.[166] Zugleich ermöglichte der Rückgriff auf ihre ›unpolitische‹ Expertise den Regierenden ein umfassendes, soziale Gegensätze entschärfendes Argumentationsarsenal, um allgemeinverbindliche Entscheidungen durchzusetzen. Kurz: Die ›unpolitische‹ Wissenschaft eröffnete sowohl Wissenschaftlern als auch Regierenden umfassende Deutungs- und Verbindlichkeitsansprüche.

Robert Koch kann hier als besonders prominentes Beispiel für die Umsetzung des unpolitischen Selbstkonzepts der Bakteriologen in eine systematische Vermeidung des Politikvokabulars gelten. In seinen Texten lassen sich, wie auch die Forschungsliteratur bestätigt, nirgends Wortverwendungen nachweisen. Dieser Befund deckt sich mit den Beobachtungen der einschlägigen Biografen: Koch stand im Ruf, unpolitisch zu sein, gehörte keiner politischen Partei an und soll nicht einmal öffentlich über die politische Nützlichkeit seiner Arbeit gesprochen haben.[167] Trotz der unstrittigen praktischen Nutzanwendung der bakteriologischen Forschungsergebnisse wurde Politik auch im wichtigen publizistischen Organ, der 1886 von Koch und Carl Flügge gegründeten *Zeitschrift für Hygiene*, konsequent nicht thematisiert. Vertreter anderer Strömungen der Hygiene und öffentlichen Gesundheitspflege suchten zu dieser Zeit bereits nach neuen sprachlichen Verfahren, um den Berührungspunkten zwischen den politischen Institutionen des Kaiserreichs und der Hygienewissenschaft gerecht zu werden.

---

165 Zum weiteren Kontext der »Laboratory Revolution in Medicine« siehe den Sammelband Cunningham/Williams, Laboratory.

166 Vgl. aus der umfassenden Literatur Münch, Koch, S. 26; Gradmann, Krankheit, S. 23. Zum Objektivitätsanspruch mit Verweisen auf den Ansatz von Daston vgl. auch Briese, Angst (Bd. 1), S. 27.

167 Münch, Koch, S. 39. Münch betont auch, dass Koch nicht »politisierte«, betrachtet ihn aufgrund der Anwendungsorientierung seiner Forschungen jedoch als »praktischen Sozialpolitiker«. Die Aussagen zur unpolitischen Grundhaltung Kochs sind in der einschlägigen Biografik Legion und spiegeln zeitgenössische Deutungen. Beispielsweise Thomas D. Brock betont, Koch habe »no interest in politics« gehabt (Brock, Life, S. 296).

Koch und andere Bakteriologen klammerten diesen Themenkomplex fast vollständig aus.

Wie bereits bei den Programmatikern der naturwissenschaftlichen Medizin war wiederum die Auseinandersetzung mit Rudolf Virchow eine der sehr wenigen Kommunikationssituationen, in denen es zu Wortverwendungen des Politikvokabulars kam. Emil von Behring, ein Schüler und Anhänger Kochs, entwarf dabei ein polares, unvermittelbares Verhältnis von Politik und Wissenschaft – in derselben Manier, wie Bärensprung, Haeckel, Varrentrapp und die anderen Kritiker Virchows es getan hatten. Behring »zerfetzte«,[168] fast ein halbes Jahrhundert nach dessen Erscheinen, Virchows berühmten Text über den oberschlesischen Typhus. Sein Kernargument: Virchow habe bei seiner Analyse in sozialpolitischen und nicht in rein medizinischen Kategorien gedacht. In Kochs Folge habe das »durch sociale und socialpolitische Erwägungen ganz unbeirrte epidemiologische Studium« die Rückführung epidemischer Krankheiten auf »sociale[s] Elend« aber widerlegt.[169] So explizit wie in diesem Statement wurde das depolitisierende Potenzial der Bakteriologie sonst nirgends gemacht: Die Bakteriologen vermieden das polarisierende Thema des sozialen Elends. Die angeblich »unpolitische Vernunft« der Bakterien ermöglichte ihnen das.[170] Dass »Infectionskrankheiten« niemals in erster Linie durch »die Summe der Factoren, welche man gewöhnlich als ›sociales Elend‹ zusammenfasst«, entstehen würden, »sondern durch die Verschleppung ihrer specifischen Keime«, betonte auch Koch.[171] Die politische Dimension dieser Setzung thematisierten er und die meisten seiner engeren Kollegen aber niemals.[172]

Jenseits der wenigen Ausnahmen – und da unterschieden sich die meisten Programmatiker der naturwissenschaftlichen Medizin und die der Bakteriologie nicht im Geringsten – machten die Autoren ihre Distanz zur

168 So die drastische, aber treffende Interpretation bei Labisch, Homo, S. 133f.

169 Behring, Bemerkungen, S. XIX.

170 Zur »unpolitische[n] Vernunft« Gradmann, Krankheit, S. 125.

171 Siehe z.B. Koch, Bekämpfung, S. 17.

172 Zumindest weisen die Befunde der einschlägigen Forschung nirgends auf explizite Thematisierungen politischer Phänomene oder Verwendungen des Politikvokabulars. Auch die Durchsicht zahlreicher Arbeiten Kochs lieferte keine Belege. Einige wenige Verweise anderer Autoren auf »politische Presse« und Zeitungen finden sich lediglich in Texten über »Robert Kochs Heilmittel gegen die Tuberculose«. Für Koch selbst ließ sich nicht einmal das nachweisen. Siehe dazu Guttmann, Kochs, S. 28 und S. 133. Es handelt sich um Abdrucke von Artikeln aus der *Deutschen Medicinischen Wochenschrift*.

Politik nicht einmal zum Thema. Man könnte überspitzen: Ihr unpolitisches Selbstverständnis auch nur zu benennen, hätte sie schon zu sehr in die Nähe der Politik gerückt. Diese absolute Vermeidung des Politikvokabulars – selbst in Abgrenzung – lässt sich als Versatzstück einer Sprachstrategie interpretieren, die auf die Konstruktion einer vollständigen sozialen Distanz hinauslief. In den Zeitschriften herrschte damit eine Art thematischer ›Askese‹, die alle Themen jenseits der engen bakteriologischen Befunde systematisch ausklammerte.

Die Hygieniker und Mediziner, die nicht (oder nach Zerwürfnissen nicht mehr) der ›reinen Lehre‹ Kochs anhingen, vermieden das Vokabular dagegen nicht derart konsequent. Ein schlagendes Beispiel dafür ist der vorübergehend enge Mitarbeiter Kochs, Ferdinand Hueppe, dessen Sprachverhalten die ausgeprägte Kontextabhängigkeit des Politikvokabulars gegenüber verschiedenen disziplinären Zusammenhängen belegt: Die Art, in der er das Vokabular verwendete, hing von der ätiologisch-theoretischen Ausrichtung der jeweiligen gesundheitswissenschaftlichen Disziplin ab.

## 2.6 Erweiterungen und Anknüpfungspunkte: Die Konstitutionshygiene

Ferdinand Hueppe ist für den Gang der Untersuchung besonders aufschlussreich, weil er in mehrfacher Hinsicht als Übergangsfigur zu betrachten ist und in unterschiedlichen Phasen seiner Karriere unterschiedliche konzeptionelle Schwerpunkte setzte. An seinem Beispiel lassen sich die Befunde des Kapitels rekapitulieren. Zunächst arbeitete er eng mit Robert Koch zusammen, später erweiterte er sein ätiologisches Konzept um soziale Einflussfaktoren. Um 1900 öffnete er sich gegenüber der Rassen- und Sozialhygiene. Jede dieser drei Phasen war von den jeweils spezifischen Verwendungsmustern des Politikvokabulars geprägt, die oben herausgearbeitet wurden: Auf die bakteriologietypische Vermeidung des Vokabulars folgte mit der Integration sozialer Fragen eine Art der Politikkritik, wie sie sich beispielsweise bei den Autoren der DVjöG gezeigt hatte. Schließlich lassen sich in einem weiteren Schritt szientokratische Modelle einer Substitution der ›alten‹ Politik und eine Ausdifferenzierung des Politikvokabulars nachweisen, die Züge der gegenpolitischen Strategien trugen, um die es ausführlich im nächsten Kapitel gehen wird.[173]

Während Hueppe also in seinen naturwissenschaftlichen Abhandlungen zur (und Auseinandersetzungen mit der) Bakteriologie zunächst weitgehend das Politikvokabular vermieden hatte, brach diese Vermeidung auf, nachdem er zu der Überzeugung gelangt war, dass die Gesundheitspflege eine soziale Qualität aufweise. Hueppe gewann damit allerdings keineswegs ein positives Verhältnis zum nominell Politischen. Man könnte zuspitzen: In dem Moment, in dem er anerkannte, dass Gesundheit sozial determiniert war, erfolgte umgehend eine Abwertung der Politik und eine Abgrenzung von den politischen Institutionen.

Besonders wenn er die Hygienewissenschaft in ihrer unmittelbaren praktischen Anwendung behandelte, setzte er sich explizit und kritisch mit politischen Institutionen und Akteuren auseinander. Erkennbar wurde die Politikkritik bereits in seiner *Naturwissenschaftlichen Einführung in die Bakteriologie*, in der er auch praktische Fragen des Gesundheitswesens behandelte.[174] Er monierte in einem Plädoyer für die Reform des Gesundheitswesens auf Basis der »Öffentlichen Gesundheitslehre und Gesundheitspflege«, das stark an England orientiert war, dass beispielsweise in den Gemeinden »oft mehr Politik als Volkswirthschaft getrieben« werde. Für die Logik der Politik standen ihm die bloße »Epidemie-Polizei«, die »auf dem Continente« nach wie vor dazu neige, restriktive sanitätspolizeiliche Maßnahmen zu ergreifen. Aus sozialen, wissenschaftlichen und volkswirtschaftlichen Gründen forderte er dagegen, auch präventiv durch Assanierung tätig zu werden.[175]

---

173 Hueppe stand also zunächst deutlich in der bakteriologischen Tradition, erweiterte die ätiologischen Konzepte dann allerdings grundlegend, indem er die enge mikrobiologische Rückführung von Krankheiten auf einen lokalisierbaren Erreger erweiterte und zusätzlich nach der »Konstitution« des Erkrankten fragte. Zur Konstitutionshygiene Hueppes siehe Stöckel, Säuglingsfürsorge, bes. S. 64f. Außerdem zusammenfassend die Abschnitte zur Konstitutionshygiene bei Labisch/Woelk, Geschichte. Zum spannungsreichen Verhältnis Koch/Hueppe siehe bes. Gradmann, Krankheit, S. 24, 164f., 196. Zur Zusammenarbeit und zu unterschiedlichen Auffassungen beider auch Münch, Koch, S. 37. Durch die ätiologische Integration von »Krankheitslage«, »Prädisposition« und »Disposition« des Individuums ging er über die Bakteriologie hinaus. Später öffnete er sich auch deutlich gegenüber der Rassenhygiene. Weindling, Health, S. 170–173.

174 Hueppe, Einführung, S. 249f.

175 So auch in seinem bahnbrechenden, über die Bakteriologie hinausgehenden Vortrag »Ueber die Ursachen der Gährungen und Infectionskrankheiten«, den er 1893 bei der *Versammlung der Naturforscher und Ärzte* gehalten hatte. Hueppe, Ursachen. Zur Bedeu-

Die Integration sozialer Fragen wurde an anderer Stelle noch evidenter: Anders als beispielsweise der orthodoxe Bakteriologe Behring hatte Hueppe auch in einer Studie zur großen Hamburger Choleraepidemie von 1892[176] der »öffentlichen Gesundheitslehre« »die wichtigsten socialen Aufgaben« zugewiesen. Gleichzeitig vertrat er auch dort durchgängig eine ausgesprochen kritische Position gegenüber den involvierten politischen Institutionen und Akteuren: Sie standen den ›wissenschaftlichen‹ diametral gegenüber. In seiner Bilanz der Hamburger Epidemie forderte er ebenfalls eine grundlegende Reform des Gesundheitswesens und postulierte als deren Kernelement, dass ein ärztlicher Fachmann an der Spitze der lokalen Gesundheitsinstitutionen stehen müsse: »An die Spitze« gehöre »überall ein wirklicher Fachmann, dem die nöthigen Hilfskräfte zur Seite zu stellen und unterzuordnen sind, und nicht ein einseitig juristisch geschulter Beamter, dem der Fachmann untergeordnet ist.« Damit waren die institutionellen Berührungspunkte zwischen Wissenschaften und (angeblich juristisch dominierten) politischen Institutionen angesprochen. Mit diesem institutionellen Konflikt rückte dann umgehend die politikkritische Argumentationsweise in den Fokus: Weil sein »Vorschlag so einfach, natürlich-selbstverständlich und sachlich« sei, so spöttelte Hueppe, werde »er wahrscheinlich bei unseren Eigenthümlichkeiten wenig Aussicht auf Verwirklichung haben«. Im Schlussabsatz mischten sich explizite Politikkritik und die Vision, politische Verfahren durch wissenschaftliche »Sachlichkeit« zu ersetzen: Die »alten Verwaltungs-Schablonen« und die einseitige »Bevorzugung der juristischen Routine« hätten sich »genau so gut überlebt wie die alten politischen Parteien, die sich mit den grossen socialen Aufgaben noch nicht abzufinden vermochten«. Hueppe konstatierte aber, er lebe in »der besten Zuversicht, dass wir uns allmählich des Gängelbandes entwöhnen und in Zukunft die Sachlichkeit überall und stets in den Vordergrund stellen werden und nicht mehr, wie es bisher meist üblich war, erst auf ›Krieg, Pestilenz und theure Zeit‹ warten, um an die Sachlichkeit erinnert zu werden«.[177]

tung von »Krankheitslage«, »Prädisposition« und »Disposition« S. 6. Weitere Beispiele für Werke ohne Verwendung des Vokabulars sind ders., Methoden, z.B. die Auflagen 1885, 1886, 1889, 1891.

176 Einführend zur Cholera und ausführlich zur Hamburger Epidemie siehe Evans, Tod.

177 Hueppe/Hueppe, Cholera-Epidemie, S. 54f. Teile der Textsammlung waren bereits zuvor in der *Berliner Klinischen Wochenschrift* erschienen.

Damit deutete Hueppe Anfang der 1890er-Jahre ein neues Positionierungsmodell an: Die »alten politischen Parteien«, die ja überhaupt erst in den 1870er-Jahren verbreitet in den Blick der Gesundheitswissenschaftler gerückt waren, stellte er nun bereits als überholt dar. An die Stelle des parteipolitischen »Gängelbandes« sah Hueppe für die nahe Zukunft eine Dominanz wissenschaftlicher Sachlichkeit treten. Mit dieser Utopie einer Substitution der verwaltungs- und parteiendominierten Politik durch Expertise ging die Relevanzstrategie Hueppes qualitativ deutlich über die Politikkritik beispielsweise der Experimentellen Hygieniker hinaus. Seit den 1890er-Jahren, so wird im folgenden Kapitel gezeigt, mehrten sich solche szientokratischen Utopien in verschiedenen disziplinären Kontexten und verdichteten sich zu gegenpolitischen Modellen.

Aber auch die Verdichtung der institutionellen Berührungspunkte mit der Politik und ein soziales Verständnis Öffentlicher Gesundheitspflege führten bei Hueppe nicht zu einer neuen semantischen Nähe zwischen Gesundheitswissenschaften und Politik, sondern zu einer ausgeprägten Anfechtung der ›politischen‹ Akteure und Institutionen. Deutlich wurde dies an Hueppes offensichtlich ironischem Gebrauch der Wendung ›politische Hygiene‹. Mehrfach wies er auf den Verwaltungs- und Kompetenzkonflikt »zwischen der von Hamburg vertretenen Autonomie und der von Berlin aus gegen Hamburg geltend gemachten Bureaukratie« hin. Auf der einen Seite seien dabei »die Mängel der Autonomie in schroffster Weise bloss gestellt« worden, »während die andere Richtung vielfach gar zu sehr im Gewande diplomatischer oder politischer Hygiene auftrat«.[178] Die Wendung ›politische Hygiene‹ stand damit keineswegs als gesundheitswissenschaftlicher Leitbegriff zur Diskussion. Vielmehr bündelte sie gerade Vorbehalte gegenüber institutionellen Praktiken jenseits der wissenschaftlichen Ratio. Letztlich sollte sie durch wissenschaftliche Akteure ersetzt werden.

In seinem *Handbuch der Hygiene* von 1899 führte Hueppe die Nähe zu sozialen Fragen, die politikkritische Grundhaltung und die Tendenz zur Substitution der ›alten‹ Politik schließlich zusammen: In der Einführung betonte er zwar, wie wichtig naturwissenschaftliche Experimente für den Fortschritt der Hygiene seien. Er wandte sich jedoch zugleich gegen den bakteriologischen »Thatsachenkult«: Die »wissenschaftliche Hygiene« müsse immer wieder den »Anschluss an die sozialen Aufgaben suchen und

178 Hueppe/Hueppe, Cholera-Epidemie, S. 11.

finden«. Genau darin läge »ein gewisser Schutz gegen das Ueberschätzen wissenschaftlicher Versuche«.[179] Hueppes Text verdeutlichte, dass die Hygiene geradezu zwangsläufig in Kontakt mit politischen Institutionen und Akteuren geriet, wenn sie die soziale Frage integrierte. Unmittelbar nachdem er die »sozialen Aufgaben« der Hygiene betont hatte, adressierte er die Politiker und brachte dabei zahlreiche negative Stereotype der Parteipolitik an. Das bereits behandelte Disraeli-Wort von 1873, demnach die »Verbesserung des Gesundheitszustandes des Volkes« die wichtigste »soziale Aufgabe« »des Staatsmannes und Politikers jeder Partei« sei, überführte er umgehend in Politikkritik: »Auch auf dem Kontinente« gehöre »jetzt öfter vor den politischen Wahlen das Versprechen der hygienischen Verbesserung fast überall zu den zugkräftigsten Agitationsmitteln aller Parteien, die nach der Wahl in den Parlamenten die Sachen gehen lassen, wie es Gott gefällt.«[180]

Agitation, Partikularismus und letztlich Unaufrichtigkeit waren hier die Hauptcharakteristika, für die politische Phänomene im *Handbuch* sinnbildlich standen und denen konsequent der »sachliche[…] Standpunkt[…]« der Wissenschaft gegenübergestellt wurde.[181] In Zuspitzung sah Hueppe die »öffentliche Gesundheit« sogar in Gefahr, »politisch oder diplomatisch missbraucht und in Misskredit gebracht« zu werden.[182] Er sorgte sich dabei, ähnlich wie im Cholera-Buch, dass politische Akteure die öffentliche Gesundheit vorschieben könnten, um partikularen Interessen nachzugehen – beispielsweise der Beseitigung missliebiger Personen aus einer Stadt; oder, wie im Hamburger Fall, der bürokratischen Kontrolle einer autonomen Stadt durch »Berlin«.[183]

Damit dominierte bei Hueppe durchgängig eine ausgeprägt politikkritische Grundhaltung, die er allerdings um 1900 durch ein weiteres sprachliches Manöver ausdifferenzierte: Zwischen den eindeutig negativ bewerteten ›politischen‹ Phänomenen und der ›wissenschaftlichen‹ Hygiene etablierte er eine Art Zwischeninstanz. Der Begriff ›Sozialpolitik‹ erfüllte dabei eine wichtige Aufgabe: Das Kompositum stand bei Hueppe für Programme und Akteure, die zwar institutionell der Politik zuzuordnen waren. Er bewertete sie allerdings nicht prinzipiell negativ, weil sie gegenüber der

179 Hueppe, Handbuch, S. 11.
180 Ebd., S. 11f.
181 Z.B. ebd., S. 611.
182 Ebd., S. 650.
183 Ebd., S. 650.

Wissenschaft tendenziell offen waren. Es boten sich in Hueppes Augen in diesem Sinne Anknüpfungspunkte zwischen rassenhygienisch erweiterter Hygiene und ›Sozialpolitik‹.[184]

Dass genau in diesem Zusammenhang Sozial- und Rassenhygiene in den Blick gerieten, war kein Zufall. Die beiden wichtigen neuen gesundheitswissenschaftlichen Disziplinen standen in der Folge für eine Erneuerung der politisch-wissenschaftlichen Positionierungsmuster. Das deutete sich bei Hueppe bereits an: Politikkritik und eine Ausdifferenzierung des Politikvokabulars verbanden sich bei rassen- und sozialhygienischen Fachvertretern zu neuen Sprachstrategien und szientokratischen Utopien. Um sie soll es im folgenden Kapitel gehen.

## 2.7 Zusammenfassung

Da die grundlegenden Differenzierungen des Kapitels bereits an der Person Ferdinand Hueppes rekapituliert werden konnten, ist hier nur noch eine knappe Bündelung notwendig: Gegenüber den Standardmustern der ersten Jahrhunderthälfte brachten die wissenschaftlichen Transformationen seit den 1850er-Jahren zwei grundlegend neue Arten des Umgangs mit dem Politikvokabular hervor. Das gesundheitswissenschaftliche Segment der Publizistik zeugt von einer spezifischen Konstellation, die neue Positionierungsmuster erzwang: Der Bezug auf Naturwissenschaftlichkeit prägte auch die Entwürfe einer öffentlichen Hygiene und Gesundheitspflege, besonders der Experimentellen Hygiene des Kreises um Pettenkofer. Die strukturelle Inkompatibilität zwischen den pejorativen Politiksemantiken (die sich nun stark auf parlamentarische Institutionen, Parteien und Regierungsakteure übertragen hatten) und Idealen der Naturwissenschaftlichkeit blieb bestehen. Deutlich wurde das am Vergleich der Experimentellen Hygieniker mit Autoren, die noch stark moralhygienisch argumentierten. Man kann zuspitzen: Je kompromissloser der Bezug auf Naturwissenschaftlichkeit programmatisch zutage getragen wurde, desto seltener wurden potenziell affirmative Bezüge auf ›politisch‹ semantisierte Phänomene.

Gleichzeitig verdichteten sich die Berührungspunkte zwischen politischen Institutionen und den Gesundheitswissenschaften spätestens im Kaiserreich. Wollten die Gesundheitswissenschaftler ihren wissenschaft-

184 Auch in der Krankenkassengesetzgebung sah er beispielsweise einen »sozialpolitischen und sozialhygienischen Schritt vorwärts«. Ebd., S. 23, 621.

lichen Deutungsansprüchen Breitenwirksamkeit verschaffen und die von ihnen vorgeschlagenen Maßnahmen umgesetzt sehen, waren sie gezwungen, sich mit politischen Institutionen und Akteuren intensiv auseinanderzusetzen. Daran änderte die Konzentration der wichtigen gesundheitspflegerischen Vereine auf die kommunale Ebene wenig, die ja lange nicht als privilegierter Ort der Politik gedeutet wurde: Fragen des Gesundheitswesens und Gesundheitsgesetze wurden im Kaiserreich zunehmend intensiv in den Parlamenten auf Reichs- und Länderebene diskutiert, die für die Zeitgenossen die Zentren der ›Politik‹ waren. Wie das Beispiel Hueppes zeigt, sahen sich die Wissenschaftler außerdem in großen Stadtgemeinden mit Strukturen und Akteurskonstellationen konfrontiert, die sie als Auseinandersetzung mit der Politik und Politikern deuteten.

Aus dieser ambivalenten Konstellation – zunehmende Konfrontation mit politischen Akteuren und Institutionen bei gleichzeitig ausgeprägter politikkritischer Grundhaltung – erwuchsen zwei neue Sprachstrategien, die über die älteren Standardmuster qualitativ hinausgingen: Das erste Muster lässt sich bei wissenschaftlichen Akteuren nachweisen, die gesundheitswissenschaftliche Berührungspunkte mit sozialen Fragen anerkannten, sich im Zuge dessen aber deutlich von politischen Akteuren abgrenzten. Das zweite Muster, zu beobachten in der Bakteriologie, lief auf eine vollständige Tabuisierung des Politikvokabulars hinaus, die mit einer systematischen Exklusion des Sozialen aus der gesundheitswissenschaftlichen Ätiologie einherging.

Speziell die Vertreter der Experimentellen Hygiene, beispielsweise viele Autoren der DVjöG, übten zunehmend eine explizite Parlaments-, Regierungs- und Politik(er)kritik, die sich zwar erheblich aus den überkommenen Negativstereotypen des Politischen speiste, sie aber auf die entsprechenden Akteure und Institutionen übertrug. Diese Art der expliziten Politikkritik zeigte sich vornehmlich bei Gesundheitswissenschaftlern, die der Öffentlichen Hygiene eine soziale Komponente zugestanden. Offensichtlich war Abgrenzung von der Politik gerade nötig, wenn man sich mit dem Sozialen befasste. Bedenkt man, dass die soziale Frage im Kaiserreich ein politisches Schlüsselthema war, leuchtet es ein, dass die Wissenschaftler mit universalem Selbstverständnis sich insbesondere dann von den Partikularismen der sozialpolitischen Debatte distanzieren mussten, wenn sie thematisch in deren Nähe gerieten. Es ist aber zu betonen, dass vor den 1890er-Jahren von einer systematischen Strategie der Gegenpolitik gegenüber konkreten deutschen Akteuren und Institutionen kaum die Rede sein kann. Die Abgrenzung war in den 1870er- und 1880er-Jahren stärker eine wissenschaftsinterne Operation und hatte sich noch nicht zu einer umfassenden, gegen die (externe) Akteursgruppe der Politiker gerichteten Professionalisierungs- und Relevanzstrategie verdichtet. Am englischen Beispiel und gegenüber Fachkollegen, die an den Grenzen zwischen Medizin und Berufspolitik operierten, wurden politikkritische Muster aber zunehmend routinisiert.

Die Art, in der die Bakteriologen mit dem Politikvokabular umgingen, verweist *ex negativo* ebenfalls auf einen ausgeprägten semantischen Nexus zwischen der Politik und dem Sozialen. Die Strategie stand entsprechend im Zeichen der totalen sozialen Distanz. In Ansätzen ließ sich dieses Phänomen bereits bei einigen Programmatikern der naturwissenschaftlichen Wende in der Medizin beobachten. Idealtypisch trat sie nun bei den Bakteriologen um Robert Koch zutage. In den Organen dieser gesundheitswissenschaftlichen Schule und in den Texten der Bakteriologen wurde das Politikvokabular umfassend vermieden und, korrespondierend damit, das Soziale aus der Ätiologie systematisch getilgt. Die »unpolitische Vernunft« der Bakterien war damit Kern einer Relevanzstrategie, die von der expliziten Politikkritik deutlich abwich: Die Bakteriologen behaupteten gegenüber den Parlamenten und Parteien nicht, die soziale Frage kollektiver Gesundheit wissenschaftlich lösen zu können, sondern entkleideten die Gesundheitsfrage ihrer sozialen Gestalt: Epidemien und Sterblichkeit galten ihnen nicht als Ergebnis sozialen Elends, sondern als reines Produkt pathogener Mikroorganismen. Soziale Fragen wurden damit systematisch aus dem Themenkanon der Bakteriologie ausgeschlossen, geradezu tabuisiert. Aus diesem Gestus der sozialen Distanz heraus vermieden es sämtliche bakteriologischen Autoren systematisch, sich explizit mit Politik, Politikern und Parteien auseinanderzusetzen. Hätten sie Politisches auch nur thematisiert, wären sie damit ihrem Abgrenzungsgegenstand zu nahe gekommen. An dieser Stelle wird die Beschaffenheit des Nexus zwischen sozialer Distanz und Tabuisierung des Politikvokabulars signifikant: Soziale Distanz musste im Kaiserreich zugleich ›politische Distanz‹ sein, da die soziale Frage zugleich eine politische Kernfrage der Zeit war.[185] Man könnte zuspitzen: Die Bakteriologen begriffen sich als so universal und

185 Mit den Worten Gerhard A. Ritters: Die »soziale Frage« und die »Behandlung der Sozialdemokratie« waren zwei der Fragen, die in »besonderem Maße politische Leidenschaften erregten und zur Gruppierung und Umgruppierung der politischen Kräfte führten«. Ritter, Kaiserreich, S. 10.

›voraussetzungslos‹, dass sie die politischen und sozialen Partikularismen der Zeit nicht einmal benannten. Ihr Alleinstellungsmerkmal bestand darin, dass sie die Gesundheitsfrage, die beispielsweise von der SPD als entscheidende soziale Frage behandelt wurde, den sozialpolitischen Debatten enthoben. Der Mangel an expliziter Politikkritik war im Fall der Bakteriologie keineswegs Zeichen einer größeren Nähe zu politischen und sozialen Phänomenen, sondern vielmehr Ausdruck totaler Distanz.

Abschließend lassen sich somit zwei musterhaft wiederkehrende Korrelationen zwischen konzeptionellen Positionen und spezifischen Verwendungsmustern des Politikvokabulars herausarbeiten. *Erstens*: Je kompromissloser der Bezug auf naturwissenschaftliche Leitdisziplinen von einzelnen Autoren oder Schulen programmatisch gemacht wurde, desto seltener wurden Politikbezüge in ihren Texten. Dieser Befund bestätigt besonders die strukturelle Inkompatibilität zwischen den zeitgenössischen Idealen der Naturwissenschaftlichkeit und den überkommenen Politiksemantiken. Die *zweite* Regelmäßigkeit: Je expliziter die Verbindungen zwischen gesundheitswissenschaftlicher Praxis und dem Sozialen gemacht wurden, desto expliziter wurde die Kritik an politischen Institutionen und Akteuren. Wurde das Soziale, wie in der Bakteriologie, konzeptionell marginalisiert, reduzierten sich die Politikbezüge auf ein Minimum.

Das Beispiel Hueppes bestätigt den Konnex zwischen Politikkritik und sozialem Impetus insofern, als er mit der expliziten (Re-)Integration sozialer Fragen in die Gesundheitswissenschaft unmittelbar zur Kritik an Politikern und politischen Institutionen überging. Gleichzeitig deutete Hueppe bereits eine dritte, grundlegende Erweiterung der Standardmuster an, die in den 1890er-Jahren auf den Plan trat. Um die Hochphase szientokratischer Utopien der Politiksubstitution, die sich damit andeutete, soll es im nächsten Kapitel gehen. Vertreter verschiedener gesundheitswissenschaftlicher Disziplinen überführten die explizite Politikkritik, die sich im Kaiserreich herausgebildet hatte, in der Zeit um die Jahrhundertwende 1900 in Relevanzstrategien, die sich als Gegenpolitik beschreiben lassen.

# VI. Die Klassische Moderne: Politisierung zwischen Abwehr und Aneignung

Wie die voranstehenden Kapitel durchgängig zeigen, war Rudolf Virchow als Symbolfigur und Prototyp des politischen Mediziners häufig mit den ausgeprägten politisch-wissenschaftlichen Grenzpostulaten in Konflikt geraten. Entsprechend zeigte er gegen Ende seines Lebens besondere Sensibilität für einen Wandel, der es ihm erlaubte, die Inkompatibilität medizinischer und politischer Aktivität, die ihm immer wieder vorgehalten worden war, konzeptionell zu überwinden. Am Verhältnis von Medizin und Politik, so seine Beobachtung um die Jahrhundertwende, habe sich Grundlegendes geändert. In einem Text, den er anlässlich seines achtzigsten Geburtstages verfasst hatte, schrieb er:

»Seitdem die öffentliche Hygiene als integrirender Bestandteil der allgemeinen Fürsorge aufgestellt worden ist, hat der Vorwurf, dass ein Arzt auch Politiker sei, alle Bedeutung verloren. Es ist freilich noch jetzt nicht immer leicht, das Recht der ärztlichen Beurteilung in grossen Fragen des Volkslebens anzuerkennen, und wer die Discussionen der letzten Jahre über Acclimatisation und Colonisation anhaltend verfolgt hat, der wird wissen, wie gefährlich es ist, in der Beurtheilung der Verhältnisse des Volkslebens über die wissenschaftlichen Grundsätze einfach hinwegzugehen oder sie oberflächlich zu beurtheilen.«[1]

An diesem charakteristischen Abschnitt sind gleich mehrere Aspekte hervorzuheben, die in der Folge den gesamten, stark autobiografischen Text prägten: Zunächst reflektierte Virchow explizit, dass ihm seine gleichzeitige Aktivität als Arzt und Politiker lange Zeit vorgeworfen worden sei. Im Verlauf des Textes rechtfertigte er seine Doppeltätigkeit und betonte, dass man sie »nicht dem Ehrgeiz, sondern einem strengen Pflichtgefühl und einer Beharrlichkeit in der Verfolgung grosser Aufgaben zuschreiben« solle. Seine eigene Aktivität bezeichnete er nun offensiv als »eine Vermischung von Medicin und Socialpolitik«.[2] Damit war das Modell der Rollen-

1 Virchow, Zur Erinnerung, S. 4.

2 Ebd., S. 5.

und Sphärentrennung, das sein Sprachverhalten in der zweiten Hälfte des 19. Jahrhunderts weitgehend ausgemacht hatte, erheblich modifiziert.

Als Ursache des Wandels machte Virchow den Aufstieg der »öffentlichen Hygiene« aus. Seine Argumentation vereinte dabei ein Plädoyer für die politische Relevanz von Expertenurteilen – das Volksleben sei auf »wissenschaftliche[…] Grundsätze« angewiesen – mit politikkritischen Untertönen: »Am schlimmsten« seien »die Halbwisser, die in dem Hochmuth der gewöhnlichen Laien glauben, sich über die strengen Forderungen des gelehrten Forschers hinwegsetzen zu dürfen.«[3]

Dieses Aussagemuster ist insofern bemerkenswert, als es mit den oben beschriebenen Sagbarkeitsregeln innerhalb der medizinischen Publizistik grundlegend brach: Für den Arzt oder Mediziner wurde ein Platz innerhalb der Sphäre der Politik eingefordert. Gleichzeitig sollte der Arzt aber den Defiziten und Partikularismen der Politik enthoben sein. Terminologisch spiegelte sich diese Paradoxie in der Bezeichnung ärztlicher Expertenpraxis als »halbpolitische Thätigkeit«, die »auf ernsthaften wissenschaftlichen Vorarbeiten« beruhen müsse. Die Autorität des wissenschaftlichen Halbpolitikers wurde der des politischen »Halbwisser[s]« also übergeordnet. Virchow beschränkte sich damit nicht mehr auf politikkritische Versatzstücke in Auseinandersetzung mit wissenschaftlichen Kollegen, sondern konfrontierte die Berufspolitiker mit einem wissenschaftlich dominierten »halbpolitische[n]« Gegenstück.[4]

Man könnte nun argumentieren, Virchow habe am Ende seines Lebens lediglich umstrittene Deutungsweisen wieder aufgegriffen, die er zu Beginn seiner Karriere in der *Medicinischen Reform* verbreitet hatte und deren Stoßrichtung er in dem Artikel von 1902 auch ausführlich reflektierte.[5] Wie im Folgenden gezeigt werden soll, war Virchows Würdigung des politischen Arztes dieses Mal zugleich Indikator und Faktor eines umfassenden Wandlungsprozesses: Anders als 1848 stand Virchow um das Jahr 1900 mit seiner medizinischen Annäherung an die Politik keineswegs allein. Mehrere der argumentativen Versatzstücke, die seinen Jubiläumstext prägten, waren

3 Ebd., S. 6.

4 Ebd., S. 5f.

5 Ihm liege daran, so betonte er, »wieder einmal in Erinnerung zu bringen«, dass es unvermeidlich sei, »die praktische Medicin mit der politischen Gesetzgebung in unmittelbare Beziehung zu setzen«. Genau das habe er »damals in der ›Medicinischen Reform‹« versucht. Ebd., S. 4.

zugleich Kernelemente eines breiteren Wandels der Politiksemantiken seit den 1890er-Jahren.

Verschiedene Fachkollegen griffen Virchows sozialmedizinische Vorstöße von 1848 ebenfalls seit den 1890er-Jahren affirmativ und explizit traditionsbildend auf. Zwischen den 1850er- und 1880er-Jahren hatten die meisten Fachkollegen hingegen über die politisierenden Vorstöße der *Medicinischen Reform* weitgehend geschwiegen. Der Sozialhygieniker Alfred Grotjahn betonte Anfang des 20. Jahrhunderts, dass Virchows Vorstöße von 1848 weitgehend verklungen seien, »ohne unter den Ärzten Widerhall zu finden«. Nun jedoch beriefen sich besonders Sozialhygieniker, aber auch Vertreter anderer Subdisziplinen explizit auf Virchow, Neumann und die *Medicinische Reform*.[6] Mit einer Latenz von fast 40 Jahren gewann das revolutionäre Programm Aktualität und Attraktivität: Die Definition der Medizin als sozialer Wissenschaft und spezifischer Form von Politik erzeugte seit den 1890er-Jahren erhebliche Resonanzen. Als plakativer Ausdruck dieser Reaktualisierung war bereits 1893 unter dem Titel der alten *Medicinischen Reform* eine neue Zeitschrift auf den Markt gebracht worden. Es handelte sich um ein Organ, das in erster Linie ärztliche Standesangelegenheiten behandelte. Allerdings nahm in den ersten Ausgaben der Bezug auf das Vorbild von 1848 viel Raum ein. So unterzog Friedrich Rubinstein, ein praktischer Arzt aus Berlin, über mehrere Hefte hinweg die ursprüngliche *Medicinische Reform* einer Neulektüre.[7] Unter dem Titel »Einst und jetzt. 1848 und 1893« schenkte er den Auseinandersetzungen Virchows mit der Politik besondere Aufmerksamkeit und betonte ihre Modernität: Könne »etwas moderner sein«, fragte Rubinstein, als die These, dass Epidemien »grossen Warntafeln« gleichen würden, an denen »der Staatsmann von grossem Stil« Störungen in der Entwicklung seines Volkes ablesen könne? Diese Warntafeln, so die aktualisierte Forderung Virchows, dürfe »selbst eine sorglose Politik nicht länger übersehen«. In Virchows Vorschlag, Strafrecht durch Psychologie und letztlich »Politik durch Anthropologie« zu ersetzen, erkannte Rubinstein Züge der Kriminalanthropologie

6 Grotjahn äußerte diesen Satz mehrfach. Siehe z.B.: Grotjahn, Pathologie (2. Aufl.), S. 3. Neumann und Virchow wurden häufig in einem Atemzug genannt. Siehe auch: Anon., In memoriam S. Neumann, S. 133. Autor des Nachrufes war mit großer Sicherheit Grotjahn, da Textbausteine auch in anderen seiner Publikationen auftauchten. Zur sozialhygienischen Traditionslinie zu Virchow und den Textbausteinen Grotjahns siehe Kap. VI.3.1.

7 Zur Zeitschriftenneugründung und Rubinstein siehe knapp Werder, Sozialhygiene, S. 217.

Cesare Lombrosos, der seit den 1880er-Jahren im Kaiserreich intensiv rezipiert wurde.[8] Auch das berühmte Diktum von der »Politik als Medicin im Grossen« rekapitulierte Rubinstein in der Artikelserie. Gerade in dieser Verschränkung von Medizin und Politik erkannte er »das Facit einer langen Reihe von Betrachtungen und Gedanken in knapper und eleganter Form«.[9] Die in dem berühmten Satz verdichtete »Einheit der wissenschaftlichen und politischen Überzeugung« stellte er – mit deutlicher Sympathie – als Kernelement von Virchows Denken heraus.[10] Die »politischen Fragen« »anthropologisch« aufzufassen und damit die »öffentliche Gesundheitspflege als ein Glied der socialen und politischen Frage« zu begreifen, unterstützte Rubinstein nachdrücklich.[11] Virchows »Lehren«, so Rubinstein am Ende der Reihe, hätten durch die Erfahrung fast eines halben Jahrhunderts eine »schwerwiegende Bestätigung erfahren«.[12]

Diese phrasenhafte, inhaltlich relativ vage Reaktualisierung des jungen Virchow ist zweifellos auch als eine Huldigung an den gealterten Großgelehrten zu lesen. Betrachtet man allerdings die weitere gesundheitswissenschaftliche Publizistik, wird augenscheinlich, dass sie auch deutlich mehr war: Die Rehabilitierung des politischen Arztes wurde zu dieser Zeit verbreitet vollzogen – und nicht nur mit Bezug auf Virchow. Richtet man den Blick allerdings auf verschiedene andere Segmente der medizinischen Publizistik, trifft man vielerorts auf Befunde, die den beschriebenen Annäherungen an die Politik diametral entgegenzustehen scheinen. In einem »Lesebuch für Ärzte und Patienten« von 1907, das in der Anlage deutlich Züge der alten ärztlichen Klugheitslehren aufwies[13] und speziell jungen Ärzten den Weg in eine erfolgreiche Praxis weisen sollte, problematisierte der Autor politisches Engagement ungebrochen. Am »gefährlichsten«, so hieß es in einem Abschnitt über den Einfluss des Privatlebens auf die berufliche Stellung, sei »für den Arzt die Politik«. Vor allem verlange »man

8 Rubinstein, Einst, S. 89–90, hier S. 89. Zur ausführlichen Analyse der Politisierungsstrategie Virchows in den Jahren 1848/49 siehe Kap. III.2. Zur Bedeutung Lombrosos siehe aus der Fülle neuerer Literatur bes. Wetzell, criminal, bes. S. 40–72.

9 Rubinstein, Einst, S. 96–89, hier S. 97.

10 Rubinstein, Einst, S. 140–144, hier S. 143.

11 Ebd., S. 96–89, hier S. 89.

12 Und weiter: Das »Genie eines einzelnen« sei allerdings damals »machtlos« gewesen, da »nicht wenigstens eine Spur von Verständnis für seine Gedanken und Bestrebungen die Häupter seiner Berufsgenossen erfüllt« habe. Ebd., S. 140–144, hier S. 144. Rubinstein bezog sich an dieser Stelle im Speziellen auf standespolitische Haltungen.

13 Siehe zu dieser ›medicus politicus‹-Gattung Kap. II.6.1.

vom Arzte« nämlich, »dass er seine ganze Zeit, alle seine Aufmerksamkeit und Tätigkeit, all sein Denken und Fühlen nur seinem Berufe« widme. Als Kern des Problems erschien der partikularistische Charakter der Politik: Als Politiker komme man »immer mit einem mehr oder minder grossen Teil der Bevölkerung in Konflikt«. Am »allerschlechtesten« sei es daher, wenn man »einer extrem radikalen Partei« angehöre. Man kann davon ausgehen, dass dem Verfasser dabei zu dieser Zeit die Sozialdemokraten vorschwebten. Ganz allgemein waren aber die Parteien als Kernelement eines pejorativen Politikbildes ausgemacht: Der Arzt, so die martialische Zuspitzung, werde von Parteien »sehr gern als Sturmbock benützt« und missbraucht – »besonders wenn er jung und Anfänger« sei. Bei »ernstlichen Krankheiten« würden selbst seine Parteifreunde »immer einen anderen Arzt« vorziehen, »der sich von der Politik« fernhalte, also nur für seinen Beruf lebe.[14] Der Verfasser schrieb die habituelle Distanz gegenüber der Politik damit in vertrauter Weise fort. Sogar für eine Verschärfung der Abwehrhaltung gegenüber der (Partei-)Politik lassen sich in der ärztlichen Standes- und Wochenpresse um das Jahr 1900 zahlreiche Belege anbringen. Die Negativstereotype des Politischen spitzten sich im Deutungsmuster der ›Parteipolitik‹ zu.

Warum aber galt die Annäherung der medizinischen Wissenschaft, speziell der Hygiene, an die Politik als so ›modern‹? Was hatte sich verändert, dass die unumstößlichen Sagbarkeitsgrenzen, die die medizinische und gesundheitswissenschaftliche Publizistik in den Jahrzehnten zwischen 1850 und 1890 geprägt hatten, in bestimmten Segmenten der Fachöffentlichkeit aufbrachen? Andererseits drängt sich die Frage auf, wie diese Transformationen mit der Zuspitzung der Negativstereotype des Politischen übereinzubringen sind.

Im Folgenden wird argumentiert, dass die Aneignungen der Politik und die Zuspitzung der Politikkritik durch Mediziner und Gesundheitswissenschaftler unmittelbar aufeinander verwiesen waren. Verschiedene Gruppen von Medizinern formulierten explizite Gegenentwürfe zur Parteipolitik, die sukzessive in szientokratische Politikmodelle überführt wurden. Diese Modelle waren Kernelement der spezifischen intellektuellen und sozialstrukturellen Konstellation der »klassischen Moderne« (Peukert).[15]

14 Die Erkenntnis, »dass es so nicht geht«, komme den Ärzten zu spät, »und manche« könnten »sich oft erst nach Jahren wieder erholen«. Anon., Ein praktischer Arzt, Ärzte, S. 26.

15 Zum Terminus der »klassischen Moderne« s.u.

Die Darstellung der Transformationen erfolgt in mehreren Schritten: Zunächst sollen auf Basis der Forschungsliteratur die Signaturen dieser Konstellation herausgearbeitet und in ihrer Bedeutung für Politik- und Wissenschaftsverständnisse der Zeit analysiert werden. Die Aus- und Umdeutungen der Politik, die erhebliche Auswirkungen auf Verhältnisbestimmungen von Wissenschaft und Politik hatten, waren in dieser Phase so grundlegend, dass einschlägige Forschungsbefunde hier in einem eigenständigen Unterkapitel zusammengefasst werden müssen. Zu betonen ist dabei, dass die strukturellen Transformationen der Klassischen Moderne – die Tendenz zur Verwissenschaftlichung des Sozialen, der Wandel politischer Institutionen und der Interaktionsformen zwischen Wissenschaft und Politik – nicht eindimensional neue Semantiken determinierten. Vielmehr waren die Transformationen untrennbar mit dem Semantikwandel verwoben (1).[16] Im zweiten Schritt werden dann die Reichweite und Ausformung des Sprachwandels in verschiedenen disziplinären Kontexten und publizistischen Segmenten analysiert. In verschiedenen disziplinären Feldern lassen sich dabei scheinbar gegensätzliche politisch-medizinische Positionierungsmuster nachweisen. Die Bandbreite reicht von abwehrender Zuspitzung der Kritik bis zu Strategien der Aneignung der Politik durch Wissenschaftler. Als wichtige Referenzpunkte erweisen sich die zeitgenössisch sehr umstrittene Einbindung der Ärzteschaft in die sozialpolitische Praxis und der allgemeine Bedeutungsgewinn der öffentlichen Hygiene (2). Ein weiteres Unterkapitel wird den neu entstehenden Gesundheitswissenschaften der Zeit, der Sozial- und der Rassenhygiene, gewidmet, die in besonderer Weise für neue Selbstverständnisse von Medizinern in der Klassischen Moderne standen. Die Zuspitzung der Politikkritik und die Strategien einer Aneignung der Politik verbanden sich dort idealtypisch zu szientokratischen Politikmodellen. In diesem Zusammenhang wird der Hochkonjunktur der Kompositabildungen ›Gesundheits-‹ und ›Bevölkerungspolitik‹ besondere Aufmerksamkeit geschenkt. Sie standen für eine spezifische Ausdifferenzierung der Politikverständnisse und bezeichneten zugleich Formen staatlicher Gesundheitssicherung (3).

16 Zur Komplexität des Verhältnisses von Struktur und Semantik siehe in systemtheoretischer Perspektive Stichweh, Semantik.

## 1. Politik und Wissenschaft im ›sozio-kulturellen Durchbruch‹ der Moderne

In der historiografischen Forschung zur ›Moderne‹ beziehungsweise zur ›Modernisierung‹ ist seit den 1990er-Jahren eine Tendenz erkennbar, gegenüber den positiv konnotierten Modernisierungstheoremen der Historischen Sozialforschung der 1970er- und 1980er-Jahre die ›dunklen Seiten‹ der Moderne zu betonen. Im Zentrum der neuen Ansätze steht nicht mehr ein weitgehend im 19. Jahrhundert verorteter sozioökonomischer Prozess der »Modernisierung«, sondern »der Zustand der im 20. Jahrhundert verorteten ›Moderne‹«. Als Signum dieser Moderne erscheint eine Ambivalenz zwischen pessimistischem Krisenbewusstsein und einem überoptimistischen wissenschaftlichen »Machbarkeitswahn«. Die Zeit seit den 1890er-Jahren lässt sich in diesem Sinne als »historische Kernperiode« des Aufbruchs in eine ambivalente Moderne interpretieren.[17] Die Forschungsliteratur, die mittlerweile im Anschluss an Detlev Peukert zum »sozio-kulturellen Durchbruch« der Moderne entstanden ist, hat große Breite erreicht.[18] Peukert hatte die 1890er-Jahre als Aufbruchsjahrzehnt der Klassischen Moderne und damit zugleich als entscheidende Zäsur der deutschen Geschichte stark gemacht – und das auch mit Transformationen in Wissenschaft und Politik begründet. Zahlreiche Historiker ziehen auf Basis von Peukerts »flexible[r] Konzeption von Modernität«, die bereits weit von modernisierungstheoretischem Fortschrittglauben entfernt war, Kontinuitätslinien aus dieser Zeit über die Weimarer Republik bis in die Bundesrepublik.[19] Peukert hatte den Terminus der Klassischen Moderne aus der Kunstgeschichte übernommen, um damit die vielfältigen gesellschaftlichen Veränderungen der Zeit auf einen Begriff zu bringen. Inzwischen ist die Wendung zu einem »lebensweltlich-kulturhistorischen Epochenbegriff« aufgestiegen. Im Zentrum des Konzepts stehen die widersprüchlichen Deutungsweisen der rasanten Urbanisierungs- und Industrialisierungsprozesse der Zeit, zwischen »pessimistischem Weltschmerz« und »utopi-

17 Torp/Müller, Bild, S. 15.

18 Peukert, Republik. Siehe außerdem die Beiträge in: Nitschke/Ritter/Peukert, Jahrhundertwende. Genannt seien darüber hinaus einige konzeptionelle und synthetisierende Aufsätze, die explizit an Peukerts wegweisenden Entwurf anknüpfen: Thamer, Januskopf. Nolte, Ende. Tenfelde, Durchbruch.

19 Siehe zur Rezeption und Fortführung der Thesen Peukerts Smith, Sonderwegs-Debatte, bes. S. 41ff. Dort auch Verweise auf weitere Beispiele der produktiven Umsetzung in der historischen Forschung.

schem Überschwang einer wissenschaftsgläubigen Moderne«.[20] Die Widersprüchlichkeiten einer verbreitet diagnostizierten »Krise der Moderne« bei ebenso verbreitetem »Glaube[n] an die Wissenschaft« verdichteten sich in dieser Phase erheblich.[21] Es ist – gerade mit Bezug auf die gesellschaftliche Bedeutung von Wissenschaft – sogar vorgeschlagen worden, die »Entwicklungsschübe der Jahrhundertwende« an den Anfang einer »neu verstandenen Zeitgeschichte« zu stellen.[22] Nimmt man die einschlägige Historiografie in den Blick, so lassen sich in fast allen gesellschaftlichen Bereichen Indikatoren für Wandel nachweisen.

Die Forschungsstränge, die sich mit den Entwicklungsschüben der Zeit befassen, sind hier von besonderem Belang, weil diese Schübe auch das Verhältnis von Wissenschaft und Politik erheblich in Fluss brachten und eng mit neuartigen Politik- und Wissenschaftsverständnissen verbunden waren. Einerseits stehen die Jahre ›um 1900‹ auch für strukturelle Transformationen des politischen Systems, das dynamischer, wandlungsfähiger, aber auch ambivalenter wurde: In diese Zeit fallen das Aufkommen der »Massenpolitik« und die Tendenzen zur – zumindest »schleichenden« – Parlamentarisierung.[23] Diese Prozesse und die Wahrnehmung des Wandels der politischen Formen prägten die zeitgenössischen Deutungen der Politik. Andererseits verdichtete sich in dieser Zeit auch institutionell die Interaktion zwischen Politik und Wissenschaft. Um die Versprachlichung und Deutung der verdichteten Interaktionsformen wurde verbreitet gerungen. Es zeigt sich, dass kulturkritische Abwertungen der Politik und wissenschaftsgläubige Utopien einer Substitution der Politik eng aufeinander verwiesen waren.

In zwei kurzen Exkursen sollen nun die weiteren Kontexte des Sprachverhaltens der Mediziner und Hygieniker vorbereitend skizziert werden: *Erstens* ist der allgemeine Wandel der Politikverständnisse in der Klassischen Moderne zu beleuchten, der eine Polarisierung und Ausdifferen-

20 Schildt, Art. Jahrhundertwende, S. 208.

21 Vom Bruch/Hübinger/Graf, Kultur (Teil I).

22 Szöllösi-Janze, Umgestaltung, S. 61. Ausführlich dazu: dies., History.

23 Über die Reichweite von Parlamentarisierung und Demokratisierung wird in der Forschung seit Langem gestritten. Siehe differenzierend und abgewogen mit zahlreichen Verweisen auf weiterführende Literatur Ullmann, Politik, S. 72ff., 86ff., zu den Kontroversen über Parlamentarisierung und Demokratisierung bes. S. 89f. Zur Massenpolitik seit ca. 1880 und zur Kategorisierung der Positionen in der kontroversen Debatte über die Entwicklung des Parlamentarismus im Kaiserreich siehe zusammenfassend Kreuzer, Verfassungsordnung, bes. S. 18–20.

zierung des Politikvokabulars generierte. *Zweitens* ist von einer erheblichen Verdichtung der institutionellen und personellen Interaktion von Wissenschaft und Politik in der Klassischen Moderne auszugehen, die mit einer starken Tendenz zur »Verwissenschaftlichung des Sozialen« (Raphael) einherging.

## 1.1 Die Polarisierung der Politiksemantiken in der Klassischen Moderne

Egal wie man die Reichweite von Demokratisierung und Parlamentarisierung des Kaiserreichs, besonders seit 1890er-Jahren, letztlich bewertet, welchen Stellenwert man der »Massenpolitik« bereits einräumen will – die Transformationen des »politischen Systems« in dieser Zeit waren erheblich und provozierten umfassende Deutungsarbeit der Zeitgenossen.[24] Politik- und sozialgeschichtlich ist gezeigt worden, dass die Entstehung der »Massenpolitik« den politischen Raum dynamisierte und neue Akteure integrierte. Die herrschenden Eliten waren durch den Wandel um 1900 herausgefordert.[25] Über den Umgang der Parteien mit den Chancen und Risiken der Transformation wird in der Forschung nach wie vor gestritten. Als gesichert kann gelten, dass gerade die Sozialdemokraten auf dem Weg zur »Massenpartei« am weitesten kamen.[26] Und auch wenn die These einer Parlamentarisierung des Kaiserreichs in den letzten Jahren weitgehend widerlegt wurde, betont die Forschung für die hier im Fokus stehende Zeit durchaus einen Macht- und Aufgabenzuwachs des Reichstags sowie eine zunehmende Abhängigkeit der Regierung von den Parteien.[27]

Die beschriebenen Transformationen bilden einen wichtigen Hintergrund für die Deutungsarbeit der Mediziner. Allerdings griffe es zu kurz, die historiografisch herausgearbeiteten Strukturprozesse als einzigen ›realen‹ Bezugspunkt spezifischer Politiksemantiken zu deuten. Gerade die

---

24 Zu den Kontroversen siehe Ullmann, Politik, S. 82ff., und neben der genannten Literatur auch den aktuellen Überblick von Retallack, Obrigkeitsstaat.

25 Die umfassende Erforschung der Frage, wie die Massenpolitisierung die Praxis politischer Herrschaft genau veränderte, ist längst nicht abgeschlossen. Siehe aber den Überblick bei Fairbain, Mobilization. Zur Parlamentarisierung und Demokratisierung siehe auch die Verweise in der Einleitung bei: Bollmeyer, Weg.

26 Als Forschungsüberblick: Ullmann, Politik, S. 87.

27 Ullmann betont, dass keine Entwicklung zu erkennen sei, die »schrittweise oder gar zwingend« in eine Transformation des »konstitutionelle[n] in ein parlamentarisches System« hätte münden müssen. Er verweist aber auch auf den »Aufgaben- und Machtzuwachs des Reichstags«. Ullmann, Politik, S. 90.

bildungsbürgerlichen Politikdeutungen waren zur Zeit der Jahrhundertwende ganz erheblich von einem dominierenden diskursiven Muster geprägt. Eine spezifische Form der Politikkritik, die sich besonders an der Parlamentarisierung und dem Strukturwandel der Parteien abarbeitete, war ein Schlüsselphänomen der Klassischen Moderne. Weit über den engeren kulturkritischen Diskurs hinaus prägte dabei ein Gefüge von Dichotomien, die sich idealtypisch auf den Gegensatz von Kultur und Zivilisation zuspitzen lassen, bildungsbürgerliche Weltdeutungen.[28]

Als zentraler Befund verschiedener Forschungsstränge ist zu betonen: Seit den 1890er-Jahren wurde das Politische vielerorts systematisch überdacht. Die zunehmende Pejorisierung eines engen, auf Parteien und Berufspolitiker bezogenen Politikverständnisses ging mit einer Hochkonjunktur von Entwürfen alternativer Politikformen einher. Diese neuen sprachlichen ›Infrastrukturen‹ und Aussagemöglichkeiten entstanden zwar zunächst außerhalb der medizinischen Publizistik. Sie eröffneten Medizinern und Gesundheitswissenschaftlern aber neuartige Sprachstrategien – boten ihnen »konnektive Potenziale« (Knobloch).

Besonders, aber nicht nur, in der kulturkritischen Diskussion des späten Kaiserreichs spielten die Defizite der Berufspolitik eine große Rolle. In der einschlägigen Forschungsliteratur ist betont worden, dass Zivilisationskritik, Kulturpessimismus und Politikverdrossenheit eng aufeinander verwiesen waren. Die »aus den Fugen geratene« Moderne, als deren Konsequenz von Zeitgenossen verbreitet eine allgegenwärtige »Fragmentierung und Zerrissenheit« diagnostiziert wurde,[29] fand ihren Ausdruck in den Augen vieler auch und gerade in der Politik: Die Berufs- und Parteipolitik stand im charakteristischen Gefüge der kulturkritischen Dichotomisierungen, die der Leitunterscheidung Kultur/Zivilisation nachgeordnet waren, eindeutig auf Seiten der ›Zivilisation‹ und fungierte damit als Abgrenzungspunkt.[30] Die kulturkritische Tendenz zum »politische[n] Kollektivismus«, die sich verbreitet in organizistischen Ordnungsbegriffen, beispielsweise dem des ›Volkskörpers‹, manifestierte, stand für einen ausgeprägten »Hunger nach Ganzheit« (Gay) und Harmonie,[31] der der zivilisatorischen Zerris-

28 Siehe klassisch Bollenbeck, Bildung, ders., Geschichte.

29 Schneider, Sehnsucht, S. 165.

30 Dem »Parteigezänk« wurden in einschlägigen Debatten beispielsweise »Harmonie« und »Eingliederung« entgegengesetzt. Berg/Ulrich, Industriegesellschaft, S. 21. Siehe zu den typischen Dichotomisierungen der Kulturkritik Beßlich, Wege. Außerdem: Fisch, Art. Zivilisation, und Bollenbeck, Begriff.

31 Schneider, Sehnsucht, S. 166.

senheit und (partei-)politischen Dissoziation entgegengesetzt wurde. Das »Unpolitische« konnte vor dem Hintergrund dieser charakteristischen Matrix, wie in Thomas Manns »Betrachtungen«, zu einem Ideal aufsteigen. Die allgemeine Pejorisierung lässt sich am Beispiel des Terminus ›Antipolitik‹ exemplarisch aufzeigen: Verwendungen des Wortes lassen sich zwar bereits deutlich früher nachweisen, es tauchte aber einflussreich in einer von Werner Sombart 1907 in seiner *Wochenschrift für Deutsche Kultur* initiierten Debatte auf, die um die »Abkehr der Gebildeten von der Politik« kreiste.[32] In einer Artikelserie hatte Sombart die Politik als »geistig öde, ethisch verlogen« und »ästhetisch roh« charakterisiert. Sombart hatte die These aufgestellt, dass alle Gebildeten vor dem Hintergrund der herrschenden politischen Verhältnisse geradezu zwangsläufig jedes Interesse an der Politik verlieren mussten: Der Politikerberuf gehe nämlich mit einer Simplifizierung aller Probleme und der »Mechanisierung der Geistigen Vorgänge« einher.[33] Die Ausführungen zur »Abkehr der Gebildeten« wie auch die »Bekenntnisse« waren speziell auf die deutschen Zustände zugeschnitten, und andere kulturkritische Autoren arbeiteten sich – teils legitimierend, teils kritisch – an einer behaupteten unpolitischen Grundhaltung »der deutschen Intelligenz« ab.[34]

Das Ideal des Unpolitischen spielte in der Klassischen Moderne allerdings gerade im fortschrittsoptimistischen und wissenschaftsgläubigen (spätwilhelminischen) Reformmilieu eine große Rolle. Die Arbeiten von Kevin Repp, Paul Weindling und anderen zeigen, dass die verbreitete ›antipolitische‹ Grundhaltung und die fortschrittsgläubigen Verwissenschaftlichungsutopien enge Verbindungen eingehen konnten. Damit rücken wieder die Akteure in den Vordergrund, die Gegenstand der vorliegenden Studie sind: Paul Weindling betont, dass bereits seit den 1880er-Jahren zahlreiche Wissenschaftler gegenüber den »repressive norms« des Kaiserreichs Alternativentwürfe einer rationalen und wissenschaftsbasierten Gesellschaft auf den Plan brachten. Der »authoritarianism« der Bismarckzeit, aber auch die beunruhigenden Konsequenzen von Urbanisierung und

32 Siehe dazu ausführlich Hettling, Bürgerlichkeit, bes. S. 233ff.

33 Siehe die Zusammenfassung bei Mommsen/Schluchter, Entstehung.

34 Siehe zu diesem Diskussionszusammenhang Portinaro, Kulturpessimismus, bes. S. 188ff. Verwiesen wurde – explizit und implizit – auf deutlich ältere Stereotype des »unpolitischen Deutschen«, die im späten 19. und frühen 20. Jahrhundert vielerorts aktualisiert wurden. Die genauen Ursprünge des Topos sind unklar, die begriffsgeschichtliche Forschung liefert Belege aus dem Vormärz, und auch in den medizinischen Texten konnte er zu dieser Zeit nachgewiesen werden. Palonen, Struggle, S. 85.

Industrialisierung sowie Verdrossenheit gegenüber den klassischen Parteiströmungen – Konservatismus, doktrinärem Liberalismus und revolutionärem Sozialismus – führten vielerorts zu der szientokratischen Behauptung, Politik sei letztlich durch wissenschaftliche Planung und Administration zu ersetzen.[35] Besonders die Eugeniker – sowohl rassen- als auch sozialhygienischer Provenienz – nahmen sich mit dieser Stoßrichtung der einschlägigen sozialen Probleme der Zeit an, die sich in den Augen vieler in kollektiven Pathologien (Tuberkulose, Geschlechtskrankheiten und Alkoholismus) manifestierten. Statt in politischen und moralischen Kategorien konzeptualisierten sie die sozialen Probleme erbbiologisch und damit demonstrativ wissenschaftlich. In diesem Sinne deutet Weindling, dass die langsam Einfluss gewinnenden eugenischen Entwürfe darauf hinausliefen, »categories of political economy and society« durch »biological values« zu ersetzen.[36] Diese Strategie war Teil einer verbreiteten Biologisierung des politischen und sozialen Denkens in der Klassischen Moderne, auf die weiter unten ausführlicher eingegangen wird.[37]

Charakteristisch für zahlreiche Kommunikationszusammenhänge in der Klassischen Moderne war, auch unabhängig von diesen Biologisierungstendenzen, die abgrenzende Ausrichtung von Relevanzstrategien verschiedener Akteursgruppen auf ein pejoratives Politikverständnis. Um gerade den eminent politischen Charakter der systematischen Distanzierung zum nominell Politischen zu fassen, wird hier vorgeschlagen, diese Argumentationsweisen als *Gegenpolitik* beziehungsweise gegenpolitische Strategien zu bezeichnen. Gemeint ist damit eine nominelle Abgrenzung von Politik, politischen Akteuren und Praktiken, die eine Substitution der bezeichneten Phänomene durch angeblich überlegene Entsprechungen legitimiert. Es würde aber in die Irre führen, für die Zeit der erweiterten Jahrhundertwende eine ungebrochene Dominanz von Idealen des Unpolitischen und pejorativen Politikvorstellungen zu postulieren. Vielfach lebten gerade die gegenpolitischen Relevanzstrategien auch von einer spezifischen Ausdifferenzierung des Politikvokabulars. Verschiedene Komposita ermöglichten es, Alternativentwürfe zur nachhaltig diskreditierten Partei- und Berufspolitik begrifflich zuzuspitzen. Solche Modelle werden im Folgenden als *explizite Gegenpolitik* bezeichnet.

35 Weindling, Health, S. 20.

36 Ebd.

37 Siehe dazu Kap. VI.3.2.

Politikmodelle, die dezidiert in Abgrenzung von den parlamentarischen Institutionen, den Regierungen und der Parteipolitik ihre Konturen gewannen, wurden vielerorts entworfen. Gut lässt sich diese Art von Gegenpolitik am Begriff des ›Politikers‹ verdeutlichen. Der Begriff erfuhr in der Klassischen Moderne eine bezeichnende Ausdifferenzierung: Einerseits wurde die Figur des Parteipolitikers in zahlreichen Diskussionszusammenhängen zum pejorativen Abgrenzungspunkt, andererseits entwarfen Autoren verbreitet positive Gegenfiguren, die zwar eindeutig in anderen Feldern als dem politischen agierten, aber dennoch als ›Politiker‹ benannt wurden: In Theaterstücken beispielsweise der »Politiker des Geistes«,[38] in der Biografik Nietzsche als »Telepolitiker«.[39] Diese neuartigen Wortbildungen waren ein untrügliches Indiz dafür, dass die Politiksemantiken in Fluss gerieten: Was eigentlich die ›Politik‹, was ein ›Politiker‹ war, wurde verbreitet in Frage gestellt.[40]

---

38 Genannt sei hier nur ein besonders plakatives Beispiel aus dem literarischen Feld: Müller, Politiker. Müller griff auf zahlreiche der bereits angerissenen kultur- und politikkritischen Versatzstücke zurück und ließ seinen Protagonisten die Deutschen als »ein unpolitisches Volk« kritisieren, da »ihre Vorzüglichen und Geistigen« »die Politik« meiden würden. Anders als beispielsweise Sombart, der die »Abkehr der Gebildeten von der Politik« auf eine »Mechanisierung der Geistigen Vorgänge« zurückgeführt hatte, entwarf Müller ein Alternativmodell: das Ideal einer »männlichen neuen Schöpfung einer Geistespolitik«. Der Expressionist Müller beschrieb die »Politiker des Geistes« als »politische Expressionisten«, die »schöpferische Willkür neben den Mechanismus stellen« wollten; einen »irrationalen Staat neben den modernen wissenschaftlichen.« »Nicht der Kenner, nur der Laie« könne »in der Politik genial wirken.« Die »Politik des Geistes« organisierte sich »fließend« neben und ohne ein »starres Programm« und festgelegte »Paragraphen«. »Aus dem Innersten Stellung nehmend« ginge es darum, »die Politik als Geistige« zu begleiten »und vielleicht einmal« zu »führen«. Zitate S. 14, 25, 39. Zu Müller siehe Wallas, Müller, S. 473f. Zu den »Politikern des Geistes« siehe Liederer, Mensch.

39 Biedenkapp, Nietzsche (das folgende Zitat: S. 5). Biedenkapp hielt die Bezeichnung Nietzsches als »Politiker« für erklärungsbedürftig: »Nietzsche als Politiker – das wird vielen, besonders den Aesthetikern und Philosophen, als ein Widerspruch im Beiworte, eine contradictio in adiecto, erscheinen.« Der »Ehrgeiz Nietzsches« sei aber »ein politischer« gewesen. Es sei Nietzsches »ernstes Problem« gewesen, »eine über Europa herrschende Kaste, einen neuen Adel heranzuzüchten«. »Als Philosoph« sei er »notwendigerweise Telepolitiker« geblieben: Ein »Politiker für Jahrtausende«. Nietzsche habe aus dieser Perspektive »mehr als einmal gegen die Politiker, die da, wie Bismarck angeblich nur Zwischenaktspolitik trieben, scharf Stellung genommen«.

40 In den Jahren um 1900 ist insgesamt ein wahrer Publikationsschub von Büchern zu verzeichnen, die – aus unterschiedlichsten Perspektiven – Schriftsteller und Wissenschaftler »als Politiker« in den Blick rückten. Häufig wurden Schriftsteller, Historiker und Wissenschaftler dargestellt, die in der Tat auch im politischen Feld aktiv waren. Hier

Als weiterer Rahmen der semantischen Ausdifferenzierung lässt sich eine von Sabine Marquardt herausgearbeitete (und so bezeichnete) »Politisierungsdebatte« ausmachen, deren Teilnehmer sich oft *ex negativo* an den Stereotypen des ›unpolitischen Deutschen‹ abarbeiteten. Politische Partizipation bauten sie in verschiedenen (beispielsweise den genannten literarischen) Diskussionszusammenhängen zu einem Ideal auf, ohne dass sie damit zwangsläufig Demokratie postulierten.[41] Je nach »Teilkultur« konnte diese Mobilisierung als »Ausweitung der politischen Partizipation auf die Gesellschaft oder auf die Mobilisierung des Volkes zur eher passiven Stützung der Staatspolitik« verstanden werden. Der zunehmend breitenwirksame »Horizontwandel« (Palonen)[42] des Politikbegriffs hin zu einem Handlungsbegriff und der Gewinn »partizipativen Charakter[s]« seit den 1890er-Jahren konnten potenziell auch Nicht-Parlamentarier und -Regierende zu »Politik treibenden« Akteuren machen.[43] Die Einengung der ›Politik‹ auf ein konkretes Akteursensemble und institutionelles Gefüge konnte an der Wende zum 20. Jahrhundert radikal in Frage gestellt werden, wenngleich die Institutionen und Akteure ›der Politik‹ dabei stets als Negativfolie ein wichtiger Bezugspunkt blieben. Das enge Politikverständnis kulturpessimistischer Kritiken an der Berufspolitik ging also häufig Hand in Hand mit alternativen Politikmodellen.

Auf der Ebene der Historischen Semantik des Politischen lässt sich für die Klassische Moderne also eine Polarisierung der potenziellen Aussagemuster deutlich machen: Beobachtbar ist sowohl eine typisch kulturkritische Pejorisierung des Politikvokabulars als auch ein potenzielles Aufbrechen der klassischen, staatsorientierten Politikvorstellungen.

---

nur einige Beispiele: Tönnies, Schiller. Loetscher, Gotthelf. Diether, Ranke. Ahrens, Jacobi.

41 Marquardt, Polis.

42 Palonen, Politik. Die Durchsetzung des Handlungsbegriffs setzte freilich bereits deutlich früher ein. Die Option, Politik als Aktivität zu begreifen, die potenziell von jedem ausgeübt werden konnte, erfuhr seit 1900 allerdings eine deutliche Hochkonjunktur. Die Gültigkeit von Palonens anregenden Thesen wurde inzwischen durchaus relativiert. Jenseits des politiktheoretischen Höhenkamms müssen sie in mancherlei Hinsicht modifiziert werden. Auch die Eindeutigkeit des Endpunktes der von Palonen geschilderten Entwicklung zum Handlungsbegriff wurde angezweifelt. Eine treffende Kritik an der Ausblendung der »Mehrdimensionalität« des Politikbegriffs liefert Marquardt, Polis, S. 33–35.

43 Der Handlungsbegriff des Politischen lässt sich, wie Martin Papenheim gezeigt hat, bereits in der Vormoderne nachweisen. Papenheim, Art. Politique.

### 1.2 Die Ausweitung der politisch-wissenschaftlichen Kontaktzone: Chancen und Risiken der ›Verwissenschaftlichung des Sozialen‹

In der Skizze der semantischen Befunde zur Klassischen Moderne wurde ein Wandel der politisch-wissenschaftlichen Interaktionsformen seit den 1890er-Jahren bereits angedeutet: Politik und Wissenschaft kamen einander institutionell näher. Ein schubhafter Bedeutungsgewinn von Expertise und wissenschaftlichem Wissen für die Politik kumulierte ebenfalls in der frühen Klassischen Moderne.[44] Diese Entwicklungen sind zu betonen, weil die institutionellen und systemischen Kopplungen Erfahrungsräume generierten, die Einfluss auf die wissenschaftlich-politischen Positionierungsmuster hatten. In einem massiv aufgewerteten Selbstverständnis verstanden sich die Wissenschaftler am Beginn des 20. Jahrhunderts zunehmend als »anwendungsorientierte Dienstleister« und fühlten sich »zur umfassenden Weltverbesserung berufen«. Gleichzeitig orientierten sich aber auch die politischen Akteure in vielen Staaten ab der Jahrhundertwende an einem »quasiwissenschaftlichen Effizienz- und Rationalitätsideal«.[45] Ein entscheidendes Element des Prozesses war auf institutioneller Ebene die Transformation einer klassischen »Unterrichtsverwaltung« hin zu gestaltender Wissenschaftspolitik. Politische Akteure und Institutionen fragten im Rahmen dieser Umgestaltung nicht nur »wissenschaftliches Wissen« nach, sondern griffen zunehmend steuernd und planend in die Wissenschaften ein.[46] Die institutionell greifbare Intensivierung der Kooperationen zwischen Staat, Wirtschaft und Wissenschaft ist für die Zeit seit der Jahrhundertwende in zahlreichen Kontexten herausgearbeitet worden. Friedrich Althoff war in diesem Kontext in Preußen der wichtigste wissenschaftspolitische Akteur. Besonders in Preußen stand sein Name paradigmatisch für ein spezifisches wissenschaftspolitisches »System«:[47] Wichtige Elemente des »Systems Althoff« waren neben dem Umbau des Hochschulwesens zu einer Art zentral organisiertem »Großbetrieb«, den Althoff über komplexe Beziehungen und Abhängigkeitsverhältnisse entscheidend prägte, auch die Akquise privater Investoren. Staatliche For-

44 Torp/Müller, Bild, S. 17.

45 Geulen, Geschichte, S. 91.

46 Szöllösi-Janze, Umgestaltung, S. 63.

47 Siehe einführend: Neugebauer, Bildungswesen, S. 766ff. Neugebauer betont die Bedeutung des »Systems Althoff« als wichtiges Element »gesellschaftlicher Dynamik« in Preußen. Allgemein zur Bedeutung Friedrich Althoffs für die preußischen Universitäten siehe Baumgarten, Professoren, S. 247ff.

schungspolitik auf der einen und Orientierung an industriellen Bedürfnissen und Interessen auf der anderen Seite prägten also das »System«.[48]

Im Rahmen verschiedener wissenschaftsgeschichtlicher und soziologischer Ansätze wird die Verwissenschaftlichung zentraler Lebensbereiche als entscheidender Prozess auf dem Weg in die Moderne gefasst, ohne den Prozess modernisierungstheoretisch zu überhöhen. Die Autoren betonen sämtlich seine Ambivalenz und Konflikthaftigkeit. Welcher Terminologien sie sich dabei auch bedienen: Die Wende vom 19. zum 20. Jahrhundert wird stets als entscheidende Phase »des Übergangs von der Industriegesellschaft zur vorrangig informationsbasierten Gesellschaft« gewertet. Margit Szöllösi-Janze hat in einer Zusammenschau institutioneller Entwicklungen der Zeit herausgearbeitet, wie die Wissenschaft in »strukturell neuartige[...] Leistungsbeziehungen zu den Teilsystemen ihrer Umgebung«, neben Wirtschaft und Kultur eben auch Politik, geriet. Die Grenzen zwischen den Systemen seien so durchlässiger geworden. Sie entwickelt die These, dass die erweitert verstandene Jahrhundertwende – genannt werden die Jahrzehnte zwischen den 1880er- und 1930er-Jahren – als eine qualitative Schwelle »tiefgreifende[r] Verwissenschaftlichungsprozesse[...]« zu fassen ist. In der Folge einer breiten wissenschaftlichen Reformdiskussion hätten sich eine moderne Leistungsverwaltung sowie Formen kommunaler und staatlicher Daseinsfürsorge herausgebildet, in denen Experten aus verschiedenen Wissenschaften, darunter Statistik und Medizin, »den Ton angaben«.[49] Als wichtiges Element dieses Prozesses wird verbreitet die »Verwissenschaftlichung des Sozialen« (Raphael) betont, die sich seit den 1880er-Jahren massierte und das Kaiserreich als eine »präformierende Scharnierphase« »unsere[r] Gegenwart« erscheinen lässt.[50]

Verschiedene Historiker greifen also bei der Historisierung des Verwissenschaftlichungsprozesses auf soziologische Theorien zur »Verwissenschaftlichung der Politik« und »Politisierung der Wissenschaft« zurück, die einflussreich von Peter Weingart gebündelt und auf eine Theorie der Wissensgesellschaft zugespitzt wurden. Weingart deutet die in der Moderne zunehmenden Wechselwirkungen zwischen beiden Systemen als »rekursive Kopplung«.[51] Mitchel Ash hat das Phänomen terminologisch anders gefasst: Bei ihm ist die Rede von »Wissenschaft und Politik als Ressourcen

48 Sauerteig, Salvarsan, S. 179. Dort auch der Verweis auf Brocke, Wissenschaftspolitik.
49 Szöllösi-Janze, Umgestaltung, S. 61. Wegweisend: Raphael, Verwissenschaftlichung.
50 Szöllösi-Janze, Wissensgesellschaft, S. 281.
51 Weingart, Stunde. Weingart, Wissenschaftssoziologie.

für einander«. Aus analytischer Perspektive ist kritisiert worden, dass dieses Modell Politik und Wissenschaft zu stark als abgrenzbare Entitäten fasst.[52] Macht man sich einen erweiterten Begriff des Politischen zu eigen, ist dieser Einwand durchaus berechtigt. Es ist allerdings nicht von der Hand zu weisen, dass um 1900 zumindest im Sinne der zeitgenössischen Begriffe eine stark zunehmende Durchdringung politischer und wissenschaftlicher Institutionen wahrgenommen wurde. Rückt man also die Deutungsmuster der historischen Akteure, ihre Sicht- und Teilungskriterien, in den Blick, zeigt sich, dass die untrennbar verwobenen sozialstrukturellen und semantischen Transformationen der Klassischen Moderne dazu führten, dass das Verhältnis von (medizinischer) Wissenschaft und Politik vielfach zum Thema wurde. In den folgenden Abschnitten ist zu beleuchten, in welcher Weise die Ausweitung der Kontaktzone zwischen Politik und medizinischer Wissenschaft sich auf die wissenschaftlich-politischen Positionierungsmuster auswirkte und mit welchen Semantiken die Ausweitung korrespondierte.

## 2. Abwehrkämpfe und Aneignungsversuche

### 2.1 Abwehrkämpfe: Die ärztliche Publizistik und die sozialpolitischen Herausforderungen

Es zeigt sich, dass die Zuspitzung medizinischer und ärztlicher Polemik gegenüber der ›Parteipolitik‹ und eine spezifische Tendenz zur Politisierung des Ärztestandes um 1900 Hand in Hand gingen. Diese Ambivalenz erweist sich als Signum der medizinischen Politiksemantiken der Klassischen Moderne. Die Wortverwendungsgeschichte des Politikvokabulars wird an dieser Stelle zu einer Deutungs- und Wahrnehmungsgeschichte der Ambivalenzen der Verwissenschaftlichung des Sozialen. Der Einbezug medi-

52 Ash, Wissenschaft. Eine Zusammenfassung des Forschungsfeldes liefern Overath/Krassnitzer, Einleitung, bes. S. 13ff. Obwohl beispielsweise Ash durchaus »fließende Übergänge« zwischen beiden Polen konstatiert, ist in der jüngeren wissenschaftshistorischen Forschung mit Recht darauf hingewiesen worden, dass die Annahme der »Ressourcen für einander« »politikferne und politikfreie Zonen der Wissenschaft« – und umgekehrt wissenschaftsferne Politik – impliziere. Vielmehr, so Axel Hüntelmann, würden Wissenschaft und Politik in der Moderne eine »untrennbare Einheit« bilden. Vgl. die empiriegesättigten Einwände bei Hüntelmann, Hygiene, bes. S. 409.

zinischer Akteure in sozialpolitische Praktiken wurde nämlich in der Standes- und Wochenpresse keineswegs bruchlos als positive Entwicklung gedeutet. Im Gegenteil: Aus Perspektive vieler Ärzte wurden Wissenschaft und Politik in dieser Phase keine »Ressourcen für einander«, sondern politische Interventionen erschienen als fundamentales Problem für die Ärzteschaft. Für die Wortverwendungsmuster des Politikvokabulars bedeutete dies, dass die pejorisierende Abwehr der ›Parteipolitik‹ eindeutig dominierte. Damit griffen die Mediziner die zeitgenössische Tendenz zur Parteipolitikkritik auf. Dies funktionierte sprachpragmatisch deshalb gut, weil die überkommenen semantischen Grundstrukturen und Standardmuster der Verwendung des Politikvokabulars fast nahtlos mit der Kritik an der Parteipolitik übereingebracht werden konnten.

Die Bedeutung der gesetzlichen Krankenversicherung als Grundlage einer »sukzessiven ökonomischen Garantie der Medikalisierung der Gesellschaft« (Illich) und damit auch als Grundlage für die schichten- und klassenübergreifende Verbreitung der Ideale des ›homo hygienicus‹ am Ende des 19. Jahrhunderts ist kaum zu überschätzen.[53] Die Einführung der gesetzlichen Krankenkasse war eine jener Formen staatlicher Daseinsfürsorge, die Experten aus verschiedenen Wissenschaften – hier der Medizin – an entscheidender Stelle in sozialpolitische Praktiken und Maßnahmen einbanden. Als Kernelement der praktischen Verwissenschaftlichung des Sozialen brachte es medizinische und politische Akteure unmittelbar in Berührung. Die Auseinandersetzungen mit den Krankenkassen führten zu einer beispiellosen Mobilisierungskampagne des Ärztestandes, die argumentativ gegen Parteien und sozialpolitische Institutionen gerichtet war. Die Politikvorstellungen wurden dabei massiv auf das pejorative Deutungsmuster der ›Parteipolitik‹ zugespitzt.

Ärzte und Ärzteverbände schätzten die weitreichenden Konsequenzen der Kassengesetzgebung wohl früh adäquat ein,[54] allerdings wurden sie von der entsprechenden Gesetzgebung auch überrascht.[55] Insgesamt ist bekanntlich keineswegs von einer offenen Aufnahme des Krankenversicherungsgesetzes (KVG) von 1883 durch die Ärzteschaft zu berichten. Die Auseinandersetzungen mit den zumeist sozialdemokratisch geleiteten Kas-

53 Labisch, Homo. Der Bezug auf Illich: S. 156.

54 Siehe zur umfassenden Darstellung der »Entstehung und Ausdehnung der Gesetzlichen Krankenversicherung« Huerkamp, Aufstieg, bes. S. 194–240 und zur Zuspitzung der Konflikte zwischen Ärzten und Kassen bes. S. 279ff.

55 Labisch, Homo, S. 156.

sen gewannen bis zur Jahrhundertwende sukzessive Brisanz. Die Entwicklung wurde von den Ärzten als Herausforderung und demütigender Autonomieverlust betrachtet. Insgesamt wird in zahlreichen Kontexten deutlich, dass die Kritik an der Parteipolitik häufig auf die Sozialdemokraten zugespitzt war, was vor dem Hintergrund der mehrheitlich nationalliberal orientierten Ärzteschaft nicht verwundert.[56] Das KVG löste allerdings besonderen Furor aus. Bereits mit Inkrafttreten des Gesetzes trat abrupt eine Abwehrbewegung gegen das Gesetz und seine Konsequenzen auf den Plan, die sich in zahllosen Vorträgen und Artikeln Bahn brach. Die Honorarfrage, die Besetzung der Kassenvorstände mit weisungsbefugten Laien, mit Beginn der 1890er-Jahre die Frage der freien Arztwahl – all diese Themenkomplexe wurden mit zunehmender Leidenschaftlichkeit behandelt, sehr ausführlich im *Ärztlichen Vereinsblatt*, dem zentralen Organ der Ärzteorganisationen.[57] Die Zuspitzung des Konflikts zwischen Kassen und Ärzten und die straffere, gewerkschaftsartige Organisation der Ärzteschaft gegenüber den Krankenkassen, die 1900 in der Gründung des *Verbandes der Ärzte Deutschlands zur Wahrung ihrer wirtschaftlichen Interessen* (später *Hartmannbund*) kumulierte und den »Ärztestreik« auf die Tagesordnung brachte, war ein polemischer Höhepunkt der Auseinandersetzungen.[58]

Zentral ist in diesem Zusammenhang folgender wortverwendungsgeschichtlicher Befund: Der Abwehrkampf der Ärzte gegenüber den (von ihnen so dargestellten) Zumutungen des Gesetzes wurde häufig als Kampf gegen die Parteipolitik gedeutet und ausgeflaggt. Dieser Befund kann sowohl für die Standespresse als auch für zahlreiche andere publizistische Kontexte Geltung beanspruchen, die die ärztliche Praxis thematisierten. Belegt wird die These im Folgenden mit Texten aus dem *Ärztlichen Vereinsblatt*, aber auch aus verschiedenen Fachzeit- und Wochenschriften.[59]

---

56 Ein Beispiel aus der Neurologie, das zwischen den Zeilen deutlich gegen sozialdemokratische Positionen gerichtet war: Das »weit verbreitete Märchen von den armen Töchtern des Volkes, die ihren Körper der Sinnenlust der besitzenden Klassen hinopfern müssen, um sich und die Ihrigen zu ernähren« eigne sich zwar »vorzüglich für parteipolitische Propaganda«, hielte »einer wissenschaftlichen Nachprüfung jedoch in keiner Weise stand«. Müller, Psyche, S. 992.

57 Huerkamp, Aufstieg, S. 196.

58 Zusammenfassend mit weiterführender Literatur: Gerst, Standesorganisation, S. 14.

59 Angeführt werden neben den Texten aus dem *Ärztlichen Vereinsblatt* vornehmlich Belege aus der *Zeitschrift für ärztliche Fortbildung*, der *Münchener medizinischen Wochenschrift* und der *Deutschen medizinischen Wochenschrift*. Gemeinsamer Nenner der Organe war (jenseits der jeweiligen Spezialisierung) ihre Ausrichtung auf Belange der ärztlichen Praxis.

Die traditionellen Abgrenzungsrhetoriken gegenüber ›der Politik‹ wirkten in all diesen Kontexten ungebrochen fort, verschärften sich sogar. Die unpolitische Grundhaltung machten zahlreiche Autoren explizit.[60] Dass die Ärzteschaft allgemein zum Unpolitischen tendierte, wurde auch über die Jahrhundertwende hinaus nirgends negiert. Allerdings erschien diese Einstellung ab einem gewissen Punkt manchen als Problem: Eben weil man nicht in der Lage sei, die eigenen Interessen nach Vorbild anderer Berufsstände und Parteien zu organisieren, sei man den Zumutungen der Sozialpolitik gegenüber so hilflos. Vielfach beklagten Ärzte beispielsweise, dass sie »bei der Vorbereitung der sozialpolitischen Gesetze nicht gehört« worden seien[61] und »keiner politischen Partei die geringe Anzahl der Ärzte sehr der Berücksichtigung werth erscheine«.[62]

Im *Ärztlichen Vereinsblatt* lassen sich seit der Jahrhundertwende aus diesen und ähnlichen Beweggründen immer wieder auch Stimmen nachweisen, die von den Kollegen mehr »ärztliches Interesse an der Politik« verlangten, um für eine angemessene Repräsentation der Ärzte im Parlament zu sorgen. Mangelndes Interesse der Kollegen an der Politik hatten vereinzelte Mediziner seit dem Vormärz immer wieder moniert.[63] Die Aufrufe verhallten allerdings, wie registriert wurde, durchgehend ungehört oder zogen sogar schroffe Kritik auf sich, speziell wenn explizit die Unterstützung einer bestimmten Partei gefordert wurde: Ein Aufruf eines Nürtinger Mediziners aus dem Jahr 1905, die »liberalen Parteien« zu unterstützen, zog erhebliche Proteste nach sich.[64] Der universale Anspruch, einen einheitlichen Stand zu vertreten, der darüber hinaus beanspruchte, für die Gesundheitsbelange des gesamten Volkes verantwortlich zu sein, ließ sich mit parteipolitischem Engagement für die Mehrzahl der Ärzte

60 Man habe sich – bei den Ärztetagen – »von der eigentlichen Politik stets ferngehalten«, hieß es in einer Denkschrift des *Ärztevereinsbundes*, die dem Reichstag überreicht wurde. Zit. nach: Anon., Ueber das Verhältnis der Aerzte, S. 41. Das *Ärztliche Vereinsblatt* hatte zwar bereits 1875 programmatisch festgehalten, dass es »auf die Hebung des ärztlichen Standes« auch in »politischer Hinsicht« gerichtet sei. Richter, Programm, S. 1. Ein explizit politisches Selbstverständnis sprach zu dieser Zeit allerdings keineswegs aus den Artikeln des Organs.

61 Siehe z.B. Anon., Aerzte und Regierung, S. 142.

62 Oehmen, Wege, S. 540.

63 Die These, dass die deutschen Ärzte zu unpolitisch seien, lässt sich weit zurückverfolgen. Siehe dazu auch die angeführte Forschungsliteratur in der Einleitung (Abschnitt I.4).

64 Siehe dazu z.B. Schmitt, Entstehung, bes. S. 44ff.

nicht vereinbaren: »[P]arteipolitische[...] Neutralität« blieb ein Schlüsselelement des propagierten Selbstverständnisses des Ärzteverbandes.[65]

Die Zuspitzung des Kampfes gegen die Kassengesetzgebung auf einen Kampf gegen die Parteipolitik wirkte auch über die reine Standespresse hinaus. In ärztlichen Zeitschriften, die sich programmatisch nicht auf die naturwissenschaftliche Grundlagenforschung konzentrierten, sah die Sache oft ähnlich aus. Ein weiteres aufschlussreiches Beispiel ist die 1904 gegründete *Zeitschrift für ärztliche Fortbildung*, die sich inhaltlich stark auf die ärztliche Weiterbildung und Praxis (in Preußen) konzentrierte. Auch hier nahmen Ärzte die politikkritischen Standardmuster in den polemischen Auseinandersetzungen über Krankenkassenfragen in Dienst. Es zeigt sich, dass die Politik vielen ärztlichen Praktikern in der Tat vornehmlich in Form der Probleme mit den Krankenkassen begegnete. Entsprechend aktualisierten sie besonders die Bedeutungsschichten des Partikularismus zur Deutung der Konflikte. Es drohte dauerhaft »die Peitsche politischer Parteiinteressen« – sprich: der SPD.[66] Das inzwischen routinisierte Deutungsmuster ›Parteipolitik‹, in dessen Zentrum die Bedeutungsschicht des Partikularismus stand, entwickelte sich so zum zentralen Versatzstück der ärztlichen Darstellung der eigenen Position gegenüber den Kassen. Zahlreiche ärztliche Wochen- und Monatsschriften führten im Zuge dessen Rubriken ein, in denen Ärzte das Geschehen in den Parlamenten beobachteten und kommentierten. Selbst wenn sie dabei beispielsweise einem prominenten Standesvertreter (und Gegner der Sozialdemokratie) wie Otto Mugdan – Sanitätsrat, Mitglied der Freisinnigen Volkspartei, seit 1903 Mitglied des Reichstags – inhaltlich nicht ungebrochen zustimmten, verwahrten sie sich im selben Atemzug reflexhaft gegen jede Art der Annäherung an die Parteipolitik: Die »mit einer Menge persönlicher Zutaten gespickten Hiebe« in einer Rede Mugdans, die zur »Methodik der Parteipolitik gehören oder durch Temperamentsaufwallungen beeinflußt

65 Siehe Schmitt, Entstehung, S. 47.

66 Siehe beispielsweise Kormann, Krankenkassen-Heerschau. Wie in dem Artikel ebenfalls berichtet wurde, mühten sich die Kassenvertreter, gerade diesen Eindruck zu zerstreuen, und betonten, dass sie »keine Politik« betrieben und »sich noch nie um die politische oder religiöse Meinung« der behandelnden Ärzte gekümmert hätten. An anderer Stelle wurde der »politische[...] Beigeschmack[...]« der sozialdemokratisch dominierten Bewegung moniert. Kt., Tagesgeschichte, S. 113. Die Ausfälle der »clericalen und socialdemokratischen Parteien« »gegen den ärztlichen Stand« wurden schon vor den Debatten um die Krankenkassen moniert – beispielsweise im Zusammenhang mit dem Reichsimpfgesetz. Siehe beispielsweise: Anon., Die Impfdebatte beim Reichstag, S. 204.

worden« seien, kritisierte ein Kommentator entschieden. Er sei sich sicher: Die »Anbahnung friedlicher Beziehungen zu den Krankenkassen« würde durch solcherlei Ausführungen nicht gefördert. »Unbeschadet« der »prinzipiellen Gegnerschaft gegen die Sozialdemokratie« bekannte der Autor der *Zeitschrift für ärztliche Fortbildung* sich »zu dem Wunsche, daß in Zukunft die berechtigten Beschwerden der Ärzte gegen die Kassenverwaltungen auch im Parlamente nicht unter parteipolitischer Flagge zum Ausdruck gelangen mögen«.[67] In den zahlreichen abwehrenden Kritiken der ›Parteipolitik‹ dichotomisierten die Autoren stets den parteipolitischen Partikularismus gegenüber einem (allerdings unterschiedlich zugespitzten) ärztlichen Universalismus.[68] Wie das Beispiel der Kritik an Mugdan zeigt, prägte auch die Bedeutungsschicht der übersteigerten Emotionalität (»Temperamentsaufwallungen«) das Deutungsmuster ›Parteipolitik‹.

In den verschiedenen großen medizinischen Wochenschriften, die in dieser Zeit die wichtigsten »Selbstvergewisserungsinstrumente« der Profession waren, lässt sich im Kontext der kassenärztlichen Auseinandersetzungen analoges Sprachverhalten nachweisen.[69] Zuvor war das Politikvokabular beispielsweise in den beiden auflagenstärksten Wochenschriften, der MmW und der DmW, relativ selten verwendet worden.[70] In beiden Organen verblieben die Wortverwendungen im Rahmen der beschriebenen Standardmuster, die die allgemeine ärztliche Publizistik seit Jahrhundertbeginn geprägt hatten.[71] Erst mit den kassenärztlichen Konflikten gewann

67 Alexander, Ärzte, S. 188. Zu Mugdan siehe Braun, Arbeiterführer, S. 139.

68 Alexander brandmarkte die »Dreiteilung der Versicherung in eine Kranken-, Unfall- und Invaliditätsversicherung« als »das Produkt eigenartiger politischer Konstellationen«, »welche im Interesse des Ganzen besser nicht hätten ausgenützt werden sollen«. Alexander, Ärzte, S. 186–188.

69 Zur Bedeutung und Funktion der großen Wochenschriften siehe: Lisner, Fachzeitschriften.

70 Gesichtet wurden für die DmW die Bände seit ihrer Gründung 1876. Die MmW erschien seit 1890 als Nachfolgeorgan des *Ärztlichen Intelligenzblattes.* Verfolgt wurden die Wochenschriften bis in die Zeit der Weimarer Republik. Siehe dazu die folgenden Kapitel. Zur Auflagenstärke und umfassend zur Einordnung siehe Rüve, mouthpiece, bes. S. 48.

71 Zu den Standardmustern vor 1848 siehe Kap. II, zu ihrem Auftreten im *Intelligenzblatt* und der *Deutschen Klinik* siehe die Einführung zu Kap. V. In der DmW lassen sich vor den kassenärztlichen Konflikten lediglich in Texten des Herausgebers Paul Boerner, der sich Rudolf Virchow verpflichtet fühlte (siehe dazu Rüve, mouthpiece, S. 61f.), Abweichungen von den Standardmustern belegen. Er forderte seine Fachkollegen auf, »den ›parlamentarischen Dingen‹ mehr Aufmerksamkeit« zu schenken. Boerner, Etat, S. 189. Bereits in einer sehr frühen Ausgabe der DmW hatte er außerdem konstatiert, »die

das Politikvokabular eine relevanzstrategische Bedeutung und damit in sprachpragmatischer Hinsicht eine Aufwertung.

Die Kritik der ›Parteipolitik‹ war dabei stark von den überkommenen Semantiken des Politikvokabulars geprägt. Das Deutungsmuster ›Parteipolitik‹ vereinte dabei die vertrauten Elemente: An »Auslassungen«, denen eine »parteipolitische Färbung« nachzusagen war, wurde stereotypisch kritisiert, dass »eine grössere Objektivität am Platze gewesen« wäre[72] oder dass »die bisherige parteipolitische Ausnutzung der Krankenkassenverwaltung« zugunsten »einer rein sachlichen Behandlung« beseitigt werden müsste.[73] Im Deutungsmuster der ›Parteipolitik‹ verdichteten sich also die Dichotomien zwischen Universalismus und Partikularismus sowie die Gegensätzlichkeit zu den Idealen Sachlichkeit und Objektivität, für die in den vorangehenden Kapiteln bereits zahlreiche Belege angeführt werden konnten. Eine neue Qualität erreichte diese Kritik allerdings insofern, als sie nun systematisch in Kämpfen um wirtschaftliche Ressourcen und Deutungshoheit gegen politische Akteure und Institutionen gerichtet wurde. Die partikularismuskritische Abwertung der Politik wurde mit der ›Parteipolitik‹ systematisch auf einen Begriff gebracht. Auch die noch heute verbreitete Kritik »politischer Kurzsichtigkeit« entwuchs diesem Kontext, bezog sich stets auf das pejorative Deutungsmuster und implizierte eine Partikularismuskritik.[74] Dass die Ärztevertreter gegenüber den Kassenverbänden durchgängig die parteipolitische Färbung brandmarkten, war so offensichtlich, dass die Strategie von der Gegenseite sogar zum Thema gemacht wurde.[75]

Bis zum Ersten Weltkrieg blieben dagegen explizite Aufrufe zur Politisierung der Ärzteschaft in der medizinischen Wochenpresse eine große

Aerzte lernten« allmählich »Realpolitik treiben«. Auch diese Entwicklung begründete er bezeichnenderweise mit der »Gleichgültigkeit unserer politischen Parlamentarier«. Allerdings monierte er auch die »Lauheit und Trägheit« der »Standesgenossen«. Demgegenüber forderte er von ihnen, »practische Politik zu treiben«. Boerner, Arzt-Parlament, S. 149f.

72 Aus der Fülle der ähnlichen Thematisierungen in den großen medizinischen Wochenschriften der Zeit siehe: M. K., Auswärtige Briefe, S. 539.

73 Anon., Tagesnachrichten. Die Reform der Arbeiterversicherung, S. 779.

74 Grassmann, Standesvereinen, S. 44.

75 Mit Bedauern hätte man »Kenntnis von der Tatsache genommen, daß die Aerzte in Denkschriften, Zeitungsartikeln die Kassenvorstände als Mittelpunkte der parteipolitischen Bestrebungen verdächtigt« hätten, hieß es 1902 auf dem Höhepunkt des Streites in einer Resolution des Kongresses der Krankenkassen Deutschlands. Anon., Zweiter allgemeiner Kongreß, S. 236.

Ausnahme. Jenseits einzelner Aufrufe des Herausgebers Paul Boerner dominierte bis zum Ersten Weltkrieg auch in der DmW eine klassische Abgrenzungshaltung gegenüber der Politik.[76] Vor dem Ersten Weltkrieg standen damit, besonders im thematischen Zusammenhang der Sozialgesetzgebung, die Kritiken an der Parteipolitik im Zentrum der ärztlichen Sprachstrategien. Die Kritik an den »parteipolitischen Auswüchsen« der Versicherungsgesetze erlangte fast schon die Qualität eines Topos.[77] In der Standespresse, die ja durchgängig stark von der Abwehr politischer Eingriffe in die ärztliche Autonomie geprägt war, lag diese Zuspitzung nahe und wurde auch besonders deutlich. Aber auch an zahlreichen Orten der medizinischen Publizistik lässt sich das Kompositum ›Parteipolitik‹ als zentraler argumentativer Abgrenzungspunkt nachweisen – die ärztliche Wochenpresse wurde bereits genannt. Gerade Spezialpublikationen für Ärzte, die mit dem Versicherungswesen verbreitet zu tun hatten, betonten die Abgrenzung: Beispielsweise die *Aerztliche Sachverständigen-Zeitung* forderte, »durch rein sachliche, von jeder Parteipolitik sich freihaltende, wirklich volkstümliche Darstellungen die Kenntnis des Arbeiterversicherungsrechts in alle Kreise hineinzutragen«.[78] Die Kritik an der Parteipolitik war aber weder auf die Folgen der Sozialgesetzgebung noch auf deutsche Beispiele beschränkt. Das Deutungsmuster entfaltete seine Wirkung in zahllosen thematischen und disziplinären Feldern. Auch in der gerichtsmedizinischen Publizistik monierten Ärzte parteipolitische Einmischungen.[79]

Im Kontext der standespolitischen Abwehrbewegung gegenüber Krankenkassen und der Sozialdemokratie war das Deutungsmuster ›Parteipolitik‹ für die Ärzte ein wichtiges argumentatives Werkzeug. Innerhalb der ärztlichen Publizistik erlangten die pejorativen Politiksemantiken damit eine systematische professionalisierungsstrategische Stelle. In dieser Wortbildung verdichteten sich die Negativstereotype des Politischen und wur-

76 »Von unseren Verhandlungen ist jede Politik ausgeschlossen«, wurde beispielsweise noch 1909 in einem Bericht von einem internationalen medizinischen Kongress betont. Grósz, Wissenschaft, Zit. S. 1844.

77 Siehe beispielsweise Rumpf, Vorlesungen, S. 52.

78 Anon., Versicherungsbote, S. 24.

79 »Die Politik zwinge sich mitunter in die Prozesse hinein«, und »gewöhnliche Kriminalprozesse« würden so zu politischem Streit verwendet und missbraucht«. Die Arbeit würde so, obwohl sie »von jeder politischen Rücksicht frei« sei »und nur von Motiven der objektiven Wahrheit geleitet« werde, »vom parteipolitischen Standpunkte beleuchtet und beurteilt«. Schächter, Vortrag, S. 58.

den systematisch gegen eine konkrete Akteursgruppe gerichtet, mit der die medizinische Profession um Deutungshoheiten rang.[80]

Der Verbreitungsgrad der entsprechenden Sichtweisen und Sprachstrategien war also, wie für die Standes- und Wochenpresse gezeigt, groß. Besondere Aufmerksamkeit verdienen gerade deshalb vereinzelte Politisierungspostulate. Die Autoren der Wochenschriften lehnten solche Forderungen zwar zumeist trotzig ab: »Ich bekenne mich zu den politisch Ungebildeten«, von »denen in diesen Tagen der Kritik da und dort die Rede« gewesen sei, äußerte beispielsweise ein Autor der *Münchener medizinischen Wochenschrift*.[81] Mit den Behauptungen mangelnder »politischer Reife« der Ärzte wurde somit sogar kokettiert. Einigen standespolitischen Autoren wurde nun aber offensichtlich klar, wie problematisch diese Grundhaltung wurde, sobald parlamentarische und demokratische Strukturen im Kaiserreich an Bedeutung gewannen. Der Hintergrund dieses Problems ist gut erforscht: Bereits mit den 1880er-Jahren ist für das Kaiserreich von einem »Aufstieg der Massenpolitik« auszugehen, spätestens seit den 1890er-Jahren spielte der Reichstag für die Politikgestaltung eine rapide wachsende Rolle.[82] Die Deutungsarbeit in der Standespresse reflektierte die Konsequenzen dieses allgemeinen Prozesses. Ein klares Bekenntnis zu parteipolitischem Engagement wurde dabei allerdings nirgends in den hier gesichteten Organen formuliert. Stattdessen kam es vereinzelt zu komplexen Konstruktionen einer ›erzwungenen‹ Politisierung – jenseits der Parteipolitik. Die habituelle Abneigung gegenüber dem Politischen stellten sie dabei zwar nach wie vor überdeutlich zur Schau. Politische Partizipation oder politisches Engagement jenseits der ›Standespolitik‹ – die vor der Weimarer Republik selten als solche bezeichnet wurde[83] – machten sie aber als positiven Bezugspunkt bereits vor der Revolution von 1918/19 vereinzelt stark.[84]

---

80 Wie im letzten Kapitel besonders am Beispiel Virchows gezeigt, war die Politik(er)kritik zuvor in erster Linie in fachinternen Auseinandersetzungen gegen wissenschaftliche Kontrahenten gerichtet worden.

81 Grassmann, Standesvereinen, S. 45.

82 Dazu bes. Kreuzer, Verfassungsordnung, S. 18–20.

83 Auch die Autoren des *Ärztlichen Vereinsblattes* gingen mit dem Terminus ›Standespolitik‹ sehr zurückhaltend um. In der *Deutschen medizinischen Wochenschrift* lässt sich 1889 ein früher Bezug auf »die standespolitischen Anforderungen« einer gesetzlichen Regelung nachweisen. Wernich, Entwicklungsgang, S. 771.

84 Einer der ersten – und insgesamt sehr wenigen – Mediziner, der politische »Reife« und Partizipation gefordert und von einer politischen Relevanz des ärztlichen Standes gesprochen hatte, war bereits 1888 Hugo Ziemssen gewesen. Er betonte, dass der Ärzte-

Besonders zugespitzt forderte seit 1900 der Kevelaer Arzt Franz Oehmen in mehreren Artikeln des *Ärztlichen Vereinsblattes*, dass nun »Neue Wege« beschritten werden müssten.[85] Er betonte, dass es notwendig sei, einen ausgeprägteren »Wille[n] zur Macht« zu entwickeln. Allerdings schloss auch er eine Annäherung an die politischen Parteien kategorisch aus. Negativ konnotierte Sprachbilder von parteipolitischem »Kuhhandel« und dem »Räderwerk der inneren Politik« spielten bei seinem Politisierungspostulat sogar eine entscheidende Rolle: Parteiverdrossenheit und die Diagnose mangelnden parlamentarischen Einflusses mischten sich. Sein Postulat, dass die »Ärzteschaft« »politisch reifer« werden müsse, lief auf eine Politisierung jenseits der Parteipolitik hinaus. Er betonte sogar, dass der Weg zu mehr Macht und Einfluss für die Stände und Interessengruppen in der Regel kaum an Parlament und Parteien vorbeiführen konnte. Aber genau da lag in seinen Augen auch das Problem: Die meisten zahlenmäßig großen »Stände«, so Oehmen, verfolgten ihre Anliegen »durch das Parlament«, über den Zusammenschluss mit Parteien. Und aufgrund ihres Einflusses auf Wahlen würden sie von den Parteien auch berücksichtigt. Zu solcher Art »Kuhhandel« sah er den zahlenmäßig relativ kleinen Ärztestand nicht im Stande. Die Konsequenz sei »ein Mangel an Einfluss auf die Wahlen und damit auf die Politik«. Stattdessen forderte der Autor die Gründung eines eigenen Parlaments und einer Interessenvertretung im Stile anderer »Erwerbsstände«. Er forderte den »Verzicht auf die Ausführung der sozialen Gesetzgebung« im Falle der Nichterfüllung der ärztlichen »Wünsche«.[86] Der gesamte Text lief darauf hinaus, politikanaloge Praktiken jenseits der Parteipolitik zu institutionalisieren.

Das Postulat, die unpolitische Grundhaltung zu überwinden, stellten die Standesvertreter zumeist als eine Politisierung wider Willen dar: Zwar treibe man in der Zeitschrift »keine Politik«, hieß es an anderer Stelle im *Ärztlichen Vereinsblatt*, aber die zunehmende »Abhängigkeit von den Ereignissen des öffentlichen Lebens« sei »doch so groß, dass flüchtige Berüh

stand anderen gebildeten Ständen an »politischer Reife« in nichts nachstehe und der Arzt sich den »allgemeinen politischen und socialen Interessen des Staates« »nicht entziehen« solle. Ziemssen, Vorträge (11. Vortrag), S. 5. Auch Willy Hellpach postulierte unter dem Pseudonym »Medicus Politicus« schon vor Kriegsbeginn politische Partizipation (dazu s.u.).

85 Oehmen, Wille, S. 538f. Zur Identifizierung des Autors siehe: Schwalbe, Reichs-Medicinal-Kalender, S. 310.

86 Oehmen, Wille, S. 538f. Sämtliche Zitate des Abschnitts entstammen diesem Text.

rungen gewisser Ereignisse kaum zu vermeiden« seien.[87] Die Methoden, die manche Standesvereine dann im Kontext der erheblichen Verschärfung des Konflikts mit den Kassen exakt im Jahr 1900 vorschlugen, näherten sich den Praktiken klassischer politischer Vereinigungen jedoch immer mehr an: »Agitation«, auch in der »politischen Presse«, und »rege Propaganda bei den Kollegen« erschien beispielsweise den Mitgliedern des Ludwigshafener *Vereins zum Schutz ärztlicher Interessen* als »gute Waffe«, um Kollegen und Öffentlichkeit für die eigene Sache zu gewinnen.[88] Ein Leipziger Arzt proklamierte im *Vereinsblatt* sogar explizit nach »sozialdemokratischem Muster«: »Aerzte aller deutschen Staaten, vereinigt Euch!«[89] Somit forderten Standesvertreter klassische Muster politischer Agitation im Sinne der materiellen Interessen des Standes und näherten sich in vielerlei Hinsicht den Praktiken politischer Parteien und Vereinigungen an. Argumentativ flaggten sie aber auch diese Postulate als eine Abgrenzung von der Parteipolitik aus. Die ersten Versuche in der Standespresse, Modelle von Gegenpolitik zu entwickeln, waren gleichzeitig Zuspitzungen der pejorativen Parteipolitik-Stereotype.

Auf der anderen Seite lassen sich durchaus Belege dafür finden, dass die reflexhafte Abwehr parteipolitischer Praktiken medizinischen Deutungsansprüchen (jenseits der rein »wissenschaftliche[n] Bestrebungen«) auch im Wege stehen konnte. Eine Diskussion der *Berliner medizinischen Gesellschaft* (BmG) aus dem Jahr 1907, die bereits zum nächsten Themenkomplex überleitet, kann das verdeutlichen: In einer Debatte über die Satzung der einflussreichen Vereinigung stritten die Teilnehmer darüber, ob in Zukunft auch über Gegenstände verhandelt werden könne, die über »wissenschaftliche Bestrebungen auf dem Gesamtgebiete der Medizin« hinauswiesen. Es ging um die Frage, ob beispielsweise »*praktische* Bestrebungen auf dem Gesamtgebiete der Medizin und der öffentlichen Gesundheitspflege« und damit »öffentliche Angelegenheiten« zu diskutieren seien.[90] Virchow hatte 1896 eine Satzungsänderung durchgesetzt, die Beschlüsse und Diskussionen jenseits der rein »wissenschaftliche[n] Bestrebungen« verhinderte. Die Gesellschaft war, wie ein Redner rekapitulierte, bereits 1880 sogar aus dem *Ärztevereinsbund* ausgetreten und habe ihre Konzen-

87 Anon., Der Ministerwechsel in Preussen, S. 364.

88 Scherer, Aerzte, S. 450.

89 Goetz, Vereinigung, Zit. S. 454.

90 Siehe dazu das Protokoll der Sitzung in: *Verhandlungen der Berliner Medizinischen Gesellschaft aus dem Gesellschaftsjahre 1905*, Bd. 36 1907, S. 14ff. [Hervorhebung T. W.].

tration auf rein wissenschaftliche Fragen betonen wollen. Aus den Beiträgen lässt sich rekonstruieren, dass die Mitglieder bei der Diskussion um die Erweiterung des Themenspektrums vornehmlich an Fragen »sozialmedizinischen« und »standesärztlichen Inhalts« dachten.[91] Der faktische Ausschluss darüber hinausgehender Themen sollte nun rückgängig gemacht werden. Letztlich fasste die Versammlung auch einen entsprechenden Beschluss.[92] Der Weg dahin zeigt jedoch deutlich einen reflexhaften Affekt gegenüber jeder Möglichkeit parteipolitischer Einwirkung auf die Versammlung und ihre Beschlüsse. Der Bezug auf Sozialmedizin und Standesfragen weckte diese Assoziation umgehend.

Sowohl Fürsprecher als auch Gegner der Satzungsänderung verwiesen auf die Gefahr, dass Einmischungen der BmG in »öffentliche Angelegenheiten« »zur Parteipolitik missbraucht werden« könnten. Dieser Themenkomplex emotionalisierte die Versammlung erheblich, und es kam sogar zu einer – ansonsten unüblichen – Fülle von Zwischenrufen. Bernhard Fränkel sprach gegen die thematische Öffnung und betonte, »in der Majorität« der Gesellschaft bestehe »die bestimmte Absicht«, dass sie »hauptsächlich wissenschaftliche Arbeit tun soll (sehr richtig!)«. Man könne diese wissenschaftliche Arbeit nicht jedes Mal unterbrechen, wenn es jemandem einfalle, »aus irgend welchen Gründen, vielleicht aus Parteipolitik (Unruhe. – Rufe: Jawohl!)«, sich »in öffentliche Angelegenheiten hineinzumischen«. Es folgten weitere Zwischenrufe. Im Anschluss an die Rede verzeichnet das Protokoll »Beifall und Widerspruch«.[93] Rudolf Lennhoff, ein Fürsprecher, konterte, er wolle »[u]ngefähr dieselben Gründe, die Herr Fränkel zu Ungunsten des Antrages« ausgeführt habe, »zu seinen Gunsten anführen«. Er

91 Ebd., S. 22. Zum Austritt siehe auch Huerkamp, Aufstieg, S. 260. Bernhard Fränkel betonte in seinem weiter unten skizzierten Plädoyer gegen die Erweiterung, dass die *Berliner medizinische Gesellschaft* »in der Entwickelung der Berliner medizinischen Welt« einmal »die einzige Gesellschaft« gewesen sei, »in der sozialärztliche Fragen behandelt werden konnten. Als aber die Standesvereine und die Aerztekammer »aufgekommen« seien, habe »die Majorität der Gesellschaft zu wiederholten Malen ihren bestimmten Willen dahin ausgedrückt«, »nur in den allerwichtigsten Fällen« die »wissenschaftliche Arbeit durch soziale Dinge unterbrechen lassen« zu wollen. Ebd., S. 20.

92 In der Debatte war von einem sogenannten »Maulkorbgesetz« die Rede, da die von Virchow 1896 durchgesetzte Ergänzung zur Satzung es dem Vorsitzenden verbot, Themen jenseits der reinen Wissenschaft auf die Tagesordnung der wissenschaftlichen Sitzungen der *Berliner medizinischen Gesellschaft* zu setzen. Sozialmedizinische Themen waren allerdings dennoch des Öfteren Thema der Versammlungen gewesen.

93 Ebd., S. 20. In Klammern sind im Protokoll die Zwischenrufe vermerkt und hier so übernommen.

sei ebenfalls »der Ansicht, dass die Medizinische Gesellschaft ausschliesslich wissenschaftlichen Zwecken dienen soll, dass sie unter keinen Umständen zu irgend welchen agitatorischen Zwecken oder gar zur Parteipolitik missbraucht werden soll«. Indessen habe er »bisher nicht finden können«, dass »von allen den Anträgen«, die in der Gesellschaft bislang eingereicht worden seien, »irgend etwas agitatorisches oder parteipolitisches vorgelegen« habe. Hingegen könnten durchaus »gelegentlich Dinge vorkommen [...] wo in der Tat die medizinische Gesellschaft ein Interesse daran« habe, »nach aussen hin eine gewisse Willensmeinung kund zu geben«.[94] Entsprechend plädierte er für die thematische Öffnung.

In dieser Debatte zeigt sich deutlich die Ambivalenz der Konstellation, in der sich die Ärzteschaft in der Klassischen Moderne befand. Einerseits gingen die Deutungsansprüche der Mediziner (aber auch die Ansprüche an die Medizin in dieser Zeit) zunehmend über das Betreiben reiner Wissenschaft hinaus. Andererseits zeigt die Deutungsarbeit der Mediziner in den zahlreichen oben angeführten Publikationsorganen, dass ihre Politikvorstellungen sich fast vollständig auf ein Schreckbild der ›Parteipolitik‹ eingeengt hatten. Sprachpragmatisch hatte diese Zuspitzung durchaus ihren Wert. Die Episode aus der Versammlung der BmG deutet bereits an, dass die scheinbar ewig drohende parteipolitische Indienstnahme der Wissenschaft zu einem strategischen Problem werden konnte: Sobald medizinische Wissenschaftler den Schritt vom wissenschaftlichen Kerngeschäft zur praktischen Umsetzung und Anwendung des produzierten Wissens wagten, witterten viele umgehend eine Annäherung an die verhasste Parteipolitik.

### 2.2 Aneignungsversuche: ›Socialpolitik‹ als Chance mit Risiken und Nebenwirkungen

Der publizistische Ort, an dem die praktische Nähe der medizinischen Wissenschaft zur Sozialpolitik naheliegenderweise verhandelt wurde, war die Literatur zur öffentlichen Hygiene und Gesundheitspflege.[95] Dass dieser thematische Kontext unter bestimmten Voraussetzungen auch anderen Argumentationslogiken folgte als die Debatten zur Krankenkassenfrage, zeigen die Verhandlungen der *Versammlungen der Gesellschaft deutscher*

94 Ebd., S. 20f.

95 Siehe dazu bereits Kap. V.2.

*Naturforscher und Ärzte* (VdNÄ). Sie sollen hier zur Einführung als Beispiel dienen, da sie die große Bandbreite ärztlicher Belange und Positionen der Zeit spiegelte.

Auch in ihren Verhandlungen wurden seit Mitte der 1890er-Jahre ›politische‹ Phänomene vermehrt zum Thema. Der prinzipielle Thematisierungsschub der Klassischen Moderne bestätigt sich also. Nachzuweisen sind allerdings zwei gegensätzliche Verwendungsmuster. Auf der einen Seite rückten zwar die »socialpolitischen Gesetze«, die »Krankenkassen-, Unfalls-«, »Alters- und Invaliden«-Gesetze sukzessive in den thematischen Fokus der Ärzteversammlung. Die Teilnehmer beklagten dabei allerdings zunächst, dass die Ärzte an der Ausführung der Gesetze nicht beteiligt wurden.[96] Zugleich erkannten sie aber, dass die Institutionalisierung der Sozialpolitik auch ein qualitativ neuer Berührungspunkt zwischen Politik und Medizin war. Auch bei den Treffen der VdNÄ mehrten sich um 1900 die Stimmen von Teilnehmern, die »sozialpolitische Interessen« zunehmend selbstverständlich und affirmativ in ihre Ausführungen integrierten.[97] Bezeichnenderweise bezog sich eine der wenigen Äußerungen, in denen in diesem Zusammenhang eine Transformation des Verhältnisses von Ärzten und Politik beschrieben wurde, auf Rudolf Virchow: Der renommierte Göttinger Internist Wilhelm Ebstein aktualisierte zustimmend in einer Gedächtnisrede auf »R. Virchow als Arzt, mit besonderer Rücksicht auf die innere Medizin«, dessen These, dass »der Vorwurf, dass der Arzt auch Politik treibe, seine Bedeutung verloren habe«.[98] Auch wenn solche explizit-affirmativen Thematisierungen selten waren, war die Figur des »modernen ärztlichen Socialpolitiker[s]« in den Protokollen also durchaus präsent.[99] Zur gleichen Zeit wurde die Politikkritik in Anbetracht der ›neuen Nähe‹ aber auch systematisch verschärft. Beide Verfahrensweisen, die Ausweitung der Kontaktzone zwischen Wissenschaft und Politik sprachpragmatisch zu verarbeiten, können idealtypisch an zwei bekannten Hygienikern der Zeit plastisch gemacht werden: Jakob Laurenz Sonderegger und Paul Albrecht Boerner.

96 Ein Beleg von 1894: Blasius, Nachtheile, S. 437.

97 Fürst, Stand, S. 292.

98 Ebstein, Virchow, S. 37. Zu Ebstein siehe den entsprechenden Artikel in: Reuter, Lexikon, S. 544.

99 Auch wenn Redner betonten, gar nicht »den modernen ärztlichen Socialpolitiker« spielen zu wollen und »gegen die armen, vielgeschmähten Versicherungsanstalten« vorzugehen – die neue Figur war als solche präsent und nicht prinzipiell negativ konnotiert. Nicol, Volksheilstätten, S. 305.

Die Systematisierung und Routinisierung der Politikbezüge bei gleichzeitiger Zuspitzung der Politikkritik lässt sich besonders deutlich am Beispiel Sondereggers und seiner verbreiteten hygienewissenschaftlichen Monografie nachzeichnen. Sie erfuhr seit den 1870er-Jahren zahlreiche Neuauflagen.[100] Der Verfasser der im deutschsprachigen Bereich vielgelesenen Monografie zur Gesundheitspflege war Präsident der Schweizer Ärztekammer. Zwischen den frühen Ausgaben des *Vorpostens der Gesundheitspflege* und einer posthumen Ausgabe von 1901 lässt sich exemplarisch verfolgen, wie das Politikvokabular im letzten Drittel des 19. Jahrhunderts sukzessive eine zunehmend systematische Bedeutung erhielt – wobei bei Sonderegger von einer sprachlichen Annäherung an die Politik keineswegs die Rede sein konnte. Er spitzte die Kritik in einer Weise zu, die stark an die Politikkritik der Standespresse erinnerte.[101] Die Sprachmuster im *Vorposten* entsprachen in den frühen Auflagen weitgehend den Standards der gesundheitswissenschaftlichen Publizistik,[102] waren aber ausgesprochen polemisch verdichtet. Die zeittypische Einengung des Vokabulars auf politische Institutionen und Akteure wurde dabei bereits erkennbar.[103]

Der Blick in die Auflage von 1901 zeigt nun einerseits starke Kontinuitäten der semantischen Grundstruktur des Politikvokabulars, andererseits eine quantitative und qualitative Aufwertung: Zwischen den frühen Auflagen und der posthumen Neuauflage von 1901, die von einem Mitarbeiter grundlegend ergänzt wurde, gewann das Politische gegenüber den verstreuten Bezügen (beispielsweise von 1874) in systematischer Hinsicht

---

100 Allgemein zu Sondereggers Monografie Sarasin, Maschinen, z.B. S. 143. Zur großen Verbreitung auch ders., Geschichtswissenschaft, S. 118.

101 Das Buch führte den »Kampf[...] um's Dasein der Einzelnen und ganzer Völker« zwar im Titel, war aber nicht sozialdarwinistisch ausgerichtet. Siehe dazu und zu weiteren Hintergrundinformationen Stöckel, Säuglingsfürsorge, S. 29ff.

102 In der hier herangezogenen Ausgabe von 1874 fanden die Standardmuster der ersten Jahrhunderthälfte, beispielsweise die Rede von der ansteckenden Kraft der politischen Ideen von 1789, nach wie vor ihre Aktualisierung. Sonderegger, Vorposten (1874), S. 380.

103 »Staatsmann« und Staat wurden nun als politische Akteure beziehungsweise Instanzen semantisiert und zugleich zu Adressaten hygienischen Wissens aufgebaut. In »neuern Zeiten«, so Sonderegger, steige »auch der Staatsmann von der hohen Pyramide seiner Politik zu ihrer breiten Basis herab«, zähle »Geburts- und Todesziffern« und fange »an, den Lebens- und Gesundheitsverhältnissen der Völker nachzufragen«. Ebd., S. 427. Die Feststellung dieser neuen Adressierbarkeit des »Staatsmann[es]« wurde genretypisch in Kritik an einem »Staat« umgemünzt, der »hohe Politik« treibe und dabei »die stille Tödtung« der Bevölkerung »gewähren« lasse, weil er sich eben nicht an wissenschaftlichem Wissen orientiere. Ebd., S. 118.

deutlich an Relevanz.[104] Diese Entwicklung lässt sich zunächst deutlich an der Frequenz des Politikvokabulars ablesen. Entscheidend ist darüber hinaus aber, dass in der neuen Auflage zusätzlich ein eigenes Unterkapitel zum Thema »Politik« eingeführt wurde, in dem die neue Nähe ausführlich dargestellt wurde.[105] Bezeichnenderweise ging diese Systematisierung mit einer Verschärfung der Politikkritik einher, die sich nun auf die Parteien und die Figur des Politikers fokussierte. Der neue Abschnitt – »Politik und öffentliche Gesundheitspflege« – war fast in Gänze eine Abgrenzung von (und Kritik an) den Politikern und politischen Parteien. »Die Stellung der Volksgesundheitspflege zur Politik«, so das Argument, sei »einfach und selbstverständlich«: Sie gehöre »keiner Partei an«. Ihre Methode sei »die naturwissenschaftliche«. Sie gehe »vom einzelnen Menschen aus« und arbeite langsam: Ihr Fortschritt sei »der eines Bergsteigers, welcher sich erst eine Stufe ins Gletschereis haut, ehe er seinen Fuß nachzieht«. Mit dieser Verbildlichung besonnen-kontinuierlichen naturwissenschaftlichen Arbeitens kontrastierte er die »doktrinäre Politik, die auf ihr Ziel losstürzt, ohne den Weg genau zu studiren«, ein Vorgehen, das »der Hygieine unverständlich« sei.[106]

Die Verkörperung solcher unwissenschaftlichen Verfahrensweisen war bei Sonderegger der »Socialpolitiker«: »Sehr viele Socialpolitiker« rechneten »mit Phantasiegebilden anstatt mit wirklichen Menschen« und müssten deshalb »verunglücken«.[107] Den »Socialpolitiker« baute er zum Ideologieträger auf, als dessen Gegenbild der sorgfältig arbeitende Hygieniker erscheinen musste. Die Sozialpolitik wurde also auch im *Vorposten* der Jahrhundertwende als neues Thema systematisch eingeführt, was die Wahrnehmung einer neuen Nähe zur Gesundheitswissenschaft spiegelte. Der »Socialpolitiker« blieb im Entwurf Sondereggers allerdings eine eindeutig negativ konnotierte Figur. Die pejorativen Politik(er)stereotype wurden damit in der Ausgabe von 1901 auf eine ganze wissenschaftsexterne Akteursgruppe übertragen. Die behauptete Inkompatibilität zwi-

104 Zitiert wird hier nach der zweiten Auflage: Sonderegger, Vorposten (1874), und der posthumen von 1901: Sonderegger, Vorposten (1901).

105 Sonderegger, Vorposten (1901), S. 427ff.

106 Er kritisierte das Menschenbild der »doktrinäre[n] Politik«, in dem der Mensch nur »Träger seiner Livrée, seines Systems, seines Katechismus« sei und als »das Mittel« benutzt werde, ein Dogma oder einen Staatsbegriff plastisch darzustellen«. Sonderegger, Vorposten (1901), S. 428.

107 Sonderegger, Vorposten (1901), S. 428.

schen politischen und wissenschaftlichen Verhaltensmustern wurde auf die Figur des Politikers zugespitzt.[108]

Sondereggers Beispiel belegt einerseits, dass die überkommenen semantischen Grundmuster auch hier bestehen blieben, die Politikkritik und die Positionierung zur Politik aber zunehmend systematische Qualität gewannen.

Ein frühes und besonders aussagekräftiges Beispiel für die Ausdifferenzierung der politisch-wissenschaftlichen Positionierungsmuster seit den 1890er-Jahren liefert Paul Albrecht Boerner, Teilnehmer der 1848er-Revolution, im Kaiserreich angesehener Berliner Hygieniker, DVjöG-Stammautor und Herausgeber der *Deutschen Medicinischen Wochenschrift*.[109] Er formulierte in der Einleitung eines Berichtsbandes zur »Allgemeinen deutschen Ausstellung auf dem Gebiete der Hygiene und des Rettungswesens« (Berlin 1882 bis 1883) ein vehementes Plädoyer für die gegenseitige Angewiesenheit von Medizin (beziehungsweise Gesundheitswissenschaften) und Sozialpolitik: Er verwies auf ein »Wort« des Reichskanzlers Bismarck, der »in einem amtlichen Documente ausgesprochen« habe, dass »die höchste Leistung der medicinischen Wissenschaft nicht in der Heilung, sondern in viel höherem Maasse in der Verhütung von Krankheiten bestehe«. Diese Äußerung »des grossen Staatsmannes« schrieb Boerner »nicht nur für die Medicin«, sondern »ebenso für die Socialpolitik« Bedeutung zu, die schon deshalb »der öffentlichen Gesundheitspflege gar nicht entbehren« könne, da es auch in dieser vor allem gelte, »vorzubeugen, damit eingreifende Heilversuche, welche nothwendig sind, wenn das Leiden einmal da ist, vermieden werden können«. »Ein grosser Theil der berechtigten Forderungen der Socialpolitik«, so fuhr er fort, würde bereits »erfüllt, wenn man in Staat und Gemeinde tüchtige Gesundheitspflege treibe«. Er ergänzte, dass »die socialpolitische Seite der Hygiene« noch »bei Weitem nicht« so gewürdigt werde, wie sie es verdiene. Wirkliche »Erfolge auf dem Gebiete der öffentlichen Gesundheitspflege« seien »ohne das harmonische Zusammenwirken von Staat, Gemeinde und Einzelnen« unmöglich. Die neue Nähe deutete er als Ergebnis eines Wandlungsprozesses: Vieles, »was längst ein sicherer Besitz« der Gesundheitspflege geworden sei, hätte »man

108 In einem Abschnitt zur ärztlichen Praxis betonte Sonderegger, »die meisten politischen Größen« seien »als Aerzte zu Grunde gegangen«. »Virchow nachmachen« sei schwer, da in »eines Menschengehirn« »selten zwei große Gedanken Raum« hätten. Sonderegger, Vorposten (1901), S. 571.

109 Zu Boerner siehe Klimpel, Politiker-Ärzte, S. 24.

noch vor zwei Jahrzehnten in damals beliebter Weise geradezu als socialistisch bezeichnet und verurtheilt«, während den Errungenschaften, die sich nun »eingelebt« hätten, »die allgemeinste Anerkennung zu Theil« werde.[110]

Diese Argumentationsweise ist in mehrfacher Weise bemerkenswert. Besonders im Vergleich mit den durchgängig pejorativen Politiksemantiken, die in der gesundheitswissenschaftlichen Publizistik der 1880er-Jahre sonst weitgehend dominierten, fällt auf, dass das Kompositum ›Socialpolitik‹ Boerner die argumentative Option eröffnete, eine differenzierte Position zu ›politischen‹ Phänomenen und Praktiken einzunehmen. Die Kennzeichnung von Gegenständen und Praktiken als ›Socialpolitik‹ oder ›socialpolitisch‹ war damit potenziell eine der wenigen Verwendungsweisen des Politikvokabulars, im Rahmen derer das Bezeichnete als etwas Positives begriffen wurde. Boerners Statement lässt sich als Versuch lesen, die neuen politisch-wissenschaftlichen Berührungspunkte, die sich aus der Sozialgesetzgebung auf der einen und der Neuausrichtung der öffentlichen Gesundheitspflege (besonders der Experimentellen Hygiene)[111] auf der anderen Seite ergeben hatten, zu versprachlichen. Der affirmative Bezug auf die »Socialpolitik« war so gesehen eine neue mögliche Strategie, sich in das politische Machtzentrum des Kaiserreichs ›einzuschreiben‹ und dessen Potenziale – beispielsweise die Umsetzung kollektivverbindlicher Entscheidungen – für die Gesundheitswissenschaften zu nutzen, ohne sich mit der Logik der ›Parteipolitik‹ abgeben oder gar abfinden zu müssen. Gleichzeitig verdeutlichte Boerner den politischen Akteuren die Potenziale einer Art prophylaktischer, verwissenschaftlichter Sozialpolitik jenseits »socialistisch[er]« Bestrebungen. In analytische Terminologie übersetzt: Boerner zeigte eine Perspektive auf, Politik und Gesundheitswissenschaft (jenseits der Partikularismen der Parteipolitik) als »Ressourcen für einander« (Ash) stark zu machen, und deutete sogar explizit die Möglichkeit einer Strategie der »Verwissenschaftlichung des Sozialen« (Raphael) an.

Mit Boerners Plädoyer für eine Annäherung zwischen Sozialpolitik und Gesundheitswissenschaft auf der einen sowie Sondereggers Systematisierung der professionalisierungsstrategischen Politikkritik auf der anderen Seite sind zwei argumentative Optionen aufgezeigt, die in der Klassischen Moderne verschiedene publizistische Kontexte prägten. In der periodischen und monografischen Publizistik zur öffentlichen Gesundheitspflege und Hygiene wurden beide Stränge aufgenommen und mitunter zu

110 Boerner, Einleitung, S. LXXVI.
111 Siehe dazu Kap. V.2.3.

einer Relevanzstrategie kombiniert. Semantische Annäherung und politikkritische Abwehr gingen Hand in Hand.

Um die Reichweite und die »Mischverhältnisse« der koexistierenden Muster auszumessen, liefern erneut die *Deutsche Vierteljahrsschrift für öffentliche Gesundheitspflege* (DVjöG) und die dort abgedruckten Protokolle der Versammlung des *Deutschen Vereins für öffentliche Gesundheitspflege* wichtige Belege. Der Blick auf das zentrale Organ für die öffentliche Gesundheitspflege im Deutschen Reich ermöglicht es, jenseits der Einzelbeispiele Sondereggers und Boerners Aussagen zu machen über die Verbreitung und Akzeptanz bestimmter Sicht- und Redeweisen unter den deutschen Gesundheitswissenschaftlern. Wie im Abschnitt zur öffentlichen Gesundheitspflege in den 1870er- und 1880er-Jahren gezeigt, dominierte dort lange ein pejoratives, abstrakt auf die Parlamente und Parteien fokussiertes Politikverständnis. Von einer systematischen gegenpolitischen Strategie oder einer szientokratischen Annäherung an die Sozialpolitik konnte aber noch nicht die Rede sein.

Dass sich um 1900 am Verhältnis von medizinischer Wissenschaft und Politik allerdings einiges verändert hatte, wurde von den Autoren und Rednern ausführlich reflektiert. Im Vordergrund stand dabei zunächst der Wandel der Gesundheitswissenschaften: Kaum ein Mediziner, so hieß es bei der Jahresversammlung 1901, stünde noch auf dem Standpunkt, dass »Hygiene nur eine medicinische Wissenschaft« sei. Sie sei nun »öffentliche Angelegenheit« und »Bestandtheil der öffentlichen Verwaltung überhaupt«. In Konsequenz hätten die Hygieniker neue Aspekte in ihre »Erwägungen« einzubeziehen: Die »Widerstände«, mit denen sie somit »in der Regierung«, »in den Parlamenten« und in der Bevölkerung zu tun bekämen, müssten nun in die »Studien« integriert werden. Aus der neuen Konstellation ergab sich in den Augen der Gesundheitswissenschaftler also die Notwendigkeit, die Probleme des Parlamentarismus – beispielsweise den »Zwang der öffentlichen Meinung«, die Konfrontation von »politische[r] Macht« und »Sachverständigen« – in ihre Reflexionen zu integrieren.[112] Den Gegensatz von »Sachverständigen« und dem »parlamentarischen Element« erkannten sie als Grundproblem der hygienewissenschaftlichen Arbeit. Solche – und

112 Prototypisch wurde dies formuliert in der Diskussion zu einer Sektion der Jahresversammlung des *Deutschen Vereins für öffentliche Gesundheitspflege* 1901. Das Thema der Sektion: »Die örtlichen Gesundheitscommissionen in ihrer Bedeutung für Staat und Gemeinde, sowie für die amtliche Thätigkeit der Medicinalbeamten.« Abgedruckt in: DVjöG, Bd. 34 1902, S. 11–53. Zit. S. 24, 25.

zahlreiche ähnliche – Äußerungen lassen sich als Annäherung an die Probleme der Verwissenschaftlichung des Sozialen aus gesundheitswissenschaftlicher Perspektive interpretieren. Zwei prinzipielle Modi der Versprachlichung dieser praktischen Annäherung von Hygiene und Politik dominierten. Einerseits ist verbreitet der oben beschriebene Abwehrreflex nachzuweisen, da die Wissenschaftler befürchteten, durch die Annäherung an sozialpolitische Fragen »in dieses oder jenes politische Lager hinein[ge]zerrt« zu werden.[113] Andererseits adressierten die Hygieniker die »Politiker« auch immer häufiger als Ansprechpartner. In den Texten der DVjöG begegnet man Verweisen auf die praktische Nähe von Politik und Hygiene allenthalben:[114] »Hygieniker und Sozialpolitiker«, so hieß es, waren sich in ihren Zielen eigentlich »einig«.[115] Hygienische Fragen – etwa der »Geburts- und Wochenbetthygiene« – spielten »wieder und immer wieder hinüber in das Gebiet der Socialpolitik«.[116] Allenthalben rückten »innigere[…] Beziehungen zwischen socialpolitischen und hygienischen Bestrebungen« in den Erwartungshorizont.[117]

Ein klares Indiz für die Routinisierung dieser Sichtweise ist folgendes Phänomen: Auch in den zeitgenössischen Handbüchern zur öffentlichen Hygiene hieß es in den 1890er-Jahren immer häufiger, dass Sozialpolitik und Hygiene eng aufeinander bezogen seien.[118] Die Autoren nannten ›Hygiene und Socialpolitik‹ in Konsequenz zunehmend in einem Atemzug. Oder wie es der Frankfurter Stadtrat Karl Flesch in Weyls *Handbuch der Hygiene* fasste: »Indessen sind Sozialpolitik und Hygiene derart unlöslich verbunden, dass jeder Fortschritt auf dem einen Gebiet ohne weiteres

113 Ein Redner bei der Kieler Jahresversammlung von 1896 musste am Ende der Diskussion seines Vortrags auf heftige Kritik reagieren und betonen, sich der »Gefahren« und »colossalen socialpolitischen Gespenster[…]«, die er heraufbeschworen habe, nicht bewusst gewesen zu sein. Der Vortrag: Merkel, Mitwirkung. Die Zitate aus dem Schlusswort nach der kontroversen Diskussion: S. 151.

114 Besonders die Nähe von »Wohnungshygieniker und Politiker« wurde immer wieder betont. Gemünd, Betrachtungen, hier z.B. S. 367 und 380.

115 Siehe die Rede von Mugdan, Mitwirkung, Zit. S. 65.

116 Brennecke, Errichtung, S. 77.

117 Mit Bezug auf die Invalidenversicherung und statistische Bestrebungen von Reichsversicherungsamt und Kaiserlichem Gesundheitsamt: Ascher, Beziehungen, S. 521.

118 Als ein Beispiel unter vielen siehe Oldendorf, Einfluss, S. 11. Zur Wohnungshygiene betonte Oldendorf: Wie »auf so vielen anderen Gebieten der öffentlichen Gesundheitspflege« falle »auch auf diesem der Socialpolitik« eine wichtige Aufgabe zu.

einen Fortschritt auf dem anderen bedeutet.«[119] Fleschs These, dass es »keine hygienische Forderung« gebe, »deren Erfüllung oder Vernachlässigung nicht volkswirtschaftliche und sozialpolitische Konsequenzen nach sich zöge«, wurde rasch in hygienewissenschaftliches Handbuchwissen überführt.[120] Ein wichtiges Indiz dafür, dass die Sozialpolitik für die Reflexion der wissenschaftlichen Praxis an Bedeutung gewann, war die definitorische Annäherung an die ›Socialpolitik‹ – eine sprachliche Operation, die zuvor im gesamten medizinischen und gesundheitswissenschaftlichen Kontext so gut wie nie zu beobachten war.[121]

Sozialpolitik und Gesundheitswissenschaften kamen einander in den Augen vieler unzweifelhaft näher. Das konnte man nicht zuletzt an der Kritik erkennen, dass eine solche Sichtweise nun eine ›Mode‹ sei. Nicht zufällig war es ein Autor der bakteriologisch dominierten, von Robert Koch herausgegebenen *Zeitschrift für Hygiene und Infectionskrankheiten*, der sich zu Beginn eines Textes »von vornherein« »auf den sachlichen Standpunkt des Arztes und Hygienikers« stellte und betonte, »die staatswirthschaftlichen und socialpolitischen Seiten« seines Gegenstandes »soweit als möglich« auszuschalten. Er wolle sich nicht, wie dies beispielsweise »in manchen medicinisch-statistischen Abhandlungen über die Ursachen der Säuglingssterblichkeit zur Mode geworden« sei, »den weltbewegenden Problemen der Socialpolitik und Nationalöconomie hingeben«, weil er darin die Gefahr sah, »dass die ärztliche Seite der Frage ganz aus dem Gesichtskreise verloren« werde.[122]

Sämtliche hier angeführten Äußerungen belegen, dass die Grenzen zwischen Hygiene und Politik – besonders der Sozialpolitik – im Publikationskontext der öffentlichen Gesundheitspflege um 1900 zunehmend unscharf wurden. Sowohl die Herangehensweise, für die idealtypisch Sonderegger stand, als auch jene Boerners belegen, dass die Politik, speziell die Sozial-

119 Flesch, Wohlfahrtseinrichtungen, S. 652. Flesch war kein Mediziner, sondern Jurist. Der Frankfurter Sozialreformer und Kommunalpolitiker verfasste aber diverse Handbuchartikel zu hygienischen Fragen. Zu Fleschs Artikeln siehe Sauerteig, Krankheit, S. 85. Biografisches auch bei Schröder, Arbeiten, z.B. S. 152ff.

120 Abel, Begriff, S. 2. Abel lehnte es mit Flesch ab, von einer gesonderten »sozialen Hygiene« zu sprechen. Es sei unmöglich, »irgend welche praktischen hygienischen Maßnahmen zu treffen« ohne »Berücksichtigung der gesellschaftlichen Zustände in den Bevölkerungsgruppen, auf deren Lebensverhältnisse man einwirken will«.

121 Albrecht, Errichtung, S. 350. Er beschäftigte sich mit dem »Wesen der Sozialpolitik« und definierte, dass die »Sozialpolitik« »das Gesamtgebiet der Politik« umfasse, »jedoch immer unter sozialem Gesichtspunkt«.

122 Epstein, Mittel, S. 334f.

politik, für die Gesundheitswissenschaftler zu einem Thema systematischen Ranges wurde. Affirmative Positionierungen der Gesundheitswissenschaften gegenüber der Sozialpolitik rückten grundsätzlich in den Bereich des Sagbaren. Der Kanon von Redeweisen, mit dem die Wissenschaftler ihre gesellschaftliche Relevanz ausdeuten und einfordern konnten, war damit um wichtige argumentative Optionen erweitert.

Es lassen sich sogar erste Belege dafür finden, dass die politisch-wissenschaftlichen Grenzen in den Augen mancher vollständig verschwanden: In den späten 1890er-Jahren betonte ein Teilnehmer bei der Jahresversammlung des *Deutschen Vereins für öffentliche Gesundheitspflege* bereits, dass es »[z]wischen socialer Politik und Hygiene« eigentlich »keine festen Grenze« mehr gebe.[123]

Manchen Autoren, selbst solchen, die die gegenseitige Relevanz von Sozialpolitik und Hygiene betonten, ging eine solche Grenzverwischung aber zu weit: »Dinge, wie Bodenpolitik, Nahrungsmittelpolitik, Armenwesen« würden, nur weil sie »auf volkswirtschaftliche und gesellschaftliche Zustände und damit im gewissen Sinne auch auf die Gesundheitsverhältnisse des Volkes bezug haben, noch nicht zu Gegenständen der Hygiene und der eingehenden Behandlung in hygienischen Büchern«.[124] Solche und ähnliche Vorwürfe richteten sich häufig gegen Autoren, die seit den 1890er-Jahren eine neue, eigenständige gesundheitswissenschaftliche Disziplin propagierten: die Verfechter der Sozialhygiene.

## 3. Neue Wissenschaften – neue Sichtweisen: Die Aneignung der Politik in der Sozial- und Rassenhygiene

### 3.1 Die sozialhygienische Aneignung der Politik

Die neue Wissenschaft Sozialhygiene war durch und durch ein Kind der neuen politisch-wissenschaftlichen Konstellation, an der sich die Vertreter der Gesundheitswissenschaften seit den 1890er-Jahren abarbeiteten.[125] Das

123 Tuczek, Bekämpfung, S. 25.

124 Abel, Begriff, S. 2.

125 Die frühen Autoren benannten sie noch als »soziale Hygiene«. Die umfangreiche Literatur zur Sozialhygiene vollständig zu skizzieren, ist hier nicht möglich. Auf die breite Literaturbasis greift eine umfassende aktuelle Studie zurück: Heinzelmann, Sozialhygiene. In sozialgeschichtlicher Langzeitperspektive umfassend: Moser, Interesse.

spannungsreiche Verhältnis zwischen politischen Überzeugungen und den neuen Gesundheitswissenschaften Sozial- und Rassenhygiene hat die Forschung lange Jahre beschäftigt.[126] Diese auch zeitgenössisch immer wieder thematisierte Interdependenz ist ein wichtiger Befund. Hier soll darüber hinaus allerdings ein anderer, bisher weniger beachteter Aspekt betont werden: Die Positionierung zur Politik auf einer abstrakten Ebene war von Beginn an eine wichtige programmatische Operation der Autoren, die die Sozialhygiene (und auch die Rassenhygiene) konzeptionell begründeten. Obschon die Sozialhygiene sich erst in der Weimarer Republik als faktische »Leitwissenschaft der Sozialpolitik« etablieren konnte,[127] lassen sich an den frühen konzeptionellen Texten bereits die strukturellen wissenschaftsgeschichtlichen Bedingungen für die programmatische Politisierung der Disziplin herausarbeiten. Entsprechend werden hier verstärkt ihr Entstehungszusammenhang und ihre konzeptionellen Grundlagentexte in den Blick gerückt. Bei den umfassenden Politikthematisierungen der einschlägigen Autoren ging es weniger um das Verhältnis zu konkreten politischen Parteien oder Strömungen, als vielmehr um eine grundsätzliche Verhältnisbestimmung zwischen Wissenschaft und Politik.

Was war so neu an Sozialhygiene, die hier zuerst betrachtet werden soll? Wieso musste ihr Verhältnis zur Politik so intensiv verhandelt werden? Von Beginn an wurde kontrovers diskutiert, worin die Neuartigkeit der jungen Disziplin bestehe. Diese Debatte kreiste um »das Soziale« innerhalb der Hygiene: Gegner der Sozialhygiene kritisierten, dass ja bereits die Experimentelle Hygiene soziale Wirkungen gezeitigt habe.[128] Das Anliegen der Sozialhygieniker ging bezüglich der konzeptionellen Systematisierung des Sozialen allerdings deutlich weiter: Die Vertreter der Disziplin konzentrierten sich auf Krankheitshäufungen in bestimmten gesellschaftlichen Gruppen und damit auf die Pathogenität spezifischer Lebensverhältnisse. Adolf Gottstein präzisierte die konzeptionelle Ausrichtung wie folgt: Die Disziplin beschäftige sich mit spezifischen gesundheitlichen Änderungen gesellschaftlicher Gruppen, die in der »Sonderstellung« der

---

126 Siehe Weingart/Kroll/Bayertz, Rasse, bes. S. 103ff. Außerdem: Weindling, Health. Differenzierend gegenüber vorschnellen Zuordnungen des eugenischen Denkens zum Konservatismus siehe bes. Schwartz, Eugenik. Weindling, Verbreitung. Die Sozialhygiene wurde besonders mit sozialistischen Ideen identifiziert. Siehe z.B. Moser, Interesse, S. 58.

127 Umfassend: Moser, Interesse. Zusammenfassend: Ellerbrock, Healing, S. 193. Krähwinkel, Volksgesundheit, S. 62. Süß, Gesundheitspolitik, bes. S. 57.

128 Labisch/Woelk, Geschichte (Aufl. 2003), S. 65.

Gruppe begründet lägen, und mit der Rückwirkung dieser Veränderungen auf den Nachwuchs. Alfons Labisch und Wolfgang Woelk fassen wie folgt zusammen: Die Sozialhygiene habe sich »auf gleichartige Gruppen von Individuen« gerichtet, deren Abgrenzung nicht nach Faktoren der unbelebten Umwelt (wie in der Experimentellen Hygiene) oder mikrobiologischen Faktoren (wie in der Bakteriologie), »sondern nach ihrer gesellschaftlichen Lage« erfolge. Diese Ausrichtung weist bereits auf ein wichtiges Alleinstellungsmerkmal der Sozialhygiene gegenüber den anderen bisher behandelten gesundheitswissenschaftlichen Disziplinen hin: Sie richtete sich stark an den Sozial- und Wirtschaftswissenschaften aus und war damit die bisher einzige Disziplin, die programmatisch nicht ausschließlich ihre naturwissenschaftliche Orientierung betonte.[129] Alfred Grotjahn, früher Hauptvertreter der jungen Wissenschaft, stand auch biografisch für diese disziplinäre Nähe: Er hatte Gustav Schmollers staatswissenschaftliches Seminar besucht und dort zu Volksernährungsfragen gearbeitet. Die Herausgeberschaft des *Jahresberichts über die Fortschritte und Leistungen auf dem Gebiete der Sozialen Hygiene und Demographie* teilte er sich seit 1902 mit dem Nationalökonomen Friedrich Kriegel. Unter dem Einfluss Schmollers, so Wilfried Heinzelmann, sei Grotjahn zum Sozialreformer und »ersten medizinischen Kathedersozialisten« geworden. Schmoller und auch Tönnies bekräftigten ihn in seiner Verschmelzung von Hygiene und Sozialwissenschaften von Beginn an.[130] Die große ›kathedersozialistische‹ Offenheit zur Politik, der sozialpolitische Wirkungswille und die enge Verwobenheit von wissenschaftlichem und politischem Programm, für die besonders Schmoller stand,[131] waren Grundelemente einer intellektuellen Konstellation, aus der Grotjahn und die junge Sozialhygiene ausführlich schöpften. Rückblickend kennzeichnete Grotjahn 1932 Schmollers »Verhältnis zur Tagespolitik« als vorbildlich: Schmoller habe die »politischen Ereignisse« mit starker Anteilnahme verfolgt, zu ihnen auch Stellung bezo-

129 Ebd., S. 66. Zur sozialwissenschaftlichen Ausrichtung siehe auch Heinzelmann, Sozialhygiene, S. 292. Alfred Grotjahn beschrieb in seiner Autobiografie von 1932 eindrücklich, wie sehr die sozialwissenschaftliche Ausrichtung auf Widerstand bei den anderen medizinischen und gesundheitswissenschaftlichen Schulen stieß: Es sei der Sozialhygiene »nicht leicht gemacht« worden, »weil sie die Inanspruchnahme der bei den Medizinern verpönten geisteswissenschaftlichen Methoden« voraussetze. Grotjahn, Erlebtes, S. 135f.

130 Die Rede vom »ersten medizinischen Kathedersozialisten« geht auf Grotjahn selbst zurück. Schwartz, Eugenik, S. 70.

131 Siehe den differenzierenden Abschnitt in: Bruch, Gelehrtenpolitik, S. 311ff.

gen – aber stets mit Zurückhaltung, unter Anerkennung anderer Positionen und ohne den »Ehrgeiz«, im Vordergrund des »politischen Kampfes tätig zu sein«. Einem jeden »kühlen Gelehrten« sei es zu raten, »Abstand« zu wahren, wenn er den »Boden der politischen Leidenschaften« betrete.[132] Über die habituelle Anlehnung an die ›Kathedersozialisten‹ hinaus verkörperte Grotjahn, der neben Virchow wohl der bekannteste deutsche medizinische Parlamentarier war, auch institutionell ein besonderes Verhältnis zur Politik. Sein Leben war, ähnlich wie das Virchows, über weite Strecken von der Spannung zwischen politischem und wissenschaftlichem Engagement geprägt.[133] Innerhalb der SPD, deren rechtem Flügel er zuzuordnen war, von der er sich allerdings im Laufe seines Lebens auch mehrfach distanzierte, galt er als ein »bedeutender Außenseiter«.[134] Anders als Virchow ließ Grotjahn die Aktivität in beiden Feldern nicht als Gegensatz erscheinen und plädierte niemals für eine vollständige Sphärentrennung. Zweifellos wusste er ausführlich von den praktischen Problemen der Doppelbelastung zu berichten, und sein Verhältnis zur Sozialdemokratie war spannungsreich. Allerdings erschienen bei ihm politisches und wissenschaftliches Engagement – auch im autobiografischen Rückblick – stets als komplementär und durchdrangen sich auch terminologisch.[135]

Dieser Befund ist für sich bereits aufschlussreich, entscheidend ist aber, dass diese Grundhaltung von Beginn an auch die Programmatik der jungen Sozialhygiene prägte. Schon ihr Name – zeitgenössisch zunächst »soziale Hygiene« – weckte aufgrund der morphologischen Ähnlichkeit umgehend Assoziationen mit der Sozialpolitik – respektive »socialen Politik«. Die semantische Nähe des Politischen und des Sozialen, die in den voranstehenden Kapiteln immer wieder aufschien, führte dazu, dass sich die frühen Verfechter der Sozialhygiene veranlasst sahen, »das Verhältnis der sozialen Hygiene zur Politik« durchgängig offensiv zu thematisieren. Auch die Einführung zur ersten Ausgabe des sozialhygienischen Zentralorgans, der *Zeitschrift für soziale Medizin*,[136] belegt diese Grundausrichtung eindrücklich. Die spezifische Positionierung zum Politischen wird damit als pro-

132 Grotjahn, Erlebtes, S. 113.

133 Zur Biografie siehe Kaspari, Grotjahn.

134 Schwartz, Eugenik, S. 70.

135 Seine erste Abkehr von der Sozialdemokratie kommentierte er in der Autobiografie wie folgt: Da er »nicht ohne politische Betätigung« habe sein können »und die eigentliche Politik« ihn »ganz und gar nicht« habe befriedigen können, habe er sich »der Hygienepolitik« zugewandt. Grotjahn, Erlebtes, S. 104.

136 Grotjahn/Kriegel, Einführung, S. 1–3.

grammatisches Schlüsselelement der jungen Sozialhygiene erkennbar. Die thematische Offenheit gegenüber politischen Phänomenen zeigte sich in zahlreichen Texten der Zeitschrift. Gerade sozialpolitische Fragen diskutierten die Hygieniker in der Tat in zahllosen Artikeln. Allein die Frequenz des Politikvokabulars, auch in anderen sozialhygienischen Periodika und Handbüchern, ging weit über sämtliche der bisher behandelten Publikationskontexte hinaus. Das verdeutlicht den Relevanzgewinn ›politischer‹ Phänomene für die neue Wissenschaft.[137]

Ein ausführlich und kontrovers diskutierter Vortrag bei der Verhandlung der *Deutschen Gesellschaft für öffentliche Gesundheitspflege* 1904 wird hier ausführlich dargestellt, um an seinem Beispiel die Schlüsselelemente, Spezifik und Umstrittenheit der sozialhygienischen Aneignung der Politik plastisch zu machen. Der Vortrag wurde mehrfach abgedruckt, und die argumentativen Versatzstücke, die auf eine explizite Politisierung der Wissenschaft zielten, tauchten vorher und nachher in zahlreichen anderen Publikationen Grotjahns auf.[138] Dass Grotjahn die Nähe der Sozialhygiene zur Politik immer wieder, meist in ähnlichem Wortlaut und an prominenten publizistischen Orten, betonte, weist auf eine gezielte Strategie: Grotjahn erhob die neue Nähe zum programmatischen Schlüsselelement. Andere wichtige Autoren der Disziplin übernahmen es. Grotjahn selbst verwies in dem genannten Vortrag vor der *Deutschen Gesellschaft für öffentliche Gesundheitspflege* (und in zahlreichen ähnlichen Texten) auf die begriffliche Nähe des Sozialen und Politischen: Er bestritt zwar »die oft gehörte Behauptung«, »dass die Begriffe sozial und politisch sich deckten«, gestand aber zu, dass sie »sich an einigen Stellen so schneiden, dass sie schlecht reinlich getrennt werden können«. Die Nähe der Sozialhygiene zur Politik lag damit auf der Hand, und entsprechend offensiv vertrat er sie: Eine »Hygiene, die ängstlich jede Berührung mit den politischen Dingen« vermeiden würde, »sei eben auch keine soziale mehr«. Deshalb dürfe »auch die Hygiene, wenn sie zur sozialen Hygiene wird, nicht völlig von politischen Erörterungen absehen«. Die entscheidende, für die Folgejahre prägende

137 Dieser Befund gilt neben der *Zeitschrift für Soziale Medizin* auch für den von Grotjahn herausgegebenen *Jahresbericht über Soziale Hygiene*. Augenfällig ist die starke Zunahme der Frequenz von Wortverwendungen im Sozialhygiene-Band von Theodor Weyls *Handbuch der Hygiene*. Besonders gegenüber den anderen Bänden des epischen Werkes fällt dies auf: Weyl, Hygiene.

138 Zitiert nach: Grotjahn, Hygiene, Zit. S. 1030ff. Teils im selben Wortlaut wurden Grotjahns Ausführungen auch als Einleitung des *Jahresberichts über die Fortschritte und Leistungen auf dem Gebiete der Sozialen Hygiene und Demographie* abgedruckt. Ders., Einleitung, S. XIf.

argumentative Operation war dann die Behauptung, dass die Sozialhygiene die Defizite der Parteipolitik überwinden könne: »Vorbedingung« für die Beteiligung an »politischen Erörterungen« sei, »dass sie ›voraussetzungslos‹«, also »ohne Rücksicht auf eine Partei oder irgend einen anderen politischen Faktor an die Probleme« herantrete »und ausschliesslich mit den ihr eigentümlichen Methoden deren Lösung« anstrebe. Er glaube, so fuhr Grotjahn fort, »dass gerade die soziale Hygiene, wenn sie das Gebiet der Politik streift oder betritt, geradezu berufen« sei, »eine Mission zu erfüllen«: Sie könne »dazu beitragen [...], die Leidenschaften zu mildern und manche Fragen, die heute Gegenstand heftiger politischer Fehden sind, einer ruhigen, objektiven Beurteilung zuzuführen«. Er führte dann eine Reihe heiß diskutierter sozialpolitischer Fragen an – »Sonntagsruhe«, »Kinderarbeit«, »Arbeiterinnenschutz[...], den »Achtstundentag[...]« –, die, wenn sie »vom sozialhygienischen Gesichtspunkte« aus diskutiert würden, »dem parteipolitischen Hader entzogen« wären.[139]

Damit waren alle zentralen pejorativen semantischen Grundstrukturen des Politikvokabulars aktualisiert, aber gerade als Gegenpol einer spezifisch sozialhygienischen Form des Umgangs mit politischen Fragen aufgebaut. Grotjahn machte die Sozialhygiene in dem Vortrag vor der *Deutschen Gesellschaft für öffentliche Gesundheitspflege* nicht als explizit »politische Wissenschaft« stark, sondern postulierte vorsichtiger die »Berührung mit den politischen Dingen«. Es kann vermutet werden, dass er damit grundlegend politikkritische Tendenzen im Auditorium antizipierte – die dann in der Diskussion des Vortrags auch offen zum Vorschein kamen. In einem früheren Text, in dem die programmatischen Textbausteine bereits zum Einsatz gekommen waren, war er in dieser Hinsicht nämlich noch etwas weiter gegangen. Auch dort hatte er betont, dass die Sozialhygiene, »ohne Rücksicht auf die Interessen einer Partei, an die Probleme« herantrete und »ausschließlich mit den ihr eigentümlichen Methoden deren Lösung« anstrebe: »Politik heißt doch nicht Parteipolitik.« Die Art der politischen Aktivität, die Grotjahn für die Sozialhygiene vorschwebte, lief aber dennoch auf eine sehr direkte Interaktion mit der Parteipolitik hinaus: »Es läßt sich sehr wohl eine soziale Hygiene denken«, so reflektierte er, »die in eminent politischer Weise« mit verschiedenen Parteien unterschiedliche Ziele fordere, »ohne sich damit bei einer der« »Parteien zu engagieren«.[140]

139 Grotjahn, Hygiene, S. 1030ff.

140 Er führte sogar zahlreiche Beispiele an: Mit »den Konservativen« ließe sich »die Sonntagsruhe und die Gründung von Milchzentralen« fordern, »mit dem Zentrum das Verbot

Die daraus resultierende Verhältnisbestimmung von Politik und Sozialhygiene ging über eine »Berührung« deutlich hinaus: »Die soziale Hygiene« sei »so eng mit den Fragen der Politik verknüpft, daß man sie ohne Übertreibung als eine eigentliche politische Wissenschaft ansprechen« könne. Sie berührte sich also nicht nur mit der Politik – sie war politisch. Die Einwände vieler Mediziner gegen eine solche Sichtweise antizipierte er. Indirekt arbeitete er sich an den pejorativen semantischen Grundstrukturen des Politikvokabulars ab: Die Politiknähe beeinträchtige »nicht im geringsten« den »objektiven Wert« der Sozialhygiene. Die Richtung, aus der er die Einwände gegen eine »politische Wissenschaft« erwartete, gab er ebenfalls an: »Die politischen Wissenschaften« hätten »prinzipiell den nämlichen eindeutigen Wert, wie irgend eine sogenannte exakte Wissenschaft«, beispielsweise die Anatomie und Bakteriologie.[141]

Grotjahn selbst, der »Stammvater der Sozialhygiene als Wissenschaftsfach«,[142] hatte damit die Grundlinie einer expliziten Politisierungsstrategie bereits in den Gründungsdokumenten der Sozialhygiene vorgegeben: Die Sozialhygiene war dem Selbstverständnis nach politisch, den Aporien der Politik aber zugleich enthoben und überlegen. Damit verkörperte sie idealtypisch ein Modell von Gegenpolitik. Grotjahn argumentierte damit strukturell ähnlich wie Virchow in seiner Ehrenrettung des politischen Arztes von 1901 und ging in der Rede vor der *Deutschen Gesellschaft für öffentliche Gesundheitspflege* sogar darüber hinaus: »Eine richtig verstandene soziale Hygiene« würde »eine Zone des sozialen Burgfriedens bilden, auf der die verschiedensten politischen und sozialpolitischen Faktoren sich gern unbeschadet ihrer sonstigen Differenzen zu gemeinsamer Betätigung zusammenfinden« würden. Die Sozialhygiene sollte also nicht nur zugleich politisch und der Parteipolitik enthoben sein, sondern sogar deren Partikularismen und Emotionalitäten rational überbrücken.[143] Die Anzahl und Relevanz der einschlägigen von Grotjahn genannten politischen Themenfelder, für die die Sozialhygieniker Expertise beanspruchten, zeigt, dass

der Fabrikarbeit verheirateter Frauen, mit den Nationalliberalen de[r] Ausbau der Versicherungsgesetzgebung und die Erhöhung des Saccharinzolles, mit den Freisinnigen die Herabsetzung der Kornzölle, mit den Nationalsozialen die Besteuerung unbebauter städtischer Grundstücke und mit den Sozialdemokraten« der »Achtstundentag«. Grotjahn, Selbstreferat, S. 64.

141 Ebd.

142 Heinzelmann, Sozialhygiene, S. 107ff.

143 Grotjahn, Hygiene, S. 1030ff.

dieser Anspruch der sozialhygienisch angeleiteten Verwissenschaftlichung der Politik enorm weitreichend war.

Wie oben beschrieben, begannen verschiedene Gesundheitswissenschaftler in der Klassischen Moderne, sich der ›Sozialpolitik‹ anzunähern. Es bedurfte in den Gründungsjahren der Sozialhygiene allerdings nicht einmal der expliziten Kennzeichnung der Sozialhygiene als ›politischer‹ Wissenschaft, um Widerspruch unter den Vertretern der ›klassischen‹ Medizin zu provozieren. Die Behauptung großer Nähe reichte aus. Die Diskussion im Anschluss an Grotjahns Vortrag zeigte das deutlich: Wolf Becher, Berliner praktischer Arzt, Initiator der Fürsorgestellen für Lungenkranke und sogar Begründer eines Seminars für soziale Medizin,[144] hielt den Postulaten des Referenten entgegen, dass sich »diejenigen Mediziner«, die sich für die »Einrichtungen sozialpolitischer Natur« interessierten, »vielmehr den Sozialpolitikern anschliessen« sollten. Unter Medizinern gebe es nämlich kaum »Interesse für soziale Hygiene«, weil »die Möglichkeit, in diesen Dingen etwas zu erreichen, ungemein gering« sei. Wolle man »auf dem Gebiete der sozialen Hygiene etwas erreichen, so sollte man sie ganz aus der Hygiene ausscheiden und sie in die soziale Praxis hineinschieben«. Denn dort »sei die Stelle, wo die Mediziner etwas erreichen« könnten. Becher betonte damit, dass »innerhalb der landläufigen Medizin für sozialpolitische Arbeiten im Grossen der Boden nicht vorhanden sei«.[145] Bechers Argument lief somit auf eine mangelnde Bereitschaft und Wirkmöglichkeit der Mediziner in sozialpolitischer Hinsicht hinaus. Er beharrte letztlich auf einer Trennung zwischen der »landläufigen Medizin« und der »sozialpolitische[n] Arbeit«.[146]

Bezeichnenderweise war es ein prominenter Nationalökonom, der der Versammlung als Gast beiwohnte und Grotjahns Ausführungen als einziger Diskussionsteilnehmer unterstützte: Der Schmoller-Schüler Arthur Spiethoff beklagte, dass die Medizin die von der Nationalökonomie »gereichte Hand« nur »zögernd« ergreife, und betonte gegenüber Becher, dass

144 Siehe knapp Sauerteig, Krankheit, S. 507.

145 Er führte aus: »Den praktischen Aerzten«, auf die es im Kern ankomme, »könne man nicht gut zumuten, dass sie sich noch nach einer Richtung betätigen sollen«. Aus »rein praktischen Gründen sollten sich die Mediziner«, die sich »für soziale Hygiene interessieren, den sozialpolitischen Vereinen« anschließen. Die Möglichkeit, sozialpolitisch zu wirken, so Becher, liege »gar nicht bei dem einzelnen Mediziner, sondern die potenten Kräfte seien immer diejenigen Verbände, welche auf Sozialpolitik beruhen«. Bechers Diskussionsbeiträge siehe in: *Beilage zur Hygienischen Rundschau*, XIV. Jg. 1904, S. 1031f.

146 Ebd.

es »gerade in Bezug auf den praktischen Gesichtspunkt in der ganzen Welt keinen Menschen gebe, der berufener und geeigneter sei, Sozialpolitik zu treiben als den praktischen Arzt«. »Der Führer der Menschheit muss der Arzt werden«, zitierte er Gladstone und ergänzte, »dass die Aerzte diese stolze Mission nur erfüllen könnten, wenn sie sich auf den Grotjahnschen Standpunkt« stellten.[147]

Damit führte Spiethoff ein Argument an, das Grotjahn zuvor bereits andernorts stark gemacht hatte. Die explizite Politisierung der Hygiene ging bei Grotjahn nämlich mit einem zweiten Postulat einher, das auf die Ärzteschaft als Ganzes abzielte: Er baute politische Partizipation zum ärztlichen Ideal auf und empfahl »den Ärzten, sich mehr den öffentlichen Angelegenheiten und der Betätigung auf dem Gebiete der sozialen Hygiene zu widmen«. »Besonders die Sozialpolitik bietet den Ärzten an allen Ecken und Enden Angriffspunkte für eine ersprießliche Wirksamkeit.« Kurz: Der Arzt sollte der »Hans Dampf in allen sozialpolitischen Gassen sein«.[148]

Obwohl Grotjahn betonte, dass die »breiten Straßen und großen Plätze der Sozialpolitik« »nach wie vor den Staatsmännern und Volkswirten überlassen«[149] werden sollten und er die Politik nicht vollständig in einer »Medicin im Großen« aufgehen ließ, wiesen die Politisierungsstrategien eine große Ähnlichkeit mit Virchows Postulaten von 1848 auf. *De facto* waren kaum Bereiche der Sozialpolitik von den Verwissenschaftlichungs- und Deutungsansprüchen der jungen Sozialhygiene ausgenommen. Neuartig war allerdings die Tatsache, dass mit der ›Parteipolitik‹ nun ein verdichtetes und zeitgenössisch verbreitet aktualisiertes pejoratives Deutungsmuster bereitstand, das als Gegen- und Abgrenzungspol des szientokratischen Politikmodells fungierte.

Typisch für dieses Modell war eine sprachliche Ambivalenz: Die Abgrenzung von der Politik ging mit einer semantischen Grenzverwischung zwischen Hygienewissenschaft und Politik einher. Der Tabubruch, für den diese ›Verwischung‹ stand, ist vor dem Hintergrund der bisherigen Befunde zu den anderen Gesundheitswissenschaften und der Medizin kaum zu überschätzen. Es handelte sich um eine erhebliche Provokation und um ein grundlegendes Umdenken, das erwartungsgemäß heftige Kritik auf sich zog. Wie Grotjahn 1932 rückblickend berichtete, hatte die Betonung des

147 Spiethoffs Diskussionsbeitrag siehe in: *Beilage zur Hygienischen Rundschau*, XIV. Jg. 1904, S. 1031f.

148 Grotjahn, Autorenreferat, S. 63f.

149 Ebd.

»sozialen Elements« bei vielen Medizinern zu der Befürchtung geführt, »die so sorgsam gehütete Unparteilichkeit des Arztes in politischen Dingen« würde gefährdet.[150] Dass sich die Kritik Bechers bei der Versammlung von 1904 besonders auf den politischen Charakter der Sozialhygiene bezogen hatte, war also, wie die Reaktionen der folgenden Jahre zeigten, keineswegs ein Zufall gewesen.

Das Interesse der Hygiene an dem Einfluss der »Sozialpolitik« auf das »Leben des Einzelnen« sowie die Zusammenarbeit mit der »langbewährten Freundin – der Statistik« – und den »Sozialwissenschaften« wurden nach 1900 auch von dezidierten Gegnern einer eigenständigen Disziplin »soziale Hygiene« anerkannt. Selbst Max Rubner, Nachfolger Robert Kochs auf dem Berliner Lehrstuhl für Hygiene und ein kritischer Teilnehmer der polemischen Debatte um die junge Sozialhygiene, gestand das zu.[151] Bedenkt man aber, dass der Ernährungsphysiologe Rubner in seinen eigenen (Standard-)Werken zur Hygiene die physiologische »Gewissheit der experimentellen Methode« betonte,[152] wird es nicht verwundern, dass er die enge Berührung mit der Politik als problematisch betrachtete. In einer berühmten Auseinandersetzung mit der Sozialhygiene äußerte er, dass die Hygiene gesundheitsschädliche soziale »Uebelstände« zwar zu erklären und Abhilfe zu erwägen habe, dann aber die »Sozialpolitik des Staates« die Abhilfe schaffen müsse. Sie in »Gesetzesform« zu überführen und die »politischen Vor- und Nebenfragen« zu erörtern, gehöre allerdings »nicht zur Hygiene«.[153]

Gottstein reagierte in seinem frühen Grundsatztext in der *Zeitschrift für Soziale Medizin*, dem wichtigsten sozialhygienischen Organ, auf diesen unterschwelligen Vorwurf: Solange die Sozialhygiene »unbeeinflusst von politischen Parteiprogrammen oder leidenschaftlich erörterten Tagesproblemen« »an den Grundsätzen der naturwissenschaftlichen Methodik« festhalte, die ja mit der sozialwissenschaftlichen Orientierung nicht grundsätzlich *ad acta* gelegt waren, werde »eine sehr nahe Zukunft« ihr Anerkennung »freiwillig entgegenbringen«.[154] Für eine grundsätzliche Entpolitisierung der Sozialhygiene stand dieses fachintern autoritative Statement

150 Grotjahn, Erlebtes, S. 123.

151 Rubner, Rede, S. 615. Zu Max Rubner siehe Stöckel, Säuglingsfürsorge, S. 34f. Zum Streit über die junge Sozialhygiene Labisch/Woelk, Geschichte, S. 65f.

152 Heinzelmann, Sozialhygiene, S. 79.

153 Rubner, Rede, S. 614.

154 Gottstein, Hygiene, S. 134.

allerdings keineswegs: Vielmehr durchzog in der Folge eine Strategie expliziter Politisierung jenseits der (als überemotionalisiert dargestellten) Parteipolitik die verschiedenen programmatischen Publikationen der Gründungsväter der »Sozialen Hygiene«. Dass sich die anderen prägenden Köpfe der jungen Disziplin, Adolf Gottstein und Alfons Fischer, parteipolitischen Engagements enthielten,[155] tat deren Bereitschaft, die Grenzen zwischen Politik und Wissenschaft in Frage zu stellen, keinerlei Abbruch. Zur konzeptionellen Politisierung der Hygiene jenseits der Parteipolitik trugen sie sämtlich bei. Fischer, neben Grotjahn und Gottstein der jüngste aus der »Trias der System-Pioniere der Sozialhygiene«, richtete sein Wirken stark auf die Systematisierung der Sozialhygiene und ihres Wissenschaftsanspruches.[156] Er konnte in einer 1912 verfassten Einleitung betonen, als Erster einen systematischen »Grundriss der Sozialen Hygiene« zu verfassen. Auch das Verhältnis zur Politik behandelte er im *Grundriss*. Das problematische Verhältnis von Distanz (zu den Parteien) und Nähe (zur sozialpolitischen Praxis) zog sich durch den gesamten programmatischen Schlüsseltext. Bereits die einführende Klärung der, wie Fischer eingestand, schwierig zu deutenden Bezeichnung »soziale Hygiene« zeigte die Nähe: »Schon allein das Wort ›sozial‹« könne »in verschiedenem Sinne erklärt werden.« Spreche man von »sozialer Politik oder sozialer Versicherung, so denken wir hierbei an bestimmte Schichten der Bevölkerung«, ›sozial‹ hieße »bald so viel wie staatlich-politisch und gesellschaftlich, bald nur gesellschaftlich als Gegensatz zu staatlich«.[157] Auf die Bedeutungsüberlappungen des Sozialen und des Politischen, die bereits Grotjahn ausführlich reflektiert hatte, verwies er somit ebenfalls. Und auch Fischer vertrat die Nähe programmatisch offensiv. Systematisch ging er tendenziell sogar weiter als Grotjahn: Gleich mehrfach wurde betont, dass die soziale Hygiene in ihrer praktischen Dimension ein Teil der Sozialpolitik sei: Da die »soziale Hygiene« sich »mit der Krankheitsverhütung« befasse, werde sie zwar auch »immer als ein Teil der medizinischen Wissenschaft zu betrachten sein«. Der »Arbeitsmethode nach« und da »sie die Verhältnisse der einzelnen sozialen Bevölkerungsschichten« erforsche, gehöre sie aber auch »in das Gebiet der Sozialwissenschaften. Als »praktisches Betätigungsfeld« sei sie »gemäß der Art, wie sie Forderungen stellt und durchzuführen

155 Heinzelmann, Sozialhygiene, S. 110.
156 Heinzelmann, Sozialhygiene, S. 241, 250.
157 Fischer, Grundriss (1913), S. 1.

sucht, ein Zweig der Sozialpolitik«.[158] In der sozialwissenschaftlichen Bezugsdisziplin und in der dezidierten Praxisorientierung sah Fischer also die Einordnung in die Sozialpolitik begründet. Das entsprechende Politikmodell, und das ist ein weiterer wichtiger Befund, war zwar auf die politischen Kerninstitutionen und Akteure ausgerichtet, vollzog sich aber dezidiert außerhalb und jenseits dieser: Man benutze, »wie bei jedem anderen Zweig der Politik«, »die Mittel der Volksbelehrung und Organisation, um auf die breite Öffentlichkeit und so auf die Parlamente und die Regierung Einfluß zu gewinnen«. »Zeit- und Flugschriften«, »Volksversammlungen und Ausstellungen« führte Fischer als Methoden an, um »die Massen über hygienische Fragen aufzuklären und in Vereinen und Verbänden zu organisieren«. Obgleich solche »Organisationen sich der Parteipolitik enthalten«, suchten sie dennoch »mit Recht« »nach den Methoden der politischen Parteien auf die Öffentlichkeit und die Parlamente Einfluß zu gewinnen«. Nur auf diesem Wege könnten sie ihre »sozial hygienischen Pläne zur Verwirklichung führen«.[159]

In der starken und mannigfaltigen Verwobenheit »mit politischen Einflüssen der verschiedensten Arten« sah Fischer zwar durchaus eine der »Hauptschwierigkeiten bei der Abfassung eines wissenschaftlichen Grundrisses der Sozialen Hygiene«. Zu einem solchen Grundriss gehöre es nämlich, »objektiv zu bleiben«. Als Lösung bot er die Transzendierung der traditionellen Grundprobleme der Politik – hier besonders Partikularismus – durch wissenschaftliche Objektivität an: Er habe sich bemüht, »vorurteilslos die Probleme aufzurollen und jeweils die Vertreter jeder Partei zum Worte kommen zu lassen«.[160] Auch Fischers Variante der sozialhygienischen Relevanzstrategie war also eine Form reflexiver Gegenpolitik: Er siedelte die Wissenschaft systematisch oberhalb der Parteipolitik an. Die praktische Sozialhygiene war bei Fischer eine Form außerparlamentarischer Politik, die sich durchaus klassischer politischer Methoden bediente, aber jenseits der – und mitunter geradezu in Opposition zur – institutionellen Politik agierte.

Die bisherigen Beispiele zeigen, dass die Politisierungsstrategie der jungen Sozialhygiene stark auf den Bezugspunkt des Sozialen ausgerichtet war: Die Nähe zu den Sozialwissenschaften sowie die ätiologische Aufwertung und Systematisierung sozialer Faktoren legte den argumentativen Bezug

---

158 Ebd., S. 5–7.
159 Ebd., S. 12.
160 Fischer, Grundriss (1913), S. V.

auf die Sozialpolitik nahe. Entsprechend war auch das Kompositum ›Sozialpolitik‹ die entscheidende Ausdifferenzierung des Politikvokabulars, an die die Gesundheitswissenschaftler sprachpragmatisch anknüpften. Die entsprechenden Argumentationsmuster behielten in der sozialhygienischen Publizistik bis zum Ende der Weimarer Republik eine große Relevanz.[161] Die Politikmodelle und Aussagemuster der Sozialhygieniker zeichneten sich damit durch eine große Konstanz – auch jenseits des politischen Systemwechsels – aus. Allerdings verdichtete sich das sozialhygienische Politikmodell in den folgenden Jahren, besonders nach dem Ersten Weltkrieg, zunehmend in einem weiteren Politikkompositum: der ›Gesundheitspolitik‹, die nun genauer zu betrachten ist.

### *›Gesundheitspolitik‹ und die Generalisierung der sozialhygienischen Deutungsansprüche*

Die Sozialhygieniker konnten zwar keineswegs für sich in Anspruch nehmen, den Begriff ›Gesundheitspolitik‹ ›erfunden‹ zu haben, obgleich sie das *ex post* mitunter für sich in Anspruch nahmen. Aber sie trugen in der Klassischen Moderne zweifellos entscheidend zu seiner Verbreitung bei und spitzten eine szientokratische Lesart des Begriffs zu, die deutlich über heutige Verständnisse hinausging.[162] Verfolgt man den Begriff zurück ins 19. Jahrhundert, wird deutlich, dass es sich um eine relativ junge und ›unverbrauchte‹ Wortbildung handelte.

Eine frühe Antizipation strukturellen Wandels, die ebenfalls auf eine neuartige Verwendung von ›Politik‹-Komposita hinauslief, lieferte allerdings kein Sozialhygieniker, sondern niemand Geringeres als Max von Pettenkofer. In einem bereits 1876 publizierten Vortrag entwarf er die Zukunftsvorstellung, dass »eine Zeit kommen werde«, in der »nicht bloß Handels- und Verkehrspolitik«, sondern ganz selbstverständlich »auch Gesundheitspolitik« getrieben werde. Als Ziel dieser »Gesundheitspolitik« formulierte Pettenkofer das Anliegen, die von der Hygiene gewonnenen

161 Siehe dazu Kap. VII.3.3.

162 Eine Zusammenfassung gegenwärtiger Definitionen liefert Lindner, Gesundheitspolitik, S. 13. Gesundheitspolitik sei »politisches Handeln mit einer Wirkung auf Gesundheit der Bevölkerung oder einzelner Gruppen«. Sie richte sich »sowohl an Akteure im Gesundheitswesen […] als auch an die zu versorgende Bevölkerung«. Den hier analysierten Konzeptionen der Sozialhygiene seit der Jahrhundertwende war das Postulat einer eindeutigen gesundheitswissenschaftlichen Dominanz eingeschrieben: Die Gesundheitspolitik richtete sich im Verständnis der Sozialhygieniker nicht an Akteure im Gesundheitswesen, sondern sollte konzeptionell und praktisch von ihnen ausgehen.

»Grundsätze allgemein zu machen«.[163] An dieser Zuspitzung wird deutlich, dass es sich dabei keineswegs um eine bloße Umbenennung der bisherigen Formen überindividueller Gesundheitssicherung handelte. Das neu gebildete Kompositum stand vielmehr für ein grundlegend neues Verhältnis politischer und gesundheitswissenschaftlicher Institutionen: Nicht staatlich initiierte (polizeiliche) Gefahrenabwehr stand im Zentrum dieser Zusammenarbeit zwischen Wissenschaft und Regierenden, sondern eine Deutungshoheit der Hygiene. Diese Hierarchieverschiebung zugunsten der Wissenschaft spiegelte die ›Gesundheitspolitik‹ ebenso wie der Terminus ›Öffentliche Gesundheitspflege‹. Allerdings war in der ›Gesundheitspolitik‹ zugleich eine deutlichere Nähe zwischen medizinischem Wissen und politischen Akteuren und Institutionen angelegt: Pettenkofer nahm die politischen Institutionen und Akteure in die Pflicht, den (natur-)wissenschaftlichen Erkenntnissen der Hygiene Allgemeinverbindlichkeit zu verschaffen. Diese neuen Denkweisen, die mit dem Kompositum ›Gesundheitspolitik‹ verbunden waren, deuteten sich in dem beiläufigen Statement Pettenkofers allerdings erst an – wenngleich er bereits behauptete, »die gegenwärtige Zeit« sei für »eine derartige Strömung günstig«.[164] Diese Wahrnehmung teilte er durchaus mit einigen anderen Zeitgenossen.[165] Pettenkofer scheint aber – vor dem Hintergrund des gesichteten Materials – der erste Gesundheitswissenschaftler gewesen zu sein, der den Begriff stark machte.[166]

Eine deutliche Verbreitung erfuhr der Begriff erst in der Klassischen Moderne. Einen besonderen ›Schub‹ verliehen ihm der Erste Weltkrieg und die Weimarer Revolution. Publizistisch lässt sich die Popularisierung des Kompositums vor allem auf die Sozialhygiene zurückführen. Richtet man den Blick wieder auf Texte ihrer wichtigen Fachvertreter und weitet die diachrone Perspektive auch über den Ersten Weltkrieg aus, zeigt sich

163 Pettenkofer konzentrierte sich in diesem Abschnitt bezeichnenderweise auf die »Reinhaltung des Bodens«. Pettenkofer, Vorträge, S. 62. Ähnlich: ders., Cholera, S. 128: »Wie es eine Handels- und Eisenbahnpolitik« gebe, so Pettenkofer, so müsse »man auch Gesundheitspolitik treiben«.

164 Pettenkofer, Vorträge, S. 62.

165 Zeitnah forderte ein Nationalökonom, eine »richtige allgemeine Gesundheitspolitik«. Contzen, Geschichte, S. 325. Eduard Wiss postulierte 1879 eine »internationale Gesundheitspolitik«. Wiss, Abwehr, S. 66.

166 Außerhalb der Fachöffentlichkeit blieben Verwendungen des Kompositums sehr vereinzelt. Einen frühen Einzelbeleg liefert 1856 eine staatswissenschaftliche Enzyklopädie: Bülau, Encyklopädie, S. 353. Dort war in einem Abschnitt zur »Culturpflege« unspezifisch von der »Gesundheitspolitik der Gefängnisse« die Rede.

im Spiegel der Wortverwendungen eine deutliche Generalisierung der sozialhygienischen Deutungsansprüche.

Die ›Gesundheitspolitik‹ stand in den Texten verschiedener Sozialhygieniker zunehmend für die praktische Dimension der Hygiene, während die ›Sozialpolitik‹ tendenziell auch von Berufspolitikern, staatlichen und kommunalen Akteuren ausgeführt wurde. Die Gesundheitspolitik dagegen, darauf deuten verschiedene konzeptionelle Texte, sollte sogar privilegiert die Aufgabe »der Hygiene als praktische[r] Disziplin« sein: Sie sollte, so der heute weniger bekannte Sozialhygieniker Ernst Kürz in einer bereits 1907 erschienenen Vortragssammlung, soziale Missstände beseitigen, um »dadurch die Volksgesundheit zu heben«. Die Durchführung der entsprechenden »sozialen Reformen« könne als »Gesundheitspolitik bezeichnet werden«.[167] In dieser Zuspitzung war die Sozialhygiene nicht mehr ein Teil der Sozialpolitik, sondern die Gesundheitspolitik ein Teil der Sozialhygiene. Eine Sichtweise, die auf eine Umkehrung der Hierarchie zwischen Politik und Wissenschaft hinauslief.

Ebenfalls noch vor dem Ersten Weltkrieg erschien 1914 der erste sozialhygienische Text in monografischer Form von Alfons Fischer, der die ›Gesundheitspolitik‹ im Titel führte. Gottstein attestierte seinem Kollegen später, dass er das »Wort«, das er allerdings schon »lange in Gebrauch« vermutete, bei ihm erstmals entdeckt habe.[168] »Unter Gesundheitspolitik« verstand Fischer relativ offen jegliche »Bestrebungen, die darauf gerichtet sind, die öffentlichen Gesundheitsverhältnisse zu verbessern«. Er umfasste damit die Durchführung entsprechender Maßnahmen, aber auch den »Versuch, auf maßgebende Instanzen Einfluß auszuüben«.[169] Er behandelte dann ausführlich die »Organisationen« und Akteure, die auf diesem »Gebiet« tätig waren: medizinische, ärztliche oder hygienewissenschaftliche Vereine, Ausschüsse und Versammlungen, aber auch Säuglings- und Mutterschutzvereine. Einen eigenen Abschnitt widmete Fischer sozialpolitischen Organisationen. Er handelte vom bereits mehrfach erwähnten *Verein für Sozialpolitik*, von Arbeiterschutzkongressen und -vereinigungen sowie der Zentralstelle für Volkswohlfahrt.[170] Bezeichnenderweise wurde erst ganz am Ende des Abschnitts »noch kurz« die »Wirksamkeit der poli-

167 Kürz, Hygiene, S. 73.

168 Siehe dazu Gottstein, Selbstdarstellung. Der kleine Band von Alfons Fischer: Fischer, Gesundheitspolitik.

169 Fischer, Gesundheitspolitik, S. 34.

170 Fischer, Gesundheitspolitik, S. 73ff.

tischen Parteien« behandelt. Einerseits implizierte diese Dramaturgie des Kapitels eine gewisse Marginalität dieser Akteure auf dem Gebiet der Gesundheitspolitik. Andererseits betonte Fischer, dass für Hygienegesetze von der Majorität der Parteien »so gut wie alles« abhänge. Entsprechend unterzog er die Programme und Positionen der Parteien knapper Rezensionen.[171] Die Konstruktionslogik des Kapitels zeugte von einer Tendenz, das (Gesundheits-)Politikverständnis von den Parlamenten und Regierungen loszulösen, implizierte aber zugleich eine Letztausrichtung auf die Parteien. Diese Ambivalenz prägte die beschriebenen Relevanzstrategien durchgängig. Die Begriffe ›Sozial-‹ und ›Gesundheitspolitik‹ standen für diesen Prozess. Fischer blieb in der Ausgabe von 1914 hinsichtlich der sozialhygienischen Deutungsansprüche allerdings noch relativ bescheiden.[172] Das Kompositum spiegelte und prägte in der Folge aber zunehmend eine Generalisierung der sozialhygienischen Deutungsansprüche gegenüber jeglicher Form von Politik.

Die Transformation der Redeweisen bei Fischer und innerhalb der gesamten Sozialhygiene in der Folge der Erfahrungsschübe und institutionellen Wandlungen des Ersten Weltkriegs und der Weimarer Revolution zeugen davon deutlich: Fischers Neuauflage des *Grundrisses* von 1925 machte die ›Gesundheitspolitik‹ konzeptionell besonders stark und unterschied sich von der Vorgängerausgabe in mancherlei Hinsicht.[173] Die Veränderungen lassen sich auf einige entscheidende Nenner zuspitzen: Die konzeptionelle Politisierung setzte sich fort, verstetigte sich also, und wurde in einer wichtigen Hinsicht sogar weitreichender. Die Fokussierung auf die Sozialpolitik, die die Gründungsjahre der Sozialhygiene (und auch noch die *Gesundheitspolitik* von 1914) geprägt hatte, setzte sich zwar fort, wurde aber durch eine sehr umfassende Konzeption von Gesundheitspolitik ergänzt. Alfons Fischer bezeichnete die Hygiene in der Neuauflage des *Grundrisses* von 1925 als »Teil der Politik«, weil sie zu einem »praktischen, dem Volke möglichst in absehbarer Zeit nutzbringenden Zwecke geschaffen« worden sei. Über die Ausrichtung auf die Sozialpolitik, die die Erstauflage noch geprägt hatte, gingen diese Formulierungen hinaus. Fischer löste die Grenzen zwischen Politik und Wissenschaft zunehmend auf. Hygiene, verstanden als Wissenschaft und »Gebiet praktischer Betäti-

171 Fischer, Gesundheitspolitik, S. 86ff.

172 Er definierte die Gesundheitspolitik sogar noch als »Zweig der Sozialpolitik«. Fischer, Gesundheitspolitik, S. 73.

173 Fischer, Grundriss (1925).

gung«, sowie als zielgerichtetes Handeln begriffene ›Politik‹ im Allgemeinen gingen nun vollständig ineinander über: Wolle man »vom bisherigen Zustand des aphoristischen Arbeitens zu dem einer systematischen Tätigkeit gelangen«, so Fischer, müssten »die Hygieniker mehr als bisher Politiker, und die Politiker mehr als bisher Hygieniker werden«. Dazu sei »vor allem ein klares Ziel der Gesundheitspolitik zu kennzeichnen«: Es gelte, »wie auch sonst in der Politik, das zurzeit Mögliche zu erstreben«. Durch diese Verallgemeinerung der Politisierung gingen die pejorativen Bedeutungsschichten der ›Politik‹ jedoch keinesfalls verloren. Auch in der Neuauflage verzichtete Alfons Fischer nicht darauf, zu betonen, dass sein Politikmodell »von jedem Parteivorurteil« befreit sei. Für diese Art vorurteilsfreier Politik, so Fischer, habe man den Begriff »Gesundheitspolitik« geprägt.[174] Damit war eine begriffliche Dichotomie eingeführt, die paradigmatisch für die szientokratische Sichtweise der neuen Gesundheitswissenschaften stand: Das Deutungsmuster ›Politik‹ war in eine pejorative Variante – ›Parteipolitik‹ – und eine verwissenschaftliche, universale Spielart aufgespalten. Das erste Kompositum bündelte pejorative Bedeutungsbestände des Politikvokabulars, fokussierte sie auf ein bestimmtes Institutionenensemble beziehungsweise eine eng umrissene Akteursgruppe und diente als Abgrenzungspol für eine überlegene, verwissenschaftlichte Variante. Letztere wurde in der sozialhygienischen Publizistik zunehmend auf den Begriff ›Gesundheitspolitik‹ gebracht. Anders als in einem heute verbreiteten Verständnis war Gesundheitspolitik also gar nicht in erster Linie eine staatliche Praxis oder ein berufspolitisch dominierter Bereich der institutionellen Politik, sondern wurde dem Anspruch nach von den medizinischen Wissenschaftlern und Gesundheitsexperten selbst betrieben. Die Ansprüche, die mit dem so zugespitzten Deutungsmuster ›Gesundheitspolitik‹ verbunden waren, weiteten sich gegenüber den frühen sozialhygienischen Verwissenschaftlichungen der Sozialpolitik noch aus.[175]

Das Beispiel der Sozialhygiene zeigt bereits, dass die Politikkomposita für die konzeptionelle Politisierung und die Theoretisierung der neuen Gesundheitswissenschaften eine wichtige Rolle spielten. Die Funktionslogik der Verwendungsweisen und die Vorliebe für bestimmte Komposita differierten allerdings je nach disziplinärem Kontext. Dennoch ist ein ge-

174 Fischer, Grundriss (1925), S. 5.

175 Eindrücklich lässt sich die Generalisierung der sozialhygienischen Politisierungsstrategie an den postrevolutionären Publikationen Adolf Gottsteins aufzeigen. Siehe dazu den Abschnitt VII.3.3.

meinsamer sprachpragmatischer Nenner erkennbar: Die Komposita ermöglichten eine Ausdifferenzierung des Deutungsmusters ›Politik‹ und konnten somit angewandt werden, um Praktiken zu bezeichnen, die (zumindest auch, wenn nicht ausschließlich) von gesundheitswissenschaftlichen Experten zu betreiben waren. Gewissermaßen konnten die Komposita die Modelle der szientokratischen Gegenpolitik ›auf den Begriff‹ bringen. Der sprachpragmatische Vorteil lag auf der Hand: Politikkomposita konnten Praktiken und Gegenstände bezeichnen, die von hoher gesellschaftlicher Relevanz waren und für die entsprechend die Stiftung kollektiver Verbindlichkeiten ein Desiderat war. Über die ausdifferenzierende Abgrenzung von der Parteipolitik ließen sich wissenschaftliche Dominanz und die Notwendigkeit einschlägiger Expertise durch Wissenschaftler einfordern. Im Falle der Gesundheitswissenschaftler kam hinzu, dass die gesellschaftliche Relevanz überindividueller Gesundheitssicherung über die Kompositabildungen markiert werden konnte.

Die Sozialhygieniker waren nicht die einzigen Akteure, die im Rahmen ihrer szientokratischen Politisierungsstrategien an diese Möglichkeiten anknüpften. Um das zu zeigen, soll der Blick nun auf eine andere gesundheitswissenschaftliche Disziplin gelenkt werden: die Rassenhygiene, die ebenfalls für eine fundamentale programmatische Politisierung stand. Wie sich zeigt, folgte diese Strategie – ungeachtet struktureller Gemeinsamkeiten und Überlappungen – tendenziell anderen Argumentationsmustern und richtete sich an anderen begrifflichen Bezugspunkten aus als die der Sozialhygiene.

## 3.2 Die Rassenhygiene und die Biologisierung des politischen Denkens

Die Stoßrichtung und der Charakter der rassenhygienischen Politisierungsstrategie lassen sich besonders deutlich an Texten Wilhelm Schallmayers aufzeigen, dem entscheidenden Sachwalter einer umfassenden Biologisierung des politischen Denkens im Zeichen der Rassenhygiene. Die Expansion des naturwissenschaftlichen Deutungsmonopols auf die Politik, die oben als Professionalisierung zweiter Ordnung eingeführt wurde, wurde nirgends so früh und so gründlich systematisiert wie bei Schallmayer.[176]

176 Zur grundlegenden biografischen und bibliografischen Orientierung siehe Bruch, Art. Schallmayer, S. 289. Zu Schallmayer umfassend Weiss, Hygiene. Zur Rassenhygiene Schmuhl, Rassenhygiene und Weingart/Kroll/Bayertz, Rasse.

Die eingeforderte naturwissenschaftliche Deutungshoheit beschränkte sich nicht auf einen eingegrenzten Politikbereich. Für die rassenhygienischen Maßgaben beanspruchte er prinzipiell in jedem Politikbereich und hinsichtlich jeglicher Staats- und Regierungspraxis Gültigkeit. Es ging also nicht mehr nur um ein »Monopol für medizinische Dienstleistungen«[177] beziehungsweise um Deutungsansprüche in Fragen überindividueller Gesundheitssicherung. Vielmehr forderte er für die sozialdarwinistisch fundierte Rassenhygiene ein umfassendes Weltdeutungsmonopol ein.

Wie oben bereits angerissen, lässt sich (in Anlehnung an Repp und Weindling) die Eugenik als paradigmatische Form von szientokratischer Gegenpolitik interpretieren. Die Biologisierung des politischen und sozialen Denkens und die Strategie einer naturwissenschaftlichen Hierarchisierung gegenüber den ›klassischen‹ politischen Akteuren und Institutionen waren in der rassenhygienischen Variante eng aufeinander verwiesen.

Die verschiedenen Ausgaben von Schallmayers preisgekrönter, für die deutsche Rassenhygiene in vielerlei Hinsicht wegweisender Studie *Vererbung und Auslese* beanspruchten »politische[…] Bedeutung« und »staatswissenschaftliche« Relevanz bereits im Titel. Die Studie lässt sich in weiten Teilen in der Tat als umfassende sozialdarwinistisch fundierte politische Theorie lesen. Auch seine 1905 erschienenen *Beiträge zu einer Nationalbiologie* enthielten unter der Überschrift »Biologische Politik« ein langes Kapitel, das im selben Gestus verfasst war.[178] Wie bereits im Fall der Sozialhygiene waren also auch die rassenhygienischen Gründungsdokumente von einer programmatischen Politisierung geprägt. Der Blick auf (den postrevolutionären) Gottstein[179] wird zwar belegen, dass sich beide Subdisziplinen in ihrer biologisierenden Sicht auf das Soziale und auf gesellschaftliche Phänomene durchaus ähneln konnten, und in ihrer eugenischen Grundausrichtung wiesen sie mitunter auch verwandte Sprachstrategien und ähnliche Politisierungsmuster auf. Doch während sich die Politisierungsstrategie der Sozialhygieniker vor der Revolution von 1918/19 stark auf sozialpolitisches Expertentum fokussierte, setzten Rassenhygieniker wie Schallmayer (und auch Alfred Ploetz) von Beginn an auf einer noch grundlegenderen Ebene an: Sie propagierten einen Verbindlichkeitsanspruch eugenischer und sozialdarwinistischer Sichtweisen in jeglicher Hinsicht: Alle gesellschaftlichen Phänomene, alle politische Theorie und letztlich jegliche poli-

177 Sewtz, Karrieren, S. 99f.

178 Schallmayer, Beiträge.

179 Siehe dazu Kap. VII.3.3.

tische Praxis, so das Postulat, war nach rassenhygienischen Maßgaben auszurichten: Auch »das letzte Ziel jeder staatlicher Politik« könne, so Schallmayer, »kein anderes sein«, »als das, die Existenz des Gemeinwesens zu sichern und seine Kräfte den Erfordernissen der unablässigen (friedlichen oder kriegerischen) Daseinskonkurrenz anzupassen«.[180]

Schallmayers offensive staatswissenschaftliche und politiktheoretische Ansprüche sind umso bemerkenswerter, bedenkt man den problematischen Status, den Ärzte vor dem Hintergrund der ›Vernaturwissenschaftlichung‹ der Medizin und Hygiene gehabt hatten, wenn sie sich einschlägigen Themenkomplexen auch nur annäherten.[181] Schallmayer war einer der ersten Ärzte, die in den 1890er-Jahren begannen, das darwinistische Denken in konkrete »gesellschaftspolitische Programme auszumünzen«[182] und aus dezidiert gesundheitswissenschaftlicher Perspektive in politische Theorie zu überführen. Der Einschnitt, den diese Expansion gesundheitswissenschaftlicher und medizinischer Deutungsansprüche bedeutete, ist kaum zu überschätzen. Eine Abkehr vom Postulat der Naturwissenschaftlichkeit waren die rassenhygienischen Programmatiken allerdings argumentationslogisch keineswegs. Vielmehr hatte die Rezeption des Sozialdarwinismus den frühen Eugenikern eine ›streng‹ naturwissenschaftlich auftretende Sicht auf gesellschaftliche Phänomene eröffnet. Schallmayer fasste seine Perspektive entsprechend als gesellschafts- oder sozialbiologisch.[183] Die Biologisierung sozialer Phänomene war somit auch eine spezifisch gesundheitswissenschaftliche Strategie der Verwissenschaftlichung des Sozialen. Doch während die Politisierungsstrategie der Sozialhygieniker sich disziplinär stark auf die Sozialwissenschaften bezog, richtete sich die Politisierung der Rassenhygiene stark auf den Sozialdarwinismus.[184] Die

180 Schallmayer, Vererbung (1910), S. IX. Die erste Auflage erschien 1903 unter dem Titel »Vererbung und Auslese im Lebenslauf der Völker. Eine staatswissenschaftliche Studie auf Grund der neueren Biologie«, im Folgenden zitiert als: Schallmayer, Vererbung (1903).

181 Siehe dazu Kap. V.2.2.

182 Labisch, Homo, S. 197.

183 Auch das 1904 von Alfred Ploetz gegründete *Archiv für Rassen- und Gesellschaftsbiologie* führte die programmatische Anwendung der Naturwissenschaft auf die Gesellschaft im Titel.

184 Damit ist nicht behauptet, dass die Sozialhygiene sich biologisierender Sichtweisen auf das Gesellschaftliche enthielt. Hier soll die Ausrichtung der Politisierungsstrategien auf spezifische Bezugsdisziplinen betont werden: im Falle der Sozialhygiene neben der Medizin stärker auf die Sozialwissenschaften, im Falle der Rassenhygiene eine auf das Sozi-

Verknüpfung naturwissenschaftlicher Deutungsansprüche mit gesellschaftlichen Fragen war eine entscheidende Voraussetzung für die Systematisierung und Theoretisierung einer szientokratischen Gegenpolitik. Die Biologisierung des Sozialen brach in entscheidender Weise die oben ausführlich beschriebenen Inkompatibilitäten zwischen naturwissenschaftlichen und politischen Deutungsansprüchen auf. Die argumentativen Potenziale, die sich Schallmayer und seinen Fachkollegen seit den 1890er-Jahren eröffneten, entstammen einer breiten geistes- und mentalitätsgeschichtlichen Konstellation, deren Wirkung freilich weit über medizinische und gesundheitswissenschaftliche Kontexte hinausging. Allerdings ist zu betonen, dass die rassenhygienische Programmatik für die Verbreitung sozialdarwinistischer Sichtweisen und die Biologisierung des Sozialen selbst eine entscheidende Rolle spielte. Schallmayer gewann mit *Vererbung und Auslese* ein hochdotiertes Preisausschreiben, das selbst paradigmatisch für den allgemeinen Bedeutungsgewinn sozialdarwinistischer Ideen stand. Das Ausschreiben war auf den 1. Januar 1900 datiert, und Friedrich Alfred Krupp hatte es mit 30.000 Mark finanziert. Zu den Juroren, die mit einer unerwarteten Fülle von Zuschriften und Anfragen zu kämpfen hatten, zählte auch Ernst Haeckel. Die Preisfrage stand ganz im Zeichen einer kulturpessimistischen Sicht auf die Lage des deutschen Volkes und zielte auf den Wert der Deszendenztheorie für die »innerpolitische Entwicklung und Gesetzgebung der Staaten«. Die biologisierende Theoretisierung des Politischen und Sozialen stand im Einklang mit einer verbreiteten Grundhaltung und traf auf großes Interesse. Schallmayer siegte nicht zuletzt, weil er (in den Augen Haeckels) gezeigt hatte, dass und wie sich die Deszendenztheorie »auf die Gesellschaft und Politik anwenden« ließ.[185]

Die Gesundheitswissenschaftler, die sich auf den (Sozial-)Darwinismus und biologistische Gesellschaftsbilder bezogen, konnten einerseits auf einen breiten gesellschaftlichen Aufschwung entsprechender Sichtweisen rekurrieren. Andererseits trugen sie selbst erheblich dazu bei, dass die biologistische Weltsicht sich verbreitete und vielen zunehmend plausibel erschien. Um plastisch zu machen, welche Bedingungen die gesellschaftstheoretischen und politischen Vorstöße der rassenhygienischen Ärzte möglich machten, hilft es, die Tendenz zur Biologisierung des politischen

ale erweiterte Biologie und die Anthropologie. Siehe dazu auch Labisch/Woelk, Geschichte.

185 Zum Preisausschreiben und der Einordnung seiner Bedeutung siehe Hoßfeld, Geschichte, S. 200ff. Dort auch ausführliche Verweise auf weiterführende Literatur.

Denkens, die sich seit den 1890er-Jahren in zahlreichen gesellschaftlichen Bereichen nachweisen lässt, hier vorab in einem Exkurs zu umreißen. Denn gerade hinsichtlich dieser Biologisierung ist der Bruch zwischen der Reichsgründungszeit und der gesamten Bismarckära auf der einen sowie dem letzten Jahrzehnt des 19. Jahrhunderts auf der anderen Seite bemerkenswert: Während die Jahre vor 1890 noch »einem anderen Zeitalter anzugehören« schienen, gewannen biologisierende Sichtweisen auf das Soziale in der Folgezeit schubhaft an Bedeutung.[186]

*Die Biologisierung des politischen Denkens in der Klassischen Moderne*

Kurz: Das Biologische rückte in dieser Zeit »ins Feld des Sozialen«.[187] Auch wenn sich dieser Prozess keineswegs darauf beschränkte, war die umfassende Rezeption und soziale Wende des Darwinismus ein wichtiger intellektueller Anstoß zur Biologisierung des Politischen.[188] Die Tragweite dieser breiten gesellschaftlichen Tendenz wurde in den letzten Jahren mehrfach herausgestellt,[189] und die Frage nach dem Verhältnis von Politischem und Biologischem hat sich in verschiedenen Forschungskontexten – besonders zu Rassismus, (Radikal-)Nationalismus, Antifeminismus und Kolonialismus – als Schlüsselthema erwiesen. Zu betonen ist hier, dass die Klassische Moderne stets als eine entscheidende Periode der Biologisierung politischer Kommunikation herausgearbeitet wurde. Die Geschichte des Rassismus ist von Christian Geulen auf die »Funktion rassenbiologischer Diskurse in den Imaginationspraktiken politischer Gemeinschaften« zugespitzt worden: Wie verschränkten sich Rasse und Rassismus im späten 19. Jahrhundert mit Nation und Nationalismus? Geulens Antwort auf diese Frage ist für das Thema der vorliegenden Arbeit von Bedeutung: Der Rassendiskurs, so sein Befund, habe den Gegensatz zwischen Natur und Kul-

186 Torp/Müller, Bild, S. 17. Umfassend zur Bedeutung der Zeit »um 1900« in Foucaultscher Lesart Bublitz/Hanke/Seier, Gesellschaftskörper.

187 Bublitz, Konstitution, S. 81.

188 Zu Biologismus und Sozialdarwinismus siehe Mann, Biologismus. Außerdem: Evans, Search.

189 Besonders die Anstöße von Michel Foucault und Giorgio Agamben haben in der Historiografie zu einer Fokussierung der ›dunklen Seite‹ der Moderne auf deren biopolitische Signatur geführt. Beide spitzen ihren »biopolitical approach« dabei stark auf die Genese des nationalsozialistischen Genozids zu. Differenzierend: Stone, Biopower. Zur Frage der »Genesis« der Endlösung: Peukert, Genesis. Auch Peukerts Entwürfe zur »klassischen Moderne« waren stark von Foucault angeregt.

tur und – besonders wichtig – zwischen »Biologie und Politik« zum Verschwinden gebracht.[190] Die Rolle der Wissenschaften für diesen Prozess ist hoch einzuschätzen: Biopolitik lässt sich ohne moderne Wissenschaften nicht denken. Statistik, Sexualwissenschaften, Evolutionstheorie und die Medizin waren das entscheidende Bindeglied, um Biopolitik und »Staatsmacht« in Verbindung zu bringen.[191]

Verschiedene aktuelle – und ältere begriffsgeschichtliche – Studien zeigen, dass die imaginierten Kollektive, auf die sich das politische Denken der Zeit bezog, besonders ›Nation‹, ›Volk‹, ›Bevölkerung‹ und selbst der ›Staat‹, zunehmend häufig als biologisch fassbare Entitäten begriffen wurden. Kein Begriff hat den »politischen Sprachhaushalt« seit 1914 – tendenziell aber auch bereits in den Jahren um 1900 – so sehr geprägt wie ›Volk‹.[192] Als zunehmend unaustauschbarer Grundbegriff, der zugleich politische Erwartungen bündelte, erzwang er in seiner Ubiquität Differenzbestimmungen: christlich, liberal, seit 1900 zunehmend auch demokratisch und eben völkisch.[193] Nicht jede Verwendung des Volksbegriffs implizierte damit eine Biologisierung des Politischen beziehungsweise Sozialen. Aber seit »dem späten 19. Jahrhundert« wurde der Rassenbegriff »als naturwissenschaftlich gedachter« »Leitbegriff« verbreitet strukturell mit dem Volksbegriff verkoppelt. Der Rassenbegriff machte den Volksbegriff in diesen Sichtweisen zu einer »vermeintlich biologischen« Kategorie.[194] Die hohe Frequenz des Volksbegriffs und die semantische Option seiner Biologisierung müssen somit als wichtiges Signum der politisch-sozialen Kommunikation seit Beginn der Klassischen Moderne erscheinen.

Idealtypisch schlug sich diese Tendenz, wie Peter Walkenhorst für das Kaiserreich gezeigt hat, im deutschen Radikalnationalismus nieder. Der schillernde Rassenbegriff konnte aber nicht nur in »vorwissenschaftlichen« Kontexten zu einem Synonym für ›Volk‹ oder ›Nation‹ werden. Die transnational gegen Ende des 19. Jahrhunderts rapide Bedeutung gewinnenden Rekurse auf Rassentheorien in verschiedenen Wissenschaften sind entscheidende Elemente der »modernen Biopolitik«. In zahlreichen Kontexten wurden die Rassentheorien mit dem Anspruch rezipiert und ausgearbeitet,

190 Geulen, Wahlverwandte, S. 18, 30. Dort auch eine ausführliche Darlegung der Implikationen, Potenziale und Risiken der theoretischen Entwürfe Foucaults.

191 Siehe beispielsweise Madung, Politik, S. 68.

192 Koselleck, Art. Volk, S. 389. Die besondere Relevanz des Begriffs wird dort für die Jahre 1914 bis 1945 festgestellt.

193 Siehe dazu auch Palonen, Entzauberung, S. 254f.

194 Koselleck, Art. Volk, S. 412.

wissenschaftlich abgesichertes »Wissen von Politik und Gesellschaft« zu erlangen.[195] Der Rassenbegriff schien so in den Augen vieler eine wissenschaftliche Fundierung zu erfahren – was wiederum eine wichtige Voraussetzung für seine Verbreitung im Bildungsbürgertum war.[196] Die damit verbundene Biologisierung sozialer und politischer Verhältnisse ermöglichte es umgekehrt, »komplexe Sachverhalte unter Berufung auf naturwissenschaftliche Tatsachen auf ein einfaches Schema zu reduzieren«. Mit Blick auf den Antifeminismus ist überzeugend gezeigt worden, wie diese Mechanismen auch effektiv zur »Zementierung« geschlechtlicher Machtverhältnisse genutzt wurden. Auch für die Legitimation von Außen- und Innenpolitik erwies sich der Rückgriff auf einen »sozial gewendeten Darwinismus« als zentral.[197]

Der Biologisierung »sozialer und historischer Prozesse«, die sich beispielsweise in der Soziologie in der Rede vom »Gesellschaftskörper« niederschlug, war, wie verschiedene Historiker im Anschluss an Foucault interpretierten, der Schritt zur »bio-politischen Regulation von Mensch und Gesellschaft« implizit.[198] Hier zeigt sich die Verbindung zwischen der oben beschriebenen Verwissenschaftlichung des Sozialen, die mit zunehmenden politisch-wissenschaftlichen Kopplungen einherging, und der Biologisierung des Politischen: Gerade in der Geschichte der Kolonialpolitik fand das biopolitische Denken, wie Pascal Grosse ausführlich gezeigt hat, früh praktischen Niederschlag. »Mit dem Beginn des 20. Jahrhunderts« begannen dabei die »Politisierung der Wissenschaft« und die »Verwissenschaftlichung der Politik«, die aus »biologisch fundierten Deutungen des gesellschaftlichen Wandels« resultierten, eine große Rolle zu spielen. Grosse deutet den »Biologismus« als einen zentralen Aspekt »des komplexen Prozesses, in dem sich Politik, Gesellschaft und Wissenschaft« miteinander »rückkoppelten«.[199] Grosse verweist in diesem Zusammenhang auf die »innovative Verknüpfung zwischen sozialtechnokratischem Szientismus« und »Gesellschaftspolitik«, die Peukert als Übergang »von religiös zu wissenschaftlich legitimierten Alltagsmythen« gekennzeichnet hatte.[200] Am

195 Siehe zum Voranstehenden auch umfassend Geulen, Wahlverwandte.

196 Walkenhorst, Nation, S. 103.

197 Planert, Antifeminismus, S. 83.

198 Seier, Cultur, S. 147.

199 Grosse, Kolonialismus, S. 18.

200 Ebd. Er bezieht sich auf Peukert, Nutzen, S. 109.

Ende des 19. Jahrhunderts wurde der Rassenbegriff so zum »zentralen Ordnungskriterium der kolonialen Gesellschaftspolitik«.[201]

Ein zentrales Phänomen, das im natur- und sozialwissenschaftlichen Kontext zu einer »Biologisierung des Gesellschaftlichen« führte, war die breite Rezeption Darwins und des Sozialdarwinismus, der die frühen rassenhygienischen Schriften viel verdankten.[202] Die Rezeption von Darwins *Descent of Men* nach dessen Übersetzung (1871) war in zahlreichen wissenschaftlichen Kontexten überschwänglich, nicht zuletzt, weil sie historischem Wandel ein Erklärungsmodell auf wissenschaftlicher Grundlage zu bieten schien. Darwinismus und Vererbungstheorien (speziell die Weismannsche) lieferten besonders nach der Wiederentdeckung der Mendelschen Gesetze »machtvolle und verführerische interpretative Ressourcen«, die beispielsweise von der jungen Soziologie begeistert aufgegriffen wurden: Die »neue[...] Biologie« der Zeit galt als modern, und die »Autorität der biologischen Theorie« kam den akademischen Erfordernissen (der Etablierung des neuen Faches) und politischen Positionen der »neuen Soziologen« sehr entgegen.[203] Die biologische Beschreibungssprache bot anderen Disziplinen eine attraktive Metaphorik, obgleich die Tendenz zur Biologisierung des Sozialen nie völlig unbestritten war. Allerdings verbreiteten sich die »Kernkonzepte biologisch beeinflusster sozialwissenschaftlicher Theoriebildung«, die Naturalisierung der »Vorstellungen vom Menschen«, organizistische – und nicht selten rassistische – Modelle »sozialer und politischer Großeinheiten« über sprachliche »Transfers aus der Biologie« in zahlreichen wissenschaftlichen Disziplinen. Die Übernahme der entsprechenden Sprachmuster musste keineswegs immer für einen vollständigen »konzeptuelle[n] Import« stehen, und die Reichweite der Biologisierung des Denkens ist sicher zu differenzieren.[204]

Die verbreitete Biologisierung ging auch keineswegs immer mit einer grundsätzlichen Zustimmung zum Sozialdarwinismus einher. Schallmayers sozialdarwinistische Aneignung der Politik traf unter Medizinern und Biologen auch auf durchaus schroffe Kritik, die, wie bei Oscar Hertwig, im

201 Grosse, Kolonialismus, S. 19.

202 Zur »Biologisierung des Gesellschaftlichen«: Herbert, Traditionen.

203 Weingart, Biologie, Zit. S. 146–148. Weingart zeigt, dass die »erste Generation von Soziologen in Deutschland« darwinistisch geprägt war.

204 Hejl, Metaphern, S. 168.

Zeichen der »Abwehr des ethischen, des sozialen, des politischen Darwinismus« stand.[205]

Ungeachtet dessen und ungeachtet der Randständigkeit innerhalb der Fachöffentlichkeit, die der frühen Rassenhygiene zuzuschreiben ist, war die Potenz begrifflicher Annäherung von biologischem, politischem und sozialem Denken aber zweifellos ein entscheidendes Charakteristikum der Klassischen Moderne. Es hatte weitreichende Folgen für spezifische Formen reflexiver Politisierung, auch in den Gesundheitswissenschaften.[206]

Die eugenisch fundierten und explizit gesellschaftsbiologischen Neuentwürfe der Rassenhygiene waren Ausdruck und entscheidender Faktor der biopolitischen Zuspitzungen seit den 1890er-Jahren.[207] Damit ist keineswegs behauptet, dass alle Gesundheitswissenschaftler nun plötzlich zu Rassisten, alle Politiker abrupt zu Verfechtern der Eugenik und alle Mediziner zu Sozialdarwinisten geworden wären. Auch Eugenik und Rassismus waren keinesfalls in eins zu setzen.[208] Auch ist in der aktuellen Forschung zu den Bevölkerungsdiskursen der Zeit herausgearbeitet worden, dass lange Zeit nicht von einer großen Resonanz des medizinisch-biologischen »rassenhygienischen Arguments« in der »bürgerlich-öffentlichen Diskussion« die Rede sein konnte. Allerdings bildeten die verschiedenen wissenschaftlichen und populären Diskussionszusammenhänge der Zeit »wechselseitige Legitimationsressourcen füreinander« (Weipert).[209]

205 Gewisse Berühmtheit erlangte eine mehrfach aufgelegte Polemik des Haeckel-Schülers Oscar Hertwig: Hertwig, Abwehr.

206 Das galt nicht nur für die einschlägigen wissenschaftlichen Disziplinen. Die Popularisierung des Darwinismus, der populär vornehmlich als Sozialdarwinismus rezipiert wurde, ging weit über die Grenzen der Wissenschaft hinaus, wirkte innerhalb zahlreicher disziplinärer Felder. Zur Popularisierung des Sozialdarwinismus siehe Daum, Wissenschaftspopularisierung, bes. S. 22. Die biologisierten Gesellschaftsvorstellungen und darauf fußende Verwissenschaftlichungsutopien waren sogar bereits zur Jahrhundertwende dabei, die Schwelle von der Theorie zur Praxis zu überschreiten, und trieben sowohl Wissenschaft als auch Politik um. In diesem Zuge erfolgten in verschiedenen Ländern bereits vor dem ersten eugenischen Weltkongress (1912) auch praktische Umsetzungen eugenischer Maßnahmen. Geulen, Rassismus, S. 91.

207 Zusammenfassend zum Themenkomplex: Walkenhorst, Nation, bes. S. 128ff.

208 Muckermann und Grotjahn, aber auch Schallmayer waren keine Rassisten. Siehe dazu die Einordnung von Weiss, Movement, z.B. S. 49.

209 Weipert, Mehrung. Als These zugespitzt auf S. 17, zusammenfassend S. 211. Weipert widerspricht damit der pauschalisierenden These einer sukzessiven Verbreitung. Eckart, Geschichte, betont, dass die Rassenhygiene seit den 1920er-Jahren in breiten Bevölkerungskreisen akzeptiert und rezipiert wurde.

Insgesamt ist zu betonen, dass die große Verbreitung biologisierender und organizistischer Sichtweisen seit den 1890er-Jahren Ausdruck einer Transformation des politisch-sozialen Denkens war, die einen Wandel der Sicht- und Teilungskriterien der sozialen Welt eröffnete. Mittel- und langfristig bot sie den Gesundheitswissenschaftlern erhebliche »konnektive Potenziale« (Knobloch) und legte eine systematische Ausweitung ihrer Deutungsansprüche auf allgemeine politisch-gesellschaftliche Phänomene nahe.[210]

Besonders Eugeniker nutzten die diskursiven Anknüpfungsmöglichkeiten seit den 1890er-Jahren verbreitet, um Ansprüche zu legitimieren, die deutlich über den engeren medizinischen Aufgabenbereich hinausgingen. In der programmatischen Politisierung der frühen Rassenhygiene schlug sich das besonders deutlich nieder. Die verbreitete politikkritische Grundhaltung, die Wissenschaftsgläubigkeit und der Kulturpessimismus, die Biologisierung des politischen Denkens und die Verdichtung der wissenschaftlich-politischen Interaktionsformen seit den 1890er-Jahren waren die strukturellen Rahmenbedingungen einer Konstellation, die sich als biopolitische Sattelzeit bezeichnen lässt.

Die genannten Forschungsergebnisse verweisen auf einen umfassenden semantischen Wandel in verschiedenen Kommunikationszusammenhängen, bei dem stets die Biologisierung von sozialen und politischen »Großeinheiten« im Fokus stand. Im Anschluss an Foucault wurde die »Umschreibung des politischen Diskurses in biologische Termini« beziehungsweise die »Biologisierung des Politischen im 19. Jahrhundert« bereits an verschiedenen Beispielen verdeutlicht.[211] Der Einfluss der »Biologisierung« auf Politikverständnisse und – besonders wichtig – umgekehrt die Bedeutung überkommener Politiksemantiken für das biopolitische Denken wurden bislang nicht systematisch thematisiert. Dazu soll der Blick nun wieder auf die rassenhygienische Programmatik und periodische Publizistik gerichtet werden. Die frühe rassenhygienische Programmatik belegt, dass die spezifische biologisierende Sicht auf das Soziale eine grundlegende Transformation des gesundheitswissenschaftlichen Sprachhaushaltes und neuartige Relevanzstrategien eröffnete.

Die Rassenhygiene hatte vor der Weimarer Republik innerhalb der medizinischen Fachöffentlichkeit zweifellos noch eine marginale Position

---

210 Die Terminologie ist entnommen: Knobloch, Rasse, S. 126.
211 Bruns, Politik, S. 163.

inne.[212] Dennoch lassen sich an den frühen Grundlagentexten – ähnlich wie im Fall der Sozialhygiene – die konzeptionellen Strukturbedingungen einer szientokratischen Politisierung der Gesundheitswissenschaften darstellen.

*Die rassenhygienische Aneignung der Politik*

Die Politisierungsstrategien der Sozial- und Rassenhygiene waren strukturell ähnlich, wichen aber argumentativ in mancherlei Hinsicht voneinander ab. Ein Schlüsselelement beider Strategien war die Betonung ihres universalen und damit überparteilichen Charakters. Tendenziell betonten die Rassenhygieniker diesen Aspekt sogar noch stärker. Hermann Werner Siemens hatte 1916 – also bereits einige Zeit nach dem Erscheinen der rassenhygienischen Gründungsdokumente von Schallmayer und Ploetz – in seinen *Grundzügen der Vererbungslehre* propagiert, dass die Rassenhygiene ein »großzügiges politisches Programm über den Parteien« sei.[213] Die Rassenhygieniker behaupteten damit, letztlich jeglichen politischen Partikularismus überwinden zu können. In der periodischen Publizistik – besonders im *Archiv für Rassen- und Gesellschaftsbiologie* – setzte sich diese Grundhaltung in einer durchgängigen Kritik am Gebaren der politischen Parteien und am »engherzig parteipolitischen Standpunkt« um.[214] Ob mit Blick auf die Kolonialpolitik des Kaiserreichs über die »Parteipolitik des deutschen Reichstages« geklagt wurde[215] oder mit Blick auf Amerika von »parteipolitische[n] Momente[n]«[216] die Rede war – stets verwiesen die Rassenhygieniker auf eine Grundaporie der institutionellen Politik: den Mangel einer umfassenden Sicht auf die Belange der Nation oder des Volkes. Wenn sie dann die idealisierte Figur eines zukünftigen, rassenhygienisch geschulten Politikers oder Staatsmannes entwarfen, zeichnete

212 Die Sozialhygiene wurde in der Weimarer Republik zur dominierenden Leitwissenschaft des Gesundheitswesens. Von einer breiten Akzeptanz der Rassenhygiene kann erst in der Spätphase die Rede sein. Vögele/Woelk, Medizin, S. 289f.

213 Siemens, Grundzüge, S. 5. Hier zitiert nach der 10. Auflage, in der das Vorwort zur 1. Auflage von 1916 abgedruckt wurde.

214 Zit.: Kirchhoff, Rez. von: Supan, Entwicklung, S. 129. Auch in der *Politisch-Anthropologischen Revue*, einer weiteren wichtigen Publikationsplattform der Rassenhygieniker, stand das pejorative Deutungsmuster ›Parteipolitik‹ im Fokus. Von der ersten Ausgabe 1903 an wurde der Staats- und Parteipolitik eine eigene Rubrik gewidmet. Siehe Bd. 1 von 1903, S. XII.

215 Kaiser, Rez. von: Kolonialreformen, S. 613.

216 Heiderich, Rassenprobleme, S. 513.

sich diese Figur stets durch verwissenschaftlichten Universalismus aus, der dem zeittypischen »Hunger nach Ganzheit« und Harmonie genüge tat.[217] Es entstand das Ideal eines Politikers, der »die Bedürfnisse der Nation als eines Ganzen« begreife und »unabhängig von Klassen und Parteien das Volk [...] an seine Traditionen und seine besonderen Aufgaben im Kreise der Nationen« gemahne.[218]

Mit dieser Stoßrichtung war ›der Politiker‹ allerdings nicht nur eine systematisch diskreditierte Figur, sondern zugleich als unumgänglicher Adressat der rassenhygienischen Lehren erkannt. Alfred Ploetz versuchte an prominenter Stelle im ersten Band des *Archivs* offensiv, die Politiker vom »Begriff der biologischen Rasse« als dem greifbaren »Objekt unserer Lebensinteressen« zu überzeugen: Wo »der Politiker für große Lebensinteressen« kämpfe, sei »das schließliche Objekt« »stets die organische Einheit des Lebens, wie sie die Rasse« repräsentiere.[219]

Die Dichotomisierung zwischen einer real existenten partikular verfassten Politik, die in »politischen Tageskämpfen« der Parteien und Berufspolitiker aufging, und einer naturwissenschaftlichen eugenisch und sozialdarwinistisch fundierten Politik durchzog zahllose rassenhygienische Publikationen wie ein roter Faden.[220] Auch jenseits der engeren rassenhygienischen Publikationsorgane propagierten die Rassenhygieniker diese Weltsicht und griffen dabei auf das Repertoire der traditionellen Negativstereotype des Politischen zurück: Eifer, Leidenschaft und übereilte Orientierung an partikularen Interessen.[221]

Als Deutungsmuster prägten die Dichotomie und die Negativstereotype bei den Rassenhygienikern in besonderer Weise eine spezifische Weltsicht, die eine Hierarchisierung des politischen Raums zugunsten der rassenhygienischen Experten implizierte. Die Überlegenheitsansprüche gegenüber den Partikularismen der Parteipolitik waren der Rassenhygiene

217 Siehe dazu oben und Schneider, Sehnsucht, S. 166.

218 Das Zitat entstammt einem im *Archiv* abgedruckten Beitrag des prominenten englischen Rassenhygienikers Karl Pearson: Pearson, Zweck, S. 71.

219 Ploetz, Begriffe, S. 12.

220 Zu den »Tageskämpfen«, wiederum mit Blick auf Amerika: Heiderich, Rassenprobleme (Schluß), S. 849.

221 »Parteipolitischer Eifer« neige dazu, die »Reifung« wissenschaftlicher Konzepte nicht erst abzuwarten, sondern beeile »sich, die wissenschaftliche Entwicklung der Sozialeugenik möglichst in parteidienstlichem Sinn zu modeln und zu verkrüppeln«, so Schallmayer in der *Zeitschrift für Socialwissenschaft*. Neben »der Leidenschaft«, die Politiker »dem Parteiinteresse« widmeten, habe »eine neue Liebe« keinen Platz. Schallmayer, S. 267f.

prinzipiell mit der Sozialhygiene gemeinsam. Dieses Muster erweist sich somit als ein zentrales Versatzstück der neuen szientokratischen Politikmodelle der Klassischen Moderne. Ein Unterschied gegenüber der Sozialhygiene der Vorkriegszeit war allerdings die Tatsache, dass die rassenhygienische Theoriebildung den parteidominierten negativen Politikbildern ein geschlossenes »politisches Programm« (Siemens) entgegensetzte. Das politische Programm der Rassenhygiene ist zwar ebenfalls als eine Strategie zur Verwissenschaftlichung des Sozialen zu lesen, zeichnete sich allerdings gegenüber der Politisierungsstrategie der Sozialhygiene durch eine konsequente Biologisierung des Sozialen aus.[222] Besonders die rassenhygienischen Gründungsdokumente aus der Feder Schallmayers waren umfassende sozialdarwinistische politische Programme: Sie waren als Richtschnur jeglicher politischer Theorie und Praxis angelegt. Damit hatte die gesundheitswissenschaftliche Auseinandersetzung mit ›Politik‹ eine neue Qualität erreicht: Die abstrakte Reflexion von ›Politik‹ wurde aus dem Zuständigkeitsbereich der traditionell darauf spezialisierten Philosophen, Staats-, Rechts- und Sozialwissenschaftler herausgelöst. Schallmayers *Beiträge zu einer Nationalbiologie* sowie die ersten beiden Auflagen von *Vererbung und Auslese* waren, ganz im Sinne der Fragestellung des oben genannten Jenaer Preisausschreibens, vollständig darauf ausgerichtet, die »darwinistische Auffassung« auf die »Regelung aller innerpolitischen Verhältnisse« zu übertragen. Schallmayer fragte nach den »verschiedenen Ideale[n]«, »die man als Selbstzweck und als Ziel der Politik« aufgestellt habe und aufstellen könne.[223] Die Schlussfolgerung der (durchaus komplexen) Argumentation war denkbar eindeutig und einfach: Das Ziel aller Politik könne nur darin bestehen, »dem staatlich organisierten Volk die günstigsten Bedingungen zur Selbsterhaltung zu verschaffen«. Das »letzte Ziel jeder staatlichen Politik« konnte also »kein anderes sein« »als das, die Existenz des Gemeinwesens zu sichern«. Bis zu diesem Punkt hätten Autoren zahlreicher politiktheoretischer und staatsphilosophischer Schulen dem Argument folgen können. Entscheidend war aber der Zusatz, dass die »Kräfte« des Gemeinwesens permanent »den Erfordernissen der unab-

222 In den Worten Schallmayers: Er betonte, dass jede »sozialpolitische Maßregel auch eine beachtenswerte biologische Seite« habe. Schallmayer, Beiträge, S. X. Damit ist nicht behauptet, dass die Sozialhygiene die Tendenz zur Biologisierung nicht aufwies. Auch Sozialhygieniker wollten eine »biologische Ergänzung« zur Sozialpolitik liefern. Siehe Wolff, Rez. von: Abriß, S. 602.

223 Z.B. Schallmayer, Beiträge, S. 52, 65.

lässigen (friedlichen oder kriegerischen) Daseinskonkurrenz« anzupassen seien. Jede »nicht übereinstimmende Staatsleitung« werde letztlich »vor dem Richterstuhl der natürlichen Auslese verworfen«. »Jede Politik, die mit den Erbgütern des Volkskörpers Mißwirtschaft« treibe, sei eine »schlechte Politik«.[224] »Erhaltung« und »Vervollkommnung der organischen Erbwerte« wurden so zur zentralen Aufgabe der »weiterblickenden Leitung der inneren Politik«.[225] In beiden Büchern finden sich demgegenüber zahllose Bezüge auf die Praxis von Staatsmännern und Politikern, die »vom nationaleugenischen Gesichtspunkt« für eine »äußerst unverständige staatliche« oder »eine außerordentlich törichte[...] und selbstmörderische[...] Politik« standen.[226] Die Ausführungen gingen aber über die Kritik defizitärer politischer Praktiken hinaus. In einem eigenen Kapitel bearbeitete Schallmayer mit »sozialphilosophische[m]« Anspruch das »Problem des Endzieles und Wertmaßes aller Staatspolitik«.[227] Schallmayer betonte, diese Frage einer »naturwissenschaftlichen Betrachtung« zu unterziehen, und arbeitete sich dabei an verschiedenen verbreiteten – theokratischen, despotischen und aristokratischen – Anschauungen über das »Endziel« und den letzten »Richtpunkt« »für die innere Politik« ab. Er wollte zeigen, dass in naturwissenschaftlicher Perspektive Wohlbefinden und (wie zum Beispiel bei Bentham) das »größte Glück der größten Zahl« als Richtpunkt nicht in Frage kämen.[228] Er bezweifelte den Gehalt der verschiedenen referierten Anschauungen und kam zu dem Schluss, dass Glück als »Endziel für Staatspolitik« »schon dadurch ausgeschlossen« sei, dass auch die »kommenden Generationen« zum Gemeinwesen gehören würden. Für die »Vervollkommnung« und »Erhaltung« von »Menschengruppen« sei die »erborganische« Selektion durch »Lebensauslese« »minderwertiger Individuen« notwendig, die, wie Schallmayer implizierte, mit dem Glückspostulat nicht zu verbinden sei.[229] In späteren Ausgaben ergänzte er sogar, die not-

224 Schallmayer, Vererbung (1910), S. IXf.

225 Schallmayer, Vererbung (1910), S. 336.

226 Z.B. Schallmayer, Vererbung (1910), S. 226f.

227 Schallmayer, Vererbung (1910), S. 335ff.

228 Schallmayer lehnte in expliziter Auseinandersetzung mit dem Utilitaristen Jeremy Bentham, der auf die englische, in ihrer Frühphase besonders von Edwin Chadwick geprägte ›Public Health‹-Bewegung erheblichen Einfluss hatte, »das Glück der größten Zahl« als Ziel aller Politik ab, weil es sich dabei um »eine Idee ohne wirklich faßbaren Inhalt« handle. Schallmayer, Vererbung (1910), S. 336. Zu Benthams Rolle in England vgl. Semple, Utilitarism.

229 Glück sei ein Begriff, der »wie Schnee in der warmen Hand zerschmilzt« und sich der Bestimmung entziehe. Entsprechend könnten »Wohlbehagen und Lustgefühle« »nicht

wendige natürliche Lebensauslese sei »vom Elend unzertrennlich«.[230] Indirekt spielte damit auch die Emotionalität als traditionsreiche semantische Komponente des Politikvokabulars in der Konstruktionslogik von Schallmayers gegenpolitischem Modell eine Rolle: Die Eliminierung von Glück und Wohlbefinden aus der politischen Theorie war ein Versuch, das Politische zu entemotionalisieren und rationalisieren. Dafür sprechen auch verschiedene kritische Verweise auf eine »gewisse Sentimentalität in politischen Dingen« in Deutschland, die bei Schallmayer, aber auch bei anderen rassenhygienischen Autoren vermehrt auftauchten.[231]

Die entscheidende argumentative Operation, mit der Schallmayer die sozialdarwinistische und eugenische Sicht auf Politik und Gesellschaft gegen konkurrierende sozialphilosophische Ansätze immunisierte und »Glück« als möglichen Bezugspunkt politischer Theorie eliminierte, war aber die Zuspitzung der Staatszwecke auf den »Daseinskampf«. Er führte damit eine Art erbbiologischer Verzeitlichung in die politische Theorie ein: Der Schwerpunkt der politischen »Endziele« wurde von der Gegenwart auf die Zukunft verlagert – vom gegenwärtigen Gemeinwesen auf die kommende Generation. Eine »[b]iologische Politik« hatte sich also weder an »Traditionswerte[n]« noch an jeweils gegenwärtigem Wohlbefinden zu orientieren, sondern nur noch an »Rasseninteressen« und »Keimwerte[n]«, also an Bezugspunkten die in der Zukunft lagen.[232] Da die wissenschaftliche Expertise für diese Bezugspunkte einzig und allein bei Eugenikern und Rassenhygienikern liegen konnte, war der Anspruch auf Deutungshoheit über soziale und politische Phänomene durch die Rassenhygiene nur die logische Konsequenz. Die gesundheitswissenschaftliche Aneignung des Politischen hatte so eine einflussreiche programmatische Ausformung gefunden.

Dass die sozialdarwinistisch-eugenischen Lesarten politischer Praxis zur Zeit der Jahrhundertwende (wenn überhaupt) nur sehr begrenzt umgesetzt wurden, konnte natürlich auch Schallmayer nicht abstreiten. Die Ursache dafür war allerdings rasch ausgemacht: Es war die Verfasstheit der institutionellen Politik – kurz: die Strukturprobleme des parteipolitisch domi-

Endziel sein«. Schallmayer, Vererbung (1910), S. 335–337. Ähnlich: Schallmayer, Beiträge, S. 65.

230 Schallmayer, Vererbung (1920), S. 312.

231 Zit.: Heiderich, Rassenprobleme, S. 513. Bei Schallmayer siehe zur »Sentimentalität« Vererbung (1910), S. 141, und ders., Beiträge, S. 131.

232 So z.B. auch in Schallmayer, Beiträge, S. 66, 69.

nierten Parlamentarismus. In der ersten Auflage von *Vererbung und Auslese* widmete Schallmayer den inneren Widersprüchen und Problemen des »politischen Leben[s]«, das bei ihm vollständig auf die Parteipolitik beschränkt war, ein ganzes Unterkapitel. Der Titel: »Parteigeist«. Die Parteien traf dort eine sehr scharfe Kritik: Die Parteien seien nicht nur über die »Wege« zum »Wohl des Ganzen« uneins, sondern hielten es sogar kaum »der Mühe wert, einigermaßen den Schein zu wahren, als ob man mit der Verfechtung von Sonderinteressen dem Ganzen am besten zu dienen glaube«. Die Analyse des Gebarens der unterschiedlichen Parteien des Kaiserreichs mündete in der Einsicht, dass sie sämtlich »nicht auf Gemeinsinn«, sondern lediglich auf »Parteiinteresse« ausgerichtet seien. »Männer, die zuviel Gemeinsinn« hätten, »um mit diesem Treiben einverstanden zu sein«, würden sich entsprechend »vom politischen Leben größtenteils fern« halten.[233]

Es waren in Schallmayers Sicht also die Probleme vollständig partikularistisch bestimmter politischer Institutionen, die der Umsetzung des universalen Programms der Rassenhygiene im Wege standen. Damit lief auch sein Politikmodell auf eine Ausdifferenzierung des Deutungsmusters ›Politik‹ in eine partikularistische und eine verwissenschaftlichte Variante hinaus. Die traditionsreichen pejorativen Politikverständnisse hatten also als Abgrenzungspol für die szientokratische Politisierungsstrategie der Rassenhygiene eine hohe Relevanz.

Die Aneignung der Politik in Abgrenzung von der Parteipolitik prägte in der Folge – auch über den Weltkrieg hinaus – durchgängig die rassenhygienischen Relevanzstrategien. Aus einer Fülle möglicher Beispiele sei hier auf das rassenhygienische Standardwerk von Erwin Baur, Eugen Fischer und Fritz Lenz aus dem Jahr 1921 verwiesen. Auch jene betonten, dass die Rassenhygiene »bis zu einem gewissen Grade auch Politik« sei, »freilich nicht im Sinne der Parteipolitik«. Der universale Anspruch und die Selbstüberordnung der Rassenhygiene gegenüber der Parteipolitik war ebenso deutlich: »Der rassenhygienische Gedanke« stehe »hoch über aller Parteipolitik«, solle »eigentlich in die Verfassung aufgenommen werden« – sogar als »deren erster und wichtigster Satz.« Die »bisherigen politischen Parteien« traf eine fast identische Kritik wie bei Schallmayer: Sie dienten »praktisch hauptsächlich der Vertretung der wirtschaftlichen Interessen ihrer Anhänger«, würden »in enger Verquickung damit gewisse Welt- oder

233 Schallmayer, Vererbung (1903), S. 365f.

Lebensanschauungen verfechten«. Zur Förderung der Rassengesundheit ließen sie nur »den von ihrer Parteidogmatik vorgeschriebenen« Weg gelten.[234] An anderer Stelle forderten die Autoren die Leser zu »öffentlich-politischer Tätigkeit für die Lebensinteressen der Rasse« auf, also explizit zu politischer Aktivität jenseits der »Sonderinteressen irgendeiner Partei«.[235]

Die genannten Beispiele mögen genügen, um zu belegen, dass das Modell reflexiver Gegenpolitik ein Kernelement der rassenhygienischen Programmatik war: Die Rassenhygiene war dem Selbstverständnis ihrer Verfechter nach eine Form von Politik, die abgrenzende Auseinandersetzung mit der Parteipolitik eine argumentative Schlüsseloperation.[236] Auch dass Rassenhygieniker in nicht medizinischen oder nicht gesundheitswissenschaftlichen, dezidiert ›politischen‹ Organen publizierten, war Teil der programmatischen Politisierung.[237]

### *›Bevölkerungspolitik‹ und die programmatische Politisierung der Rassenhygiene*

Die sprachliche Grenzverwischung zwischen Wissenschaft und Politik ging, wie bereits für die Sozialhygiene gezeigt, auch im Fall der Rassenhygiene mit spezifischen Verwendungsweisen von Politikkomposita einher. ›Sozial-‹ und ›Gesundheitspolitik‹ in der Sozialhygiene standen für Politikformen, denen die sozialhygienische Praxis zuzuordnen war (›Sozialpolitik‹) oder die die Sozialhygieniker als verwissenschaftlichte, rationalisierte Form der Politik selbst zu betreiben beanspruchten (›Gesundheitspolitik‹). Ähnliche Verwendungsweisen von Politikkomposita lassen sich im Falle der Rassenhygieniker nachweisen. Allerdings waren es andere Komposita, die rassenhygienische Praxis als spezifische Form von Politik fassten.

Im Fokus stand vornehmlich die ›Bevölkerungspolitik‹. Das Kompositum war sprachpragmatisch sehr attraktiv: Es stand im allgemeinen Sprachgebrauch nicht für Parteienhader und Partikularismus, sondern aufgrund

234 Baur/Fischer/Lenz, Grundriß (Bd. 1), S. 165. Siehe zu dem Standardwerk Fangerau, Standardwerk.

235 Baur/Fischer/Lenz, Grundriß (Bd. 1), S. 214.

236 Vor diesem Hintergrund leuchtet es ein, dass das rassenhygienische Zentralorgan, Alfred Ploetz' *Archiv für Rassen- und Gesellschafts-Biologie*, sich im Vorwort zur ersten Ausgabe 1904 die Würdigung »politische[r] Ereignisse, Agitationen und Tendenzen« mit Tragweite für ihr Gebiet zur Aufgabe machte. Vgl. das Vorwort von Ploetz, Nordenholz und Plate, zur ersten Ausgabe 1904 (Zit. S. VI.).

237 Vgl. z.B. Schallmayer, Kriegsliteratur.

seiner weit zurückreichenden Tradition für Wissenschaftlichkeit und hohe gesellschaftliche Relevanz: Als Teil der Bevölkerungslehre bezeichnete es traditionell eine wissenschaftliche Disziplin oder eine staatliche Praxis von hoher Bedeutung. Seine Relevanz in politisch-sozialen Debatten erhöhte sich um 1900 deutlich.[238] Die Mediziner und Gesundheitswissenschaftler stiegen erst gegen Ende des 19. Jahrhunderts intensiv in die Debatte ein.[239] Betrachtet man mit Blick auf den allgemeinen Sprachgebrauch um 1900 wichtige Lexika und Enzyklopädien der Zeit, so wird deutlich, dass die ›Bevölkerungspolitik‹ gerade in dieser Zeit verbreitet zu einem eigenständigen Lemma aufstieg. Somit boten sich den ›Verwendern‹ des Begriffs Anknüpfungspunkte an wichtige gesellschaftsübergreifende Diskurse, in denen die Rassenhygieniker als Experten hegemoniale Positionen beanspruchen konnten.[240]

---

238 Zum Relevanzgewinn der Bevölkerungspolitik vor und im Ersten Weltkrieg vgl. Weingart/Kroll/Bayertz, Rasse, bes. S. 216–232.

239 In anderen Kontexten wurde der Begriff ›Bevölkerungspolitik‹ deutlich früher verwendet. Bereits 1776 war beispielsweise von der »Schonung der Schwangern als Bevölkerungspolitik« die Rede (ein Beispiel: Anon., Ueber die Abschaffung der Todesstrafen, S. 688). Wichtiger inhaltlicher Bezugspunkt war im 19. Jahrhundert durchgängig die Malthus-Rezeption. Ob es sich bei der Bevölkerungspolitik um eine Praxis handele (so z.B. Rau, Grundsätze, S. 16) oder ob sie synonym mit der Bevölkerungslehre sei (so z.B. bei Lueder, Kritik, S. 204), wurde unterschiedlich bewertet. Politische Ökonomie, politische Philosophie, Staatswissenschaft und Verwaltungslehre nahmen sich des Themas lange in erster Linie an. Lorenz Stein definierte sie 1866 in seiner einflussreichen Verwaltungslehre als »Verwaltung, insofern sie ihre Thätigkeit auf die Bevölkerung als Ganzes« richte (Stein, Lehre, S. 110). Eines der autoritativen Grundlagenwerke zum Thema, das auch von den Rassenhygienikern umfassend rezipiert wurde, stammt aus dem staatswissenschaftlichen Kontext: Fircks, Bevölkerungslehre.

240 Sie wurde dann zumeist als Teil der Bevölkerungslehre gefasst. Vgl. *Meyer* (4. Aufl.) 1889 und (6. Aufl.) 1903 (das Lemma »Bevölkerungspolitik« verwies dort auf »Bevölkerung«), Pierer (7. Aufl.) 1889 (Lemma: »Bevölkerung«), *Brockhaus* (14. Aufl.) 1898 (Lemma: »Bevölkerungspolitik«). Der Übergang zur Dominanz eines Handlungsbegriffs von Bevölkerungspolitik wurde in den Lexika sehr langsam vollzogen: Auch im *Brockhaus* (15. Aufl.) von 1929 wurde Bevölkerungspolitik noch als Teil der Bevölkerungslehre gefasst. Im berüchtigten, deutlich nationalsozialistisch gefärbten Meyer (8. Aufl.) von 1936 wurde dann mit deutlicher Verzögerung gegenüber dem sozial- und rassenhygienischen Wortgebrauch der Wandel zum Handlungsbegriff mitvollzogen. Auch das einschlägige biologisierende Volkskörper-Vokabular fand in diesem Kontext Eingang: »Die B.[evölkerung]spolitik greift steuernd in die Lebensvorgänge des Volkskörpers ein, in die Vorgänge, durch die ein Volk sich erhält und wandelt: Geburt, Tod (Lebensdauer), Familienbildung, Wanderung, Ausmerze und Auslese. Das Ziel der Bevölkerungspolitik ist das Erstarken des Volkskörpers« (Bd. 1; Lemma: »Bevölkerung«; Abschnitt: »Bevölkerungspolitik«, Sp. 1297–1301).

Bevölkerungspolitik als Form von Politik, die, so Schallmayer, »mit der Rassenhygiene untrennbar verbunden« sei, war Kernelement der Nationalbiologie.[241] Bei Schallmayer war die Bevölkerungspolitik eindeutig eine Praxis – es dominierte also von Beginn an der Handlungsbegriff –, die zwar keineswegs ausschließlich von Politikern betrieben werde, letztlich aber in staatliche Maßnahmen überführt und auch von Politikern betrieben werden sollte. Deutlich wurde das in seiner Definition der quantitativen Bevölkerungspolitik: Sie sei »die Summe der staatlichen oder durch den Staat kontrollirbaren gesellschaftlichen Maßregeln und Bestrebungen, die das Wachstum der Bevölkerung durch irgendwelche Beeinflussung seiner Faktoren [...] zu fördern oder zu hemmen vermögen«.[242] Daran, dass diese »Maßregeln« vollständig rassenhygienisch angeleitet sein sollten, ließ er keinen Zweifel. Der Oberbegriff, mit dem Schallmayer qualitative und quantitative Varianten umfasste, war die »generative Politik«. Sie umfasse alle »Bestrebungen und Maßnahmen zur Beeinflussung der Fortpflanzungsverhältnisse des Volkskörpers«, und sie zerfalle »in die quantitative und qualitative Bevölkerungspolitik«. Letztere setzte er synonym mit der Bezeichnung »volkseugenische Politik«. Dieser zweite »Teil der generativen Politik«, so Schallmayer, würde »für die meisten Politiker und Soziologen noch gar nicht« existieren. Bereits diese Formulierung deutete an, dass die maßgeblichen Experten und Initiatoren der Bevölkerungspolitik nur die Rassenhygieniker sein konnten. Schallmayer räumte zwar ein: Es seien »theoretisch die Soziologen, praktisch die Politiker und Staatsmänner mit zuständig«. Da Letztere »sich aber zur Zeit leider« ausschließlich von den Maximen, »die bei ihrer Regierung oder bei ihrer Partei gerade herrschen«, leiten ließen, plädierte er mit dem britischen Eugeniker Karl Pearson für eine besondere rassenhygienische »Universitätsschulung für Staatskunst«. Wenn diese Forderung »einmal erfüllt« sei, würden »die Staatsmänner die bestehenden sozialen und staatlichen Einrichtungen und besonders jede neue Maßnahme auch hinsichtlich ihrer Wirkungen auf den sozial-generativen Prozeß, besonders auf die Fortpflanzungsauslese, prüfen«.[243] Die Politiker wurden in dieser Sichtweise zu ausführenden Organen der rassenhygienischen Lehre. Da in Schallmayers Konzeption jegliche

241 Schallmayer, Beiträge, S. 88. Den Terminus »Nationalbiologie« führte er auf Francis Galton zurück. Schallmayer, Vererbung (1910), S. 352.

242 Schallmayer, Beiträge, S. 89.

243 Schallmayer, Vererbung (1910), S. 352, 359f.

Politik auf »den sozial-generativen Prozeß« auszurichten war, hatte auch jegliche politische Praxis eine bevölkerungspolitische Komponente.

Der Anspruch der Rassenhygieniker, mit der ›Bevölkerungspolitik‹ die Deutungshoheit über ein Schlüsselthema der Klassischen Moderne zu behalten und sie auch maßgeblich selbst zu betreiben, lässt sich vielerorts nachweisen und wird weiter unten erneut aufgegriffen.[244] Festzuhalten ist bereits an dieser Stelle, dass die ›Bevölkerungspolitik‹ der entscheidende diskursive Knotenpunkt war, auf den die Rassenhygieniker ihre Politisierungsstrategie und ihre szientokratischen Politikmodelle ausrichteten. Bei den Sozialhygienikern erfüllte vor dem Ersten Weltkrieg die ›Sozialpolitik‹ eine vergleichbare sprachpragmatische Funktion.

Auch die Sozialhygieniker waren konzeptionell entscheidende Verfechter und Programmatiker der Bevölkerungspolitik. Allerdings war der Begriff bei ihnen deutlich weniger programmatisch aufgeladen als bei den Rassenhygienikern. Grotjahn, der mit *Geburten-Rückgang und Geburten-Regelung im Lichte der individuellen und der sozialen Hygiene* eine Schlüsselmonografie publiziert hatte, verwendete den Begriff zwar auch an zentraler Stelle.[245] Für die programmatische Politisierung der Sozialhygiene waren aber andere Begriffe – die ›Sozial-‹ und ›Gesundheitspolitik‹ – deutlich wichtiger.

### 3.3 Zwischenbilanz: Gesundheitswissenschaftliche Politisierungsstrategien in der Klassischen Moderne

Obwohl von einer fachinternen Dominanz der beiden Subdisziplinen und ihrer spezifischen Sichtweisen auf das Soziale beziehungsweise Politische vor dem Ersten Weltkrieg nicht die Rede sein kann, standen die beschriebenen Politisierungsstrategien für langfristig ausgesprochen wirkmächtige Sprachmuster und gesundheitswissenschaftliche Selbstverständnisse. Die Politik wurde, sieht man von den Organen der Bakteriologen ab, zwar auch in anderen Segmenten bereits vor dem Ersten Weltkrieg in mancherlei Hinsicht zum Thema. Ansätze zur Aneignung der Sozialpolitik (beispielsweise in der Manier Boerners) und auch eine zunehmende relevanzstrategische Zuspitzung der Politikkritik (wie bei Sonderegger) lassen sich jenseits der Sozial- und Rassenhygiene ebenfalls nachweisen. Beide As-

244 Die Allgegenwart des ›Bevölkerungsdiskurses‹ in Politik und Gesellschaft war besonders während des Ersten Weltkriegs ausgeprägt. Siehe dazu Kap. VII.1.1.

245 Grotjahn, Geburten-Rückgang.

pekte im Rahmen einer systematischen programmatischen Politisierung zu vereinigen, war aber eindeutig eine sprachliche Innovation der neuen Gesundheitswissenschaften der Klassischen Moderne. Die sozial- und rassenhygienische Aneignung der Politik und die Grenzverwischung zwischen gesundheitswissenschaftlicher Lehre oder Praxis und der Politik waren vor dem Hintergrund der weit zurückreichenden Tradition habitueller Distanz in medizinischen Kommunikationszusammenhängen bemerkenswert.

Fragt man nach den wissenschaftsimmanenten Voraussetzungen der neuen Positionierungsmuster, stößt man in beiden Fällen auf grundlegende konzeptionelle Veränderungen, die dazu führten, dass die traditionsreiche semantische Inkompatibilität zwischen Politik und Naturwissenschaftlichkeit aufbrach. Im Fall der Sozialhygiene relativierte der programmatische Bezug auf sozialwissenschaftliche Leitdisziplinen die ›rein‹ naturwissenschaftliche Orientierung und eröffnete die Annäherung an die Politik. Von den Nationalökonomen und nicht zuletzt von den zentralen Akteuren des *Vereins für Sozialpolitik* übernahmen sie ein charakteristisches, verwissenschaftlicht-politisches Selbstverständnis. Die Sozialhygieniker schufen als Experten in ihrem Selbstverständnis nicht nur wissenschaftliche Grundlagen für eine »Politik der Sozialreform«, sondern betrieben auch Politik, indem sie, wie der *Verein für Sozialpolitik*, auf die öffentliche Meinung und Gesetzgebung einzuwirken suchten.[246] Damit richteten sie ihre Aktivität durchaus auf die institutionelle Politik (Parlamente, Parteien, Regierungen) aus, trieben damit aber eine Art parteienkritischer, szientokratischer Gegenpolitik – inklusive der ›klassischen‹ massenpolitischen Praktiken »nach den Methoden der politischen Parteien«: »Propaganda«, »Zeit- und Flugschriften«, »Volksversammlungen und Ausstellungen« (Fischer). Diese grundlegende Erweiterung des Repertoires gesundheitswissenschaftlicher Praktiken ging so weit über die experimentelle, labor- und klinikorientierte Forschung der medizinischen Fachkollegen (einschließlich der Experimentellen Hygieniker) hinaus, dass auch die habituelle Distanz gegenüber der Politik überwunden werden konnte. Die theoretische Neuausrichtung beider Subdisziplinen, so lässt sich zuspitzen, eröffnete eine grundlegend neue Positionierung zur Politik.

Auch die Rassenhygieniker befassten sich umfassend und normativ mit sozialen und gesellschaftlichen Phänomenen, beanspruchten sogar, Leitlinien für jegliche Form von Politik aufzustellen und betrieben explizit

246 Zu dieser Ausrichtung des *Vereins für Sozialpolitik* siehe auch Ritter, Sozialversicherung, S. 24. Dort auch die Rede von einer »Politik der Sozialreform«.

politische Theorie, was die Sozialhygieniker vor dem Ersten Weltkrieg nicht einmal annähernd taten. Wenngleich sie beanspruchten, auch Leitlinien für eine zukunftsorientierte Sozialpolitik vorzugeben, war die Verwissenschaftlichung der Sozialpolitik nicht der entscheidende Bezugspunkt ihrer Politisierungsstrategie. Der Ausbau der politischen Deutungsansprüche ging auch nicht mit einer Abkehr von der ›reinen‹ Naturwissenschaft einher, sondern bediente sich sozialdarwinistischer Theoreme, die ihnen dem Anspruch nach eine streng naturwissenschaftliche Sicht auf Gesellschaft und Politik eröffneten. Damit machte erst der Siegeszug des sozialdarwinistischen Denkens den politik- und gesellschaftstheoretischen Zugriff für Gesundheitswissenschaftler denkbar und ›salonfähig‹. Es war also die Biologisierung des Sozialen, die die Politisierung der Rassenhygiene prägte. Anders als zuvor war es aus sozialdarwinistischer Perspektive möglich, ›reine‹ Naturwissenschaft und zugleich politische Theorie zu betreiben.

Damit sind unterschiedliche Schwerpunktsetzungen bei der jeweiligen Strategie zur Verwissenschaftlichung des Sozialen erkennbar, die eng mit den jeweiligen Bezugsdisziplinen zusammenhingen. Tendenziell stand die Sozialhygiene stärker für einen sozialwissenschaftlichen, mitunter ›kathedersozialistischen‹ Zugriff auf die Sozial- und Gesundheitspolitik, dessen Anspruch erst nach dem Ersten Weltkrieg deutlich über den Gesundheitsbereich hinauswies, aber bereits zuvor das Postulat von Expertenautonomie implizierte. Die Rassenhygiene stand von Beginn an (ganz besonders bei Schallmayer) stärker für eine normative Biologisierung des politischen Denkens.

Die publizistischen Vorbilder und konzeptionellen Bezugspunkte der programmatischen Politisierung der Sozial- und Rassenhygieniker differierten erheblich. Zugespitzt könnte man resümieren, dass die Rassenhygieniker sich stark an Galton orientierten, während die Sozialhygieniker besonders Virchow für die Konstruktion ihrer eigenen Tradition nutzten. Die Expansion der politischen Deutungsansprüche im Laufe der Zeit war beiden Teildisziplinen gemein. Schon die anfängliche Konzentration auf einzelne Politikbereiche war weitreichender, als dies auf den ersten Blick erscheinen mag: Sozial- und Bevölkerungspolitik waren in der Klassischen Moderne Schlüsselfelder der Politik, die tendenziell mit allen politischen Maßnahmen und Fragen in Berührung gerieten. Augenfällig ist außerdem die Tendenz der sozial- und rassenhygienischen Autoren, die sich nach 1918 mit Gesundheits- oder Bevölkerungspolitik beschäftigten, ihre Deutungsansprüche auf alle Politikfelder auszudehnen. Bei Schallmayer kann man bereits in den 1890er-Jahren von einer Professionalisierungsstrategie zweiter Ordnung sprechen:[247] Die gesundheitswissenschaftlichen Ansprüche auf ein Deutungsmonopol beschränkten sich nicht mehr auf die Gesundheit der Bevölkerung, sondern erweiterten sich tendenziell auf alle politischen und gesellschaftlichen Grundsatzfragen.

Entscheidend ist außerdem, dass beide Aneignungsweisen der Politik eine neue, szientokratische Sicht auf gesellschaftliche Phänomene und die Produktion kollektiver Verbindlichkeit implizierten: Die jeweiligen Politikmodelle wurden sowohl über den Bezug auf die berufs- und parteipolitischen Akteure und Institutionen als auch in Abgrenzung von ihnen zu szientokratischen Modellen. Das Deutungsmuster ›Politik‹ differenzierte sich also aus, die traditionellen Negativstereotype des Politischen blieben aber bestehen und waren sogar als Abgrenzungspol ein Kernelement der gesundheitswissenschaftlichen Relevanzstrategie. Eine wichtige Rolle bei der Ausdifferenzierung der Politikverständnisse spielten die ausführlich behandelten Politikkomposita, die ›Sozial-‹ und ›Gesundheitspolitik‹ für die Sozialhygiene, die ›Bevölkerungspolitik‹ für die Rassenhygiene. Sie standen in ihren gegenpolitischen Zuspitzungen für grundlegend veränderte Sicht- und Teilungskriterien der sozialen Welt, für eine enorme Ausweitung der gesundheitswissenschaftlichen Deutungsansprüche (eben im Sinne einer Professionalisierung zweiter Ordnung) und zugleich für eine ausgesprochen geringe Toleranz gegenüber den Eigenlogiken und der Berechtigung parteidominierter politischer Prozesse.

Das Vokabular differenzierte sich seit der Jahrhundertwende 1900 also systematisch aus. Maßnahmen, die zum lange als ›unpolitisch‹ semantisierten Repertoire der Öffentlichen Gesundheitspflege gehört hatten, wurden so als spezifische Formen von ›Politik‹ beschreibbar, die man von der Parteipolitik abgrenzen konnte. ›Bevölkerungs-‹ und ›Gesundheitspolitik‹ wurden in der Breite der medizinischen Publizistik erst mit dem Ersten Weltkrieg zu unumstritten positiven argumentativen Bezugspunkten. Konzeptionell waren sie in der Sozial- und Rassenhygiene aber bereits um 1900 zu solchen aufgestiegen. In ihrer Verbreitung während des Ersten Weltkriegs standen sie für erheblichen Relevanzgewinn der bezeichneten Gegenstandsbereiche und bündelten, wie im folgenden Abschnitt gezeigt werden kann, die zentralen gesellschaftsübergreifenden Diskurse der Zeit.

---

247 Beispielsweise bei Gottstein ist dies nach der Revolution von 1918/19 möglich. Zu Gottsteins Expansion der sozialhygienischen Deutungsansprüche siehe Kap. VII.3.3.

Die entsprechenden Redeweisen standen für ein neues Selbstbewusstsein vieler gesundheitswissenschaftlicher Autoren und brachten das – in der ›Öffentlichen Gesundheitspflege‹ allerdings bereits angelegte – Bestreben, die hygienisch-naturwissenschaftlichen Weltsichten allgemeinverbindlich zu machen, offensiv auf den Begriff.

# VII. Weltkrieg und Revolution: Partizipation und Szientokratie

Bislang wurden wissenschaftsimmanente und langfristig strukturelle Transformationen als Hintergrund des Wandels der Politiksemantiken in der Klassischen Moderne betont. Beschrieben wurde ein Nebeneinander von scharfer Politikkritik und Tendenzen zur sprachlichen Annäherung an die Politik. Wie gezeigt, waren die neuen Sprachmuster Schlüsselelement der Verwissenschaftlichung des Sozialen. Sie waren gleichzeitig Element der und Reaktion auf die Herausforderungen der spezifischen Annäherungen von Wissenschaft und Politik. Besonders in der Sozial- und Rassenhygiene verdichteten sich szientokratische Politikmodelle. Die Formen reflexiver Gegenpolitik wurden als Ergebnis einer disziplinären Neuausrichtung der Gesundheitswissenschaften an den Sozialwissenschaften beziehungsweise am Sozialdarwinismus interpretiert.

Gerade die zuletzt analysierten Entwicklungen in der Sozial- und Rassenhygiene wiesen über den Beginn des Ersten Weltkriegs hinaus. Im abschließenden Kapitel zu den Politiksemantiken der Mediziner und Gesundheitswissenschaftler während des Ersten Weltkriegs und der Revolution von 1918/19 soll herausgearbeitet werden, wie sich das Sprachverhalten vor dem Hintergrund zweier Schlüsselereignisse entwickelte. Beide Ereignisse eröffneten bereits *in actu* verbreitet Perspektiven auf eine grundlegende Transformation des politischen Lebens im Deutschen Reich. Dieser Wandel der Rahmenbedingungen des Sprachhandelns der medizinischen Akteure lässt sich analytisch in die Frage überführen, wie ein antizipierter Wandel des politischen Kommunikationsraumes sich auf die Politiksemantiken und Positionierungsmuster auswirkte.

Die Analyse erfolgt in zwei Schritten und mündet in einen Ausblick. Die Analyse des Sprachverhaltens der Wissenschaftler in unterschiedlichen publizistischen Segmenten während des Ersten Weltkriegs erweist Letzteren zwar nicht als Auslöser, aber doch als besonderen Katalysator medizinischer und ärztlicher Politisierungstendenzen, die sich dann in den

Standes- und Wochenblättern Bahn brachen (1). In einem durch die Revolution von 1918/19 angestoßenen quantitativen Schub drangen explizite Politisierungstendenzen in fast alle publizistischen Segmente der Fachöffentlichkeit vor (2). Ein Ausblick auf den ›Weimarer Alltag‹ (3) zeigt allerdings, dass die vor der Revolution sehr wenig verbreitete demokratisch-partizipatorische Sicht auf das Politische nach der Revolution rasch wieder in den Hintergrund rückte.

## 1. Erwarteter Wandel: Politisierungstendenzen während des Ersten Weltkriegs

Die medizinhistorische Forschung hat in den letzten Jahren deutlich gezeigt, dass der Erste Weltkrieg für die Mediziner stark im Zeichen eines massiven Professionalisierungsschubes stand. Den Anspruch auf die kollektivverbindliche »Definition von Gesundheit und Krankheit« konnten die Ärzte zwar infolge des Ausbaus von Gesundheits- und Versicherungswesen schon im Kaiserreich weitgehend unangefochten erheben, seit 1914 verstärkte sich diese Tendenz aber noch erheblich.[1] Der Krieg war aus Perspektive vieler Mediziner ein »einzigartiges« »Beobachtungsfeld« und unterstellte zahllose Menschen ärztlicher Obhut.[2] Die Deutungsansprüche und Diagnosen, die die Ärzte aus dieser Position kriegswichtiger Verantwortung und hoher gesellschaftlicher Relevanz heraus anstellten, waren in ihrer Reichweite beispiellos. Zu keinem früheren Zeitpunkt gingen die Ansprüche so deutlich über die Zuständigkeit für einzelne Körper hinaus. Die Ärzte gerierten sich zunehmend als Experten für den ›Volkskörper‹ und die Bevölkerungsfrage. Letztere prägte Wissenschaften, Politik und öffentliche Debatten seit 1914 wie keine andere. Schon im späten 19. Jahrhundert war sie gesellschaftlich »zu *dem* großen Thema« aufgestiegen.[3] Der Weltkrieg spitzte die Debatte noch erheblich zu. Die Bevölkerungsfrage war damit keineswegs ein Thema, dessen sich lediglich die Mediziner,

1 Eckart/Gradmann, Medizin, S. 210. Am Ende des Textes auch eine Liste aktueller weiterführender Literatur.

2 Michl, Dienste, S. 11, 174, 240.

3 Etzemüller, Untergang, S. 41. Hervorhebung im Original.

Sozial- und Rassenhygieniker annahmen.[4] Aber vor dem Hintergrund der kriegsbedingten Aufwertung des Standes und der allgemeinen Sensibilisierung für die Versehrtheit eines »körperlich« begriffenen Volksganzen versuchten sie auf spezifische Art, ihre besondere Relevanz herauszustellen: Verbreitet übertrugen medizinische Autoren vor dem Hintergrund der überbordenden Bevölkerungs- und ›Volkskörper‹-Diskurse ihre Deutungsansprüche vom Einzelkörper auf das Volksganze.

Nicht mehr nur die Vertreter der ›neuen‹ Gesundheitswissenschaften, sondern der gesamten Ärzteschaft zielten nun darauf, als »medizinisch ausgebildete Körperexperten« maßgeblich an der Bevölkerungspolitik beteiligt zu werden. Sie deuteten den Krieg also als eine Ausweitung der gestalterischen Möglichkeiten des Ärztestandes und verfestigten den Anspruch, unangefochtene gesellschaftliche »Gesundheits- und Körperexperte[n]« zu sein. Die »Arbeit am ›Volkskörper‹« (Michl) erklärten sie im Zuge dessen zur »dringlichste[n] Aufgabe«. Dem ärztlichen Anspruch, autoritative »Gesellschaftsanalyse[n]« zu formulieren, verlieh diese Konstellation erheblichen Auftrieb.[5]

Wie bereits im zeitlichen Umfeld der Revolution von 1848/49 rückten mit Kriegsbeginn wieder Gegenwartsdeutungen und davon abgeleitete Visionen in den Fokus der Politikthematisierungen. Dies galt ausgeprägt für die Standespresse, aber auch für viele andere Felder der Publizistik. Die medizinischen und gesundheitswissenschaftlichen Autoren knüpften nun vielfach an die verbreitete Tendenz zur Biologisierung des politischen Denkens an. Argumentativ profitierten sie vom allgemeinen Bedeutungsgewinn der Bevölkerungspolitik, deren gesteigerte Relevanz sie ausführlich nutzten, um wirtschaftliche und institutionelle Standesansprüche zu legitimieren. Bezüge auf die Bevölkerungspolitik und die organizistische Tendenz des ›Volkskörper‹-Denkens waren zuvor lediglich in der sozial- und

4 Ebd. Mit dem Ersten Weltkrieg forcierten zahlreiche akademische Disziplinen, neben den Gesundheitswissenschaftlern und Medizinern auch Anthropologen, Statistiker, Soziologen, die Beschäftigung mit dem Thema. Gleichzeitig wurde die Bevölkerung zum Schlüsselthema der politischen Institutionen auf Reichs- und Länderebene. Siehe Weingart/Kroll/Bayertz, Rasse, bes. S. 216–232. Sowohl in den öffentlichen als auch in wissenschaftlichen Auseinandersetzungen spitzte sich die Debatte in dieser Zeit zu. Halling/Schäfer/Vögele, Volk, z.B. S. 389. Zum Verhältnis der Expertendiskurse zum »bürgerlich-öffentlichen Diskurs« siehe bes. Weipert, Mehrung.

5 Die aktuelle medizinhistorische Forschung betont damit für »Professionsverständnis, Wissenschaftspraxis und Gesellschaftsanalyse« eine Beschleunigung der Vorkriegsentwicklungen. Michl, Dienste, z.B. S. 111f., 281.

rassenhygienischen Publizistik wichtige argumentative Versatzstücke gewesen, sie ›sickerten‹ nun in die Standes-, Wochen und Fachpresse durch. Auffälligerweise rückten dagegen die Kritik am Partikularismus und andere Negativstereotype des Politischen vor dem Hintergrund des vielbesprochenen ›Burgfriedens‹ zur Kriegszeit in den Hintergrund. Damit traten sukzessive Versuche auf den Plan, sich das Politische ›anzueignen‹. Mit Blick auf verschiedene publizistische Segmente wird dies auf den folgenden Seiten belegt und ausgedeutet. Insgesamt ist dabei die Entwicklung in der Standespresse zu betonen, weil an ihrem Beispiel zu zeigen ist, wie die unterschiedlichen Elemente der Politisierungstendenzen der Klassischen Moderne auf ärztliche Selbstverständnisse wirkten und welche Sprachstrategien der Erfahrungsraum des Ersten Weltkriegs eröffnete. Für die Sozial- und Rassenhygieniker war der Krieg in erster Linie ein Anlass, den bereits etablierten Argumentationsmustern über Gegenwartsbezüge und davon abgeleitete Zukunftsvorstellungen Evidenz zu verleihen. Die bereits behandelten Politikkomposita ›Sozial-‹, ›Gesundheits-‹ und ›Bevölkerungspolitik‹ standen weiterhin im Zentrum der Politisierungsmodelle und -strategien, allerdings mit unterschiedlichen Schwerpunktsetzungen.

### 1.1 Sozial- und Rassenhygiene: Der Krieg als Argument

Im Falle der Sozialhygiene waren entscheidende Muster der Annäherung an die Politik bereits vor dem Weltkrieg geprägt. Allerdings wurde die Aneignung des Politischen mit Bezügen auf eine angeblich bevorstehende »neue Zeit« vorangetrieben. Alfons Fischer antizipierte bereits 1916, dass die »Neuorientierung« in Anbetracht der »neue[n] Zeit, welche mit dem Kriegsausbruch begonnen« habe, »uns« – also die Sozialhygieniker – »vor neue Aufgaben« »auf dem Gebiet der inneren Politik« stelle. Vor dem Hintergrund der Politisierungsstrategie der Sozialhygiene, die stark an der Sozialpolitik orientiert war, lag es nahe, zu betonen, dass nun »ein sozialer Wind in deutschen Landen« zu spüren sei. Für »die sozialpolitischen Maßnahmen« versprach er sich von der »Neuorientierung« eine begünstigende Wirkung.[6] Für die »Gesundheitspolitik«, die der Text im Titel führte, und die »Sozialpolitik«, die er ausführlich konzeptionell behandelte, konstatierte Fischer einen erheblichen Relevanzgewinn. Damit bezog er sich auf zwei Politikbereiche, für die er den Sozialhygienikern zugleich unangefochtene

6 Fischer, Aufgaben, S. 129.

Expertise zuschrieb. Die Tendenz zur Generalisierung und Entgrenzung der mit dieser Form von Politik verbundenen Deutungsansprüche, für die die gesamte sozialhygienische Publizistik stand, setzte sich in Fischers Weltkriegstext fort: Das »Gebiet der Sozialpolitik« sei ungeheuer groß, »zumal sich scharfe Grenzen gegenüber anderen Zweigen der Politik naturgemäß nicht ziehen« ließen. Gleichzeitig erklärte er die »wichtigsten Forderungen der Sozialpolitik« als deckungsgleich »mit denen der sozialen Hygiene«. Die »bedeutungsvollsten Aufgaben auf dem Gebiet der Sozialpolitik« würden wesentlich »schon durch eine tiefgreifende Hygienegesetzgebung erfolgen«. Gleichzeitig kritisierte er die »Systemlosigkeit auf dem Gebiet der Sozialpolitik«, die er den Berufspolitikern unterstellte.[7] In Konsequenz forderte er umfassende Hygienegesetze und eine »planmäßige« – sprich: verwissenschaftlichte – »nationale und soziale Politik«.[8]

Dass die Rassenhygieniker die mit dem Weltkrieg verbundenen Erwartungen und Gegenwartsdeutungen ebenfalls nutzten, wurde oben bereits angedeutet. Schallmayer, Lenz und andere aktualisierten während des Krieges ihren Anspruch auf Deutungshoheit über den Zuschnitt und die Definition der Bevölkerungspolitik. In diesem Sinne verliehen sie ihrem Postulat, dass die »Erhaltung der Rassentüchtigkeit« »unbestreitbare Grundlage und Voraussetzung aller Politik« sei, neue Vehemenz.[9] Das Verhältnis von »Krieg und Rassenhygiene« und der Stellenwert Letzterer in der erwarteten Nachkriegsordnung trieben die einschlägigen Autoren in zahllosen Publikationen um.[10] Eine Hauptstoßrichtung zahlreicher Texte war die Betonung der qualitativen Komponente der Bevölkerungspolitik, die sie in den Augen vieler Autoren erst zu »[r]assenhygienische[r] Bevölkerungspolitik« machte.[11] Konsequent bezog sich gerade Schallmayer auf die Erfahrungen der Kriegszeit, um das rassenhygienische Politikmodell zu propagieren und die qualitativ orientierte Rassenhygiene als Leitschnur

7 Fischer, Aufgaben, S. 131, 141, 144. In diesem Zusammenhang bezog er sich auch auf das Virchow-Diktum der »Medizin im Großen«. Er räumte zwar ein, dass »Politik und Gesetzgebung« über »die Grenzen der Gesundheitspflege« hinausgingen, monierte aber zugleich, dass in der Politik »die Hygiene viel zu wenig berücksichtigt« werde.

8 Er machte explizit, dass er der linksliberalen Fortschrittlichen Volkspartei die Umsetzung eines solchen Gesetzes am ehesten zutraue. Fischer, Aufgaben, S. 145.

9 Zitiert nach Schallmayer, der damit allerdings eine Forderung von Fritz Lenz aktualisierte. Schallmayer, Aufgaben, Zit. S. 260.

10 Monografisch: Hofmann, Krieg.

11 Siehe dazu ausführlich Lenz, Rassenhygienische Bevölkerungspolitik, zugespitzt im Fazit S. 1667.

(nicht nur) der Sozial- oder Bevölkerungspolitik zu etablieren. Schallmayer betonte vor Kriegsende, dass es »keine vernünftige Sozialpolitik« gebe, »die nicht im wesentlichen Rassenhygiene wäre«. Insgesamt blieb aber auch bei ihm die qualitative Bevölkerungspolitik der Fluchtpunkt der rassenhygienischen Politisierungsstrategie und szientokratischen Politikmodelle. So forderte er, ein »Reichsministerium[...] für das Gesundheitswesen« zu gründen, das im Zeichen einer »rassenhygienisch befriedigenden Bevölkerungspolitik« beziehungsweise einer »rassenhygienischen Politik« als »Reichministerium für den nationalbiologischen Dienst« bezeichnet und von einer »sozialbiologisch geschulten Kraft« geleitet werden sollte. Ohne »tatkräftige Bevölkerungspolitik« prognostizierte er »für Deutschland[...]« eine verhängnisvolle Zukunft.[12] Da die Rassenhygieniker in ihrer Politisierungsstrategie traditionell stark auf das Kompositum ›Bevölkerungspolitik‹ Bezug nahmen, führte der Krieg mit seiner allgemeinen Hochkonjunktur der Bevölkerungsfrage zu einem enormen Thematisierungsschub in eigenständigen Texten, gerade im *Archiv für Rassen- und Gesellschaftsbiologie*.[13]

Neben Lenz und Schallmayer sah sich besonders Hermann Werner Siemens – der ja die Rassenhygiene als überparteiliches »politisches Programm« begriff[14] – mehrfach veranlasst, eine Entgrenzung des Begriffsgebrauchs zu monieren und eine streng rassenhygienische Sicht auf die Bevölkerungsfrage zu etablieren.[15] Es sei, so Siemens in einer 1918 erschienenen Schrift, »allmählich dahin gekommen«, dass »sämtliche öffentliche Bestrebungen, die überhaupt irgendwie sich auf die Bevölkerung beziehen lassen, als ›bevölkerungspolitisch‹« bezeichnet würden. Egal, ob man »für Siedlungspolitik oder für die Pflege der schulentlassenen Jugend, ob man für Bekämpfung der Geschlechtskrankheiten oder für Einrichtung von Jugendbüchereien, ob man für Beschaffung gesunder Nahrungsmittel oder

12 Schallmayer, Aufgaben, Zit. S. 231, 233, 236, 250. Der Text wurde Ende August 1918 abgeschlossen, erschien aber erst später. Terminologisch war der gesamte Text stark auf den Leitbegriff ›Bevölkerungspolitik‹ ausgerichtet (siehe S. 233, 245, ganz bes. S. 246). Zum »rassenhygienisch denkende[n] Gesundheitsminister« bzw. dem Ministerium für »nationalbiologische Politik« siehe S. 255, 259. Der ›Sozialpolitik‹ standen die Rassenhygieniker traditionell skeptisch gegenüber, da sie ihr kontraselektorische Effekte unterstellten. Ähnlich: ders., Kriegsliteratur.

13 Zwei prominente Beispiele: Schallmayer, Bevölkerungspolitik. Lenz, Vorschläge. Beide Texte enthielten umfassende Maßgaben für politische Maßnahmen, die an rassenhygienischen Normen orientiert waren und zahlreiche Politikfelder berührten.

14 Siehe dazu Kap. VI.3.2.

15 Siehe Siemens, Geburtenpolitik.

für die Vertiefung der religiösen Erziehung« eintrete – »immer treibt man ›Bevölkerungspolitik‹ und fühlt sich stolz als ›Bevölkerungspolitiker‹«. Er verwies auf den enormen Aufschwung, den das Thema im Krieg genommen hatte: Seit ein »Vertreter des preußischen Ministeriums des Innern die Bevölkerungsfrage als die Frage des Jahrhunderts bezeichnet« habe, sei »ja die ›Bevölkerungspolitik‹ für alle Zwecke eine schöne zeitgemäße Empfehlung«. Entsprechend besage der »Begriff Bevölkerungspolitik« nun »alles und gar nichts mehr«. Jede Frage des öffentlichen Lebens könne »letzten Endes irgendwie auf die Bevölkerung bezogen werden«. So sei »die Bevölkerungspolitik schon nahezu ein Synonym für Politik überhaupt geworden«. Entsprechend plädierte er dafür, zumindest »den Begriff der Bevölkerungspolitik in seine ursprünglichen Grenzen« zurückzuweisen: Ursprünglich sei er lediglich »ein zusammenfassendes Wort für die praktischen Mittel« zur »Bekämpfung des Geburtenrückganges« gewesen.[16] Besser noch solle man ihn durch den unmissverständlichen Begriff der »Geburtenpolitik« ersetzen. Dies sei »der gegebene Begriff, um alle Mittel, die sich zielbewußt gegen den Geburtenrückgang wenden, zusammenzufassen«. Die Geburtenpolitik strebe danach, »die fortschreitende, einer Katastrophe zutreibende Verminderung der ehelichen Geburten aufzuhalten«. Bei dem Geburtenrückgang, so betonte er, handele es sich allerdings »nicht nur um die Bedrohung unserer Volkszahl (Quantität), sondern auch um die Gefährdung der guten durchschnittlichen Beschaffenheit (Qualität) unseres Volkes«.[17]

Auf den ersten Blick mag es so erscheinen, als habe Siemens die Reichweite und die thematischen Anknüpfungspunkte des Begriffs ›Bevölkerungspolitik‹ damit einschränken wollen. Bei genauer Betrachtung wird allerdings deutlich, dass es bei ihm vornehmlich darum ging, eine streng rassenhygienische Sicht auf die Bevölkerungsphänomene der Zeit zu reklamieren und diese Sicht letztlich zur Richtschnur der politischen Schlüs-

16 Siemens, Bevölkerungspolitik, S. 15. Er bezog sich auf Geza von Hoffmann. Mit dem Hinweis auf den Vertreter des Innenministeriums verwies er vermutlich auf Loebell, Denkschrift. Die Abnahme der Bevölkerung wurde dort unabhängig vom Kriegsausgang als »Anfang vom Ende des Deutschen Volkes« stilisiert. Dazu: Weingart/Kroll/Bayertz, Rasse, S. 219.

17 Siemens, Bevölkerungspolitik, S. 17. Er betonte, dass es um die »Fruchtbarkeit der Tüchtigen« ginge: »Eine Geburtenpolitik« verdiene »nur dann den Namen einer rassenhygienischen Geburtenpolitik«, wenn sie »die Fruchtbarkeit« von Bevölkerungsgruppen vermehre, »deren durchschnittliche erbliche Leistungsfähigkeit über dem Gesamtdurchschnitt des Volkes« liege. Ebd., S. 18.

selfrage der Zeit zu machen. »Die trostlose Zersplitterung und oberflächliche Alleswollerei der neuesten Bevölkerungspolitik« müsse »ein Ende haben«. Alle »Kräfte, die sich zur Bekämpfung des todtverheißenden Geburtenrückganges regen«, müssten »unter dem Zeichen der Geburtenpolitik zum Sammeln blasen«. »Schriftsteller und Gesellschaften, die ›Bevölkerungspolitik‹« betrieben, hätte man genug. Man brauche »jetzt vor allem Männer und Vereinigungen, die unbeirrt das Ziel verfolgen, mit der verheerenden über unser Volk hereingebrochenen Flut der Geburtenverminderung fertig zu werden«. Dem aufrüttelnden Vorschlag zur Abkehr vom Begriff ›Bevölkerungspolitik‹ folgte Siemens selbst in seinen späteren Texten keineswegs: Sein Standardwerk *Die biologischen Grundlagen der Rassenhygiene und der Bevölkerungspolitik* trug noch in der 10. Auflage von 1941 die »Bevölkerungspolitik« als Leitbegriff im Titel.[18]

Es lässt sich damit zum Sprachverhalten der Vertreter der ›neuen‹ Gesundheitswissenschaften festhalten, dass sich qualitativ während des Krieges zwar wenig an den szientokratischen Politikmodellen und Positionierungsmustern änderte. Mit Hilfe des Gegenwartsbezugs verliehen sie ihren Postulaten aber neue Vehemenz. Der Weltkrieg war hier ein verbreitet genutzter Anlass, den bereits zuvor eingeführten politischen Deutungsansprüchen Nachdruck zu verleihen.

### 1.2 Die ärztliche Standes- und Wochenpresse: Verantwortung für den ›Volkskörper‹ und das ›öffentliche Leben‹

Der neue gesellschaftliche und politische Erwartungshorizont brachte in der Standes-, Wochen- und Fachpresse neue Aussagemuster und Sichtweisen mit sich, die Überlappungen mit den sozial- und rassenhygienischen Mustern aufwiesen. Sie standen für eine beginnende Erosion der scharfen politisch-medizinischen Grenzziehungen.[19] Der Krieg verlieh den biologistischen Sichtweisen eine besondere Evidenz. In Konsequenz forderten die Wissenschaftler verbreitet politische Relevanz ein. Die Komposita ›Sozial-‹, ›Bevölkerungs-‹ und ›Gesundheitspolitik‹ stiegen zu wichtigen

18 Siemens, Grundzüge.

19 Ausgewertet wurden neben dem wichtigsten Standesorgan, dem *Ärztlichen Vereinsblatt*, die großen medizinischen Wochenschriften: Die *Deutsche medizinische Wochenschrift*, die *Berliner klinische Wochenschrift*, die *Münchener medizinische Wochenschrift* sowie die *Zeitschrift für ärztliche Fortbildung*. Zur Bedeutung der Wochenschriften siehe Rüve, mouthpiece, und Lisner, Fachzeitschriften.

affirmativen argumentativen Bezugspunkten auf. Das Deutungsmuster ›Politik‹ differenzierte sich so auch jenseits der sozial- und rassenhygienischen Organe aus. Die zumeist organizistische Sicht auf das Volk als ›Körper‹, für die zuvor in erster Linie die rassenhygienische Publizistik gestanden hatte, verbreitete sich ebenso. In der Spätphase des Krieges prägte die Körpermetapher in weiten Teilen der medizinischen Publizistik die Sicht auf Volk und Bevölkerung.[20]

Für diese Entwicklungen lassen sich in zahlreichen Zeitschriften und monografischen Publikationen Belege finden. Nimmt man die *Deutsche Medizinische Wochenschrift* (DmW) als Maßstab, gewannen dezidiert politische Fragen für die Ärzte bereits unmittelbar nach Kriegsbeginn an Relevanz.[21] »Der Gesundheitspflege nach dem Kriege erhöhte Aufmerksamkeit zu widmen«, so der breite Tenor der ärztlichen Publizistik, werde »eine der vornehmsten Aufgaben des Staates bilden«.[22] Der Ärztestand rüstete sich, wie neben der DmW in den einschlägigen Standesorganen deutlich wurde, früh für eine selbstaufwertende Einschreibung in die erwartete Nachkriegsordnung.[23] Obgleich seine Vertreter einräumten, dass die Kriegsdauer unberechenbar sei, brachte sich der Ärztestand dafür schon lange vor 1918 in Stellung. Ungeachtet des grundsätzlichen »Burgfriedens« und Durchhaltewillens erwarteten die Autoren »in der Erörterung von Problemen der Politik, Volkswirtschaft und Kultur« nach dem Krieg heftig aufeinanderprallende Meinungen und »Kämpfe«.[24] Für die anstehenden sozialen und institutionellen Verteilungskämpfe erprobten sie bereits 1915 Argumentationen und Relevanzstrategien. Schon Ende September 1915 postulierte ein Autor in der Standespresse unter der Überschrift »Nach dem Kriege«: Wenn »ein Stand als Stand durch den Krieg erhebliche Ein-

---

20 »Die ungeheueren Verluste dieses gewaltigsten aller Kriege«, so hieß es beispielsweise 1918 im *Zentralblatt für Gynaekologie*, hätten »jeden denkenden Patrioten restlos belehrt, daß heute nichts wichtiger« sei, »als unseren Volkskörper vor unnötigen Opfern zu bewahren«. Spiegel, Organisation, S. 90.

21 Die neue Relevanz, beispielsweise der »Volksernährung«, für die »öffentliche Gesundheit« und ihre Auswirkung »auf die allgemeine Politik«, aber auch die bedrohliche »Veränderung des politischen Horizontes« wurden in der DmW während des Krieges früh zum Thema. Rubner, Staat, S. 1945, 1947.

22 Paradigmatisch: Pick, Zukunft. Das Zitat entstammt der nicht paginierten Vorrede.

23 Siehe als frühes Beispiel aus der DmW den Text eines Sozialhygienikers: Gottstein, Krieg. Der »kühne Traum« aus Rudolf Virchows »Jugendaufsätzen«, in denen der Arzt als wichtigster Berater »einer körperlich und geistig sich harmonisch entwickelnden Gesellschaft« erschien, so Gottstein, würde »jetzt zu Wirklichkeit«. Ebd., S. 1284.

24 Vollmann, Betrachtungen, Sp. 345.

wirkungen erfahren« habe, »die sich weit in die Friedenszeit fortsetzen müssen, dann« sei dies der »Stand der Aerzte«.[25] Mit Blick auf die Parlamente, aus denen nun beispielsweise in der DmW sehr ausführlich (unter anderem aus »Beratungen über die Bevölkerungspolitik«) berichtet wurde, registrierten die Autoren deutliche Signale einer Aufwertung von Ärztestand und Gesundheitswesen: Verschiedene Parlamentarier erwarteten, dass »nach den unendlichen Kriegsopfern [...] das Gesundheitswesen« zunehmend ins Zentrum des »ganzen politischen Lebens« rücken würde.[26] Im *Aerztlichen Vereinsblatt* war es besonders der 1916 eingesetzte (und dann langjährige Schriftleiter) Siegmund Vollmann, der diesen Themenkomplex ausführlich behandelte. An Vollmanns Texten lassen sich entscheidende Elemente neuer Relevanzstrategien aufzeigen.[27] Erste Dimension der Neuverortung und des antizipierten Wandels war die Universalisierung der Standesinteressen, die mit den Leistungen und Erfahrungen der Ärzte im Krieg begründet wurde: Den behaupteten »moralische[n] Gewinn, den die deutsche Aerzteschaft [...] in den Augen der ganzen Nation aus dem Krieg mit« heimbringe, setzte Vollmann in die Forderung einer Verbesserung des gesellschaftlichen Status der Ärzteschaft um. Der Stand, der für die »Erhaltung und unausgesetzte Neubelebung der Gesundheit« – und damit der »Schlagkraft des Heeres« – so viel getan habe, brauche nicht zu befürchten, dass er, wenn er seine Interessen verfechte, die ja nun zugleich als »Interessen der Allgemeinheit« anerkannt seien, auf Ablehnung stoßen werde.[28] Der Autor erwartete, dass die »Dringlichkeit« und der Umfang »der Aufgaben für eine planmäßige soziale Gesundheitsfürsorge mit dem Fortschreiten der hygienischen Kultur« wachsen würde. Daraus leitete Vollmann die Forderung nach einem »Reichsamt für Volksgesundheit und soziale Für-

25 O. K., Kriege, Sp. 385. Im Text ging es allerdings vornehmlich um organisatorische Fragen der Ärzteausbildung.

26 Schwalbe, Parlamenten, S. 406. Die Parlamentsberichte gewannen in zahlreichen Organen an Bedeutung. Der Relevanzgewinn der Bevölkerungspolitik war dafür ein wichtiger Anlass. In der *Zeitschrift für ärztliche Fortbildung* wurde betont, »[b]evölkerungspolitische Probleme« würden »im kommenden Jahrzehnt eine ständige Rubrik unter den Arbeiten des Deutschen Reichstages bilden«. Struve, Bevölkerungspolitik, S. 41. Struve war selbst Mitglied des Reichstags.

27 Siegmund Vollmann übernahm die Schriftleitung 1916 und behielt sie bis März 1933. Unter Vorgabe gesundheitlicher Gründe erfolgte die Trennung wegen seiner jüdischen Herkunft. Rohrbach, Augenheilkunde, S. 95.

28 Vollmann, Betrachtungen, Sp. 345, 350. Allenthalben war von »Anerkennung und Lobsprüchen« »für die Leistung der Deutschen Aerzte im Kriege« die Rede. Ders., Vom Tage, Sp. 93.

sorge« ab. All diese Bemühungen, so die entscheidende argumentative Wendung, müssten sich »auf die Aerzteschaft stützen«. Institutionell stand für diese Ansprüche die Forderung, das Amt müsse ärztlich geführt werden. Der Wandel der politischen Kommunikation im Zuge des Krieges führte dazu, dass die Ärzte dieses traditionsreiche professionalisierungsstrategische Argument mit neuer Vehemenz vortrugen.[29] Dass die Forderung nicht »pro domo« gesprochen sei, begründete Vollmann mit der These, dass die »ärztlichen Interessen« »im höchsten Sinne« »doch immer mit dem Gemeinwohl parallel« gingen.[30] Je länger der Krieg dauerte, desto unmittelbarer wurden die aus der Versehrtheit des ›Volkskörpers‹ abgeleiteten Forderungen. Besonders der überkommene »staatspolitische Geist«, der den »Juristen und Verwaltungsbeamten überall die höchste und ausschlaggebende Stelle« vorbehalte, geriet in die Kritik der ärztlichen Standesvertreter und sollte nun »gebrochen werden«: Denn »gerade nach dem Krieg« werde »der Ärztestand in Fragen der Volksgesundheit und Bevölkerungspolitik, der sozialen Medizin« gutachterlich und bei der Durchsetzung von gesetzlichen Maßnahmen »zur Heilung der schweren Wunden, die dem Volkskörper zugefügt« worden seien, in Betracht kommen. »Eine neue Zeit mit gesteigerten Aufgaben und Ansprüchen an die Aerzteschaft« verlange »ein höheres Mass von öffentlichem Geltungsrecht«.[31]

Dass die Ärzte die Interessen ihres Standes suggestiv mit universalen Interessen gleichsetzten, war in der Standespresse keine Novität. Aber die Tatsache, dass sie zuständig waren für den Gesundheitszustand des Volkes, dessen Wichtigkeit der Krieg erhebliche Evidenz verliehen hatte, machten sie nun stark. Die entsprechenden Argumente gingen häufig mit einer organizistischen Sicht auf Volk und Bevölkerung einher. Ohne dass sie zwangsläufig dem Sozialdarwinismus explizit das Wort redeten, mehrten sich in den Relevanzstrategien der Ärzte biologistische Metaphern. Die Rede vom ›Volkskörper‹, für die es in der Vorkriegspublizistik vornehmlich im rassenhygienischen Segment Belege gab, erhielt nun ebenfalls in der

29 Das Postulat medizinischer Leitung war ein weit ins 19. Jahrhundert zurückreichendes Kernelement ärztlicher Professionalisierungsstrategien. Siehe dazu die zahlreichen Verweise in Labisch/Tennstedt, Weg, bes. Bd. 1, Teil 1, Kapitel II. Einen vieldiskutierten Beitrag zum Thema in monografischer Form lieferte 1917 Pick, Zukunft. Auch in der DmW findet man verwandte Argumentationsweisen und Forderungen. Siehe Pistor, Medizinalministerium. Schwalbe, Neuordnung.

30 Vollmann, Reformwünsche, Sp. 287.

31 Vollmann, Umschau: Der Arzt im öffentlichen Leben, Sp. 21f.

Fach-, Standes- und Wochenpresse flächendeckend Einzug: Der Krieg hatte laut der Argumentationsweise vieler Standesvertreter »alle Kräfte des Volkskörpers zu lebendiger Entfaltung gebracht« und zugleich »die deutschen Ärzte auf der Höhe ihrer Aufgabe gefunden«. Das habe Kritikern gezeigt, dass der »Grundgedanke, die sozialökonomischen Bedingungen für den sittlichen und beruflichen Hochstand« des Standes zu sichern, von hoher Bedeutung für »die Wohlfahrt der Gesamtheit« sei.[32]

Wie erwähnt, stiegen die Komposita ›Gesundheits-‹ und ›Bevölkerungspolitik‹ im Laufe des Krieges im ärztlichen Wortschatz quantitativ auf. Ohne dass damit durchgängig so komplexe politisch-wissenschaftliche Positionierungsmuster verbunden waren wie bei den Sozial- und Rassenhygienikern, standen sie für eine (konstatierte) neue politische Relevanz des Ärztestandes und der Gesundheitswissenschaften. Die im »öffentliche[n] Leben« verbreiteten »Erörterungen über Fragen der Wahrung und Mehrung der Volksgesundheit und Volkskraft« und die »unter dem Losungswort Bevölkerungspolitik« stattfindende Arbeit an Gesetzentwürfen »zur Hebung der Zeugungskraft und -freudigkeit« registrierten Ärzte wohlwollend.[33] Mit der »Bevölkerungspolitik« wurde eine Politikform beziehungsweise ein Politikfeld Gegenstand der Wochen- und Standespresse, das zugleich das politische Schlüsselthema der Zeit war.[34] Die Verflechtung dieser zunehmend unangefochtenen »Schicksalsfrage des Landes« mit »verschiedensten Problemen der Sozialpolitik, Gesundheitsfürsorge, Wohnungspolitik und Gesellschaftsmoral« betonten zahlreiche Autoren.[35] Ganz besonders »das Wort ›Bevölkerungspolitik‹«, das laut Vollmann den Ärzten allenthalben entgegentöne, aber auch die ›Gesundheitspolitik‹ stiegen zu wichtigen Markern ärztlicher Relevanz auf und standen insgesamt für veränderte Schwerpunktsetzungen im politischen Leben: »Je verheerender die Wirkung des langandauernden Krieges« sei, »um so gebieterischer«

32 Vollmann, Krieg, Sp. 107.

33 Vollmann, Reformwünsche, Sp. 288.

34 Neben den im Text angeführten Beispielen aus der Standes- und Wochenpresse wurde die Bevölkerungspolitik auch in der *Zeitschrift für ärztliche Fortbildung* und der *Münchener medizinischen Wochenschrift* diskutiert – besonders in Parlamentsberichten. Anon., Kleine Mitteilungen. Aus den Parlamenten, S. 255. Zahlreiche Verweise zeigen, dass auch in verschiedenen Fachorganen – beispielsweise in der *Monatsschrift für Geburtshilfe und Gynäkologie* – während des Krieges intensive Auseinandersetzungen mit dem Thema einsetzten. Siehe die Referate in der MmW, Bd. 65 1918 (16. Juli 1918), S. 797.

35 Auch von dieser Beobachtung und von der notwendigen »Mithilfe des Ärztestandes« wurde die Dringlichkeit abgeleitet, seine Lebensbedingungen und »Entwicklung« als »dringendes Interesse der Allgemeinheit« zu fördern. Vollmann, Tage, Sp. 94, 96.

werde die Notwendigkeit, »den Schutz der Volkskraft, des Menschengutes zu hüten und zu mehren«. »Alle Welt« sei »sich doch darüber einig, dass auf dem Gebiet der Gesundheitspolitik, der sozialen Hygiene wie des Medizinalwesens« alle schaffenden Kräfte zu bündeln seien.[36]

Damit waren die Kompositabildungen des Politikvokabulars, die vor dem Krieg zunächst in der Sozial- und Rassenhygiene zu wichtigen argumentativen Bezugspunkten geworden waren, in anderen publizistischen Segmenten ebenfalls zu solchen aufgestiegen. Entscheidend für die semantische Fragestellung ist dabei folgende Entwicklung: Über ein inklusives »Wir« schlossen die Ärzte sich nun vermehrt in den Kreis Bevölkerungspolitik treibender Akteure ein.[37] In der *Monatsschrift für Gynäkologie und Geburtshilfe* entspann sich eine Debatte darüber, ob die Ärzte selbst »Bevölkerungspolitik treiben« sollten oder nicht. Die Gynäkologen Georg Winter und Ernst Bumm vertraten dabei sehr gegensätzliche Positionen: Winter plädierte für eine »bevölkerungspolitische Beteiligung« und forderte, beim nächsten Kongress der *Deutschen Gesellschaft für Gynäkologie* »die Bevölkerungspolitik zum Gegenstand der Beratung zu machen«. In der Spätphase des Krieges fand diese Position verstärkt Zustimmung. In der *Münchener medizinischen Wochenschrift* wurde er dafür als »der erste gynäkologische Rufer im Aufrütteln des Gewissens der deutschen Aerzte« gelobt.[38] Die neue Sichtweise reflektierte einerseits die neuen Schwerpunktsetzungen im »politischen Leben« des späten Kaiserreichs. Andererseits stand sie für ein neues ärztliches Selbstbild: Politisch semantisierte Aktivität durch Mediziner war zwar noch umstritten, wurde aber schrittweise enttabuisiert.[39] Zunächst beschränkte sich das ›Treiben‹ von Politik weit-

---

36 Daran, dass vor diesem Hintergrund »die Schaffung eines Reichsmedizinalamtes« unter ärztlicher Führung ein »Erfordernis der Zeit« sei, ließen die Autoren des *Ärztlichen Vereinsblattes* keinen Zweifel. Anon., Der abgelehnte Medizinalreferent, S. 45.

37 Schwalbe, Erlasse, S. 609: »Wollen wir ernsthafte Bevölkerungspolitik treiben, [...] so werden wir die staatliche Fürsorge für die Kranken nach dem Kriege noch erheblich weiter treiben müssen als bisher.« Zum thematischen Aufschwung der Bevölkerungspolitik in der DmW siehe Richter, Bevölkerungsfrage. Marcus, Stellung. Ascher, Uebergangswirtschaft.

38 Siehe dazu das Winter zustimmende Referat der Debatte von Nassauer in: MmW, Bd. 65 1918, S. 797–798. Siehe allgemein zur Debatte: Schmersahl, Medizin, S. 333. Steinecke, Menschenökonomie, bes. S. 146.

39 Beispielsweise über Rezensionen von Alfons Fischers *Gesundheitspolitik und Gesundheitsgesetzgebung* fand auch das zweite einschlägige Politikkompositum Eingang in die Wochenpresse und stand für dieselbe Politisierungstendenz. Siehe: Anon., Besprechung von: Fischer, Gesundheitspolitik, S. 356.

gehend auf die Bevölkerungspolitik: Es ging darum, bevölkerungspolitische Positionen in die öffentliche Debatte einzubringen. Bereits damit beanspruchten zahlreiche Autoren erstmals (jenseits der sozial- und rassenhygienischen Publizistik), selbst eine Form von Politik zu betreiben. Selbst wenn die Bevölkerungsfrage das politische Schlüsselproblem der Zeit war, war die Aktivität noch auf ein begrenztes Politikfeld beschränkt. Diese Einschränkung brach gegen Ende des Krieges auf. In der Erwartung eines neuartigen »öffentlichen Lebens« wurde politische Aktivität von Ärzten und Medizinern zu einem wichtigen Thema. Nicht nur der Relevanzgewinn der Politikfelder »Bevölkerung« und »Gesundheit« rückte die Frage nach der Rolle von Medizinern im Parlament und das Postulat ärztlichen politischen Engagements im Allgemeinen in den Fokus. Die »gärende Zeit« brachte die Ärzte mit zunehmender Kriegsdauer auch jenseits der Themen Gesundheit und Bevölkerung mit den »Grundfragen des Staatswesens« in Berührung.[40]

Dieser zweite und für den Gang der Untersuchung sehr wichtige Schritt war, verglichen mit den Befunden zum 19. Jahrhundert, eine wirklich grundlegende Neuerung: Während die pejorativen Bedeutungsbestände des Politikvokabulars während des gesamten Krieges verblasst waren, rückte während der letzten Kriegsphase die Beteiligung des Arztes am »öffentlichen Leben« (eben nicht mehr nur im Zusammenhang mit der Bevölkerungsfrage) in den Blick. Im Übergang zum Frieden und zur erwarteten Nachkriegsordnung geriet politische Partizipation zu einem potenziell positiven Bezugspunkt. Entweder dementierten die Ärzte dabei ihre oft behauptete traditionelle Distanz zu politischen Dingen, oder sie forderten ihre Überwindung. Ein Autor des *Vereinsblattes* nahm beispielsweise die Erörterungen zur Umgestaltung des preußischen Herrenhauses 1918 zum Anlass,[41] um den »alten Klagen«, »dass die Aerzte sich nicht

40 Die »Reformwünsche«, die seit Sommer 1917 im *Vereinsblatt* formuliert wurden, waren unzweifelhaft explizit politische Äußerungen. Die Auseinandersetzung mit der »Neugestaltung« des »politischen Lebens« wurde allerdings zunächst wieder im Gestus einer gezwungenen Politisierung vorgetragen: In »der gärenden Zeit«, in der »Grundfragen des Staatswesens die Gemüter bewegen«, gebe es auch »für einen noch so unpolitischen Stand Vorgänge, die seine tätige Aufmerksamkeit erheischen«. Vollmann, Reformwünsche, Sp. 288.

41 Äußerer Anlass der Thematisierung dieses Vorwurfes waren Vorschläge, in Zukunft Vertreter verschiedener Stände in das Herrenhaus zu berufen. Zur Einordnung der Reformdebatten um das Herrenhaus seit 1917 siehe: Born, Preußen, bes. S. 138ff. Außerdem: Patemann, Kampf, S. 127f. Umfassend zu den Verfassungsdebatten des ausgehenden Kaiserreiches Bollmeyer, Weg, bes. Kapitel II.

genügend an den öffentlichen Angelegenheiten beteiligen«, zu widersprechen. Er betonte, dass in den vergangenen Jahrzehnten von mangelndem Engagement nicht die Rede sein könnte, und verwies auf die Präsenz der Ärzte in den Gemeinden und Stadtverordnetenversammlungen: Man könne »wirklich nicht sagen, dass die Aerzte politisch indifferent« seien, was, wie er einräumte, mehrfach in den Standesblättern behauptet worden sei.[42]

Ähnlich hatte in den *Ärztlichen Mitteilungen* zeitnah ein weiterer Autor argumentiert, der unter dem Pseudonym »Medicus Politicus« publizierte. Der Autor enttarnte sich erst nach 1945 in der Standespresse als Willy Hellpach.[43] Der spätere prominente DDP-Politiker[44] hatte im zweiten wichtigen Standesorgan sogar schon vor dem Krieg die »Verarmung des politischen Geistes« moniert. Er spielte ganz offensichtlich mit der Doppeldeutigkeit des Pseudonyms: Einerseits stand die Bezeichnung »Medicus Politicus« ja, wie oben ausführlich gezeigt, traditionell für einen geschickt handelnden und dabei durchaus auf eigene Interessen bedachten Arzt. Andererseits machte der antizipierte politische Wandel des »politischen Lebens« das entsprechende Engagement von Ärzten als Wert an sich zum Thema der Standespresse. Hellpach hatte als »Medicus Politicus« im Dezember 1917 für die Entsendung ärztlicher Standesvertreter in das Herrenhaus plädiert und zugleich gefordert, dass man damit aber nicht auf Standesvorteile zielen dürfe.[45]

Der immer deutlicher am Horizont erscheinende politische Systemwechsel warf aus Perspektive verschiedener Autoren die Frage politischer Betätigung auf, ohne dass dabei argumentativ die Vertretung der Standesinteressen in Parlamenten im Vordergrund gestanden hätte. Man mag die behauptete ›Interessenlosigkeit‹ anzweifeln oder nicht. Entscheidend war, dass politische Partizipation um ihrer selbst Willen, öffentliches Engagement und »das politische Verantwortungsgefühl« zum ersten Mal in der Breite zum Thema wurden. Vollmann stieß im revolutionären November 1918 argumentativ ebenfalls in diese Richtung vor. Er versicherte, dass die

42 Der Autor betonte, dass man sich durch stärkeres Engagement von Ärzten in Parlamenten keine Vorteile für die Standesinteressen versprechen dürfe. Landsberger, Vertreter, Sp. 46.

43 Zur Selbstenttarnung siehe: Hellpach, Standeskampf, S. 3f.

44 Biografisch zu Hellpach siehe Kaune, Hellpach. Der »antiliberale Demokrat« (Jansen, Hellpach) war Badischer Unterrichtsminister und kandidierte 1925 bei der Reichspräsidentenwahl.

45 Siehe dazu den Verweis auf Hellpachs Texte bei Vollmann, Neuorientierung, Sp. 171.

Ärzte sich »ihrer Aufgabe für die Volkswohlfahrt voll bewusst« seien, betonte, dass es eine Menge »brennender Fragen des Gemeinwohls, der sozialen und gesundheitlichen Fürsorge, des kulturellen Neuaufbaues« gebe, »bei deren Lösung ärztliche und hygienische Dinge eine wichtige Rolle spielen«. Der »fachmännische[n] Beratung« durch »von der Aerzteschaft ausgewählte Kräfte« könnten diese nicht entbehren. Bis zu diesem Punkt wich das Argument kaum von älteren Relevanzstrategien ab, wenngleich sich im Verweis auf Fragen »des kulturellen Neuaufbaues« bereits eine Veränderung andeutete. Qualitativ weiter ging Vollmann im folgenden Textabschnitt: Er vermutete, dass »die politische Zukunft« »dem Volke« gehöre, also der »Volksstaat aufgerichtet werden solle«. Ausgehend von dieser Gegenwartsdeutung postulierte er unter der Überschrift »Neuorientierung« die Notwendigkeit eines besonderen »politische[n] Verantwortungsgefühl[s]« »in den Kreisen der Gebildeten, der Geistesarbeiter«. Der antizipierte »Volksstaat« eröffnete eine neue Sicht auf das Politische und neue konnektive Potenziale für Relevanzstrategien der Mediziner und Ärzte.

Vollmanns weitere Ausführungen zeigen, dass diese Sicht auf politisches Engagement durchaus neu war: Im »Obrigkeitsstaat«, der nun wohl endgültig überwunden sei, hätten »die meisten in genügsamer Beschaulichkeit in rebus politicis« dahingelebt. Nun werde aber jeder Einzelne ein Mitbestimmungsrecht »an den Geschicken des Volksganzen« erhalten. Man könne allerdings nicht behaupten, dass »bislang gerade in den Kreisen der Gebildeten« »das politische Verantwortungsgefühl« besonders ausgeprägt gewesen wäre.[46] Vom »kultur-wichtigen« Ärztestand forderte er vor diesem Hintergrund, seine »Kräfte dem Staatsleben zu widmen«. Er betonte, damit keineswegs eine »platte Interessenvertretung« des politisch uneinheitlichen, alle »Parteischattierungen« repräsentierenden Standes zu meinen. Die Unentbehrlichkeit des »ärztlichen Elements« im »öffentlichen Leben« bestehe vielmehr »aus seiner sozialen Wesenheit«. Er sah die Ärzte nun gemeinsam mit anderen Berufsgruppen und Ständen (Architekten, Künstlern, Rechtsanwälten) auf einer »politischen Kulturmission« jenseits des »ständischen Partikularismus«.[47]

In den Versammlungen medizinischer Gesellschaften war die Tendenz, von Ärzten politisches Engagement jenseits der Standesinteressen einzufordern, bereits im Frühjahr 1918 deutlich erkennbar. Am Beispiel der

46 Vollmann, Neuorientierung, Sp. 170.
47 Vollmann, Neuorientierung, Sp. 172.

einflussreichen *Berliner medizinischen Gesellschaft* (BmG) kann man nachvollziehen, wie sich während der Endphase des Krieges Sichtweisen und Sprachmuster sukzessive durchsetzten, die dann die Publizistik der Revolutionszeit stark prägten. Bereits im März 1918 wurde eine grundlegend neue Figur des Arztes entworfen: Er sollte nun zum »Politiker der Volkswohlfahrt« werden. Karl Bornstein, ein jüdischer Arzt, in der Weimarer Republik Mitglied der Leopoldina, der sich publizistisch in Fragen der Medizinethik und medizinischen Volksbelehrung hervortat, verwies in mehreren Versammlungsdiskussionen auf eine aufsehenerregende Rede des Wiener Anatomieprofessors Julius Tandler, die jener im Januar im Langenbeck-Virchow-Haus gehalten hatte.[48] Tandler, dessen Wiener Modell moderner Wohlfahrtspflege nach dem Weltkrieg international große Beachtung fand, hatte in einer gemeinsamen Sitzung der »ärztlichen Abteilung« der »Waffenbrüderlichen Vereinigung Österreichs, Ungarns und Deutschlands« »über den Wiederaufbau der Volkskraft nach dem Kriege« gesprochen. Wie sich zeigt, waren Wissenschaft und Politik in Tandlers (mehrfach publizierter) Konzeption eng verbunden.[49] Bornstein rekapitulierte in der Berliner Versammlung die zentralen Argumente Tandlers: »Der Arzt« müsse lernen, sich um »das soziale Gefüge des Staates mehr zu kümmern als bisher«. Als Spitze gegen die bisherige Fokussierung der Ärzte auf ihre eigenen Interessen ist wohl die Aufforderung Bornsteins zu lesen, die Ärzte müssten sich nun mit den »Standesangelegenheiten des Volkes« beschäftigen. »Der enge Zusammenhang zwischen ärztlicher Kunst und Volkswohlfahrt« mache die Ärzte nämlich in dieser Hinsicht »von vornherein zu aktiven Praktikern«. Bornstein schrieb dem Arzt deshalb eine neue Rolle zu: Er sei berufen, »aktiver Politiker der Volkswohlfahrt« zu sein.[50] Im Oktober 1918, also unmittelbar im

48 Siehe die Hinweise zu Bornstein (1863–1935) bei: Kaasch/Kaasch, Abderhalden, bes. S. 226–228. Bornstein wurde Generalsekretär des Preußischen Landesausschusses für hygienische Volksbelehrung (dazu auch: Neubert, Arztleben, S. 68). Er war seit 1925 Mitglied der Deutschen Akademie der Naturforscher ›Leopoldina‹ und wurde als Jude 1938 posthum aus der Matrikel der Gesellschaft gestrichen.

49 Julius Tandler (1869–1936) war seit 1910 Wiener Anatomieordinarius und während des Weltkrieges Dekan der medizinischen Fakultät. Als sozialdemokratischer Politiker war er Mitglied der Landesregierung, 1919/20 Unterstaatssekretär des Staatsamtes für Soziale Fürsorge und seit 1922 Leiter des Wiener Wohlfahrtsamtes. 1936 wurde er als Berater für Spitalsreformen nach Moskau berufen. Siehe Wolf, Vernunft, S. 80ff.

50 Der Kommentar Bornsteins entstammt einer Diskussion bei der 10. Sitzung der *Berliner Medizinischen Gesellschaft* vom 13. März 1918. Siehe: *Verhandlungen der Berliner Medizinischen Gesellschaft*, Bd. 49 1919, S. 98.

Vorfeld der revolutionären Schlüsselereignisse, wiederholte Bornstein Tandlers Appell: »Jetzt mehr denn je« hätten die Ärzte »Veranlassung, diese Art der Volkswohlfahrtpolitik zu treiben«.[51]

Tandlers Wendung und der affirmative Aufgriff durch Bornstein waren im diachronen Kontext der allgemeinen ärztlichen Versammlungen und Zeitschriftenpublikationen ein bemerkenswerter Konventionsbruch: Den Arzt als Politiker oder Politik Treibenden zu bezeichnen, brach mit ärztlichen Sagbarkeitsregeln. Jenseits der sozialhygienischen Kontexte waren entsprechende Redeweisen selbst während des Ersten Weltkriegs noch weitgehend undenkbar gewesen. Das Diktum Tandlers traf aber offensichtlich exakt eine neue Sichtweise, die im Laufe der Jahre 1918 und 1919 zahlreiche Ärzte teilten. Vor dem Hintergrund, die Gegenwart als Revolution zu deuten, verbreitete sich in den großen Wochenschriften die Rede vom Arzt als aktivem »Politiker der Volkswohlfahrt« wie ein Lauffeuer.

Diese Veränderung der Sicht auf die Politik und auf politisches Engagement wies strukturelle Ähnlichkeiten mit der bereits erwähnten ›Politisierungsdebatte‹ (Marquardt) der Jahrzehnte um 1900 auf. Gegenüber den anderen Akteursgruppen, die an der Debatte von Beginn an beteiligt waren, erfolgte diese Resonanz mit einer gewissen Latenz. In der ärztlichen Publizistik bedurfte es mit der heraufziehenden Revolution und dem antizipierten Wandel des »politischen Lebens« offensichtlich eines Katalysators. Der genauere Blick auf die medizinische und ärztliche Publizistik der Revolutionszeit, um die es im folgenden Abschnitt gehen soll, zeigt jedoch, dass Vollmann und Bornstein mit ihrer Neudeutung der politischen Rolle des Ärztestandes 1918/19 keineswegs alleinstanden.

Zuvor ist noch einmal zusammenzufassen, welche sprachlichen Entwicklungen sich bereits während des Weltkriegs Bahn gebrochen hatten. Über das zunehmend verbreitete Deutungsmuster des ›Volkskörpers‹ wurde zunächst der medizinische Zuständigkeitsanspruch zunehmend vom Einzelkörper auf die Belange des imaginierten Kollektivs ›Volk‹ übertragen. Damit standen Körpermetaphern jenseits der Rassenhygiene erstmals im Zentrum medizinischer Relevanzstrategien. Die Standes- und Wochenpresse münzte die neuen Ansprüche nun systematisch in die Einforderung politischer Bedeutung um. Ohne dass die Mehrzahl der Autoren explizit eine sozialdarwinistische Sicht verfochten hätte, leisteten das ›Volkskörperdenken‹ und die Bevölkerungsdebatten den biologisierenden und

51 Ebd., S. 22. Sitzung vom 16. Oktober 1918, S. 170.

organizistischen Sichtweisen auf das ›Volk‹ Vorschub. ›Bevölkerungs-‹ und ›Gesundheitspolitik‹ wurden im Zuge dessen zu wichtigen argumentativen Bezugspunkten. Erst gegen Kriegsende verbanden sich die szientokratischen Sichtweisen auf die Politik mit allgemeinen Idealen politischer Partizipation jenseits der Standesinteressen.

Dieser Aspekt wird hier nicht im Sinne einer normativen Wertung betont. Systematisch ist die Entwicklung lediglich als eine Diversifizierung der potenziell verfügbaren Sprachstrategien einzuordnen. Der erwartete ›Volksstaat‹ und der Wandel des ›öffentlichen Lebens‹ waren offensichtlich notwendige Voraussetzungen, damit dieser grundlegende Wandel der Wortverwendungsmuster des Politikvokabulars breitenwirksam werden konnte: Vor dem Hintergrund dieses Horizontes wurden neue Muster der Einschreibung in die (erwartete) neue Ordnung erprobt. Der ›Volksstaat‹ wurde mit der Revolution flächendeckend zu einem wichtigen Bezugspunkt des medizinischen, ärztlichen Sprachhandelns und eröffnete eine neuartige Politisierungsstrategie.

## 2. Bürgerliche Partizipation und Gegenpolitik: Die Revolution von 1918/19

Was sich gegen Ende des Krieges andeutete, setzte sich in den Revolutionsmonaten fort: Die ärztliche Forderung nach politischer Partizipation prägte die medizinische Publizistik. In den meisten wichtigen Wochenschriften, in der Standespresse und in den Sitzungen der medizinischen Gesellschaften der großen Städte des Deutschen Reichs war das Verhältnis von Politik und Arzt ein zentrales Thema. Die Weimarer Revolution ist für den Gang der Untersuchung eine entscheidende Phase, weil zusätzlich zu den beschriebenen semantischen Neuerungen – zumindest temporär – das Ideal bürgerlicher politischer Partizipation große Verbreitung fand. Damit verbanden sich nun die Versatzstücke der medizinisch-politischen Annäherungen der Klassischen Moderne zu einer umfassenden Politisierungsstrategie: die biologisierende Sicht auf ein als Körper metaphorisiertes ›Volksganzes‹, das szientokratische Modell einer expliziten überparteilichen Gegenpolitik und das Ideal politischer Partizipation im ›Volksstaat‹. Eine solche Einschreibung in die antizipierte postrevolutionäre Ordnung ähnelte durchaus den Aussagemustern Virchows von 1848/49. Für die

Jahre 1918/19 ist allerdings von einer tatsächlich breitenwirksamen Diversifizierung der medizinisch-politischen Positionierungsmuster auszugehen. Partizipative Politikverständnisse fanden damit erstmals breitenwirksam Eingang in den Sprachhaushalt der periodischen medizinischen Publizistik. Die großen Wochenschriften und die Standespresse legen davon beredt Zeugnis ab.[52] Entsprechend werden diese Segmente der Publizistik hier in den Vordergrund gerückt. Die Revolutionszeit muss im Gang der Untersuchung auch mit Blick auf den folgenden Weimarer ›Alltag‹ als exzeptionelle Phase gewertet werden: Zu keinem Zeitpunkt wurde von Medizinern und Gesundheitswissenschaftlern in der Breite ein affirmatives Verhältnis zur Politik propagiert.

### 2.1 Die Einschreibungen in den Weimarer ›Volksstaat‹

Betont wird hier für die Revolutionszeit also vornehmlich eine einzige zentrale Entwicklung in der allgemeinen medizinischen und in der Standespresse: Erstmals verfolgten seit dem Ende des Jahres 1918 wirklich zahlreiche Mediziner und Ärzte eine partizipatorische Strategie der Aneignung der Politik: Sie semantisierten ihre gesellschaftliche Relevanz, ihre Deutungsansprüche und ihre Aktivität im Dienste des neuen ›Volksstaates‹ als politisch, bezeichneten ihr Handeln als Politik und sogar sich selbst als Politiker. Prinzipiell setzten sich die Entwicklungen, die im letzten Abschnitt für das Ende des Ersten Weltkriegs beschrieben wurden, damit fort. Diese neuen Relevanzstrategien des Ärztestandes und der Vertreter verschiedener medizinischer Disziplinen lassen sich als Einschreibung in eine antizipierte Nachkriegsordnung lesen. In dem Moment, in dem sich diese neue Ordnung – der ›Volksstaat‹ – klarer abzeichnete, setzten sich die neuen Aussagemuster in der Breite der periodischen Publizistik durch.

Hintergrund dieser neuen Sicht auf das eigene Handeln war ein (oben bereits thematisierter) allgemeiner Semantikwandel. Er lässt sich zwar prinzipiell deutlich weiter zurückverfolgen. Breitenwirksamkeit erlangte er aber erst in der Klassischen Moderne. Die Rede ist vom Horizontwandel des

52 Die Befunde des folgenden Abschnitts beziehen sich neben der *Deutschen medizinischen Wochenschrift* (DmW) auf die *Münchener medizinische Wochenschrift* (MmW), die *Berliner klinische Wochenschrift* (BkW), die *Zeitschrift für ärztliche Fortbildung* und das *Ärztliche Vereinsblatt* (ÄV). Neben den jeweils abgedruckten Berichten aus diversen medizinischen Gesellschaften großer deutscher Städte wurden gesondert die *Sitzungsberichte der Berliner medizinischen Gesellschaft* ausgewertet.

Politikbegriffs zu einem Handlungsbegriff, den Kari Palonen ausführlich erforscht hat. Palonen konstatiert besonders für den akademischen Kontext der Nachkriegszeit eine Hochphase der »Individualisierung« des Politikbegriffs.[53] Die Transformation ist für den Zuschnitt des Deutungsmusters ›Politik‹ von großer Bedeutung: Der »Horizontwandel« stand für eine grundlegende Infragestellung des staatlichen und parlamentarischen Politikmonopols.[54]

Obwohl das Deutungsmuster ›Politik‹ in der ärztlichen und medizinischen Publizistik nie so »statisch«, eng umrissen und keineswegs durchgehend so staatsbezogen war, wie in der von Palonen konzeptgeschichtlich bearbeiteten »Politik-Literatur«,[55] eröffnete die allgemeine Flexibilisierung der semantischen Optionen in der Folge des Ersten Weltkriegs neuartige Relevanzstrategien: Die Mediziner verbanden ihre Deutungsansprüche, die vor dem Hintergrund der Kriegserfahrungen und der antizipierten Nachkriegsordnung erheblich expandierten, verbreitet mit einer expliziten Politisierungsstrategie.

Entscheidende unmittelbare Rahmenbedingung der Verschiebung der politisch-medizinischen Positionierungsmuster war aber, wie sich bereits gegen Ende des Weltkriegs andeutete, eine spezifische Gegenwartsdeutung: Mit Kriegsende zweifelte in der periodischen Publizistik kaum noch ein Autor daran, nun im ›Volksstaat‹ zu agieren. Die semantische Annäherung von Politik und ärztlicher Aktivität war im Untersuchungszeitraum schon einmal vor dem Hintergrund der mit dem ›Volksstaat‹ verbundenen Ideale und Zielvorstellungen erfolgt: Bereits im Vorfeld der Revolution von 1848 – und dann ganz besonders während der ersten deutschen Revolution – hatten demokratisch und republikanisch gesinnte Me-

---

53 Die Option, ›Politik‹ als spezifische Form des Handelns zu begreifen, war, wie Martin Papenheim gezeigt hat, prinzipiell bereits in der Vormoderne verfügbar. Papenheim, Politique. Auf der theoretisch ausgerichteten Ebene der ›Politik-Literatur‹ erreichte diese Sichtweise allerdings erst deutlich später Breitenwirksamkeit. Palonen, Politik.

54 Das Politikverständnis, so die auf den theoretischen Höhenkamm bezogene These Palonens, beschränkte sich nicht mehr auf einen statischen, eng umrissenen Gegenstandsbereich. Der neue qualitative Politikbegriff konnte nun flexibel auf »unterschiedliche Bereiche, Einstellungen, Handlungen, Subjekte und Objekte« bezogen werden. Zusammenfassend Bluhm, Politische, S. 423. Ähnlich argumentiert für die Weimarer Zeit Marquardt, Polis, S. 85f.

55 Palonen, Politik, z.B. S. 10. Palonen beschränkt sich analytisch weitgehend auf Texte, die die ›Politik‹ explizit zum Gegenstand haben und damit auf Autoren, die sie definitorisch behandeln. Im Zentrum seiner »Konzeptionsgeschichte« steht entsprechend die staats- und sozialwissenschaftliche, juristische und philosophische Publizistik.

diziner den »vollkommen ausgebildeten Volksstaat[…]« als Voraussetzung einer Nähe von Medizin und Politik postuliert.[56] In eine Breitenwirksamkeit expliziter Politisierungsstrategien hatte sich diese Einsicht einzelner medizinalreformerischer Autoren 1848/49 (und erst recht in der Folge) nicht umgesetzt. Zur Zeit der Weimarer Revolution war dies grundlegend anders.

Die Geltungsansprüche, die die Ärzteschaft in der periodischen Publizistik zur Schau stellte und aus denen sie einen kriegsbedingten Bedeutungsgewinn für den ›Volkskörper‹ abzuleiten versuchte, waren in ihrer Reichweite bemerkenswert: Die Ärzteschaft erklärte sich zum »berufene[n] Führer des Volkes«. Der schwere Weg, der vor dem »körperlich und seelisch kranke[n] Volk« liege, könne »nur bei sorgsamster Gesundheitspflege« überwunden werden. Entsprechend, so konstatierte beispielsweise Otto Mugdan, sei »die Tätigkeit des deutschen Arztes entscheidend für die Zukunft unseres Vaterlandes«. Zu »keiner Zeit« sei »der deutsche Arzt mehr berufen, Führer des Volkes zu sein«, als zu diesem Zeitpunkt.[57]

Wie bereits zur Kriegszeit nutzten sie verbreitet die organizistische Körpermetaphorik, um den ärztlichen Kompetenzanspruch für den menschlichen Körper auf das Volk zu übertragen. In der BkW hieß es in diesem Sinne beispielsweise, den Ärzten erwachse »als den berufenen Hütern der Volksgesundheit« nun »die heilige Pflicht«, sich »schirmend« vor ein »erschöpftes und von Hungersnot bedrängtes Volk« zu stellen. Die Ärzte stilisierten sich als Retter »am Krankenbett des Volkes«. Eine entsprechende »Zeiten Wende« wurde allenthalben beschworen.[58]

Die »durch den gewaltsamen Umsturz geschaffene« neue »politische Lage« führte dazu, dass in den medizinischen Gesellschaften der großen Städte »mit grossem Nachdruck« auf die »unersetzliche Rolle« der Ärzte »in der neu zu schaffenden Staatsform« hingewiesen wurde.[59] Die in Konse-

56 Unter anderem Hermann Eberhard Richter hatte argumentiert, dass die Erhebung der Medizin zur »Staatssache« nur möglich sei, wenn »das ganze Staatsleben« sich »aus dem Volke selbst entwickle«. Von »oben her dictirt[e]« und eben nicht aus dem »Volke selbst« hervorkommende medizinische Maßnahmen würden immer »hart und empörend erscheinen«. Richter, Medicinalreform, S. 8f. Siehe dazu Kap. III.1.

57 Mugdan, Verfassung.

58 Es handelt sich durchgängig um Belege aus der *Berliner klinischen Wochenschrift*. Siehe dazu die diversen Redebeiträge bei der außerordentlichen Sitzung der *Vereinigten ärztlichen Gesellschaften* am 18. Dezember 1918 zum Thema »Die Aushungerung Deutschlands«, abgedruckt in: BkW, Jg. 56 1919, S. 1–9, Zit. S. 5, 8. Außerdem zu den Bezügen auf die Zeitenwende z.B. Kohn, Staat, S. 73.

59 Grassmann, Standesverein, S. 30.

quenz verbreitet postulierte Politisierung der Ärzteschaft erschien in diesem Zusammenhang mitunter als eine schlichte Notwendigkeit zur Besetzung führender Ämter sowie zur Umsetzung ärztlicher und medizinischer Anliegen.[60] Viele Autoren und Redner fassten die neue explizit politische Relevanz der Ärzte jedoch positiver und offensiver: nicht mehr als ungeliebten Sachzwang, sondern als besondere Berufung. Es wird kaum verwundern, dass dabei wieder auf den jungen Rudolf Virchow Bezug genommen wurde. Adolf Gottstein, einer der Sozialhygieniker, die nun als Vertreter der neuen Leitwissenschaft des Gesundheitswesens in der allgemeinen medizinischen Wochenpresse vermehrt zu Worte kamen, schlug dabei einen traditionsbildenden Bogen zur Revolution von 1848. »Unter der geänderten Staatsform«, so Gottstein, solle »auch die öffentliche Stellung des Arztes und Hygienikers« nur in derjenigen Auslegung gelten, die damals Virchow »der Frage« gegeben habe. Er habe nämlich »sehr energisch gerade die politische Bedeutung von Medizin und öffentlicher Gesundheitspflege« betont und für sie »eine entscheidende Stimme bei der Lösung vieler sozialer Fragen« eingefordert. Entsprechend habe er »geradezu die Medizin eine soziale Wissenschaft« genannt, »und die Politik« sei ihm »weiter nichts als Medizin im großen [sic!]« gewesen.[61] Aber es waren nicht mehr nur Sozialhygieniker und keineswegs nur die Bezüge auf den jungen Virchow, die für die spezifische Strategie der Aneignung des Politischen durch Mediziner während der Revolution standen. Der ›Anwenderkreis‹ der ärztlichen Politisierungsstrategie weitete sich erheblich aus, und der Gegenwartsbezug wurde zum entscheidenden Element. Der konkrete Zuschnitt, den die Politisierungsstrategien vor dem Hintergrund der Weimarer Revolution jenseits des Virchow-Bezugs verbreitet erfuhren, wird nun am Beispiel einiger Diskussionszusammenhänge ausführlicher rekonstruiert.

Einen ersten Einblick in die ärztliche Deutung der Revolution »im Vollzug« ermöglicht eine Münchener Ärzteversammlung, die vom örtlichen ärztlichen Kriegsausschuss für den 26. November 1918 einberufen worden war. Der »große Saal«, so ein Berichterstatter der MmW, sei »gedrängt voll Aerzte aller Schattierungen« gewesen, die alle »beseelt von dem einen Gedanken gewesen« seien, dem »bisher so stiefmütterlich behandelten Gesundheitswesen bei der Neugestaltung des Staates die ihm gebüh-

60 Siehe z.B. Adam, Gesundheitsministerium, S. 37.

61 Gottstein, Erweiterung, S. 299f. Zur Bedeutung der Sozialhygiene als Weimarer Leitwissenschaft des Gesundheitswesens siehe umfassend Moser, Interesse.

rende und seiner Wichtigkeit entsprechende Stellung zu erringen«.[62] Die neue politische Ordnung wurde verbreitet als Chance begriffen, dem Gesundheitswesen, den medizinischen und ärztlichen Belangen im neuen Staat bessere Geltung zu verschaffen. Ein eigenständiges Gesundheitsministerium, die Befreiung von der Bevormundung durch die Juristen – das waren die konkreten institutionellen Zielvorstellungen, die die Ärzte damit verbanden. Wie bereits während des Krieges erwartet, rechneten sie damit, dass die Position des Ärztestandes, der Medizin und der Gesundheitswissenschaften in der neuen Konstellation auf eine neue Art errungen werden müsste. Entsprechend, so beispielsweise die in der MmW kolportierte Forderung der Münchener Ärzteschaft, sollten möglichst »viele Aerzte in die politischen Organisationen gewählt« werden. Angeregt wurde »die Mitwirkung in allen Parlamenten und in den Regierungen«. Die »geistigen Arbeiter«, so argumentierten verschiedene Autoren vor dem Hintergrund der kritisch beäugten Rätebewegung, müssten »in grösserer Zahl in den neugebildeten Körperschaften vertreten« sein.[63]

Dass die »Staatsumwälzung«, wie BkW-Herausgeber Hans Kohn anmerkte, eben nicht bloß eine politische, sondern auch eine soziale Revolution sei, wurde vielfach betont. Die Ärzte erwarteten entsprechend Auseinandersetzungen um grundlegend neue Partizipationsregeln in einer neuartigen gesellschaftlichen Konstellation. Dass die Ärzte sich ausführlicher als bisher mit politischen Fragen würden beschäftigen müssen, dass die Ärzteschaft, um ihren Platz in der neuen Ordnung zu finden und zu erringen, in politischen Institutionen vertreten sein müsse, war in der periodischen Publizistik seit November 1918 *common sense.* Auf dieser grundlegenden Ebene führte die revolutionäre Konstellation zu einer ganz praktischen Politisierung des Ärztestandes: Manchen Autoren und Rednern schien diese Konstellation einen Abwehrkampf, besonders gegen die drohende Verstaatlichung des Ärztestands, schlicht notwendig zu machen. Die Politisierung konnte also auch auf den Kampf um die Verteilung sozialer und institutioneller Ressourcen zugespitzt werden. Positiv gewendet, postulierten nun aber auch zahlreiche Autoren, dass die neue

62 Freudenberger, Ärzteversammlung, S. 1364.

63 Freudenberger, Ärzteversammlung, S. 1365. Die Verbindung zwischen Politisierungsnotwendigkeit und Rätebewegung wurde explizit gemacht. »Politische Betätigung« sei »jetzt, wo der Rätegedanke alle wirtschaftlichen Fragen beherrscht, wichtiger als je.« Bergeat, Standesvereinen, S. 1248. Zur Rätebewegung weiterführend Wirsching, Republik, S. 169ff.

demokratische Ordnung bürgerliches politisches Engagement überhaupt erst möglich gemacht habe.

Ein Beispiel für die Wandlungen der Wortverwendungsmuster des Politikvokabulars, die sich daraus ergaben, sei hier mit dem knapp ein Jahr später veranstalteten Deutschen Ärztetag angeführt. Der Ärztetag fand Ende September 1919 in Eisenach statt und stand von der Eröffnungsrede an stark im Zeichen des »jähen Zusammenbruch[s]« des »deutschen Vaterlandes«. Hugo Dippe, Vorsitzender des *Deutschen Ärztevereinsbundes*, umriss – freilich stark aus Perspektive eines Standesvertreters – in seiner Rede die Konsequenzen der neuen Konstellation:[64] Unter dem Beifall der Ärztetagsteilnehmer postulierte Dippe, zur Erreichung der Ziele des Ärztestandes sei es notwendig, »dass jeder einzelne Arzt mehr als bisher in die Oeffentlichkeit trete und sich mit der Politik in Gemeinde und Staat befasse«. Da das »Wesen des neuen Staates« darin bestehe, »dass das Volk sich selbst regieren soll«, müssten nun die »Aerzte alle politischen Rechte und Pflichten« auf sich nehmen. »[H]inein ins politische Getriebe«, rief er seinen Zuhörern zu. An sämtlichen Zitaten wird deutlich, dass sich der Bezug auf die Vertretung von Standesinteressen mit dem Ideal bürgerlicher Partizipation im »neuen« Staat verband: Argumentativer Zielpunkt der Rede waren zwar auch Standesziele, politisches Engagement erschien aber darüber hinaus als positiv konnotierte bürgerliche Pflicht des Arztes. Die Ärzte seien »Staatsbürger, die vermöge ihrer Ausbildung und Stellung berufen« seien, »mitzuraten, aber, wie es die anderen Berufe tun, auch ihre eigenen Interessen wahrzunehmen«. Der *Ärztevereinsbund* bleibe, so betonte er, »politisch neutral«. Jeder Einzelne möge aber »in der Partei, die seiner Ueberzeugung entspricht, sein Wissen und Können betätigen, nach Möglichkeit auch für die Beschlüsse der Aerztetage« wirken. Die Ärzte könnten »dies um so mehr«, da sie niemals ihre »Standesinteressen übertrieben betont« hätten.[65] Im parteiübergreifenden politischen Engagement vermischte sich also die Wahrung von Standesinteressen und universalem Gemeinwohlnutzen. Die Verbindung beider Elemente bei gleichzeitiger politischer Neutralität, aber eben auch das offenkundige Spannungsverhältnis zwischen Gemeinwohlnutzen und Standesinteressen prägte sowohl

64 Das Folgende ist zitiert nach der annähernd vollständigen Mitschrift des Vortrags, die in der MmW abgedruckt wurde: Bergeat, Aerztetag. Zu Dippe Weindling, Health, S. 296. Naser, Hausärzte, S. 34.

65 Hugo Dippe zit. nach Bergeat, Aerztetag, S. 1181.

die folgende Diskussion beim Ärztetag als auch die gesamte ärztliche Publizistik der Revolutionszeit.

Der Beitrag Dippes und die folgende Diskussion zeigen deutlich, dass die lange gültigen semantischen Regeln und die ärztlichen Wortverwendungsmuster des Politikvokabulars mit der Revolution flächendeckend aufgebrochen waren. Ein Diskussionsbeitrag, der auf Dippes Rede Bezug nahm, zeigt die Reichweite des Semantikwandels, den man durchaus als ärztliche Aneignung der Politik bezeichnen kann: Ein Ärztetagsteilnehmer forderte, die »Politik« müsse nun »verärztlicht« und die Ärzte sollten »politisiert werden«. Prägnanter konnte man die Auflösung der semantischen Grenzen nicht formulieren. Aber auch in diesem Falle wurde deutlich, dass das politische Engagement offenkundig im Dienste der Standesinteressen stand: Der Teilnehmer forderte, man solle »keine leeren Resolutionen fassen, sondern vor allem« dem Ärztestand »eine politische Gefolgschaft sichern durch Aufklärung der Oeffentlichkeit«.[66]

Neben dieser ersten Variante der sprachlichen Aneignung des Politischen, in der Ärzte relativ unverhohlen das neue Ideal politischer Partizipation mit Standesinteressen verbanden, lassen sich weitere, graduell unterscheidbare Zuspitzungen der Politisierungsstrategie herausarbeiten.

Auffällig ist, dass das Politisierungsideal nun in fast allen Kontexten und Relevanzstrategien auftauchen konnte – egal ob es um den Ärztestand, das Gesundheitswesen oder eine spezielle wissenschaftliche Disziplin ging. Allen Äußerungen war gemein, dass die Bedeutungsschicht des Partikularismus (zumindest vorübergehend) weitgehend in den Hintergrund rückte. Politisches Engagement, das ›Treiben‹ von Politik und sogar die Aktivität als Politiker erhielten vor dem Hintergrund der Revolution verbreitet einen universalen Fluchtpunkt: ›Politik‹ stand nun – wie sich gegen Ende des Krieges bereits angedeutet hatte – in den Wortverwendungsweisen vieler Mediziner und Gesundheitswissenschaftler für ein gemeinwohlorientiertes, (bildungs-)bürgerliches Engagement im ›Volksstaat‹. Dessen Ideale, Visionen und Zielvorstellungen prägten die Politiksemantiken der Revolutionszeit.

66 Der Tagungsteilnehmer Peyser zit. nach Bergeat, Aerztetag, S. 1183. Es sei allerdings erwähnt, dass selbst im Jahr 1919 die Politisierungsrhetorik nicht ungebrochen war. Ein weiterer Redner betonte, was »die Politisierung der Aerzte« betreffe, so sei die entsprechende Tätigkeit »mit sehr hohen Opfern an Zeit und Geld und vielen Unannehmlichkeiten verbunden«. Ebd., S. 1184.

## 2.2 ›Ärztepolitik‹ und der ›Arzt als aktiver Politiker der Volkswohlfahrt‹

Diese semantische Schwerpunktverschiebung ging einher mit einem grundlegenden Wandel der medizinisch-politischen Positionierungsmuster. Verbreitet bezeichneten Ärzte sich nun als ›Politiker‹ und ihr Handeln als ›Ärztepolitik‹. Besonders prominent war dies bei DmW-Schriftleiter Julius Schwalbe der Fall. Auch er verfolgte eine Variante der revolutionären Politisierungsstrategie, postulierte Partizipation und Engagement durch Ärzte. Zugleich behauptete er eine besondere ärztliche Eignung für diese Form universaler Politik. Bei Schwalbe verdichtete sich das entsprechende Modell im Kompositum »Aerztepolitik«.[67]

Ein wichtiger Text, den er im Dezember 1918 publizierte, ist durchgängig als gezielter Bruch mit den ärztlichen Sprachkonventionen des 19. Jahrhunderts zu deuten und kann durchaus als Kritik an der angeblich unpolitischen Grundhaltung des Ärztestandes gelesen werden. Indirekt arbeitete sich Schwalbe an den Stereotypen des ›unpolitischen Deutschen‹ ab und führte demgegenüber ein universales, auf Partizipation und Gemeinwohl ausgerichtetes Politikmodell ein: die ›Ärztepolitik‹. Die Ärzte, so Schwalbe, sollten nun »politisieren«, also sogar gezielt auf die »Klientel« »zugunsten einer rationellen Politik« einwirken. Mitarbeit an der »Politisierung des Volkes«, um einen »schweren Mangel seiner nationalen Bildung, Willensfähigkeit und Tatkraft zu beseitigen«, und »Werbearbeit für die Gestaltung unseres Staatswesens« – zu all dem sei die »Aerzteschaft in vollem Maße berufen«. Dass solcherlei Aktivität »mit der ärztlichen Stellung unvereinbar sei«, bezeichnete er als Vorurteil. Den »Mitglieder[n] der Fakultäten«, zu denen er die Ärzte zählte, schrieb er eine besondere Verantwortung zu: Sie dürften sich nicht mehr »in den Grenzen ihrer Spezialwissenschaft einmauern«. Die ›Ärztepolitik‹, das wird bei genauer Betrachtung von Schwalbes Text deutlich, trug damit ebenfalls Merkmale der expliziten Gegenpolitik im oben umrissenen Sinne: Der »innere[...] und äußere[...] Ausbau unseres Staates« sollte nämlich gerade nicht »vorwiegend den Berufspolitikern überlassen« werden. An der »Wiederaufrichtung unseres Staatswesens« hätten die Ärzte sogar privilegiert mitzuwirken. An dieser Stelle verband sich das Partizipationsideal mit der biologisierenden Volkskörpermetaphorik: Die Ärzte hätten nämlich »dafür Sorge zu tragen, daß die ungeheuren Einbußen unseres Volkskörpers durch eine fortschreitende Gesundheitspflege mehr und mehr ausgeglichen werden

67 Schwalbe, Politik.

und daß Zahl wie Art der Bevölkerung den innen- und außenpolitischen Notwendigkeiten unserer Entwicklung genügen«. Auch diese Anerkennung der Pflicht des Arztes, in besonderer Weise an der »Wiederaufrichtung des Staatswesens« mitzuwirken, verknüpfte er dann mit wohlbekannten Standesforderungen: Unter dieser »Fürsorge für das Volkswohl« dürften die »eigenen wirtschaftlichen Lebensbedingungen« des Arztes nicht »noch mehr als bisher verkümmert werden«.[68]

Die Verschränkung von Standesgeltung und Politisierung kennzeichnet auch die dritte, oben bereits erwähnte Variante: Bornsteins Texte über den »Arzt als aktive[n] Politiker der Volkswohlfahrt«. Auf die Diskussionsbeiträge bei den Versammlungen der BmG gegen Ende des Krieges, von denen bereits die Rede war, ließ er mehrere Texte in der ärztlichen Presse und auch weitere Statements bei Ärzteversammlungen folgen. Am ausführlichsten schilderte er seine Position in der *Zeitschrift für ärztliche Fortbildung*, und auch die *Deutsche medizinische Wochenschrift* gab Bornsteins Ausführungen Raum.[69] Vor dem Hintergrund der semantischen Traditionen war die Umdeutung ärztlichen Handelns als Politikform bemerkenswert. Dem Arzt (mit den Worten Tandlers) den »Ehrentitel aktiver Politiker der Volkswohlfahrt« zuzuschreiben, brach ebenfalls sehr grundlegend mit den vorher gültigen sprachlichen Konventionen: Diese Form der sprachlichen Aneignung des Politischen konnte nur auf Grundlage einer fundamentalen Umdeutung des zugrunde liegenden Politikverständnisses erfolgen. An Bornsteins diversen Ausführungen lässt sich der (vorübergehende) Wandel der ärztlichen Politikvorstellungen besonders gut verdeutlichen.

Die Zusammenschau der verschiedenen Artikel ermöglicht es, Bornsteins Politikmodell zu rekonstruieren. Erkennbar wird dabei, dass der Begriff des ›Politikers‹ erheblich ausgeweitet wurde: Die entworfene ärztliche Zuständigkeit für den kranken ›Volkskörper‹ ging zwar über rein medizinische Belange hinaus, denn wie bereits bei anderen Autoren anklang, sah auch Bornstein die Ärzteschaft auf einer Art Kulturmission, und das Politikmodell hatte mithin eine stark erzieherische Komponente: Die Ärzte wollten und sollten »eine Politik treiben, die unser Volk befähigt zu gesunden und wieder aufwärts zu wandeln den Weg zur Körper-, Geistes-

68 Schwalbe, Politik, S. 1433f.

69 Bornstein, Arzt. Ders., Weg. Bei einer weiteren Sitzung der *Berliner medizinischen Gesellschaft* im April 1919 nahm er erneut Bezug auf seine einschlägigen Texte (s.u.).

und Herzenskultur«.[70] Die entworfene Figur des »aktive[n] Politiker[s] der Volkswohlfahrt« tat damit allerdings nicht mehr und nicht weniger als ein »Sozialarzt«. Dessen Tätigkeit wurde lediglich als Politikform umsemantisiert: Sich »in den Dienste der Volksgesundheit als Sozialärzte zu stellen«, war letztlich mit der Aktivität als »Politiker der Volkswohlfahrt« bedeutungsgleich.[71] In den Texten bezog er sich ausführlich auf dessen stark erzieherisch ausgerichtete Betätigungsfelder. Ganz allgemein betonte er, dass niemand »mehr als der Arzt kraft seines heiligen und hohen Amtes verpflichtet« sei, »dem Volke ein vernunftmäßiges Leben vorzuleben«. »Das Aufklären des Volkes in Gesundheitsfragen« sei »in allererster Reihe Sache des Arztes«. Er zählte dann eine Reihe von Aktivitäten auf – jeweils als »Politik« bezeichnet –, die er dem »Politiker der Volkswohlfahrt« zuschrieb. Die Ärzteschaft solle »alkoholfeindlich[...]« sein und »durch eine solche Politik« »Werte schaffen und erhalten«.[72] Wie Schwalbe führte er außerdem das Kompositum ›Ärztepolitik‹ ein und ordnete dieser die »Bekämpfung der großen Volksseuchen« zu.[73] Auch sorgte er sich um die Volksernährung und die Bekämpfung der »Kurpfuscher« (als »Schädlinge der Volksgesundheit«).[74]

Als die ›Ärztepolitik‹ der »Politiker der Volkswohlfahrt« konnte jegliche Tätigkeit bezeichnet werden, die auf die »Gesunderhaltung und Krankheitsverhütung« des Volkes zielte. Er betonte eigens, dass es bei der entsprechenden Aktivität nicht um individuelle Behandlung von Kranken (»Krankenberatung und Krankheitsheilung«) ging.[75] Der Volksbegriff und auch die Volkskörpermetaphorik waren wichtige argumentative Bezugspunkte dieser expliziten Politisierungsstrategie.

Die ›Politik‹, ›politische‹ Aktivität, der ›Politiker‹, das belegt Bornsteins Sprachstrategie, waren mit der Revolution eindeutig zum positiv konnotierten argumentativen Anknüpfungspunkt aufgestiegen. Die potenzielle Ausdehnung des Bedeutungsumfanges auf ärztliche Tätigkeit, die über die

---

70 Bornstein, Arzt, S. 79. Der ›Volkskörper‹ war auch bei Bornstein entscheidender argumentativer Bezugspunkt: Siehe die *Verhandlungen der Berliner Medizinischen Gesellschaft*, Bd. 50 (Sitzung vom 9. April 1919) 1920, S. 50.

71 Bornstein behandelte in den einschlägigen Texten ausführlich den »Drang nach sozialärztlicher Betätigung« in der Ärzteschaft. Bornstein, Weg, S. 770f.

72 Ebd., S. 78. Damit griff er eine zweite Leitmetaphorik Tandlers auf, der den Arzt auch als »Verwaltungsbeamte[n] des organischen Kapitales des Staates« bezeichnet hatte.

73 Bornstein, Arzt, S. 77.

74 Bornstein, Weg, S. 771. Ders., Arzt, S. 76.

75 Bornstein, Weg, S. 771.

Individualbehandlung hinausging, zeigt die Attraktivität des Vokabulars während der Revolution. Der ›Politiker‹ fungierte in der erwartungsreichen Aufbruchsphase des Volksstaates als Relevanzmarker, ›Politik‹ markierte Bedeutung für das Gemeinwesen und den Gemeinwohlnutzen.

Die ›Ärztepolitik‹ war damit zwar partizipatorisch, ja bei Bornstein sogar explizit demokratisch ausgerichtet, trug zugleich aber Züge eines gegenpolitischen Modells: Sie war als universaler Gegenpol einer (nach wie vor) tendenziell negativ bewerteten Politikform konzipiert. Zwar forderte auch Bornstein, wie viele andere Standeskollegen, eine starke ärztliche Position in den einschlägigen Ministerien, also eine Präsenz in den Kerninstitutionen der neuen »vielversprechende[n] Staatsleitung«. Auch Engagement in Parlamenten postulierte er. Allerdings zeigte er grundsätzliche Skepsis gegenüber der Parteipolitik: Die Ärzte sollten sich dezidiert nicht in einem »parteipolitisch abgestempelten Vereine« zusammenfinden.[76] Er ließ damit keinen Zweifel daran, dass der privilegierte Ort der »Aerztepolitik« gerade nicht die Parteien waren. In einer Sitzung des *Leipziger Verbandes*, des späteren *Hartmannbundes*, im September 1919 machte er deutlich, wie er sich die Einflussnahme in den politischen Institutionen stattdessen vorstellte: »Wohlfahrtspolitik« sei »die beste Aerztepolitik«. Auf »dem Wege durch die Volkswohlfahrtsorganisationen«, so Bornstein, gelangten die Ärzte »am besten in die Parlamente«.[77] Nicht zufällig wählten die vorgestellten Autoren – vor allem Schwalbe und Bornstein – zur Beschreibung ärztlicher Aktivität differenzierende Komposita und bestimmende Ergänzungen: ›Ärztepolitik‹ war nicht einfach Politik, sondern eine spezifische Form; der ›Politiker der Volkswohlfahrt‹ war nicht ein gewöhnlicher Politiker. Beide Bezeichnungen standen im Gegensatz zur Parteipolitik und zum Berufspolitiker.

Bornstein entwarf eine universale, den Partikularismus der Parteien überwindende Politikvariante. Der Arzt sollte weder über eine politische Organisation des Standes noch über Parteinähe zum »aktiven Politiker« werden, sondern eigentlich weiterhin genau das tun, was vor der Revolution als sozialärztliche Aktivität beschrieben worden war. Die ›Ärztepolitik‹

---

76 In welche Partei auch immer den Arzt »sein politisches Herz« treibe – er solle seine Umgebung mit »sozialem Geist durchtränken« und ein Demokrat sein. Bornstein, Arzt, S. 78.

77 Der Diskussionsbeitrag wurde mehrfach abgedruckt. Siehe beispielsweise: Bergeat, Standesvereinen, S. 1248. Außerdem: *Verhandlungen der Berliner Medizinischen Gesellschaft*, Bd. 50 (Sitzung vom 9. April 1919) 1920, S. 29–37, Zit. S. 37.

war eine Politikform, die die Parteipolitik nicht vollständig substituierte, aber doch transzendierte.

## 2.3 ›Ärztepolitik‹ als Gegenpolitik: Probleme mit der Parteilichkeit

Obwohl die Ärzte politisches Engagement verbreitet einforderten, blieben die Vorbehalte gegenüber jeder Form von Parteilichkeit – sprich Partikularismus – also sehr präsent. Der Tenor in der Ärzteschaft war deutlich: Die »Aerzte müßten politisiert werden, nicht aber in parteipolitischer Hinsicht.«[78] Besonders offenkundig wurde das bei der bereits erwähnten Hauptversammlung des *Leipziger Verbandes* 1919. Der Berliner HNO-Spezialist und Sozialhygieniker Alfred Peyser hatte betont, dass der Verband zwar »unpolitisch« sei und es auch bleiben solle, dagegen aber »eine stärkere Teilnahme der Aerzte an der Politik« eingefordert. Der einzelne Arzt solle »nicht feige sein oder bequeme Passivität üben, sondern Partei ergreifen«. Niemals sei »so wie jetzt das Wohl des Volkes von seinen Führern« abhängig gewesen, und »viele wichtige Massnahmen« seien »nur mit Hilfe der Aerzte durchzuführen«. Außerdem gelte es, »die unserem Stande drohenden Gefahren abzuwenden«. Er forderte, Ärzte sollten sich Parteien anschließen, »führende Aerzte« sollten »mit allem Wissen und Ansehen in die Parlamente gelangen« und letztlich auch Minister werden. Koordiniert werden sollten die entsprechenden Bemühungen durch eine »ärztliche[...] Zentralstelle für Politik«, deren wichtigste Aufgabe »Propaganda und Sammlung von Geldmitteln unter den Aerzten« sein sollte.[79]

Dieser Vorschlag entsprach weitgehend den bisher angeführten Beispielen ärztlicher Politisierungsideale während der Revolution, wich aber in einer wichtigen Hinsicht von den allgemeinen Postulaten ärztlichen politischen Engagements ab: Er spitzte die politische Aktivität auf parteipolitisches Engagement durch Ärzte zu und ging genau damit zahlreichen Teilnehmern der Versammlung zu weit. Der Vorsitzende des Verbandes, Hermann Hartmann, reagierte unmittelbar im Anschluss an den Vortrag: Von der »beträchtlichen finanziellen Belastung« abgesehen sei es aus Perspektive des Verbandes »bedenklich, wenn er in die Lage versetzt« werde, »für parteipolitische Zwecke Gelder aufzuwenden«. Auch innerhalb des

78 Zit. nach einem Vereins- und Kongressbericht von: Dresel, Gesellschaft, S. 403.

79 Zit. nach Bergeat, Standesvereinen, S. 1247f. Zur Identifikation Peysers: Heinzelmann, Sozialhygiene, S. 173. Fischer, Exodus, S. 27.

Verbandes, so vermutete Hartmann, »könnte dadurch bedenkliche Missstimmung erweckt werden«.[80] Ein Kölner Versammlungsteilnehmer bestätigte diese Vermutung und konkretisierte das Unbehagen: In »die Gewerkschaften, auch in unsere ärztliche«, gehöre »die Politik nicht hinein«. »[D]ie Gründung sozialdemokratischer Aerztevereine« sei entsprechend »durchaus zu verwerfen«. »Der richtige Weg«, so der Diskussionsteilnehmer weiter, »wäre eine – nicht parteiische – politische Erziehung der Jugend, für welche die Klinikerschaft den besten Boden bilden würde.«[81]

Ungeachtet vereinzelter Gegenstimmen ist dem *Gros* der ärztlichen Äußerungen zur Revolutionszeit deutlich zu entnehmen, dass die politische Relevanz der Ärzteschaft sich eindeutig jenseits der Parteien manifestieren sollte.[82] Obgleich parteipolitisches Engagement Einzelner fast nirgends grundsätzlich abgelehnt wurde: Mit dem universalen Selbstverständnis der Ärzteschaft war eine systematische Ausrichtung der Politisierungs- und Relevanzstrategien auf parteiliches Engagement in den Augen der meisten nach wie vor unvereinbar.

Damit ist indirekt bereits ein weiteres grundlegendes Resultat der Analyse der Wortverwendungsmuster zur Revolutionszeit angesprochen: Die große Verbreitung der beschriebenen ärztlichen Politisierungsstrategie stand lediglich für eine Diversifizierung der Aussagemuster. Prinzipiell blieben die pejorativen Politiksemantiken verfügbar, wie sich in der postulierten Distanz zur Parteipolitik bereits andeutete. Die Inkompatibilitäten zwischen dem universalen Anspruch von Medizin beziehungsweise ärztlicher Aktivität und dem Partikularismus des Parteienwesens blieben als dauerpräsenter Subtext erhalten. Deutlich wurde dies gerade, wenn einzelne Ärzte – beispielsweise die traditionell affinen Sozialhygieniker – sich in der Wochenpresse explizit zu gesundheitspolitischen sozialdemokratischen Positionen bekannten: Der neutrale Charakter der entsprechenden Positionen und die angeblich ohnehin bereits existierende »allseitig[e]« Anerkennung wurden stets unterstrichen. Selbst strittige Fragen, so betonte Adolf Gottstein, könnten noch »ganz gelöst von parteipolitischen

80 Bergeat, Standesvereinen, S. 1248.

81 Ebd., S. 1248. Das Statement stammte von dem Hannoveraner Sitzungsteilnehmer Köbner.

82 Ein Münchener Arzt forderte vor dem Hintergrund der Rätebewegung explizit den Anschluss an die »Bürgerparteien und die Vertretungen der geistigen Arbeiter«: Auf »allen Wegen« müssten die Ärzte »trachten hineinzukommen in die Politik«. Zit. nach Bergeat, Standesvereinen, S. 1248.

›grundsätzlichen oder taktischen‹ Erwägungen entschieden werden«.[83] Gerade die vorauseilende Abwehr zeigt die Dauerpräsenz grundlegender Vorurteile gegenüber jeglicher Form von Parteiennähe.

Außerdem aktualisierten die Mediziner die Negativstereotype der Politik während der Hochphase der Weimarer Revolution in konkreten Auseinandersetzungen weiterhin. Man könnte zuspitzen: Als argumentatives Arsenal blieben sie verfügbar und wurden verwendet, sobald es aus Perspektive des Ärztestandes wirklich ernst wurde. Besonders häufig geschah dies, wenn es darum ging, die Kollegen und die Öffentlichkeit gegen kommunistische, sozialistische und sozialdemokratische Bestrebungen in Stellung zu bringen, die unmittelbar Auswirkungen auf die Ärzteschaft gehabt hätten.[84] Speziell das Verhältnis der Sozialdemokraten, die durchgängig als neue hegemoniale politische Kraft antizipiert wurden, zur Ärzteschaft und zum Gesundheitswesen war in der periodischen Publizistik der Revolutionszeit ein Schlüsselthema. Unter »den veränderten politischen Machtverhältnissen«, daran bestand kein Zweifel, und »im Gefolge des verlorenen Krieges« drohte die »sozialistische Theorie zur praktischen Verwirklichung zu gelangen«. Damit gewann auch das Reizthema »der Verstaatlichung des Heilwesens von neuem an aktueller Bedeutung«.[85] Entsprechend wurden sozialdemokratische Parteiprogramme und Positionen kommentiert. Ärzten, die sich in der Wochenpresse zu sozialdemokratischen Positionen bekannten, begegneten Kollegen mit schroffer Ablehnung.[86] In ärztlichen Versammlungen (und anschließend in der Wo-

83 Der Sozialhygieniker Gottstein kommentierte in der DmW ausführlich und unterstützend sozialdemokratische Positionen zur öffentlichen Gesundheitspflege. Dabei betonte er, Parteilichkeitsvorwürfe antizipierend, dass »die öffentliche Gesundheitspflege ein vollkommen neutrales Arbeitsgebiet sein« könne. Sie könne »ganz gelöst von parteipolitischen, ›grundsätzlichen oder taktischen‹ Erwägungen« behandelt werden. Gottstein, Krankenhauspolitik, S. 190f.

84 Bornstein hatte sich bereits auf die Sozialdemokratie bezogen: Dass man als Arzt Sozialdemokrat sein müsse, sei »Unfug«. Bornstein, Arzt, S. 78.

85 Koebner, Verstaatlichung, S. 134.

86 Ein Arzt, der die Sozialisierung der Ärzteschaft begrüßte (Kollwitz, Sozialisierung, S. 77f.), wurde von Schriftleiter Schwalbe direkt kommentiert (Schwalbe, Bemerkungen, S. 78): Der Text sei abgedruckt worden, um den Lesern der *Wochenschrift* »ein Urteil darüber zu gestatten, wie sich der ärztliche ›Zukunftsstaat‹ in dem Kopfe eines der maßvollsten sozialdemokratischen Kollegen malt«. Die Äußerungen des Kollegen, so Schwalbe, seien nur »eine logische Folgerung« des »politischen Programms« der Sozialdemokraten. Entsprechend würden die Schattenseiten des »sozialdemokratischen ›Zuchthausstaat[es]‹« selbst in der »rosarot gefärbten Darstellung des Kollwitzschen Aufsatzes« deutlich.

chenpresse) sahen sich Fachkollegen, die explizit als Vertreter der Sozialdemokratie auftraten, mit (teils vernichtender) Kritik konfrontiert. Ein Paradebeispiel dafür sind die Reaktionen auf Beiträge des Berliner Arztes Ignaz Zadek. Er war als einer der ersten Ärzte den Sozialdemokraten beigetreten und hatte sich bereits in den 1890er-Jahren als Mitbegründer sogenannter Arbeiter-Sanitätskommissionen hervorgetan, die von der SPD als Selbsthilfeorganisationen der Arbeiterschaft angelegt worden waren.[87] Er hatte zur Zeit des Kaiserreichs relativ unverhohlen die Verhandlungen der BmG für »politische Angriff[e]« (Goschler) genutzt und damit die dort gültigen Sprachregeln der »apolitical politics« überschritten. Er hatte die Frage der Gleichberechtigung von Frauen aufgeworfen und – was in den Augen der Kollegen sehr schwer wog – den Erfolg städtischer Assanierungsmaßnahmen in Berlin angezweifelt: Für die proletarische Bevölkerung hätten sie kaum zu Verbesserungen geführt.[88]

Zadek war seinen Standeskollegen also einschlägig bekannt, und auch während der Revolution, so lässt sich den Berichten über ärztliche Versammlungen entnehmen, vertrat er lautstark sozialdemokratische Positionen und gab sich den ärztlichen Kollegen gegenüber kritisch: Er hatte, so berichteten Korrespondenten diverser Zeitschriften, bei einer allgemeinen Berliner Ärzteversammlung Ende des Jahres 1918 »dem Ärztestand jegliches soziale Empfinden« abgesprochen und betont, dass »die Ärzteschaft der modernen Arbeiterbewegung vollkommen verständnislos gegenüberstehe«.[89] Mit dem eindeutig identifizierbaren Auftreten als Vertreter einer konkreten politischen Partei war, wie die kolportierten Reaktionen auf Zadeks Ausführungen zeigen, eine Sagbarkeitsgrenze überschritten: Die Berichterstatter monierten, Zadek habe es nicht verstanden, »vor der rein ärztlichkollegialen Zuhörerschaft seine allgemeinen politischen Ansichten zurückzustellen«. Entsprechend hätten »schon seine ersten Worte« Kritik hervorgerufen. Als er dann den Ärzten noch »Verständnislosigkeit gegenüber der Bedeutung der sozialen Versicherung« vorwarf, habe sich der Widerspruch noch gesteigert.[90] Hans Kohn, Herausgeber der BkW, kritisierte besonders scharf, »Zadeck [sic!]« habe es

---

87 Siehe dazu mit weiterführender Literatur Sauerteig, Krankheit, S. 129f.

88 Goschler, Vereinsmenschen, S. 47f. In der Folge von Zadeks »Angriff« 1894 wurden »politische Angelegenheiten« satzungsgemäß ausgeschlossen.

89 Anon., Tagesgeschichte, in: *Zeitschrift für ärztliche Fortbildung*, S. 32. Ein ähnlicher Bericht: M. K., Allgemeine Ärzteversammlung, S. 1391.

90 M. K., Allgemeine Ärzteversammlung, S. 1391.

»angemessen« gefunden, »durch politische Ausfälle« und »unerhörte Beschimpfung des ärztlichen Standes« »eine solche Kampfstimmung in die Versammlung zu tragen, dass eine ruhige und sachliche Beratung kaum mehr möglich« gewesen sei.[91]

Die verschiedenen Kritiken aktualisierten in ähnlicher Manier die bekannten politikkritischen Versatzstücke, sehr häufig die traditionsreiche Dichotomie zwischen Sachlichkeit und Politik: »Weniger von sachlichen wie vielmehr von politischen Beweggründen« seien »die Worte des Koreferenten Herrn Zadek eingegeben« gewesen.[92] Mangelnde Sachlichkeit und Unruhe monierten die Verfasser von Versammlungsberichten in der Folge geradezu reflexartig, immer wenn sie berichteten, dass »politische Fragen gestreift wurden«.[93] Auch das Autonomiepostulat wissenschaftlicher Versammlungen reaktivierten sie. Der »mitunter sogar stürmische Verlauf sowie das Hineinzerren von Fragen, die dem eigentlichen Zweck und Wesen der Versammlung fern« lägen, wurde Gegenstand scharfer Kritik.[94] Diese klassischen politikkritischen Reflexe bestanden neben den beschriebenen Postulaten politischer Partizipation fort. Allerdings war die Aktualisierung der entsprechenden pejorativen semantischen Versatzstücke kontextabhängig. Der Bezug auf »Hetze« und »Agitation« rückte in den semantischen Fokus des Politikvokabulars, wenn die Rede von kommunistischen und sozialistischen Bestrebungen im »Dienst politischer und gesellschaftlicher Umsturzbestrebungen« war.[95] In der Berichterstattung aus den Parlamenten zu vergleichbaren Situationen rückte dieser Bedeutungsaspekt ebenfalls in den Vordergrund.[96]

Zusammenfassend ist eine Koexistenz zweier gegensätzlicher Wortverwendungsmuster festzuhalten. Die überkommenen semantischen Grundmuster und die Versatzstücke des neuen partizipatorischen Politikverständnisses wurden kontextsensitiv aufgespalten: In der Auseinander-

91 Kohn, Revolution, Zit. S. 1159.

92 Anon., Tagesgeschichte, S. 32. Ausgerechnet Otto Mugdan, seit 1903 Mitglied des Reichstages für die Freisinnige Volkspartei, verhinderte dann die Wahl von Delegierten für die Arbeiterräte und lehnte damit die Zustimmung zu sozialdemokratischen Positionen ab. Ebd.

93 Siehe beispielsweise M. K., Aerzteversammlung zur Gründung, S. 26.

94 M. K., Allgemeine Ärzteversammlung, S. 1391.

95 Fritz Burgdörfer brandmarkte den »Gebärstreik als Mittel und Ziel der Weltrevolution« und monierte, dass einschlägige »Aufklärungsvorträge« hauptsächlich der »politischen Agitation« dienen würden. Burgdörfer, Bevölkerungsentwicklung, S. 433.

96 M. K., Aus den Parlamenten, S. 638f.

setzung mit kommunistischen und sozialistischen Bestrebungen verwendeten die Ärzte konsequent die pejorativen Bedeutungsbestände, um das Verhalten sozialdemokratischer Politiker zu deuten und anzufechten. Gleichzeitig nutzten demokratisch gesinnte Ärzte die partizipatorischen Politiksemantiken bis in die frühen 1920er-Jahre systematisch, um sich in den ›Volksstaat‹ einzuschreiben. Erstmals im Untersuchungszeitraum bezeichneten sie ärztliche Aktivitäten damit in der Breite als Form von Politik. Die damit einhergehende neue Relevanzstrategie bediente – ebenfalls erstmals im Untersuchungszeitraum – systematisch ein Ideal bürgerlicher politischer Partizipation als Pflicht und Recht des Arztes, dem dafür sogar eine besondere Eignung zugeschrieben wurde. Auffällig war allerdings bereits während der Revolution, dass die ›Ärztepolitik‹ stets systematisch von der ›Parteipolitik‹ abgegrenzt wurde. Die gegenpolitische Ausrichtung rückte zwar tendenziell in den Hintergrund, blieb aber mit der betonten Distanz zu den Parteien auch während der Revolution ein Element der ärztlichen Politikmodelle. Nach der Revolution rückten die gegenpolitischen Strategien und die Politikkritik, wie abschließend zu zeigen ist, allerdings wieder vollständig in den Vordergrund. Die partizipatorische Komponente verlor dagegen rasch an Bedeutung.

## 3. Ausblick: Politikkritik und Szientokratie im ›Weimarer Alltag‹

Nachdem die revolutionäre Aufbruchseuphorie abgeklungen war, änderte sich noch einmal qualitativ Entscheidendes an den Aussagemustern: Die mit der Politisierungsstrategie verbundenen Zukunftsvorstellungen gingen in den Augen vieler Mediziner schlicht nicht in Erfüllung. Ein sicheres Zeichen einerseits für die zuvor große Verbreitung der Politisierungsideale, andererseits für die aufkommende Unzufriedenheit mit der neuen Sichtweise waren kritische Äußerungen zu der neuen »Mode, auch bei wissenschaftlichen Besprechungen stets auf das politische Gebiet überzugreifen« und beispielsweise »selbst bei der Seuchenbekämpfung den Volksstaat zu dem alten Polizeistaat in einen Gegensatz zu bringen«.[97]

97 Siehe dazu die *Verhandlungen der Berliner Medizinischen Gesellschaft*, Bd. 50 (12. Sitzung vom 7. Mai 1919) 1920, S. 85. Es handelte sich um einen Redebeitrag von Wolff-Eisner. Auch ganz grundsätzlich wurde die Frage aufgeworfen, was denn »Hygiene mit Politik

Helenefriderike Stelzner, eine der ersten Ärztinnen im Deutschen Reich, die wegen der Zulassungsbeschränkung für Frauen noch in der Schweiz hatte studieren müssen, rekapitulierte 1921:[98] Allenthalben ertöne »der Ruf, die Parteipolitik durch Fachwirtschaft zu ersetzen«. Allerdings sei der Mediziner »in seiner Eigenschaft als ärztlicher Sachverständiger noch recht wenig an das Krankenbett des deutschen Volkes herangezogen worden«. Obwohl Stelzner in ihrem Text – »Mediziner in der Politik« – noch optimistisch äußerte, dass »infolge der schon oft erörterten Schädigungen durch Krieg und Revolution in Deutschland« sich »bestimmt in den nächsten Jahren eine Wandlung« vollziehen müsse, zog sie insgesamt eine ernüchternde Bilanz der Zeit seit dem Krieg. Für die Ärzte und Hygieniker, die, wie sie resümierte, »in Deutschland am politischen Leben und an den gesetzgebenden Körperschaften bisher immer nur einen recht bescheidenen Anteil« gehabt hätten, habe sich durch Krieg und Revolution wenig geändert: »Eine entsprechende Zunahme von Aerzten im Reichstage« sei »weder durch das Anwachsen des hygienischen und sozialhygienischen Denkens vor dem Kriege« noch durch den Umsturz bewirkt worden, »der das nosophile Erbe des Krieges so wucherisch« verwaltet habe. Eine Mitverantwortung für die mangelnde politische Relevanz der Ärzte – die »Mitgliedschaft am Parlament« nahm sie »als Indikator« – gab sie den Ärzten selbst und ihrer »asymmetrischen Belastung« durch die ärztliche Arbeit: Sie lasse sich »schwer mit regelmäßiger politischer Tätigkeit vereinigen«.[99]

Andere Kollegen gingen bereits gegen Ende des Jahres 1919 in rückblickenden Deutungen mit der Revolution deutlich schärfer ins Gericht. Robert Gaupp, Direktor einer Tübinger Nervenklinik und Redakteur des *Centralblattes für Nervenheilkunde und Psychiatrie*, resümierte:[100] Die Revolution habe »die Leidenschaften erregt, unerfüllbare Hoffnungen auf eine nahe bessere Zeit geweckt und an die Stelle oft bürokratischer, aber stets sachkundiger« Personen »neue politische Machthaber gesetzt, bei denen die

zu tun« habe, um dann zu betonen, dass »Fragen der Volksgesundheit« »nicht mit politischen Schlagworten verquickt werden« dürften. Siehe dazu das Schlusswort von Fritz Lesser, das sich gegen den Sozialdemokraten und Sozialhygieniker Alfred Blaschko richtete. *Verhandlungen der Berliner Medizinischen Gesellschaft*, Bd. 50 (15. Sitzung vom 28. Mai 1919) 1920, S. 206.

98 Zu Stelzner siehe Huerkamp, Bildungsbürgerinnen, S. 261.

99 Stelzner, Mediziner, S. 361.

100 Siehe zu Gaupp knapp die Kurzbiografie in: Castell, Geschichte, S. 511. Zu Gaupps psychiatriegeschichtlicher Einordnung siehe auch Lerner, men, S. 21, 37, 44, 130, 187.

politische Gesinnung nicht selten das sachliche Können« habe ersetzen sollen.[101] Bereits in diesem kurzen Abschnitt bezog sich Gaupp auf ein ganzes Bündel von Versatzstücken aus dem Repertoire der pejorativen semantischen Grundmuster, besonders auf die Bedeutungsschichten übersteigerter Emotionalität und mangelnder Sachlichkeit. Dem Führungsanspruch des Standes tat die Aktualisierung der politikkritischen Aussagemuster bei Gaupp allerdings keinen Abbruch. Im Gegenteil: Er erklärte den Arzt ebenfalls zum berufenen »Führer« des »Volkes« und zu dessen »Erzieher«.[102] Die von Gaupp verfolgte Relevanzstrategie manifestierte sich keineswegs in einer Semantisierung der ärztlichen Aktivität als ›politisch‹ oder ›Politik‹. Vielmehr legitimierte er den ärztlichen Macht- und Deutungsanspruch gerade wieder mit seinem überpolitischen Charakter:

> »Über allem engen Parteiwesen, über jeder erbärmlichen Flachheit und Eitelkeit stehe die auf reicher Menschenkenntnis und tiefer Menschenliebe ruhende Denkweise des Arztes, der im täglichen Kampf mit Not und Elend der Welt und im täglichen Anblick der Triebkräfte menschlichen Handelns die richtige Bewertung der menschlichen Dinge erwirbt.«[103]

Diese scharfe Politik- und Kulturkritik war gegen Ende des Jahres 1919 in der ärztlichen und medizinischen Publizistik durchaus noch eine Ausnahme. Allerdings war die Rückkehr zur Politikkritik zuungunsten der Politisierungsstrategie und des entsprechenden universal-partizipatorischen Politikverständnisses dann für den Beginn der 1920er-Jahre symptomatisch.

Die Tendenz war deutlich: Sobald der grundlegende Optimismus, von dem die universalen Politikdeutungen und Politisierungsstrategien der Jahre 1918 und 1919 getragen worden waren, verflog, rückten die partizipatorischen Politiksemantiken umgehend wieder in den Hintergrund. Anhand dreier symptomatischer Diskussionszusammenhänge der postrevolutionären Zeit sollen nun exemplarisch die Persistenz und Fortschreibung der traditionellen politikkritischen Aussagemuster und damit der pejorativen Politiksemantiken in der ärztlichen und medizinischen Publizistik verdeutlicht werden. Es zeigt sich, dass die Erfahrungen begrenzter Handlungsspielräume gegenüber dem parteipolitisch dominierten und konfliktträchtigen Weimarer Parlamentarismus sowie die rückblickenden Deutun-

---

101 Gaupp, Arzt, S. 78. Der Text erschien in der September/Oktober-Ausgabe der Zeitschrift.

102 Gaupp, Arzt, S. 79.

103 Gaupp, Arzt, S. 80.

gen der Revolutionswirren den Erfahrungshintergrund für eine Reaktualisierung der Politikkritik und der pejorativen Politiksemantiken bildeten. Für das optimistische partizipatorische Politisierungsideal der Revolutionszeit finden sich in den 1920er-Jahren kaum noch Belege. Die explizite Gegenpolitik in den ›neuen‹ Gesundheitswissenschaften Sozial- und Rassenhygiene hatte sich dagegen als zentrale sprachliche Neuerung etabliert und fand vielerorts Nachahmer, etwa in der psychiatrischen Publizistik.

## 3.1 ›Ein politisch Lied – ein garstig Lied‹: Parlamentarismus als Problem in der Standespresse

Der thematische Zusammenhang, der das Verhältnis von ›Arzt und Politik‹ ganz unmittelbar zum Gegenstand der Standespresse machte, aber mit dem Politisierungspathos der Jahre 1918/19 nur noch wenig zu tun hatte, war die Frage ärztlicher Aktivität in den Parlamenten auf Reichs- und Länderebene. Insgesamt wird in diesem Kontext eine weitgehende (Re-)Pejorisierung der Politiksemantiken deutlich. Obschon sich – eigentlich ja seit der Jahrhundertwende – immer wieder Aufrufe von ärztlichen Parlamentariern an die Ärzteschaft nachweisen lassen, das politische Engagement zu forcieren, zeigen gerade diese Texte und die Reaktionen darauf das vorherrschende pejorative Politikverständnis. Das Prozedere, das weiter oben für die Standespresse seit der Zeit der Jahrhundertwende beschrieben wurde, setzte sich prinzipiell fort: Vereinzelt, aber über die Zeit gesehen doch immer wieder, forderten Ärzte, die zugleich Parlamentarier waren, ihren Standeskollegen mehr parteipolitisches Engagement ab – nicht zuletzt, um die Vertretung des Standes in die Parlamente zu tragen. Das Dauerproblem mangelnder parlamentarischer Repräsentation der Ärzteschaft wurde in diesem Sinne in der Weimarer Republik immer wieder thematisiert, und Ärzte riefen auch immer wieder dazu auf, Fachkollegen in die Parlamente zu wählen.[104] Darauf reagierten wiederum in großer Regelmäßigkeit andere Kollegen mit schroffer Ablehnung. Beispielsweise hatte Otto Mugdan, der seit 1903 im Reichstag saß (inzwischen für die nationalliberale DVP), 1922 in den *Ärztlichen Mitteilungen* sogar eine besondere »Eignung des Arztes für die Ausübung der Politik« postuliert.[105] Auf diese Behauptung reagierte ein Standeskollege mit einer ausführlichen

104 Siehe dazu z.B. Schmitt, Entstehung, bes. S. 44ff.

105 So zusammenfassend kritisiert von: Hanauer, Arzt, Sp. 136.

Richtigstellung: Gerade der Arzt sei nicht für die Befassung »mit dem ›garstigen‹ Geschäft der Politik« geeignet.[106] Er führte strukturelle Ursachen an, die er in der Natur des Arztberufes begründet sah, etwa Zeitmangel und wirtschaftliche Zwänge. In einem Abschnitt, in dem der Autor den »Mangel an Lust« zu politischer Betätigung begründete, zeichnete er ein kritisches Bild des parlamentarischen und berufspolitischen Betriebs: Die Ärzte würden sehen, wie sich im »›garstigen‹ Geschäft« »vielfach Interessenwirtschaft, Streberei, Eitelkeit, ja Intrigenspiel breitmachen«. Sie blieben deshalb lieber »auf den reinen Höhen der Wissenschaft« oder beschränkten sich »auf die Ausübung ihres schönen, humanitären Berufes«.[107]

Indirekt zeugten nicht nur solche kritischen Ausführungen, sondern auch die Aufrufe ärztlicher Parlamentarier selbst von der Verbreitung des apolitischen ärztlichen Selbstbildes und der habituellen Abneigung gegenüber dem Parlamentarismus.

Der langjährige ärztliche Parlamentarier und Abgeordnete der nationalkonservativen DNVP (und später der NSDAP), Karl Haedenkamp, betonte 1928 beispielsweise, dass »der Arzt nicht nur das Recht, sondern auch die Pflicht« habe, »sich als Staatsbürger zu fühlen und an dem politischen Geschehen teilzunehmen«.[108] In der Folge kreiste sein Text fast nur um das Problem politischen Einflussgewinns vor dem Hintergrund eines parteidominierten politischen Systems. Darüber hinaus verwies Haedenkamp deutlich und ausführlich auf die verbreitete ärztliche Abneigung gegenüber diesem System: Er berichtete einleitend von der »Empfindlichkeit« gegenüber der Erörterung »politische[r] und parteipolitische[r] Fragen« in den »Kreisen der Kollegen« und lieferte sogar eine Begründung für das verbreitete Unbehagen: Es würde befürchtet, dass das »neutrale Gebiet ärztlicher Standespolitik verlassen werden könnte«. Er entschuldigte sich fast förmlich, entsprechende Fragen in einem Vortrag zum Thema Gesundheitspolitik zu berühren: Die Gesundheitspolitik werde »vom Gesetzgeber gemacht«, der Gesetzgeber sei das Parlament, und in ihm herrschten nun einmal »die verschiedenen politischen Parteien«. Das Thema lasse sich also nur behandeln, wenn man »auf die Haltung der politischen Parteien« eingehe.[109]

106 Hanauer, Arzt, Sp. 145.

107 Ebd., Sp. 145.

108 Haedenkamp, Gesundheitspolitik, S. 2.

109 Seinen Kollegen, die ihm entgegengehalten hätten, die »Parteien gehen uns nichts an«, widersprach er: Sie gingen die Ärzteschaft vielmehr »solange an, als sie über die gesund-

Insgesamt lieferten also gerade Mediziner, die Kollegen zu politischem Engagement aufriefen, die deutlichsten Belege für ein im Ärztestand verbreitetes Politikverständnis. Gelegentlich reflektierten sie dabei sogar den pejorativen Politikbegriff selbst: »Politisch Lied – ein garstig Lied«, so charakterisierte beispielsweise der Stadtmedizinalrat Erich Schröder (in Anspielung auf Goethes »Faust«) die »geläufige Einstellung der Aerzte in Stadt und Land«. Er führte diese Haltung aber darauf zurück, dass der »Zeitgeist« »alles Politische in die Arena des Parteipolitischen« hinunterzerre. »Politik«, so folgerte er, sei ein »mißhandelter Begriff«.[110]

Der Ärztestand blieb im Selbstverständnis also ein »unpolitischer Stand«, und die vorgetragene Abneigung gegenüber den Mechanismen der Parteipolitik war ungebrochen, wenn nicht verschärft.[111] Autoren, die sich »unumwunden«, wenn auch »notgedrungen« »auf das politische Gebiet« begaben, mussten sich dafür rechtfertigen und ernteten Kritik: »Politika«, so die Schriftleitung des *Ärztlichen Vereinsblattes* 1927, waren »für ein Standesblatt ein heikles Geschäft«.[112] Der Gegensatz zwischen »sachlichen« Erwägungen in den eigentlich »unpolitischen« Fragen des Gesundheitswesens auf der einen und Entscheidungen aus »parteipolitischen Gründen« auf der anderen Seite prägten als erzählstrukturierende Dichotomie durchgängig Rekonstruktionen parlamentarischer Prozesse. »Politik verdirbt den Charakter« – das war die in der Breite geteilte Sichtweise.[113] Der universale Anspruch von Ärztestand und Wissenschaft machte in den Augen der meisten eine Annäherung des Ärztestandes an die konfliktgeprägten politischen Institutionen der Weimarer Republik unmöglich.

Die Wortverwendungen des Politikvokabulars verwiesen somit fast nur noch auf die negativ bewertete parlamentarische Praxis. Nachdem die Ärzte das ärztliche Politisierungsideal vorübergehend verfochten hatten,

heitspolitischen Maßnahmen und damit auch im weitgehenden Umfange über das Schicksal« des einzelnen Arztes sowie des ganzen Standes zu entscheiden hätten. Haedenkamp, Gesundheitspolitik, S. 1.

110 Schröder, Aufgabe, S. 229.

111 Siehe Wester, Standesgesetze, Sp. 541.

112 Siehe Quaet-Faslem, Abstimmung, Sp. 40, 43. Der Bezug auf die heiklen »Politika« stammte von der Schriftleitung des *Vereinsblattes*, die den voranstehenden Artikel des DNVP-Abgeordneten Quaet-Faslem kommentierte und kritisierte. Quaet-Faslem hatte ausführlich über die parlamentarischen Auseinandersetzungen zu einem ärztlichen Standesgesetz im preußischen Landtag berichtet. Zur Identifikation Quaet-Faslems siehe Weder, Sozialhygiene, S. 112.

113 Siehe die bei Quaet-Faslem, Abstimmung, Sp. 43, zitierten Ausführungen eines besonders politikkritischen Standeskollegen.

beleuchteten sie ihr Verhältnis zum Parlamentarismus in den 1920er-Jahren fast durchgängig in seiner problematischen Dimension. Das Politikvokabular und die entsprechenden pejorativen Semantiken standen argumentativ vornehmlich im Dienst einer Systemkritik des Parlamentarismus, in deren Zuge der mangelnde ärztliche Einfluss moniert wurde. In der Standespresse der späten 1920er- und frühen 1930er-Jahre spitzte sich die problematisierende Sicht auf den Parlamentarismus sogar noch zu: Das Bild des politischen Lebens, das sich in den Texten der ärztlichen Autoren spiegelte, ging fast vollständig in Partikularismus, Zerrissenheit und Dissoziation auf. Mit der Wirtschaftskrise und der Krise des Parlamentarismus verschärfte sich der Gegensatz zwischen einer so verstandenen Politik und den universalistischen, auf das Gemeinwohl ausgerichteten Selbstverständnissen der Mediziner und Ärzte. Die Partizipation an der politischen Praxis der Zeit lehnten sie vor diesem Hintergrund ab: Die Teilnahme könne eine Spaltung des Ärztestandes und damit einen Verlust an Autorität nach sich ziehen. Die Schriftleitung des *Deutschen Ärzteblattes* betonte genau diesen strategischen Aspekt Anfang der 1930er-Jahre in einem Artikel, der ebenfalls mit dem Titel »Ein politisch' Lied – ein garstig' Lied« überschrieben war: »[Ä]rztliche Organisationen, die sich die Wohlfahrt des Standes oder die Förderung der Volksgesundheit« zum Ziel gesetzt hätten, sollten »als solche die Politik, sowohl nach innen wie nach außen, aus dem Spiele lassen« – »einfach schon wegen der Verschiedenheit der politischen Anschauungen in den Reihen ihrer Mitglieder«. »Der Kundgebung einer politisch eingestellten Ärzteschaft«, so das Hauptargument, »würde jede Wirkung auf die weitere Öffentlichkeit versagt bleiben.«[114] Eine Politisierung des Ärztestandes wurde also unmittelbar mit dessen Spaltung gleichgesetzt.

Jenseits der Reaktionen auf Statements ärztlicher Parlamentarier in der Standespresse war die Kritik am parlamentarischen System in verschiedensten ärztlichen Publikationen – verglichen mit der revolutionären Aufbruchsphase – ebenfalls ungebrochen. Die Aporien des Parlamentarismus prägten beispielsweise durchgängig eine 1929 erschienene Monografie, die das Verhältnis von »Medizin und Politik« im Titel führte: Adolf Albrecht Friedländer, ein in Österreich geborener Freiburger Medizinprofessor und Psychiater, der schon früher einschlägig über den Zusammenhang von Medizin, Psychologie und Politik publiziert hatte, veröffentlichte 1929 in

114 Schriftleitung, Lied, S. 323.

monografischem Umfang eine umfassende Kritik des Weimarer politischen Systems.[115] Bereits in der dritten Zeile der Einführung betonte er, dass er in dem Buch »den unheilvollen Einfluß der Parteipolitik auf den einzelnen wie auf das ganze Volk eingehend« besprechen werde.[116] Die allgemeine Krise der Republik führte er auf äußere Ursachen (besonders die Versailler »Schuldlüge«) und eine innere Bedrohung zurück: den »Gegensatz der Parteien«.[117]

Die ›Politik‹ ging bei Friedländer also vollständig in der Dissoziation und dem Partikularismus der Parteien auf: An sich seien Letztere »so überflüssig wie nur möglich«. Mit Blick auf die Geschichte kam er aber zu dem Schluss, dass sie wohl »ein notwendiges Uebel« seien. Sie bildeten sich scheinbar »naturnotwendig« – »wie Bazillen und Bakterien für den Kampf in der organischen und anorganischen Welt«. Wäre »der Menschen Trachten« »von Hause aus« gut und würde jeder Mensch dem anderen »das Seine« gönnen, gäbe es gar keine Parteien. Die »unheilvollen« Koalitionen verschiedener Parteien – bezeichnet als die »politischen Ehen« – würden ganze »Völker unglücklich« machen.[118]

In dem Buch schilderte er ausführlich politische Entscheidungsprozesse, an deren Ende die Mechanismen der Parteipolitik die aus medizinischer Perspektive richtigen Maßnahmen verhinderten. Die Auswahl der Beispiele deckte sämtliche Fragen ab, in denen Medizin und Ärzte mit politischen Institutionen in Berührung kamen: »Kurpfuscherei« und Kurierfreiheit, Bevölkerungsfrage, Seuchenprävention und Alkoholmissbrauch. Das pejorative Politikverständnis diente bei Friedländer durchgängig als Negativfolie eines medizinischen Weltdeutungsanspruches und strukturierte das Narrativ des gesamten Buches. Über die traditionsreichen Negativstereotype beschrieb er die Praktiken der politischen Institutionen und Akteure als defizitär. Gleichzeitig stellte er stets die Überlegenheit der universalen medizinischen Sichtweise heraus.

Das Parlament als Zentrum kollektivverbindlicher Entscheidungsfindung wurde dabei nicht einmal grundsätzlich in Frage gestellt: Friedländer äußerte in der Einführung, dass sein Werk »kein politisches sein«

115 Zu Friedländer siehe z.B. Lützeler, Broch, S. 200f. Neben der genannten Monografie (Friedlaender, Medizin) hatte Friedländer bereits eine wissenschaftliche Annäherung an die Politik unternommen: ders., Wilhelm.

116 Friedlaender, Medizin, S. V. Einzig eine eindeutige Gegnerschaft zu den Kommunisten räumte er ein.

117 Friedlaender, Medizin, S. VI.

118 Friedlaender, Medizin, S. 2f.

solle, da er sich nicht »gegen ein politisches System« wende oder gar für eine »frühere Regierungsform« werbe. Sein Angriff gelte nicht »der Demokratie oder dem Parlamentarismus als solchem«. Er führte die diagnostizierte »nicht sehr trostreiche[...] Lage« vielmehr auf »Unzulänglichkeiten in allen Lagern« zurück. Die Formulierung medizinischer Deutungsansprüche war letztlich sogar auf die Parteien ausgerichtet: Sie sollten die (aus medizinischer Perspektive richtigen) Entscheidungen zumindest umsetzen. Gerade die Abgrenzung und Kritik an den defizitären parlamentarischen Praktiken, die Anfechtung ›der Politik‹, schrieb den Stellenwert des Parlaments als Machtzentrum sogar fort. Die pejorativen Negativstereotype waren aber zugleich Kernelement der medizinischen Relevanzstrategie. Friedländer und viele seiner Kollegen versprachen nämlich letztlich, die Defizite der Politik zu überwinden: Wenn sich die Politiker und Parteien an den Positionen, Sicht- und Deutungsweisen der Medizin ausrichten würden, wäre dies dem Volkswohl äußerst zuträglich. Damit stellten die Mediziner ihre Relevanz und ihre Problemlösungskapazität heraus und suggerierten zugleich eine Perspektive, die Komplexität von Entscheidungsfindungsprozessen zu reduzieren. Sie boten im Zuge der Politikkritik eine universale Lösung für die Strukturprobleme der politischen Institutionen an. Diese Art politikkritischer Relevanzstrategie hatte sich in der ärztlichen Publizistik also verfestigt und war nach der Revolution gegenüber den expliziten Politisierungspostulaten rasch wieder quantitativ in den Vordergrund gerückt.

Formen von expliziter Gegenpolitik waren bereits unmittelbar nach der Revolution in einem anderen Kontext zu beobachten gewesen.

### 3.2 Die ›Psychopathologie der Revolution‹

Unmittelbar in Folge der Weimarer Revolution, also nachdem die ›Wirren‹ des Umsturzes abgeklungen waren und das politische Leben sich (zumindest in der Tendenz) beruhigt hatte, kam es in der medizinischen Publizistik zu einer Entwicklung, die erstaunlich deutliche Analogien mit der Revolutionsverarbeitung der 1850er-Jahre aufwies: Allenthalben thematisierten Autoren die »Psychopathologie der Revolution« und – ganz besonders – »der Revolutionäre«.[119] Wie bereits in den frühen 1850er-Jahren, als

119 So der einschlägige Titel einer Arbeit: Brennecke, Psychologie. Siehe zu diesem Diskussionszusammenhang ausführlich Geyer, Welt, bes. S. 98ff.

vor allem anstaltspsychiatrische Autoren die Revolutionsereignisse und den ›politischen Wahnsinn‹ ausführlich behandelt hatten, nahmen sich Anfang der 1920er-Jahre in der neurologischen und psychiatrischen Publizistik, dann auch in der allgemeinen medizinischen Presse, zahlreiche Autoren der vergangenen Revolution von 1918/19 in ähnlicher Weise an.[120] Die Fachwissenschaft hatte sich seit 1848 grundlegend weiterentwickelt. Die Positionen in der Debatte und die Deutungsweisen waren aber durchaus vergleichbar: In beiden Fällen wurde die gesellschaftliche Krise auf kollektive psychopathologische Prozesse zurückgeführt. Eine fundamentale Auseinandersetzung kreiste – ähnlich wie nach 1848 – um die Frage, ob man »allgemeine, soziale, kulturelle Erscheinungen« überhaupt einer Betrachtungsweise unterziehen könne, die eigentlich der »Individualpsychopathologie« entnommen war.[121] Ebenfalls ähnlich wie in der Reaktionszeit seit 1849 waren die Diskussionsbeiträge zahlreicher Proponenten der Psychopathologisierung aus konservativer Perspektive verfasst und hatten eindeutig eine gegenrevolutionäre Stoßrichtung. Die Debatte der 1920er-Jahre stand allerdings stark im Zeichen organizistischer Denkmuster, sozialdarwinistischer Terminologie, kulturkritischer Versatzstücke und psychiatrischer Verwissenschaftlichungsutopien. Damit trug der Diskussionszusammenhang sehr deutlich die Signaturen der Klassischen Moderne.

Die Sicht auf politische Phänomene war dabei fundamental szientokratisch ausgerichtet und transportierte massiv die traditionellen Negativstereotype des Politischen. Wie beispielsweise Karl Bonhoeffer treffend und differenziert rekonstruierte, war der gemeinsame Nenner der Autoren, die die Übertragung von Sichtweisen der Individualpsychopathologie auf den ›Volkskörper‹ propagierten, deutlich erkennbar. Im März 1923 erschien in der *Klinischen Wochenschrift* ein abwägender, verschiedene Positionen zusammenfassender Artikel des Berliner Charité-Professors Bonhoeffer. Die zahlreichen Autoren, die sich der krisenhaften kulturellen und sozialen Phänomene der Gegenwart annahmen, erläuterte Bonhoeffer, würden die »Weltkrise« zu einem »psychiatrischen Krankheitsfall« erklären – sie letztlich als Wirkung eines »atavistischen Komplexes auf das Zivilisationsgefüge« fassen – und im selben Zuge fordern, die »Leitung aus der Hand der Politiker in die der Wissenschaftler zu legen«. Während sie dem

120 Siehe z.B. Kahn, Psychopathen. Brennecke, Debilität. Monografisch: Freimark, Revolution.

121 Dazu differenzierend Bonhoeffer, Zustände, S. 598.

»Politiker von heute« unterstellten, »in seinen Erfolgsbedingungen auf die primitive Massenpsyche, auf die Erweckung von Leidenschaft und Suggestion eingestellt« zu sein, schrieben sie dem »Wissenschaftler« die Fähigkeit zur »Rettung Europas vom Wahnsinn« zu. Letzteres sei in dieser Sichtweise »Aufgabe der Biologie, Psychologie und Psychiatrie«.[122]

Ebenfalls wie 1848 kreiste ein weiterer Diskussionsschwerpunkt um die Frage, ob spezifische politische Ideen selbst einen pathologischen Charakter aufwiesen. Selbst Autoren wie Bonhoeffer, die den »ernsthaft gemeinte[n] Versuch«, spezifische »politische, soziale, kulturelle Ideen« zu pathologisieren, als lächerlich bezeichneten, sprachen sich dafür aus, dass es möglich sei, gegenwärtige, mit der Revolution in Zusammenhang stehende soziale Phänomene aus psychiatrischer Perspektive zu deuten: Auch Bonhoeffer konstatierte, die »abnorme Affektivität der Masse« habe sich 1918/19 »durch eine besondere Affinität mit gewissen psychopathischen Führertypen in ihrem pathologischen Charakter« gesteigert.[123]

Die Politiksemantiken, die in den Texten der Vertreter unterschiedlichster Positionen transportiert wurden, hatten jenseits der inhaltlichen Differenzen einen deutlichen gemeinsamen Nenner: Sie spitzten das Politische vor dem Hintergrund der Revolutionsereignisse auf kollektive »Affektstürme« zu.[124] Die Tendenz zur Pathologisierung einzelner Revolutionsakteure lief zwar nicht direkt auf eine Bewertung spezifischer politischer Ideen hinaus, allerdings waren mit den vieldiskutierten »psychopathischen Führertypen« in erster Linie Sozialisten und Kommunisten gemeint. Prinzipiell wurden die »Demagogen« zwar als die »radikalen Elemente aller Lager« bezeichnet, »ganz besonders« bezogen sich die Autoren aber auf die »Elemente« der »äußersten Linken«.[125]

Die einschlägigen Redeweisen des Diskussionszusammenhanges waren somit insgesamt durch zwei Grundmuster geprägt: *Erstens* transportierten die rückblickenden pathologisierenden Revolutionsdeutungen (unabhängig von der inhaltlichen Zuspitzung der Texte) Vorstellungen politischer Aktivität, die weitgehend in Bildern von Unkontrollierbarkeit, übersteigerter Emotionalität und Leidenschaftlichkeit aufgingen. Tendenziell schrieben die Wissenschaftler die entsprechenden Verhaltensweisen und die Schuld an den ›Affektstürmen‹ Vertretern des linken politischen Lagers zu.

---

122 Bonhoeffer, Zustände, S. 598.

123 Bonhoeffer, Zustände, S. 601. Dort auch Hinweise auf weitere Vertreter dieser Position.

124 Z.B. ebd., S. 599.

125 Siehe z.B. Brennecke, Frage, S. 15.

*Zweitens* propagierten einige der Diskussionsteilnehmer eindeutig gegenpolitische Szientokratie-Modelle. Die Regelung der Kollektivbelange sollte ja aus der Hand der (Berufs-)Politiker genommen und durch ›wissenschaftliche‹ Praktiken ersetzt werden.

Sowohl die Parlamentarismuskritik in der Standespresse als auch die Pathologisierungen der Revolutionsakteure gewannen in der Publizistik nach 1919 erheblich an Bedeutung und waren zugleich Gegenmodelle zum Politisierungspathos der Jahre 1918 und 1919. Die Politisierungsstrategie der partizipatorischen Einschreibung in den Volksstaat war dagegen in sprachpragmatischer Hinsicht eindeutig gescheitert. Ein entscheidendes Sprachmuster, das bereits als semantische Schlüsselentwicklung der Klassischen Moderne herausgearbeitet wurde, ›überstand‹ allerdings die verbreitete Repejorisierung der Semantiken des Politikvokabulars: Es war das szientokratische Modell der expliziten Gegenpolitik, das die Vertreter der ›neuen‹ Gesundheitswissenschaften nach 1920 weiterhin verfochten. Zum Abschluss der Analyse sei dies exemplarisch am Beispiel eines prominenten Programmatikers der Sozialhygiene belegt.

### 3.3 Szientokratische Modelle in den Gesundheitswissenschaften

Adolf Gottsteins postrevolutionäre Publikationen zeigen eindrücklich, wie die Sozialhygieniker ihre Politisierungsstrategie generalisierten und ihre Deutungsansprüche ausweiteten. An seiner allein zwischen 1924 und 1927 dreimal neu aufgelegten sozialhygienischen Gesamtdarstellung *Das Heilwesen der Gegenwart*, die die ›Gesundheitspolitik‹ bereits im Untertitel führte, lässt sich das deutlich zeigen.[126] Gottstein betonte, er wolle in dem Buch »Gesundheitspolitik treiben« und den Leser dafür als »Mitarbeiter gewinnen«. Gemäß der gegenpolitischen Grundausrichtung postulierte er, dass die »Wahl der Bezeichnung« – »Gesundheitspolitik« – »nichts mit Parteiprogrammen« zu tun habe, sich »auf dem Gebiet der Gesundheitspflege« ohnehin »alle Parteien über die Ziele einig« seien, wenngleich sie sich in anderen Fragen »scharf« bekämpften. Im Argument verschränkte er dann Ideologiekritik und szientokratischen Deutungsanspruch: Meinungsverschiedenheiten über die »Wege« der Gesundheitspolitik könnten nur entstehen, »wenn für die Wahl vorgefaßte programmatische Leitsätze« entscheidend seien. Stünden »fachliche Erwägungen« im Vordergrund, sei das

126 Zit. im Folgenden nach Gottstein, Heilwesen.

nicht der Fall: »[W]enn der Fachmann, ausgerüstet mit Kenntnissen, Erfahrungen, Verwaltungsgeschick und Tatkraft[,] Führer« bleibe, käme es fast nie zu Meinungsverschiedenheiten. In Beschränkung auf gesellschaftsrelevante Gesundheitsfragen überrascht das so flankierte Postulat gesundheitswissenschaftlicher Expertenautonomie sicher kaum. Der Anspruch, der bei Gottstein unter der Überschrift »Gesundheitspolitik« aufgestellt wurde, ging allerdings über wissenschaftliche Deutungsansprüche in einem klar umrissenen Politikbereich deutlich hinaus: Je genauer Gottstein sein Politikverständnis fasste, desto deutlicher wurde, dass der Anspruch biologisch-naturwissenschaftlicher Expertise sich letztlich auf jede Form der Politik bezog. Gottsteins Politikdefinition macht das deutlich: Er bezog sich auf eine »Begriffsbestimmung« des Pädagogen Eduard Spranger und gab an, unter »Politik« sei »einfach der energische Wille« zu verstehen, »dasjenige maßvoll gegen Widerstände durchzusetzen, was für richtig erkannt worden sei«. Das als »richtig« Erkannte, daran ließen die Ausführungen keinen Zweifel, war in Gottsteins Augen wissenschaftlich produziertes Wissen »von der Gesundheit und Krankheit«.[127] »Eine solche gesundheitliche Politik«, so erläuterte er, stütze »sich auf die Erfahrungen, die sie aus der Erforschung des belebten Organismus gewonnen hat«.[128] Dieser Bezug des Politikverständnisses auf den »belebten Organismus« macht deutlich, dass er nicht nur die Bedeutung von Experten im Bereich der Gesundheitspolitik stärken wollte. Bei Gottstein schlug sich die Ausweitung des sozialhygienischen Deutungsanspruchs in einer weitreichenden, biologisierenden Übertragung der Theorie des Organismus auf ganze Gesellschaften nieder. Aus einer (für die Klassische Moderne typischen) organizistischen Denkweise leitete Gottstein immer wieder politiktheoretische Grundsätze mit Anspruch auf Allgemeinverbindlichkeit in sämtlichen Politikbereichen ab: Das »Geheimnis der Politik« sei es, »den Egoismus des einzelnen in den Dienst des Nutzens für die Gesellschaft zu stellen«. Für diese Regel beanspruchte er Geltung im »Größten wie im Kleinsten«, »im Mittelpunkt der Politik des Staatsmannes wie im Alltagsleben«. Ziel seines Herangehens sei es, gestörtes Gleichgewicht wieder herzustellen.[129] Auch seine Konzeption der Gesundheitspolitik fußte auf der Maßgabe, »die Interessen eines jeden Theils zu wahren und dadurch so zu beherrschen«, dass »die Wahrung der Interessen« des Einzelnen »zu-

127 Gottstein, Heilwesen, z.B. S. 491f.

128 Ebd., S. 239.

129 Ebd., S. 238.

gleich in der Richtung derjenigen der Gesamtheit« liege. Als Basis dieser – und ähnlicher – politischer Grundsätze postulierte er durchgängig die naturwissenschaftliche Erforschung des »belebten Organismus«.[130]

Mit diesem Anspruch ging er deutlich weiter als seine sozialhygienischen Kollegen und programmatischen Vorläufer, beispielsweise Fischer und Grotjahn. Besonders Letzterer war gegenüber der Übertragung von Organismus-Metaphern auf das Soziale sehr skeptisch.[131] Die naturwissenschaftlich gewonnenen Regeln sollten bei Gottstein nicht nur im Bereich der Gesundheitspolitik Expertise legitimieren, sondern beanspruchten prinzipiell für jede politische Frage Gültigkeit. Damit weitete Gottstein die gesundheitswissenschaftlichen Deutungsansprüche in einer Weise aus, die – mit Blick auf Virchows Politisierungsstrategie von 1848 und Schallmayers sozialdarwinistische Ansätze – weiter oben als Professionalisierung zweiter Ordnung analysiert wurde.[132] Es ging also nicht mehr nur um ein »Monopol für medizinische Dienstleistungen«.[133] Vielmehr forderte Gottstein für die Sozialhygiene und seine organizistische Sicht auf Gesellschaften ein umfassendes Deutungsmonopol ein. Ähnlich wie Rudolf Virchow 1848 forderte er die Ausrichtung jeglicher Politik auf wissenschaftlich produziertes Wissen.

Gottstein griff in diesem Zusammenhang bezeichnenderweise die Politisierungsstrategie Virchows auf. Das *Heilwesen der Gegenwart* basierte an vielen Stellen auf einer Neulektüre der *Medicinischen Reform* von 1848: Gottstein aktualisierte die Rede von den Epidemien als »Warntafeln« für den Staatsmann und von der »Politik als Medicin« im Großen, die damit verbundene Forderung, dass den »Naturgesetzen« allgemein Anerkennung verschafft werden müsse, da »nur unter der Herrschaft dieser Gesetze ein befriedigender Zustand aller« möglich sei, und zahlreiche andere Thesen Virchows.[134] Und wie Virchow argumentierte er ausgehend vom »Stand-

130 Ebd., S. 239.

131 Siehe z.B. Grotjahn, Geburten-Rückgang, S. 190. Grotjahn betonte, dass der »gesellschaftliche Organismus« sich nicht mit dem biologischen Individualkörper vergleichen lasse, da er sich als Konglomerat aus Individuen aus sich selbst erneuern könne. Siehe Heinzelmann, Sozialhygiene, S. 165.

132 Siehe zu Virchow Kap. III.2 und zu Schallmayer Kap. VI.3.2. Inhaltlich und theoretisch waren die drei Ansätze jeweils sehr unterschiedlich ausgerichtet.

133 Sewtz, Karrieren, S. 99f.

134 Gottstein, Heilwesen, S. 201 und 236.

punkt[...] der naturwissenschaftlichen Politik«,[135] er zielte also letztlich auf eine vollständige Verwissenschaftlichung der Politik.

Ähnlich wie Grotjahn in den Gründungsjahren der Sozialhygiene scheint Gottstein in den frühen 1920er-Jahren auf ein Set von programmatischen Textbausteinen zurückgegriffen zu haben, die sich in mehreren Texten nachweisen lassen. Der Bezug auf Virchows Politisierungsstrategie sowie deren Überführung in eine organizistische Politik- und Gesellschaftstheorie gehörten zu den mehrfach aktualisierten Argumenten in verschiedenen Texten. Seine Argumente hatten, wenn es um das Verhältnis der Gesundheitswissenschaften zur Politik ging, eine praktische und eine gesellschaftstheoretische Dimension. Für die politische Praxis waren die Relevanzeinforderungen auf den ersten Blick weniger weitreichend und beschränkten sich auf gesundheitspolitisches Expertentum: Er forderte, dass »der Arzt an der Politik teilnehmen« und »in der Gesundheitspolitik« sogar »Führer« sein solle. Als »technischer Sachverständiger« werde er in der Gesundheitspolitik »stets mehr Gehör finden, als wenn er als Nurpolitiker Einer unter Vielen« sei.[136] In der Zusammenschau der verschiedenen Artikel zeigt sich aber (wie bereits im *Heilwesen der Gegenwart*), dass Gottstein auf theoretischer Ebene eine wirklich umfassende Biologisierung des politischen Denkens forderte. Mit Blick auf die *Zukunftsaufgaben der öffentlichen Gesundheitspflege* formulierte er 1922 als Ziel eine »Bereicherung der großen Politik mit biologischen Anschauungen«, verwies im Zuge dessen – wiederum – auf Virchows »Standpunkt einer naturwissenschaftlichen Politik« und betonte mit dessen Worten die »Herrschaft naturwissenschaftlicher Gesetze« als Grundlage eines befriedigenden Gesellschaftszustandes. Ohne die radikale sozialdarwinistische Sichtweise von Schallmayer und anderen Rassenhygienikern zu teilen, hatte sich die Sozialhygiene Gottsteins damit der Biologisierung des Sozialen und Politischen angenähert. Er verwies in seinen Texten sogar explizit auf »Biologen«, die die Anregungen zur Vernaturwissenschaftlichung aufgegriffen hätten – neben Oskar Hertwig nannte er Schallmayer. Eine »Staatskunst, die nicht von naturwissenschaftlichem, insbesondere biologischem Geiste erfüllt« sei, sei für Vertreter der Öffentlichen Gesundheitspflege inzwischen »schwer begreiflich«. Eine »Gesundheitspolitik« sei ohne eine »solche Einstellung« sogar unmöglich.[137]

135 Gottstein, Heilwesen, S. 10.

136 Gottstein, Selbstdarstellung, S. 34.

137 Gottstein, Zukunftsaufgaben, S. 2586.

Dass das Modell einer universalisierten, organizistisch-szientokratischen Gegenpolitik besonders in der sozialhygienischen Publizistik zum Ausdruck kam, war einerseits wenig überraschend: Die explizite Politisierung und die Tendenz zur Szientokratie waren seit der Jahrhundertwende in ihrer Programmatik angelegt gewesen. Bedenkt man, dass die Sozialhygiene in der Weimarer Republik zur Leitwissenschaft des öffentlichen Gesundheitswesens aufstieg, ist der Stellenwert dieser Sichtweise in den 1920er-Jahren allerdings deutlich höher einzuschätzen als vor dem Weltkrieg.

Der Gegensatz zwischen einer universalen, biologisierten Politikform und der Parteipolitik prägte in der Weimarer Zeit nicht mehr nur die sozial- und rassenhygienische Publizistik. Darauf wiesen bereits die oben angeführten Äußerungen Helenefriderike Stelzners, die ja vom verbreiteten »Ruf, die Parteipolitik durch Fachwirtschaft zu ersetzen«, berichtet hatte. Im Zuge der Psychopathologisierung der Revolution hatten Autoren ebenfalls gefordert, die Kollektivbelange ›der Hand der Politiker‹ zu entreißen und einer wissenschaftlichen Betrachtung zu unterziehen.

Der Blick auf zahlreiche Publikationen der unterschiedlichsten medizinischen Subdisziplinen zeigt: In den 1920er-Jahren erfuhr das Ideal einer verwissenschaftlichten Gegenpolitik, die die nachhaltig diskreditierte Parteipolitik substituieren sollte, große Verbreitung. Der Internist Johannes Haedicke – um nur ein Beispiel herauszugreifen – spitzte 1923 die entsprechende Sichtweise zu: »›Politik‹ ist – oder sollte sein! – die auf den einzelnen Volkskörper und weiterhin auf die gesamte Menschheit ausgedehnte und angewandte Biologie als die allgemeine Wissenschaft vom Leben«. Eine solche Politik sei »die Kunst, das für das Wohl des Ganzen Notwendige zu verwirklichen«. »Partei-Politik« dagegen sei als »Arbeitsteilung« nur »gut und nützlich«, wenn die Parteien sich als Organe des Ganzen betrachteten. Allerdings sah er in der Parteipolitik der Gegenwart das Gegenteil verwirklicht: Das »Ganze« würde »einem Teile, einer Partei« dienstbar gemacht. Er bilanzierte: »Parteiische Leitung eines Ganzen« sei »ein Widerspruch in sich selbst«. Die »[p]arteipolitische Regierung eines Staates« sei »politischer Selbstmord, überall und in jeder Zeit. Exempla nova docent«.[138]

Ein weitverbreitetes politisch-medizinisches Positionierungsmuster innerhalb der Fachöffentlichkeit (ganz besonders in der Standespresse) bestand darin, die parteiendominierte ›Politik‹ in Bausch und Bogen zu

138 Haedicke, Scheintod, S. 13. Ich danke Gerlind Rüve für den Hinweis.

diskreditieren und eine habituelle ärztliche Abneigung zur Schau zu stellen. In einer zweiten Variante grenzten sich die Wissenschaftler von der Parteipolitik explizit ab und entwarfen szientokratische, gegenpolitische Modelle. Die Übergänge zwischen beiden Modellen waren dabei fließend. Gemeinsamer Nenner war die Ausrichtung auf die pejorativen semantischen Grundbestände des Politikvokabulars, die somit die medizinischen und gesundheitswissenschaftlichen Relevanzstrategien der Zeit auf die eine oder andere Art grundlegend prägten.

Die Auseinandersetzungen mit der Politik waren, wie nicht nur die Ausführungen Haedickes und Gottsteins zeigen, eng mit dem verbreiteten ›Harmonie- und Ganzheitsdiskurs‹ und mit den »Einheitssehnsüchten« der Klassischen Moderne verbunden, die nicht nur auf eine Überwindung der Dissoziation des Weimarer politischen Lebens zielten, sondern sogleich auf die Reintegration der »aus den Fugen geratene[n]« modernen Gesellschaft. Fluchtpunkt der entsprechenden Diskurse waren häufig organizistische »Ordnungsbegriffe« wie der des ›Volkskörpers‹.[139] Träger der entsprechenden Ordnungsvorstellungen waren keineswegs nur Modernisierungskritiker und Konservative, sondern auch progressive »Sozialingenieure«[140] (wie zum Beispiel Gottstein). Deren Entwürfe zielten letztlich darauf, politische und soziale Konflikte durch Wissenschaft zu überwinden. Die gegenpolitischen Modelle waren gänzlich ›Produkte‹ der Klassischen Moderne: Sie reflektierten die Aporien der Moderne – Dissoziation, Individualisierung und zugleich Pluralisierung –, nahmen sie in ihrer (Partei-)Politikkritik sogar auf und boten zugleich ›moderne‹, universale, ganzheitliche Gegenentwürfe verwissenschaftlichter Politik an.

Anders als das Ideal bildungsbürgerlicher politischer Partizipation während der Revolution setzten sich diese szientokratischen Politikmodelle im Redeweisenkanon der Weimarer Mediziner und Gesundheitswissenschaftler durch. Die Deutungsansprüche expandierten dabei sogar. Konsequenz der damit verbundenen spezifischen Sichtweise war (nur scheinbar paradox) zugleich eine Reaktualisierung der überkommenen pejorativen Bedeutungsschichten des Politikvokabulars und eine im Untersuchungszeitraum vor 1900 weitgehend undenkbare semantische Grenzverwischung zwischen ›Politik‹ und ›Medizin‹ beziehungsweise ›Hygiene‹. Die Entdifferenzierung der Deutungsmuster ›Wissenschaft‹ und ›Politik‹, die den

139 Siehe dazu und zum Folgenden zusammenfassend Schneider, Sehnsucht, bes. S. 165f. Zu den Weimarer »Einheitssehnsüchte[n]« umfassend Nolte, Ordnung, z.B. S. 161.

140 Ebd., S. 166.

szientokratischen Politikmodellen inhärent war, erweist sich als ein nachhaltiger semantischer Schlüsselprozess. Dies wurde – ohne hier auf die grundlegend veränderten Kommunikationsbedingungen nach 1933 eingehen zu können – besonders mit dem Ende der Weimarer Republik evident: Die semantische Entdifferenzierung von ›Medizin‹ und ›Politik‹ war ein Kernelement der »Nazi-Symbiosis« von medizinischer Wissenschaft und Politik.[141]

141 Weiss, Symbiosis.

# VIII. Zusammenfassung: Politik als Problem – Politikkritik als Strategie

Als übergreifender Befund der Arbeit ist die ausgeprägte Konstanz pejorativer Politikverständnisse im medizinischen Kontext festzuhalten. Die Mediziner des ›langen‹ 19. Jahrhunderts stellten die ›Politik‹, ›politische‹ Phänomene, Ereignisse und Zustände in ihren Texten in erster Linie als Problem dar. Politisch semantisierte Phänomene waren in der Regel Unwegsamkeiten, mit denen sie sich konfrontiert sahen: Hindernisse ihrer Arbeit, partikularistische oder irrationale Verhaltensmuster, von denen es sich abzugrenzen galt.

Jenseits dieser Konstante wandelten sich die Wortverwendungsmuster des Politikvokabulars im Laufe des 19. Jahrhunderts allerdings erheblich. In der Arbeit wurde beschrieben, wie die traditionsreiche habituelle Distanz der Mediziner und Ärzte zum nominell Politischen sukzessive in eine Relevanzstrategie und damit in einen Modus politischer Kommunikation überführt wurde. Es wurde ausführlich belegt, dass das pejorative Deutungsmuster ›Politik‹ so zu einem zentralen Element ärztlicher Sprachstrategien wurde. Auf die Frage, warum die deutschen Mediziner sich auf der Sprachebene durchgängig so ›schwer‹ mit der Politik taten, sind abschließend zwei Teilantworten zu geben: *Erstens* ist von der ausgeprägten Tradition eines pejorativen Deutungsmusters von ›Politik‹ zu berichten, das in der medizinischen Publizistik nachhaltig fortwirkte. *Zweitens* ist der langfristige sprachpragmatische Erfolg politikkritischer Aussagemuster und demonstrativ ›unpolitischer‹ Selbstkonstruktionen darauf zurückzuführen, dass das pejorative Deutungsmuster im Laufe des 19. Jahrhunderts zum Schlüsselelement medizinischer Relevanzstrategien aufstieg.

Mit der Rekonstruktion dieses Prozesses wurde in der ersten Jahrhunderthälfte begonnen. Die ›Suche‹ im Titel von Kapitel II bezog sich dabei nicht nur auf die kreisenden Suchbewegungen der Analyse, sondern auch auf das Sprachverhalten der Mediziner: Seit der Französischen Revolution hatte die ›Politik‹ die Grenzen der staatswissenschaftlichen Disziplin, die das Wort einst privilegiert bezeichnete, in der Wahrnehmung der Zeitgenossen zweifellos gesprengt. Die Befunde für diese Zeit weichen in mancherlei Hinsicht von den bisherigen Befunden der Begriffsgeschichten von ›Politik‹ im 19. Jahrhundert ab, die weitgehend aus Lexika und dem theoretischen ›Höhenkamm‹ gewonnen wurden. Hinsichtlich des privilegierten semantischen Bezugspunktes lässt sich das Ergebnis auf die Formel ›Revolution statt Staat‹ zuspitzen: ›Politik‹ hatte in den Redeweisen der Mediziner nur sehr selten etwas mit dem Aufgabenbereich des Staates zu tun. Die Rede von ›Politik‹ bezog sich so gut wie nie auf das Regieren oder die Belange eines Gemeinwesens. Sehr eng war die ›Politik‹ stattdessen auf die ›Revolution‹ verwiesen. Semantiken der Unruhe und Unkontrollierbarkeit waren in diesem Zusammenhang von besonderer Bedeutung und prägten nachhaltig die Sicht auf Phänomene, die mit dem Deutungsmuster ›Politik‹ interpretiert wurden.

Eine zweite grundlegende Abweichung lässt sich gegenüber dem ›Höhenkamm‹ auf die Formel ›individuelles Handeln statt Kollektivbezug‹ bringen. ›Politik‹ stand den Ärzten nicht für Universalismus und Gemeinwohlnutzen, sondern für einen spezifischen Modus individuellen Handelns, der von Eigennutz und ›savoir faire‹ geprägt war. Die Tradition dieses Politikverständnisses und die sukzessive Pejorisierung der ›ärztlichen Politik‹ ließen sich in der einzigartigen Textgattung der ›medicus politicus‹-Literatur von der Frühen Neuzeit bis weit in das 19. Jahrhundert verfolgen.

Ein dritter dominanter Strang von Wortverwendungsmustern der ersten Jahrhunderthälfte lässt sich auf das Aussagemuster zuspitzen, politische Phänomene seien in vielerlei Hinsicht hinderlich beziehungsweise beförderten (physische und besonders psychische) Krankheiten: Politische Einflüsse, Ereignisse und Aktivitäten würden die Wissenschaft stören, den Arzt in seiner Tätigkeit behindern und (psycho-)pathologische Effekte zeitigen.

Mit Blick auf das Deutungsmuster ›Politik‹ und seine argumentative Einbindung haben diese drei Befunde erhebliche Konsequenzen: Alle drei Muster eigneten sich kaum für affirmative Bezüge. Entsprechend ersetzt das Politikvokabular auch nirgends breitenwirksam das überkommene Polizeivokabular, um Formen staatlicher Gesundheitssicherung zu kennzeichnen. Obschon auf dem Polizeivokabular ebenfalls erhebliche sprachpragmatische ›Hypotheken‹ lasteten, wurden die entsprechenden Begriffe bis in die 1860er-Jahre weiterhin privilegiert von Ärzten genutzt, um sich in den ›Staat‹ einzuschreiben.

Im Laufe des Vormärz verschärften sich die problematischen Implikationen des Politikvokabulars für Mediziner erheblich: Politisch semantisiertes Handeln stand immer deutlicher für Oppositionsgeist, tendenziell sogar für revolutionäre Umtriebe. Die Mediziner hatten, wenn sie von ›Politik‹ schrieben, nicht den Staat, das Gemeinwesen und den Gemeinwohlnutzen vor Augen, sondern Partikularismus, Umstürze, Irrationalität und emotionale Exzesse. Daran änderte auch Virchows berühmter Medizinalreform-Vorstoß von 1848 wenig. Für die Zeit der Revolution von 1848 konnte nämlich gezeigt werden, dass die pejorativen Politikverständnisse und die distanzierenden Sprachmuster der ersten Jahrhunderthälfte – außer bei Virchow – in den meisten publizistischen Kontexten fortbestanden. Verschiedene Versuche anderer Autoren, affirmativ an die neuen ›politischen Verhältnisse‹ anzuknüpfen und sich so in eine antizipierte postrevolutionäre Ordnung einzuschreiben, änderten an der Grundkonstellation der ersten Jahrhunderthälfte wenig. Aus ärztlicher Perspektive erschienen ›Politik‹ und ›politisch‹ semantisierte Phänomene weiterhin in erster Linie als Problem. Virchows Rede von der ›Medicin im Großen‹ und die damit verbundene Sprachstrategie der Aneignung der Politik waren bereits 1848/1849 eine große Ausnahme. Noch deutlicher wurde die Exzeptionalität dieser Redeweisen nach der Revolution: Symptomatischerweise blieb sein später so berühmtes Diktum über viele Jahre gänzlich ungebräuchlich. Auch Virchows eigenes Sprachverhalten glich sich nach der Revolution für mehrere Jahrzehnte den politikkritischen Mustern seiner Kollegen an. Erst in den 1890er-Jahren sollte seine szientokratische Politisierungsstrategie in bestimmten disziplinären Zusammenhängen traditionsbildend reaktiviert und aufgewertet werden.

Allerdings verschärften sich beim *Gros* der Fachkollegen zunächst noch die negativen Assoziationen, die sie mit der ›Politik‹ verbanden. In der Reaktionszeit schrieben sie über ›Politik‹ nur in einem einzigen thematischen Zusammenhang: In einer weitreichenden psychiatrischen Debatte über den ›politischen Wahnsinn‹. Dieser Terminus ging sukzessive in den nosologischen Sprachgebrauch ein. Gleichzeitig wurden im Zuge der Diskussion die Grenzpostulate zwischen wissenschaftlichen Deutungen und ›politischen‹ Positionen immer kompromissloser. ›Politik‹ und ›Wissenschaft‹ gerieten damit immer deutlicher in ein dichotomisches Verhältnis. Die Bedeutungsschichten übersteigerter Emotionalität und unkontrollierter Affekte dominierten die Politiksemantiken in dieser Phase unangefochten.

Auf das Deutungsmuster ›Politik‹ wirkte diese Zuspitzung mit großer Nachhaltigkeit.

In der Folge rückte dann ein Phänomen in den Fokus, das mit dieser Zuspitzung viel zu tun hatte: die strukturelle Inkompatibilität zwischen dem Deutungsmuster ›Politik‹ und Idealen von Naturwissenschaftlichkeit. Zwei unterschiedliche Modi des Umgangs mit dieser Konstellation ließen sich herausarbeiten. *Erstens* führten die beiden gegensätzlich semantisierten Pole – rational versus emotional, universal versus partikularistisch – in maßgeblichen programmatischen Hauptorganen der naturwissenschaftlichen Medizin dazu, dass das Politikvokabular systematisch vermieden wurde. ›Politik‹ wurde zu einem impliziten, aber konstitutiven Gegenpol für das Selbstverständnis dezidiert naturwissenschaftlich orientierter Mediziner.

*Zweitens* routinisierten sich in der naturwissenschaftlich fundierten (besonders in der Experimentellen) Hygiene des letzten Jahrhundertdrittels Muster expliziter Politikkritik. Die Vertreter jener naturwissenschaftlich erneuerten Gesundheitswissenschaften kamen in ihrer Praxis – speziell der Städteassanierung, aber auch in der reichsweiten Seuchenbekämpfung – zunehmend mit den Akteuren der institutionellen Politik in Berührung. Als maßgeblich für den Gang der Untersuchung erwies sich die Tatsache, dass genau in dieser Konstellation erste Strukturmerkmale gegenpolitischer Strategien auf den Plan traten. In wissenschaftsinternen Auseinandersetzungen spielten die Abgrenzung von Politik(ern) und politischem Verhalten eine große Rolle. Politikkritische Aussagemuster wurden auch mit Blick auf englische Beispiele ausführlich eingeübt. Systematische Kritik an der Berufs- und Parteipolitik des Deutschen Reiches blieb dagegen zunächst selten. Von einer systematischen relevanzstrategischen Einbindung kann damit bis in die 1880er-Jahre zwar noch nicht die Rede sein. Entscheidend ist aber, dass in dieser Phase bereits die überkommenen Negativstereotype von ›Politik‹ sukzessive auf eine Akteursgruppe – die Berufspolitiker – übertragen wurden, mit der gerade die Gesundheitswissenschaftler zunehmend um Deutungshoheiten in Gesundheitsfragen konkurrierten. Die 1870er- und 1880er-Jahre erscheinen somit als eine entscheidende Übergangsphase der Verschränkung des pejorativen Deutungsmusters ›Politik‹ mit medizinischen Relevanzstrategien. Die Politiksemantiken begannen ins Zentrum der Selbstbilder und Relevanzstrategien von Medizinern und Hygienikern zu rücken: als impliziter und expliziter

Abgrenzungspunkt der ›voraussetzungslosen‹ naturwissenschaftlichen Medizin und Hygiene.

Seit den 1890er-Jahren verstetigten und verbreiteten sich die gegenpolitischen Ansätze. Es entstanden Sprachstrategien, die die gesamte Klassische Moderne prägen sollten: Die Mediziner und Gesundheitswissenschaftler bezogen sich verbreitet auf die Letztentscheidungskompetenz der Politiker und schrieben sie damit implizit fort. Zugleich fochten sie die Parteien und Parlamentarier aber permanent mit drastischen politikkritischen Versatzstücken als partikularistisch und irrational an, um die Überlegenheit der eigenen rational-universalen Expertise zu legitimieren. Einerseits verdichteten sich in dieser Zeit grundlegend die institutionellen ›Kontaktzonen‹ zwischen Wissenschaft und Politik. Institutionell stand dafür der Prozess der ›Verwissenschaftlichung des Sozialen‹. Gleichzeitig liefen die Relevanzstrategien der Mediziner und Hygieniker aber ungebrochen auf (naturwissenschaftliche) Autonomie gegenüber der ›großen Politik‹ hinaus. Sie zielten darauf, an den Entscheidungskapazitäten und Machtpotenzialen der institutionellen Politik zu partizipieren, gleichzeitig aber die eigene Deutungshoheit in Fragen kollektiver Gesundheit auszubauen. Die Negativstereotype des Politischen wurden nun in der Wochen- und Standespresse (gerade in Reaktion auf die Sozialgesetzgebung des Kaiserreichs) systematisch in gegenpolitische Sprachstrategien überführt.

Dies war allerdings nur der erste Schritt der Fokussierung medizinischer Relevanzstrategien auf das Deutungsmuster ›Politik‹. Ebenfalls für die Zeit der Jahrhundertwende wurde herausgearbeitet, dass die Sozial- und Rassenhygieniker seit den 1890er-Jahren zunehmend Modelle expliziter Gegenpolitik entwickelten. Sie fassten ihr Tun zunehmend als spezifische Form von Politik, in der der ›Fachmann Führer‹ blieb. Die Rassenhygieniker beanspruchten, sozialdarwinistisch fundierte Maßregeln für jede Form von Politik zu formulieren. In diesem Kontext erwies sich die verbreitete Biologisierung des politischen und sozialen Denkens seit den 1890er-Jahren als entscheidender Basisprozess für die explizite Politisierung der Gesundheitswissenschaften. Gleichzeitig wurde die politikkritische Polemik gegen die Parteipolitiker (auf Basis der alten Negativstereotype) sogar verschärft. Ergebnis waren Entwürfe einer entemotionalisierten, rationalisierten – kurz: szientokratischen – Gegenpolitik. Damit traten systematische Versuche von Gesundheitswissenschaftlern auf den Plan, sich die Politik anzueignen. Die Sprachstrategien blieben aber sämtlich auf ein pejoratives Politikverständnis verwiesen, das zunehmend auf das Kompositum ›Parteipolitik‹ zugespitzt wurde. Die überkommenen Negativstereotype blieben so Angelpunkt der (gesundheits-)wissenschaftlichen Weltdeutungsansprüche. ›Bevölkerungs-‹ und ›Gesundheitspolitik‹ wurden demgegenüber zum positiv bewerteten Gegenpol. Sie standen für verwissenschaftlichte und rationalisierte Politikformen. Damit war ein paradigmatisches Muster von expliziter Gegenpolitik ausgebildet, das sich idealtypisch im szientokratischen Denken der Weimarer Republik manifestieren sollte.

Es ist zu betonen, dass die Wissenschaftler damit nicht lediglich eine Umbenennung gesundheitswissenschaftlicher Praktiken vollzogen, beispielsweise ›Gesundheitspolitik‹ statt ›Gesundheitspflege‹ oder ›Medizinalpolizei‹. Die entsprechenden Modelle von Gegenpolitik standen für einen grundlegenden Wandel von Sichtweisen und neue Weltdeutungsansprüche der Wissenschaftler, die die Eigenlogiken der ›Nur-Politik‹ immer weniger anerkannten. Sie zielten darauf, außerwissenschaftliche Legitimationsmuster und Sichtweisen systematisch aus der politischen Kommunikation zu exkludieren.

Als Schlusspunkt der Arbeit wurden mit dem Ersten Weltkrieg und der Revolution von 1918/19 Ereigniskomplexe ausgewählt, die das Verhältnis von Medizin und Politik zu einem vieldiskutierten Thema machten. Die potenziell verfügbaren Wortverwendungs- und Positionierungsmuster der Mediziner und Gesundheitswissenschaftler waren jedoch bereits vor dem Krieg ausgeprägt. Als quantitativen Katalysatoren der szientokratischen Politikmodelle im medizinischen ›mainstream‹ kamen Weltkrieg und Revolution allerdings entscheidende Rollen zu. Die Weimarer Revolution erwies sich im Untersuchungszeitraum als einziger Abschnitt, in dem von deutschen Medizinern verbreitet Ideale politischer Partizipation formuliert wurden. Das damit verbundene Ideal des Arztes als ›berufener Politiker der Volkswohlfahrt‹ war dabei allerdings ebenfalls von szientokratischen Ansprüchen geprägt und trug gegenpolitische Züge.

Nach einer Phase der revolutionären Aufbruchseuphorie traten neben Strategien der szientokratischen Aneignung der Politik besonders in der Standespresse rasch wieder radikale politikkritische Abwehrstrategien in den Vordergrund. Die beiden ›Weimarer Ausprägungen‹ medizinischer Relevanzstrategien – die szientokratische Gegenpolitik und die schroffe Politiker- und Parteienkritik – waren dabei allerdings enger aufeinander verwiesen, als es auf den ersten Blick erscheinen mag: In beiden Fällen stand die Anfechtung der ›klassischen‹ politischen Akteure und Institutionen im Fokus der Relevanzstrategien und des wissenschaftlichen Autonomiestrebens. Beide Modi speisten sich aus den semantischen Strukturen, deren Wurzeln in der vorliegenden Arbeit bis in die Vormoderne zurückverfolgt wurden.

Für die unterschiedlichen Forschungsfelder, die in Beziehung gesetzt wurden, – die Historische Semantik, die Historische Politikforschung und die Wissenschaftsgeschichte – lassen sich vor dem Hintergrund dieser Befunde verschiedene methodische und empirische Schlussfolgerungen ziehen.

Zunächst zur Historischen Semantik: In programmatischer Hinsicht sind die eklatanten Abweichungen der Befunde im untersuchten medizinischen Kontext gegenüber dem ›Höhenkamm‹ ein starkes Argument für eine Historische Semantik, die ihre Ergebnisse nach Kommunikationszusammenhängen systematisch ausdifferenziert. Nicht nur zwischen ›der Medizin‹ und ›dem Höhenkamm‹ sind die Abweichungen der Wortverwendungsmuster auffällig. Es wurde auch deutlich, dass die Verwendungsweisen und argumentativen Einbindungen sehr grundlegend von Selbstbildern, theoretischen Positionen und Weltsichten einzelner Schulen und Disziplinen abhingen. Besonders augenfällig wurde die Kontextabhängigkeit spezifischer Wortverwendungsmuster des Politikvokabulars mit der Vernaturwissenschaftlichung der Hygiene. Ein Beispiel: Die Vertreter der Bakteriologie, die Anhänger der Schule Robert Kochs, zeigten im Vergleich mit anderen Gesundheitswissenschaftlern eine ausgeprägte Strategie der Vermeidung des Politikvokabulars. Bei den Vertretern der Experimentellen Hygiene und bei zahlreichen Autoren der *Deutschen Vierteljahrsschrift für öffentliche Gesundheitspflege* häuften sich dagegen seit den 1870er-Jahren politikkritische Aussagemuster. Die Sozial- und Rassenhygieniker der 1890er-Jahre zeichneten sich dagegen von Beginn an durch die beschriebenen szientokratischen Muster der Aneignung der Politik und durch den Entwurf von Modellen expliziter Gegenpolitik aus.

Es waren also nicht grundlegend unterschiedliche Politikverständnisse, die sich akteursgruppenspezifisch unterscheiden ließen. Ein relativ konstantes Repertoire von (pejorativen) Bedeutungsbeständen war in allen genannten Fällen mit dem Politikvokabular verbunden. Die entscheidenden Unterschiede lagen in der sprachpragmatischen Wendung des Vokabulars, in der spezifischen Verwendung des Deutungsmusters ›Politik‹ als Element von Sprachstrategien.

Die Befunde lassen sich in dieser Hinsicht auf eine klare Formel zuspitzen: Je kompromissloser der Bezug der jeweiligen hygienewissenschaftlichen (Sub-)Disziplinen auf die ›reine‹ Naturwissenschaft war, desto weniger explizite Bezüge auf ›Politik‹ finden sich in den Texten ihrer Vertreter. Je stärker dagegen soziale Aspekte in die ätiologischen Theorien integriert waren, desto deutlicher war die explizite Politikkritik. Die Strategien der Aneignung der Politik waren auf grundlegende Transformationen des theoretischen Bezugsrahmens der Wissenschaften angewiesen. Bei den Sozialhygienikern war die Ausrichtung an den Sozialwissenschaften (und ›Kathedersozialisten‹), bei den Rassenhygienikern die sozialdarwinistische Fundierung notwendige Voraussetzung für Strategien expliziter Politisierung. Dieser Befund der Disziplinenabhängigkeit von Wortverwendungsmustern und Sprachstrategien ist durchaus bemerkenswert: Insgesamt wirkten innerdisziplinäre konzeptionelle Bezugssysteme stärker auf die jeweiligen Konstruktionen des Politischen beziehungsweise auf die wissenschaftlich-politischen Verhältnisbestimmungen als beispielsweise Parteizugehörigkeiten.[1]

In wissenschaftsgeschichtlicher und diachroner Perspektive ist die Bedeutung der Schwellenzeit um 1900 für die Transformation der ärztlichen und gesundheitswissenschaftlichen Relevanzstrategien zu betonen. Die Befunde der vorliegenden Arbeit bestätigen die These von Raphael, Szöllösi-Janze und anderen, dass es sich bei den Jahrzehnten nach 1890 um eine qualitative Schwelle grundlegender Verwissenschaftlichungsprozesse handelt. Der politische Bedeutungsgewinn medizinischer Expertise beförderte zwar einerseits die Umsetzung ärztlicher Deutungsansprüche. Andererseits mussten die Ärzte (speziell bei der Durchführung der Krankenversicherungsgesetze) auch permanent um ihre professionelle Autonomie ringen und sich ihrerseits zunehmend gegen Verbindlichkeits- und Machtansprüche der Berufs- und Parteipolitik(er) zur Wehr setzen. Letztere setzten nicht nur medizinische Expertise in kollektivverbindliche Entscheidungen um, sondern griffen auch zunehmend in medizinische und ärztliche Kompetenzbereiche ein. Die Verwissenschaftlichung des Sozialen und die damit verbundene Annäherung an politische Institutionen und Akteure war somit auch eine fundamentale Herausforderung der Ärzte und Mediziner. Die Berufs- und Parteipolitik wurde im letzten Jahrhundert-

---

1 Selbst die Tatsache, dass besonders viele Sozialhygieniker auch Sozialdemokraten waren, ficht diesen Befund nicht an: Den Hang zu Modellen expliziter Gegenpolitik teilten sie beispielsweise mit den tendenziell konservativen Rassenhygienikern.

drittel auch in der Wahrnehmung der Ärzte zum unangefochtenen Zentrum kollektivverbindlicher Entscheidungsfindung: Kein Anspruch auf Kollektivverbindlichkeit führte an diesem Akteurs- und Institutionenensemble vorbei. Medizin und Politik wurden aber nicht nur zunehmend zu »Ressourcen für einander« (Ash). Die Ausweitung der Interaktionsbereiche beider Felder führte auch dazu, dass deren jeweilige Eigenlogiken und Sichtweisen zu Problemen füreinander wurden. Der Prozess der Verwissenschaftlichung des Sozialen und der Politik war – wie schon die Professionalisierung – ausgesprochen konflikthaft. Das Anliegen, die medizinisch-wissenschaftliche Weltsicht allgemeinverbindlich zu machen und die eigene Expertise zu monopolisieren, hatte im gesamten 19. Jahrhundert Konflikte mit anderen Akteursgruppen generiert.[2] Die Akteure, gegenüber denen die Ärzte und Gesundheitswissenschaftler ihre Deutungsansprüche am Ende des 19. Jahrhunderts geltend machten und verteidigen zu müssen glaubten, waren in erster Linie die Berufspolitiker. Medizinische und gesundheitswissenschaftliche »Strategien der Selbstdarstellung« (Stolberg) bezogen sich in dieser Konstellation zunehmend auf das pejorative Deutungsmuster ›Politik‹.

Das beginnende Zeitalter der Verwissenschaftlichung von Politik und Sozialem stand also fundamental im Zeichen gegenpolitischer Strategien wissenschaftlicher Akteure. Die Hochphase des szientokratischen ›Machbarkeitswahns‹ in der Weimarer Republik war zugleich die Hochphase von Modellen expliziter Gegenpolitik, die sich nach dem Ersten Weltkrieg auch jenseits der ›neuen‹ Hygienewissenschaften Bahn brachen.

Für die allgemeine Verfasstheit politischer Kommunikation ist diese Transformation von großem Belang. Aus der Perspektive der Historischen Politikforschung konnte die zuvor wenig systematisierte Frage nach dem Stellenwert pejorativer Politikverständnisse und demonstrativer Politikdistanz innerhalb der politischen Kommunikation exemplarisch vorangetrieben werden. Die nur scheinbar paradoxe Leithypothese lautete, dass demonstrative Politikdistanz und Kritik an den entsprechenden Institutionen, Akteuren und Praktiken ein bislang unterschätztes Kernelement politischer Kommunikation sind: Strategische Anfechtungen der Politik konnten als spezifische Form politischer Kommunikation analysiert werden. Vor dem Hintergrund der Befunde der Arbeit soll keineswegs be-

2 Im frühen 19. Jahrhundert waren dies besonders die Juristen, gegen deren Dominanz in der Verwaltung die Ärzte massiv agitierten. Siehe dazu besonders Frevert, Krankheit, S. 43.

hauptet werden, dass der Gegenstand der Historischen Politikforschung in der historischen Semantik des Politikvokabulars aufgehen würde. Mit der Klassischen Moderne ist aber am Beispiel der Mediziner eine Phase identifiziert, in der der Stellenwert expliziter Politikbezüge, besonders der expliziten Depolitisierung, für die politische Kommunikation von großer Bedeutung war. Zu betonen ist seit den 1890er-Jahren der Stellenwert der gegenpolitischen Strategien, deren Reichweite über die Medizin hinaus noch zu eruieren ist. Es zeichnet sich ab, dass die systematische Anfechtung der institutionellen Politik spätestens in dieser Zeit zu einer Schlüsseloperation politischer Kommunikation wurde. Die verschiedenen, im Kapitel zur Jahrhundertwende 1900 bereits exemplarisch angeführten gegenpolitischen Modelle aus Literatur, Philosophie und anderen Kommunikationszusammenhängen deuten darauf hin, dass Gegenpolitik kein rein medizinisches Phänomen war. Um aus diesen Beobachtungen eine Langzeitthese zum Formwandel der politischen Kommunikation im Kaiserreich und der Weimarer Republik zu entwickeln, wären allerdings weitere detaillierte Sprachanalysen notwendig. Inwieweit solche Modelle in diesen und anderen Zusammenhängen bereits früher entworfen wurden, ist ebenfalls noch zu erschließen. Vergleiche mit anderen Ländern, die bereits früher über ein parlamentarisiertes politisches System verfügten und andere Ausprägungen ärztlicher Professionalisierung aufwiesen, wären lohnenswert.

Damit sind bereits Aspekte angesprochen, die über die vorliegende Arbeit hinausweisen. Einige mögliche Ergänzungen und weiterführende Fragen, die sich aus den Befunden ergeben oder sie um aufschlussreiche Facetten erweitern würden, seien abschließend aufgezeigt. Neben dem angesprochenen Vergleich mit anderen Sprachräumen und politischen Kulturen drängt sich die Frage nach einer Verlängerung des Untersuchungszeitraumes auf. In welcher Form wirkten die beschriebenen Aussagemuster der Klassischen Moderne fort? Welchen Einfluss hatten die politischen Umbrüche von 1933 und 1945, wie wirkten die unterschiedlichen Kommunikationsbedingungen nach der deutschen Teilung auf das Sprachverhalten der Mediziner? Und umgekehrt: In welchem Verhältnis standen die szientokratischen Sichtweisen der Weimarer Zeit zum Verhalten der Mediziner und Ärzte im Nationalsozialismus? Die Hypothese, dass die impliziten wissenschaftlich-politischen Grenzverwischungen und die Tendenz zur scharfen Partikularismus- und Parteienkritik mit der nationalsozialistischen ›Totalpolitisierung‹ kompatibel waren und die folgenreichen medizinisch-politischen Verstrickungen damit beförderten, wäre zu überprüfen.[3]

Eine sinnvolle synchrone Erweiterung des Untersuchungsaufbaus der vorliegenden Arbeit wäre die Analyse von Parlamentsdebatten, die thematisch um die politische Bedeutung der Medizin und der Ärzte kreisten.[4] Damit ließen sich die medizinischen Relevanzstrategien, die hier vornehmlich in ihrer Entstehung im innermedizinischen Kontext rekonstruiert wurden, stärker ›im Dialog‹ mit anderen Akteursgruppen und in ihrer Rezeption in anderen Kommunikationszusammenhängen analysieren. Die These, dass Wissenschaft und Politik im Zuge der Verwissenschaftlichungsprozesse seit den 1890er-Jahren auch zum Problem füreinander wurden, konnte hier nur am Beispiel der medizinischen ›Deutungsarbeit‹ belegt werden. Es deutet aber Vieles darauf hin, dass der Umgang mit den universalen Ansprüchen der ›boomenden‹ Natur- und Gesundheitswissenschaften auch für die Berufspolitiker erhebliche strategische Probleme mit sich brachte. Wurde in der vorliegenden Arbeit verfolgt, wie die Mediziner mit den Herausforderungen ›der Politik‹ umgingen, wäre in der Parlamentskommunikation – aber auch in massenmedialen Zusammenhängen – zu verfolgen, wie die Politiker argumentativ mit den Herausforderungen und universalen Deutungsansprüchen ›der Wissenschaft‹ umgingen. Die »Schlacht auf dem Zahlenberge«,[5] zu der Parlamentsdebatten mit medizinisch-wissenschaftlichem Hintergrund bereits seit den 1870er-Jahren mitunter gerieten, zeugt von der Erprobung neuer Strategien des Umgangs mit scheinbar unhintergehbaren wissenschaftlichen Fakten – im Widerstreit mit politischen ›Eigenlogiken‹. Die Fokussierung auf die Sprachstrategien im medizinischen Kontext und auf das Deutungsmuster ›Politik‹ wäre damit allerdings auf das Deutungsmuster ›Wissenschaft‹ und eine ›klassische‹ politische Institution verschoben.

Mit den Medizinern wurde aber gerade für eine Akteursgruppe, deren Politikferne geradezu topische Qualität hat, die systematische Dimension der Politikkritik herausgearbeitet: Sie wurde im Laufe des 19. Jahrhunderts zu einer Schlüsselstrategie politischer Kommunikation. Indem die Medizi-

---

3 Zu den Grundzügen der semantischen Entwicklung nach 1933 siehe Weidner, Gesundheitspolitik, bes. S. 383ff. Systematisch zu berücksichtigen sind darüber hinaus besonders die Transformationen der Publikationsbedingungen im totalitär verfassten Kommunikationszusammenhang nach ›Gleichschaltung‹ der medizinischen Fachpresse.

4 Zu denken wäre an die Impfzwangdebatte von 1874 und weitere Diskussionen zur Seuchengesetzgebung.

5 Wolff, Schlacht.

ner die strukturelle Überlegenheit der Wissenschaft gegenüber der ›Nur-Politik‹ herausstellten, entwarfen sie ein Modell des politischen Raumes, in dem sie selbst eine hegemoniale Position einnahmen. In dieser Perspektive ist den zu Beginn der Arbeit angeführten Worten des Hygienikers Georg Sticker zu widersprechen: Im übertragenen Wortsinn hatte die medizinische Wissenschaft durchaus mit »politischer Geographie« zu tun.[6]

6 Siehe zu Sticker den Beginn der Arbeit.

# Quellen und Literatur

In den Fußnoten wurden aus den Nachnamen der AutorInnen und dem ersten Substantiv des jeweiligen Titels Kurztitel gebildet. Identische Kurztitel für unterschiedliche Texte wurden zur eindeutigen Identifikation differenziert.

Abkürzungen häufig zitierter Zeitschriften:

| | |
|---|---|
| AfRuG | Archiv für Rassen- und Gesellschaftsbiologie einschließlich Rassen- und Gesellschaftshygiene |
| ÄV | Ärztliches Vereinsblatt für Deutschland |
| BkW | Berliner klinische Wochenschrift |
| DmW | Deutsche medizinische Wochenschrift |
| DVjöG | Deutsche Vierteljahrsschrift für öffentliche Gesundheitspflege |
| Hygea | Hygea. Zeitschrift besonders für specifische Heilkunst |
| JPH | Journal der practischen Arzneykunde und Wundarzneykunst (fortgesetzt als Journal der practischen Heilkunde und C. W. Hufeland's Journal der practischen Heilkunde) |
| MmW | Münchener medizinische Wochenschrift |
| Müllers Archiv | Archiv für Anatomie, Physiologie und wissenschaftliche Medicin |
| VA | Virchows Archiv für pathologische Anatomie und Physiologie und für klinische Medizin |

# 1. Quellenverzeichnis


Abarbanell, Das Wunderkind, in: Die medicinische Reform, Nr. 36, 9. März 1849, S. 216.

Abel, Rudolf Valentin Ludwig, Begriff, Bedeutung und Entwicklung der praktischen Hygiene, in: ders./Brix, Joseph (Hg.), Handbuch der praktischen Hygiene, Bd. 1, Jena 1913, S. 1–12.

Adam, Gesundheitsministerium in Staat und Reich, in: Verhandlungen der Berliner Medizinischen Gesellschaft, Bd. 49 (2. Teil) 1919, S. 29–37.

Ager, Joseph, Hunterian Museum, in: London Medical and Physical Journal, Bd. 56 1826, S. 390–391.

Ahrens, Wilhelm, C. G. J. Jacobi als Politiker. Ein Beitrag zu seiner Biographie, Leipzig 1907.

Albrecht, H., Zur Errichtung einer Zentralstelle für Volkswohlfahrt, in: DVjöG, Bd. 39 1907, S. 335–352.

Alexander, S., Ärzte und Krankenkassen im Reichstage, in: Zeitschrift für ärztliche Fortbildung, Bd. 2 1905, S. 186–188.

Amelung, Franz, Bericht über die Leistungen in der Psychiatrik, in: Jahresbericht über die Fortschritte der gesammten Medicin in allen Ländern, Bd. 2 1849, S. 17–30.

— Zwölf Beobachtungen von im Jahr 1834 im Hospital Hofheim geheilten psychischen Krankheitsfällen, in: JPH, Bd. LXXIX (5. Stück) 1834, S. 48–94.

Andral, M., On Hyperaemia, in: Medico-Chirurgical Review, Bd. 16 1832, S. 87–100.

Anon., Aerzte und Regierung, in: ÄV, Bd. 26 1899, S. 142–143.

Anon., Allgemeine Correspondenz, in: Akademische Monatsschrift. Centralorgan für die Gesammtinteressen deutscher Universitäten, 11. Jg. 1850, S. 172–178.

Anon., Art. Fischer, Christian Ernst, in: Callisen, Adolph Carl Peter (Hg.), Medicinisches Schriftsteller-Lexicon der jetzt lebenden Aerzte, Wundärzte, Geburtshelfer, Apotheker, und Naturforscher aller gebildeten Völker, Bd. 6, Copenhagen 1831, S. 283–286.

Anon., Art. Marat (Jean Paul), in: Allgemeine deutsche Real-Encyklopädie für die gebildeten Stände (Conversations-Lexikon), Bd. 7, Leipzig 1826, S. 110.

Anon., Art. Politia Medica, in: Pierer, Heinrich August (Hg.), Universal-Lexikon der Gegenwart und Vergangenheit oder neuestes encyclopädisches Wörterbuch der Wissenschaften, Künste und Gewerbe, Bd. 32, (2. Aufl.) Altenburg 1844, S. 243.

Anon., Art. Politik, in: Adelung, Johann Christoph (Hg.), Grammatisch-kritisches Wörterbuch der Hochdeutschen Mundart, mit beständiger Vergleichung der übrigen Mundarten, besonders aber der Oberdeutschen, Dritter Theil, Bd. 3, (2. Aufl.) Leipzig 1798, S. 803.

Anon., Art. Polizei, in: DWB, Bd. 13, Leipzig 1889, Sp. 1981–1985.

Anon., Art. Polizei, in: Pierer, Heinrich August (Hg.), Universal-Lexikon der Gegenwart und Vergangenheit oder neuestes encyclopädisches Wörterbuch der Wissenschaften, Künste und Gewerbe, Bd. 23, (2. Aufl.) Altenburg 1844, S. 244–246.

Anon., Art. Polizey, in: Adelung, Johann Christoph (Hg.), Grammatisch-kritisches Wörterbuch der Hochdeutschen Mundart, mit beständiger Vergleichung der übrigen Mundarten, besonders aber der Oberdeutschen, Dritter Theil, (2. Aufl.) Leipzig 1798, Sp. 803f.

Anon., Art. Richter, Hermann Eberhard Friedrich, in: Hirsch, August/Haberling, Wilhelm/Hübotter, Franz (Hg.), Biographisches Lexikon der hervorragenden Ärzte aller Zeiten und Völker vor 1880, Bd. 5, München u.a. 1962, S. 804.

Anon., Aus dem Protokoll der 73. Versammlung des ärztlichen Vereines zu Oettingen, in: Ärztliches Intelligenzblatt, Bd. 17 1870, S. 541–544.

Anon., Besprechung von: Fischer, Gesundheitspolitik, in: DmW, Bd. 41/I 1915.

Anon., Der abgelehnte Medizinalreferent, in: ÄV, Bd. 45 1918, S. 45–46.

Anon., Der medicinische Unterricht, in: Die medicinische Reform, Nr. 12, 22. September 1848, S. 76–79.

Anon., Der Ministerwechsel in Preussen, in ÄV, Bd. 26 1899, S. 364.

Anon., Der Protestantismus in Münster, in: Historisch-politische Blätter für das katholische Deutschland, Bd. 9 1842, S. 99–108.

Anon., Der Versicherungsbote, in: Aerztliche Sachverständigen-Zeitung Jg. XIV 1908, S. 24.

Anon., Die Impfdebatte beim Reichstag, in: ÄV, Bd. 1 1873, S. 203–207.

Anon., Ein praktischer Arzt, Ärzte und Patienten mit Röntgenstrahlen durchleuchtet, Leipzig 1908.

Anon., Gemeinschaftliche öffentlichen Sitzungen der deutschen Rechts-, Geschichts- und Sprachforscher, in: Literarische Zeitung, Bd. 14 1847, S. 951f.

Anon., In memoriam S. Neumann, in: Archiv für soziale Hygiene und Demographie, Bd. 4 1908, S. 133.

Anon., Kleine Mitteilungen. Aus den Parlamenten. Die bevölkerungspolitischen Arbeiten des Reichs, in: MmW, Bd. 65 1918, S. 255.

Anon., Kleinere Mittheilungen, in: Die medicinische Reform, Nr. 6, 11. August 1848, S. 36.

Anon., Kritik zu: Simon, Maximilian Isidore, Déontologie médicale on des devoirs et des droits des médecins, Paris 1845, in: Neue medicinisch-chirurgische Zeitung, Bd. 4 (NF, 6. Jg.) Nr. 42 (15. Oktober 1848) 1848, S. 65–72.

Anon., Kurze Nachrichten und Auszüge, in: JPH, Bd. XLIV 1817, S. 110.

Anon., Mannigfaltiges. Die Demokratie in Frankreich und in der Schweiz, in: Magazin für die Literatur des Auslandes, Nr. 83, Donnerstag den 11 Juli 1850, S. 332.

Anon., Medicinische Briefe aus Frankreich, in: Allgemeine Medicinische Central-Zeitung, Jg. 17 1848, Sp. 388f.

Anon., Metropolitan University – Medical reform, in: The medico-chirurgical review, Bd. 28 1863, S. 596–602.

Anon., Miscellen. Die 37. Versammlung deutscher Naturforscher und Aerzte zu Carlsbad, in: Deutsche Klinik, Bd. 14 1862, S. 412–414.

Anon., Neckrolog des Medicinalraths Dr. Matthei, in: Hannoversche Annalen für die gesammte Heilkunde, 7. Jg. (NF, 1. Heft) 1847, S. 731–738.

Anon., Rez. von: Solbrig, Gegensätze, in: Repertorium der gesammten deutschen Literatur, Bd. 30 1841, S. 119–121.

Anon., Rez. von: Leubuscher, Rudolf, Ueber psychische Epidemien und politischen Wahnsinn (Auszug aus Prutz's Monatsschrift), 1853, in: Sachs' medicinischer Almanach für das Jahr 1853, Bd. VII (NF) 1853, S. 328–331.

Anon., Rez. von: Siebert, Schlange, in: Repertorium der gesammten deutschen Literatur, Bd. 28 1841, S. 516f.

Anon., Rez. von: Tourdes, Jules, Du noma ou du sphacèle de la bouche chez les enfants, Strasbourg 1848, in: Allgemeine Medicinische Central-Zeitung, Jg. 17 1848, Sp. 786f.

Anon., Schluss, in: Die medicinische Reform, Nr. 52, 29. Juni 1849, S. 273–274.

Anon., Tagesgeschichte, in: Zeitschrift für ärztliche Fortbildung, Bd. 16 1919, S. 32.

Anon., Tagesgeschichte. Deutschland, in: Allgemeine Medicinische Central-Zeitung, Jg. 17 1848, Sp. 302.

Anon., Tagesgeschichte. Deutschland. Preussen, in: Allgemeine Medicinische Central-Zeitung, Jg. 17 1848, Sp. 678f.

Anon., Tagesgeschichte. Dresden, in: Neue medicinisch-chirurgische Zeitung, Bd. 3 (NF, 6. Jg.) Nr. 27 (1. Juli 1848) 1848, S. 60–62.

Anon., Tagesgeschichte. Frankreich, in: Allgemeine Medicinische Central-Zeitung, Jg. 17 1848, S. 343.

Anon., Tagesgeschichte. Frankreich. Paris, in: Allgemeine Medicinische Central-Zeitung, Jg. 17 1848, Sp. 524.

Anon., Tagesgeschichte. München, in: Neue medicinisch-chirurgische Zeitung, Bd. 3 (NF, 6. Jg.) Nr. 30 (22. Juli 1848) 1848, S. 125.

Anon., Tagesgeschichte. Oesterreich, in: Allgemeine Medicinische Central-Zeitung, Jg. 17 1848, S. 296.

Anon., Tagesgeschichte. Straßburg, in: Neue medicinisch-chirurgische Zeitung, Bd. 3 (NF, 6. Jg.) Nr. 30 (22. Juli 1848) 1848, S. 125–128.

Anon., Tagesnachrichten. Die Reform der Arbeiterversicherung, in: Zeitschrift für Medizinal-Beamte. Zentralblatt für das gesamte Gesundheitswesen, für gerichtliche Medizin, Psychiatrie und Irrenwesen, Bd. 20 1907, S. 779.

Anon., The Medico-political Association, in: The Lancet, Bd. 91 (Heft 2314) 1868, S. 24–25.

Anon., Über den Einfluss der Pariser Revolution im Februar und Juni auf die Entwickelung des Wahnsinns, in: Notizen aus dem Gebiete der Natur- und Heilkunde, Bd. 7 (3. Reihe) 1848, Sp. 221–224.

Anon., Über die Geistesepidemien der Menschheit, in: Der ärztliche Hausfreund, Nr. 12, Mai 1853, S. 187–190.

Anon., Ueber das Verhältnis der Aerzte zu den Arbeiterkrankenkassen (Denkschrift, bearbeitet im Auftrag des deutschen Aerztevereinsbundes und von diesem dem Deutschen Reichstage überreicht am 25. Februar 1886), in: ÄV, 13. Jg. 1886, S. 40–48.

Anon., Ueber die Abschaffung der Todesstrafen. Probe eines Kommentars über den Beccaria nebst Ankündigung einer neuen Uebersetzung desselben von Viktor Barkhausen, in: Deutsches Museum, Achtes Stück, August 1776, S. 667–694.

Anon., Verhandlungen der Großherzogl. Badischen II. Kammer der Ständeversammlung in der 16ten öffentlichen Sitzung vom 13. May, über die Petition mehrerer Physici, Besserstellung in der Besoldung und Erhöhung der Pferdefourage betreffend, in: Annalen der gesammten Staatsarzneikunde, Bd. 1/2 1836, S. 258–272, 525–532 (zitiert als: Anon., Verhandlungen Ständeversammlung).

Anon., Verhandlungen der Section für Psychiatrie bei der Versammlung der Aerzte und Naturforscher zu Wiesbaden, in: Deutsche Klinik, Bd. 5 1853, S. 313f.

Anon., Verschiedene Mittheilungen. Einfluss der Belagerung auf den Gemüthszustand der Pariser, in: Vierteljahrsschrift für gerichtliche und öffentliche Medicin und öffentliches Sanitätswesen, Bd. 42 (NF) 1885, S. 175.

Anon., Verschiedene Mittheilungen. Sitzung der Pariser medicinischen Gesellschaft, in: Vierteljahrsschrift für gerichtliche und öffentliche Medicin, Bd. 36 1882, S. 372.

Anon., Zeichen der Zeit, in: Historisch-politische Blätter für das katholische Deutschland, Bd. 20 1847, S. 564–576.

Anon., Zur Tagesgeschichte. Petition der Schweizer Aerzte beim Bunde um Mitwirkung an der Gesetzgebung in Sachen der öffentlichen Gesundheitspflege, in: DVjöG, Bd. 8 1875, S. 181–183.

Anon., Zweiter allgemeiner Kongreß der Krankenkassen Deutschlands in Berlin, in: Die Arbeiter-Versorgung. Central-Organ für das gesamte Kranken-, Unfall- und Invaliden-Versicherungswesen, Jg. 20 1903, S. 233–239.

Arnold, J. W., Rez. von: Wagner, Rudolph, Grundriss der Encyclopädie und Methodologie der medicinischen Wissenschaften, Erlangen 1838, in: Hygea. Zeitschrift besonders für specifische Heilkunst, Bd. XI. 1839, S. 169–176.

Ascher, Die Beziehungen zwischen Volkswirtschaft und öffentlicher Gesundheitspflege, in: DVjöG, Bd. 28 1896, S. 512–529.

— Uebergangswirtschaft in der Bevölkerungspolitik, in: DmW, Bd. 43/II 1917, S. 1299–1300.

Baer, A. Der Alkoholismus, seine Verbreitung und seine Wirkung auf den individuellen und socialen Organismus sowie die Mittel ihn zu bekämpfen, in: DVjöG, Bd. 10 1878, S. 776–784.

Balk, Daniel Georg, Was war einst Kurland und was kann es jetzt unter Katharina's Zepter werden? Eine medicinisch-politische Abhandlung für Gesetzgeber und Richter in höhern Tribunalen, Mitau 1795.

Bärensprung, Friedrich Wilhelm Felix von, Der Typhus in Oberschlesien im Jahre 1848, in: Archiv für die gesammte Medicin, Bd. 10 1849, S. 448–484.

Baur, Erwin/Fischer, Eugen/Lenz, Fritz (Hg.), Grundriß der menschlichen Erblichkeitslehre und Rassenhygiene (Bd. 1, Menschliche Erblichkeitslehre), (1. Aufl.) München 1921.

Behring, Emil von, Einleitende Bemerkungen über die ätiologische Therapie von ansteckenden Krankheiten, in: ders., Gesammelte Abhandlungen zur ätiologischen Therapie von ansteckenden Krankheiten, Leipzig 1893, S. VII–LXXI.

Bergeat, Aus ärztlichen Standesvereinen. 26. Hauptversammlung des Leipziger Verbandes, in: MmW, Bd. 66 1919, S. 1246–1249.

— Deutscher Aerztetag (Eigener Bericht), in: MmW, Bd. 66 1919, S. 1180–1184.

Berliner Medizinische Gesellschaft (Hg.), Verhandlungen der Berliner Medizinischen Gesellschaft, Leipzig seit 1865.

Beyer, Ueber die praktische Durchführung der Fabrikhygiene (Vortrag bei der fünften Versammlung des Deutschen Vereins für öffentliche Gesundheitspflege zu Nürnberg vom 25. bis 27. September 1877), abgedruckt in: DVjöG, Bd. 10 1878, S. 141–154.

Biedenkapp, Georg, Friedrich Nietzsche und Friedrich Naumann als Politiker, Göttingen 1901.

Birkmeyer, Bericht über die Leistungen in der Gesundheitspflege, in: Jahresbericht über die Fortschritte der gesammten Medicin in allen Ländern, Bd. 7 (Specielle Pathologie und Therapie) 1849, S. 5–31.

Bischoff, Theodor Ludwig Wilhelm, Bericht über die Fortschritte der Physiologie im Jahre 1840, in: Müllers Archiv, Jg. 1841, S. I–LXVIII.

Blasius, Ueber die Nachtheile der Nichtbetheiligung der Aerzte an der Ausführung der Wohlfahrtsgesetze (mit Demonstrationen), in: Verhandlungen der Gesellschaft Deutscher Naturforscher und Ärzte, 66. Versammlung zu Wien (2. Sitzung. Dienstag, den 25. September 1894), Zweiter Theil, zweite Hälfte, Medicinische Abtheilung, Leipzig 1895, S. 437–441.

Bluntschli, Johann Caspar, Art. Politik und politische Moral, in: ders./Brater, Karl Ludwig Theodor (Hg.), Deutsches Staats-Wörterbuch, Bd. 8, Stuttgart/Leipzig 1864, S. 117–128.

Boerner, Paul (Hg.), Bericht über die Allgemeine deutsche Ausstellung auf dem Gebiete der Hygiene und des Rettungswesens. Mit Unterstützung des Königlich Preussischen Ministeriums der geistlichen, Unterrichts- und Medicinal-Angelegenheiten, Bd. 1, Breslau 1885.

— Der Etat des Ministeriums für geistliche, Unterrichts- und Medicinal-Angelegenheiten für 1882/1883 im Preussischen Abgeordnetenhause, in: DmW, 8. Jg. 1882, S. 189–190.

— Deutsches Arzt-Parlament und Deutscher Aerzte-Vereinsbund, in: DmW, Bd. 3 1877, S. 149–150.

— Die Apothekenfrage und die Commission für Ordnung des Apothekenwesens, in: DVjöG, Bd. 7 1875, S. 609–636.

— Einleitung zu: ders. (Hg.), Bericht über die Allgemeine deutsche Ausstellung auf dem Gebiete der Hygiene und des Rettungswesens. Mit Unterstützung des Königlich Preussischen Ministeriums der geistlichen, Unterrichts- und Medicinal-Angelegenheiten, Bd. 1, Breslau 1885, S. XXIX–LXXVII.

— Zur Tagesgeschichte. Die Öffentliche Gesundheitspflege im Jahr 1875, in: DVjöG, Bd. 7 1875, S. 442–454.

Bonhoeffer, Karl, Inwieweit sind politische, soziale und kulturelle Zustände einer Psychopathologischen Betrachtung zugänglich, in: Klinische Wochenschrift, 2. Jg. 1923, S. 598–701.

Bornstein, Karl, Der Arzt als aktiver Politiker der Volkswohlfahrt, in: Zeitschrift für ärztliche Fortbildung, Bd. 16 1919, S. 76–79.

— Ein Weg zur hygienischen Volksbelehrung, in: DmW, Bd. 45 1919, S. 770–771.

Boyer, Beobachtungen über den Weichselzopf, in: JPH, Bd. 28 (4. Stück) 1809, S. 8–13.

Brefeld, Franz, Der Fortschritt in der Sanitäts-Verfassung Preußens auf der Basis des Princips der Standes-Selbst-Regierung, Münster 1848.

— Die endliche Austilgung der asiatischen Cholera, Breslau 1854.

Brennecke, Hans, Debilität, Kriminalität und Revolution, in: Archiv für Psychiatrie und Nervenkrankheiten, Bd. 63 1921, S. 247–260.

— Errichtung von Heimstätten für Wöchnerinnen (Referat gehalten bei der 21. Versammlung des Deutschen Vereins für öffentliche Gesundheitspflege in Kiel 1896), abgedruckt in: DVjöG, Bd. 29 1897, S. 57–93.

— Zur Frage der Psychologie und Psychotherapie der Revolution und der Revolutionäre, Langensalza 1922.

Bresler, Karl Heinrich, De morbo democratico, antiquissimo insaniae genere, Gedani 1850.

Brück, Anton Theobald, Hypochondria politica, in: Medicinische Zeitung, Jg. 21 1852, S. 74.

— Hypochondria politica. Ein psychiatrisches Zeitbild, in: Wochenschrift für die gesammte Heilkunde, Jg. 1848 (Jahrgänge nicht nummeriert), S. 296–303.

Bülau, Friedrich, Encyklopädie der Staatswissenschaften, Leipzig 1856.

Burgdörfer, Fritz, Die Bevölkerungsentwicklung während des Krieges und die kommunistische Propaganda für den Gebährstreik, in: MmW, Bd. 66 1919, S. 433–435.

Buß, Franz Joseph, Geschichte und System der Staatswissenschaft, Bd. 2, Freiburg/Karlsruhe 1839.

Callisen, Adolph Carl Peter, Medicinisches Schriftsteller-Lexicon der jetzt lebenden Aerzte, Wundärzte, Geburtshelfer, Apotheker, und Naturforscher aller gebildeten Völker, (33 Bde.) Copenhagen 1830–1845.

Carro, Jean de, Ueber die nachtheiligen Gerüchte von der nichtschützenden Kraft der Vaccine. Ein Brief des Dr de Carro an die Herausgeber der Bibliotheque universelle, in: JPH, Bd. L (6. Stück) 1820, S. 43–60.

Carus, Carl Gustav, Lebenserinnerungen und Denkwürdigkeiten, Bd. 4, Leipzig 1866.

— Ueber Geistes-Epidemien der Menschheit, Leipzig/Meissen 1852.

Casper, Johann Ludwig, Ansteckender Wahnsinn durch Beschäftigung mit dem sogenannten Psychographen veranlasst, in: Vierteljahrsschrift für gerichtliche und öffentliche Medicin, Bd. 11 1857, S. 1–14.

— Ueber die Ursachen der Geisteszerrütung besonders nach Resultaten aus den Irrenhäusern von Paris und London (Bruchstücke aus einem gröſseren Werk: Charakteristik der französischen Medizin, mit vergleichenden Hinblicken auf die englische), in: JPH, Bd. LIV (5. Stück) 1822, S. 35–69.

Choulant, Ludwig, Einleitung zu: Angeli, Luigi, Der Junge Arzt am Krankenbette nach dem Italienischen des Ritters Luigi Angeli von Imola für Deutsche Aerzte nach der dritten Auflage bearbeitet, Leipzig 1823, S. III–XXXI.

Contzen, Heinrich: Geschichte der socialen Frage von den ältesten Zeiten bis zur Gegenwart, Berlin 1879.

Cousbruch, Vermischte practische Beobachtungen und Bemerkungen, in: JPH, Bd. 7 (2. Stück) 1799, S. 18–35.

Custer, G., Niederlagen der öffentlichen Gesundheitspflege in der Schweiz, in: DVjöG, Bd. 15 1883, S. 747–765.

Damerow, Heinrich, Besprechung von: Belhomme, Jacques-Etienne, Influence des événements et des commotions politiques sur le développement de la folie, Paris 1849, in: Allgemeine Zeitschrift für Psychiatrie, Bd. 6 (Heft 3) 1849, S. 513f.

— Rez. von: Groddeck, Krankheit, in: Allgemeine Zeitschrift für Psychiatrie und psychisch-gerichtliche Medizin, Bd. 7 (Heft 1) 1850, S. 333f.

— Statistique de France, in: Allgemeine Zeitschrift für Psychiatrie und psychisch-gerichtliche Medicin, Bd. 2 1845, S. 723–730.

— Zur Kritik des ›politischen und religiösen Wahnsinns‹. Aus dem Irrenhause bei Halle, in: Allgemeine Zeitschrift für Psychiatrie und psychisch-gerichtliche Medicin, Bd. 7 (Heft 3) 1850, S. 375–429.

Diether, Otto, Leopold von Ranke als Politiker. Historisch-psychologische Studie ueber das Verhaeltnis des reinen Historikers zur praktischen Politik, Leipzig 1911.

Diez, Ueber den Zusammenhang von Seelenstörung und Lasterhaftigkeit, in: Annalen der Staatsarzneikunde, Jg. 11 1846, S. 102–117.

Dommes, G., Gutachten über die Zurechnungsfähigkeit des Raubmörders Peter Gottfried Müller aus Schönebach, in: Vierteljahrsschrift für gerichtliche und öffentliche Medicin, Bd. 11 1857, S. 74–104.

Dresel, Berlin, Medizinische Gesellschaft, 16.3.1921, in: DmW, Bd. 47 1921, S. 403.

Du Bois-Reymond, Emil, Gedächtnisrede auf Johannes Müller (Aus den Abhandlungen der Königlichen Akademie der Wissenschaften zu Berlin 1858), Berlin 1860.

Ebel, Die epidemische Constitution und ihr Verhalten in physiologischer, ätiologischer und pathogenetischer Hinsicht. Ein Beitrag zur allgemeinen Pathologie, in: JPH, Bd. LXXXIX (5. Stück) 1839, S. 3–72.

Ebstein, Wilhelm, R. Virchow als Arzt, mit besonderer Rücksicht auf die innere Medizin, in: Verhandlungen der Gesellschaft Deutscher Naturforscher und Ärzte, Bd. 75 (Erster Teil) 1904, S. 33–42.

Eisenmann, Gottfried, Dr. Eisenmann an die Redaction des Archivs für physiologische Heilkunde, in: Archiv für physiologische Heilkunde, Bd. 1 1842, S. 507–508.

Epstein, Alois, Ueber Mittel und Schutzeinrichtungen zur Ehrabminderung der Kindersterblichkeit im ersten Lebensjahre (Referat, erstattet in der Section für Kinderhygiene des internationalen Congresses für Hygiene und Demographie in Budapest 1894), in: Zeitschrift für Hygiene und Infectionskrankheiten, Bd. 19 1895, S. 334–350.

Eschke, Ernst Adolph, Von der besten Methode, Taubstumme zu unterrichten, in: JPH, Bd. 31 (9. Stück) 1810, S. 3–51.

Finkelnburg, Bericht über die Verhandlungen des dritten internationalen Congresses für Hygiene zu Turin, vom 6. bis 12. September 1880, in: DVjöG, Bd. 13 1881, S. 134–151.

— Ueber den hygieinischen Gegensatz von Stadt und Land, insbesondere in der Rheinprovinz, in: Centralblatt für allgemeine Gesundheitspflege, Bd. 1 1882, S. 43–53.

Fircks, Arthur Freiherr von, Bevölkerungslehre und Bevölkerungspolitik (= Hand- und Lehrbuch der Staatswissenschaften in selbständigen Bänden, Bd. VI), Leipzig 1898.

Fischer, Alfons, Die gesundheitspolitischen Aufgaben nach dem Kriege in: Archiv für Soziale Hygiene und Demographie, Bd. 11 1916, S. 129–146.

— Gesundheitspolitik und Gesundheitsgesetzgebung, Berlin 1914.

— Grundriss der sozialen Hygiene. Für Mediziner, Nationalökonomen, Verwaltungsbeamte und Sozialreformer, Karlsruhe 1913 (zitiert als: Fischer, Grundriss (1913)).

— Grundriss der Sozialen Hygiene, (2. Aufl.) Karlsruhe 1925 (zitiert als: Fischer, Grundriss (1925)).

Fischer, Christian Ernst, Auszüge aus den Jahrbüchern der Krankheiten Lüneburgs, in JPH, Bd. XLVII (5. Stück) 1818, S. 34–67.

— Ueber die moralische Wirksamkeit des Arztes, in: JPH, Bd. XXVIII (2. Stück) 1809, S. 56–107.

Fischer, Christian Philipp, Merkwürdige Krankheitsgeschichte einer hohen Person, welche an einem Herzübel starb, nebst Leichenöffnung und Bemerkungen, in: JPH, Bd. XLVIII (1. Stück) 1819, S. 15–64.

Fischer, Ferd., Die menschlichen Abfallstoffe ihre Beseitigung und landwirthschaftliche Verwerthung. Supplement zur DVjöG, Braunschweig 1882.

Flemming, Carl Friedrich, Die politische Aufregung in ihrer ätiologischen Beziehung zu den Geistesstörungen, in: Allgemeine Zeitschrift für Psychiatrie und psychisch-gerichtliche Medicin, Bd. 7 (Heft 1) 1850, S. 35–44.

— Pathologie und Therapie der Psychosen, Berlin 1859.

Flesch, Karl, Wohlfahrtseinrichtungen für Arbeiter und deren Familien, in: Weyl, Theodor, Handbuch der Hygiene (4. Supplementband). Soziale Hygiene, Jena 1904, S. 605–654.

Focke, August, Nekrolog von Dr. Carl Berthold Heinrich, in: Allgemeine Zeitschrift für Psychiatrie und psychisch-gerichtliche Medicin, Bd. 6 (Heft 3) 1849, S. 445–456.

Frank, Johann Peter, System einer vollständigen medicinischen Polizey, Bd. 1, (2. Aufl.) Mannheim 1784.

Freimark, Hans, Die Revolution als psychische Massenerscheinung. Eine psychologische Studie, München 1920.

Freudenberger, Münchener Ärzteversammlung, in: MmW, Bd. 65 1918, S. 1364–1365.

Friederich, Rez. zu: Kühnholz, H., Coup d'oeil sur l'Ensemble systématique de la médecine judiciaire consideréе dans ses rapports avec la médecine politique, in: Jahrbücher der in- und ausländischen gesammten Medicin, Bd. 11 1836, S. 359–360.

Friedlaender, Adolf, Medizin und Politik. Kultur- und Wirtschaftspolitik, Stuttgart 1929.

— Wilhelm II. Eine politisch-psychologische Studie, Halle 1919.

Friedleben, Alexander, Beobachtungen über Pneumonie der Kinder, in: Archiv für physiologische Heilkunde, Bd. 6 1847, S. 9–31.

Fürst, Der gegenwärtige Stand der Fleischextract-Frage, in: Verhandlungen der Gesellschaft Deutscher Naturforscher und Ärzte, Bd. 72 1901, S. 292.

Gaupp, Robert, Der Arzt als Erzieher des Volkes, in: Blätter für Volksgesundheitspflege, Bd. 19 1919, S. 77–80.

Geigel, Alois, Handbuch der Hygiene und der Gewerbekrankheiten. Dritter Theil. Allgemeiner Theil: Oeffentliche Gesundheitspflege, (3. Aufl.) Leipzig 1882.

Gemünd, Hygienische Betrachtungen über offene und geschlossene Bauweise, über Kleinhaus und Mietskaserne, in: DVjöG, Bd. 38 1906, S. 376–393, 457–478.

Göschen, Alexander, Einleitung, in: Deutsche Klinik, Bd. 1 1849, S. 1–2.

— Gruss an die Leser, in: Deutsche Klinik, Bd. 5 1853, S. 1.

Goetz, F., Zur Vereinigung aller deutschen Aerzte, in: ÄV, Bd. 27 (29. Jg.) 1900, S. 454–456.

Gottstein, Adolf, Das Heilwesen der Gegenwart. Gesundheitslehre und Gesundheitspolitik, Berlin 1924.

— Die Soziale Hygiene. Ihre Methoden, Aufgaben und Ziele, in: Zeitschrift für Soziale Medizin, Bd. 2 1907, S. 3–36, 100–135.
— Die Zukunftsaufgaben der öffentlichen Gesundheitspflege, in: Klinische Wochenschrift, Bd. 1 1922, S. 2583–2586.
— Erweiterung der Volksgesundheitspflege, in: DmW, Bd. 45 1919, S. 299–300.
— Krieg und Gesundheitsfürsorge, in: DmW, Bd. 41 1915, S. 1237–1240, 1281–1284.
— [Selbstdarstellung], in: Grote, L. R., Die Medizin der Gegenwart in Selbstdarstellungen, Leipzig 1925, S. 1–39.
— Zur Krankenhauspolitik der Zukunft, in: DmW, Bd. 45 1919, S. 190–192.
Gr., Die Petition der Herren Zülzer und Genossen an den deutschen Reichstag wegen Errichtung eines Centralinstituts für medicinische Statistik, in: DVjöG, Bd. 3 1871, S. 575–578.
Grassmann, Aus ärztlichen Standesvereinen. Aerztlicher Bezirksverein München, in: MmW, Jg. 50 1908, S. 44–45.
— Neuer Standesverein Münchener Äerzte. Sitzung vom 15. Dezember 1918, in: MmW, Bd. 66 1919, S. 30.
Griesinger, Wilhelm, Herr Ringseis und die naturhistorische Schule, in: Archiv für physiologische Heilkunde, Bd. 1 1842, S. 43–90.
— [Unbetitelte Replik], in: Archiv für physiologische Heilkunde, Bd. 1 1842, S. 656–657.
Griesselich, L., Kritisches Repertorium, in: Hygea, Zeitschrift besonders für specifische Heilkunst. Nebst einem kritischen und pharmakodynamischen Repertorium, Bd. IX. 1839, S. 265.
— Rez. von: Parallèle de l'Homöopathie et de l'Allopathie: Ovrage adressé à la Chambre des Députés par Dr. Wiesecke, Paris 1839, in: Hygea, Bd. XI 1839, S. 378–381.
— Rez. von: Werber, Gegensatz, in: Hygea, Bd. 3 1836, S. 229–236.
Grimm, Jacob, Eröffnungsrede in: Verhandlungen der Germanisten in Frankfurt am Main am 24., 25. und 26. September 1846, Frankfurt a.M. 1847, S. 17–19.
Groddeck, Carl Theodor, De la Maladie démocratique, nouvelle espèce de folie. Traduit de l'allemand. Il s'agit d'une adaptation de la Thèse de Médecine soutenue en 1848: De morbo democratico, nova insaniae forma, Paris 1850.
— Die demokratische Krankheit. Eine neue Wahnsinnsform, Naumburg 1850.
Grohe, Fr., Rez. von: Godard, Ernest, Untersuchungen über den Monorchismus und Cryptorchismus, Paris 1856, in: VA, Bd. 12 1857, S. 125–128.
Grósz, Emil v., Medizinische Wissenschaft und Politik, in: DmW, Bd. 35/II 1909, S. 1843–1844.
Grotjahn, Alfred, Autorenreferat von: ders., Arzt und Sozialpolitik. Medizinische Reform, Wochenschrift für soziale Medizin. Nr. 28, in: Jahresbericht über die Fortschritte und Leistungen auf dem Gebiete der Sozialen Hygiene und Demographie, Bd. 2 1903, S. 63f.

— Einleitung zu: Jahresbericht über die Fortschritte und Leistungen auf dem Gebiete der Sozialen Hygiene und Demographie, Bd. 3 1904, S. I–XV.

— Erlebtes und Erstrebtes. Erinnerungen eines sozialistischen Arztes, Berlin 1932.

— Geburten-Rückgang und Geburten-Regelung im Lichte der individuellen und der sozialen Hygiene, Berlin 1914.

— Referat von: Kürz, E., Soziale Hygiene. Sonderabdruck aus der Medizinischen Klinik, Berlin 1906/1907, in: Jahresbericht über Soziale Hygiene, Demographie und Medizinalstatistik sowie alle Zweige des sozialen Versicherungswesens (Bericht über das Jahr 1907), Bd. 7 1908, S. 72–74.

— Selbstreferat von: Wandlungen in der Volksernährung und die Agrarzölle. Sonderdruck aus der Medizinischen Reform, Wochenschrift für soziale Medizin, in: Jahresbericht über die Fortschritte und Leistungen auf dem Gebiete der Sozialen Hygiene und Demographie, Bd. 2 1903, S. 64.

— Soziale Pathologie. Versuch einer Lehre von den sozialen Beziehungen der menschlichen Krankheiten als Grundlage der sozialen Medizin und der sozialen Hygiene, (2. Aufl.) Berlin 1915.

— Was ist und wozu treiben wir soziale Hygiene? (Vortrag, gehalten bei der Verhandlung der Deutschen Gesellschaft für öffentliche Gesundheitspflege zu Berlin am 1. März 1904), abgedruckt in: Beilage zur Hygienischen Rundschau, XIV. Jg. 1904, S. 1017–1032.

— /Kriegel, Friedrich, Zur Einführung, in: Zeitschrift für soziale Medizin, Bd. 1 1906, S. 1–3.

Günter, Franz Xaver, Handbuch der gerichtlichen Medizin für Mediciner, Rechtsgelehrte und Gerichtsärzte, Regensburg 1851.

Guttmann, S. (Hg.), Robert Kochs Heilmittel gegen die Tuberculose (Heft 11) Berlin/Leipzig 1891.

Haeckel, Ernst, Freie Wissenschaft und freie Lehre. Eine Entgegnung auf Rudolf Virchow's Münchener Rede über die ›Freiheit der Wissenschaft im modernen Staat‹. Mit einer Einleitung von Dr. Heinrich Schmidt: Haeckel, Virchow und Reinke, Leipzig 1908.

Haedenkamp, Karl, Die Gesundheitspolitik des Reiches und die Ärzte. Vortrag, gehalten auf der Hauptversammlung des Hartmannbundes 1927, Leipzig 1928.

Haedicke, Johannes, Über Scheintod, Leben und Tod. Ein Beitrag zur Lehre von dem Leben und der Wiederbelebung. Zugleich eine Anleitung bei der Ausbildung von Rettungspersonal und Hebammen, Ober-Schreiberhau 1923.

Hanauer, W., Arzt und Politik, in: ÄV, Bd. 50 1923, Sp. 134–136, S. 145f.

Hecker, J. F. C., Geschichte der neueren Heilkunde, Berlin 1839.

Heiderich, Hans, Nordamerikanische Bevölkerungs- und Rassenprobleme, in: AfRuG, Bd. 4 1907, S. 493–521, 843–858.

Heine, Joseph, Ueber die Behandlung der Blattern und Abdominaltyphen. Ein Relief des Gegensätzlichen in Geist und Uebung der Heilkunde zu dem Typus der Gewerbe. Schismatisches Sendschreiben an Herrn Professor Rudolf Virchow, in: VA, Bd. 54 1872, S. 195–253.

Heinemann, Carl, Beiträge zur Kenntniss des gelben Fiebers (Vomito der Einheimischen) an der Ostküste Mexiko's, in: VA, Bd. 78 1897, S. 113–189.

Heinrich, C. B., Kritische Abhandlung über die von Prichard als moral insanity geschilderten Krankheiten, in: Allgemeine Zeitschrift für Psychiatrie, Bd. 5 (4. Heft) 1848, S. 501–539.

Hellpach, Willy, Standeskampf als Gesellschaftsvorbild, in: Ärztliche Mitteilungen, Bd. 34 1949, S. 3f.

Henke, Ueber den Unterschied und die Verwandtschaft zwischen Gefässreizung und Entzündung, zunächst in Bezug auf Kinderkrankheiten, in: Archiv für medizinische Erfahrung im Gebiete der praktischen Medizin und Staatsarzneikunde, Bd. 2, (2. Heft) 1817, S. 297–319.

Hertwig, Oscar, Zur Abwehr des ethischen, des sozialen, des politischen Darwinismus, Jena 1918.

Heusinger, Bericht über die Leistungen in der medicinischen Geographie, in: Jahresbericht über die Fortschritte in der Heilkunde im Jahre 1849, Jg. 1850 (ohne Zählung, 3. Bd. des Jahrgangs), S. 132–306.

Heyfelder, Notizen über einige Bäder der Schweiz, in: JPH, Bd. LXXXII, 4. Stück 1836, S. 62–85.

Hoffbauer, Welches sind die Ursachen der in der neuren Zeit so sehr überhand nehmenden Selbstmorde und welche Mittel sind zu deren Verhütung anzuwenden (Gekrönte Abhandlung), in: Archiv der Deutschen Gesellschaft für Psychiatrie und gerichtliche Psychologie, Bd. 2 (Heft 1) 1859, S. 1–138.

Hoffmann, Friedrich, Politischer Medicus, oder Klugheitsregeln, nach welchen ein junger Medicus seine Studien und Lebensart einrichten soll, wenn er sich will berühmt machen, auch geschwinde eine glückliche Praxin zu erlangen und zu erhalten begehret. In das Deutsche übersetzt von D. Johann Moritz Auerbach, Leipzig 1752.

Hofmann, Geza von, Krieg und Rassenhygiene. Die bevölkerungspolitischen Aufgaben nach dem Kriege, München 1916.

Hohnbaum, Rez. von: Etoc-Demazy, Suicide, in: Allgemeine Zeitschrift für Psychiatrie und psychisch-gerichtliche Medicin, Bd. 1 1844, S. 700f.

Hueppe, Ferdinand, Die Methoden der Bakterienforschung, Wiesbaden 1885.

— Handbuch der Hygiene, Berlin 1899.

— Naturwissenschaftliche Einführung in die Bakteriologie, Wiesbaden 1896.

— Ueber die Ursachen der Gährung und Infectionskrankheiten und deren Beziehungen zum Causalproblem und zur Energetik. Vortrag, gehalten in der 3. allgemeinen Sitzung der 65. Versammlung deutscher Naturforscher und Aerzte zu Nürnberg am 15. September 1893 (Sonderabdruck aus der Berliner klinischen Wochenschrift, 1893), Berlin 1893.

— /Hueppe, Else, Die Cholera-Epidemie in Hamburg 1892. Beobachtungen und Versuche über Ursachen, Bekämpfung und Behandlung der asiatischen Cholera, Berlin 1893.
Hufeland, Christoph Wilhelm, An das Publicum vom Herausgeber, in: JPH, Bd. XIX (1. Stück) 1804, S. IX–XXX.
Hufeland, Christoph Wilhelm, Aufforderung an alle Aerzte Teutschlands und des Auslandes zu einer Verbindung für die Beibehaltung der officiellen Namen der Heilmittel, in: JPH, Bd. XL (1. Stück) 1815, S. 1–14.
— Die Heroen der Heilkunst. Brechmittel, in: JPH, Bd. LXXII (1. Stück) 1831, S. 7–65.
— Die Verhältnisse des Arztes, in: JPH, Bd. XXIII (3. Stück) 1806, S. 5–36.
— Einleitung zu: JPH, Bd. I (1. Stück) 1795, S. III–VIII.
— Enchiridion medicum oder Anleitung medizinischen Praxis, (6. Aufl., 5. Abdr.) Berlin 1842.
— Geschichte der Gesundheit des Menschengeschlechts nebst einer psychischen Karakteristik des jetzigen Zeitalters im Vergleich zu der Vorwelt, in: JPH, Bd. XXXIV (1. Stück) 1812, S. 1–35.
— Kopp's Urtheil über die Homöopathie, in: JPH, Bd. LXXVI (1. Stück) 1833, S. 73–92.
— Makrobiotik oder die Kunst das menschliche Leben zu verlängern, (6. Aufl.) Berlin 1842.
— Nachschrift des Herausgebers zu: X., Surrogate in der Medizin, in: JPH, Bd. XXXIV (1. Stück) 1812, S. 105–107.
— Ueber die Kriegspest alter und neuer Zeit, mit besonderer Rücksicht auf das Aderlassen in derselben, in: JPH, Bd. XXXVII (6. Stück) 1814, S. 5–136.
— Ueber Monomanie, Unfreiheit und Zurechnungsfähigkeit, in: JPH, Bd. LXVIII (2. Stück) 1829, S. 100–113.
— Von dem Rechte des Arztes über Leben und Tod, in: JPH, Bd. LVI (1. Stück) 1823, S. 3–28.
— /Horn, Nachricht aus dem Zustande des Charité-Krankenhauses im Jahre 1809, in: JPH, Bd. XXX (6. Stück) 1810, S. 12–32.
Ideler, Karl Wilhelm, Art. Suicidum, in: Graefe, Karl Ferdinand von et al. (Hg.), Encyclopädisches Wörterbuch der medicinischen Wissenschaften, Bd. 32, Berlin 1844, S. 602–655.
— Mord an Frau und Kindern in höchst zweifelhaftem Gemüthszustande. – Mania transitoria?! Gutachten der Königl. wissenschaftlichen Deputation, in: Vierteljahrsschrift für gerichtliche Medicin und öffentliches Sanitätswesen, Bd. 2 1852, S. 1–41.
— Versuch einer Theorie des religiösen Wahnsinns. Ein Beitrag zur Kritik der religiösen Wirren der Gegenwart, Halle 1848.
— Versuch einer Theorie des religiösen Wahnsinns. Ein Beitrag zur Kritik der religiösen Wirren der Gegenwart, Zweiter Theil, Halle 1850.
Jäger/Klein, Geschichte einer Lithiasis, in: JPH, Bd. XXX, 3. Stück 1810, S. 33–62.

Jessen, P., Art. Monomanie, in: Graefe, Karl Ferdinand von et al. (Hg.), Encyclopädisches Wörterbuch der medicinischen Wissenschaften, Bd. 23, Berlin 1840, S. 680–709.

— Art. Moria, in: Graefe, Karl Ferdinand von et al. (Hg.), Encyclopädisches Wörterbuch der medicinischen Wissenschaften, Bd. 14, Berlin 1840, S. 127–136.

Jürgens, Karl, Zur Geschichte des deutschen Verfassungswerkes 1848–49, Braunschweig 1850.

Kahn, Eugen, Psychopathen als revolutionäre Führer, in: Zeitschrift für die gesamte Neurologie und Psychiatrie, Bd. 52 1919, S. 90–106.

Kaiser, Alfred, Rez. zu: Deutsche Kolonialreformen. 2. Teil, 2. Buch von ›Staatsstreich oder Reformen‹, politisches Reformbuch verfasst von einem Auslandsdeutschen, (2. Aufl.) Zürich 1905, in: AfRuG, Bd. 3 1906, S. 610–613.

Kant, Immanuel, Vermischte Schriften, Bd. 3, Halle 1799.

Karbe, Karl-Heinz (Hg.), Salomon Neumann 1819–1908. Wegbereiter sozialmedizinischen Denkens und Handelns. Ausgewählte Texte, Leipzig 1983.

Keyssig, Art. Consultation in: Graefe, Karl Ferdinand von et al. (Hg.), Encyclopädisches Wörterbuch der medicinischen Wissenschaften, Bd. 8, Berlin 1832, S. 333–341.

Kilian, H. F., Die Universitaeten Deutschlands in medicinisch-naturwissenschaftlicher Hinsicht, Heidelberg/Leipzig 1828.

Kirchhoff, Alfred, Rez. von: Supan, Alexander, Die territoriale Entwicklung der europäischen Kolonien. Mit einem kolonialgeschichtlichen Atlas von 12 Karten und 40 Kärtchen im Text, Gotha 1906, in: AfRuG, Bd. 4 1907, S. 129–131.

Kirschleger, Der Angst- und Nothruf der hilfesuchenden nord-deutschen Apotheker, in: Hygea, Bd. XXII (Heft 6) 1847, S. 367–377.

Koch, Robert, Die Bekämpfung der Infektionskrankheiten insbesondere der Kriegsseuchen. Rede, gehalten zur Feier des Stiftungstages der Militärärztlichen Bildungsanstalten (2. August 1888), Berlin 1888.

— Die Cholera auf ihrem neuesten Standpunkte, Berlin 1886.

— Über die Milzbrandimpfung. Eine Entgegnung auf den von Pasteur in Genf gehaltenen Vortrag, Kassel u.a. 1882.

— Untersuchungen über die Aetiologie der Wundinfectionskrankheiten, Leipzig 1878.

Koebner, Franz, Die Verstaatlichung des Aerztestandes. Utopie und Wirklichkeit, in: MmW, Bd. 66 1919, S. 134–137.

Kohlschütter, Otto, Mittheilungen über Kinder-Heilanstalten, unter Benutzung von Franz S. Hügels ›Beschreibung sämtlicher Kinder-Heilanstalten in Europa‹ (Wien 1849), in: Annalen der Staatsarzneikunde, Bd. 7/8 1850, S. 21–52.

Kohn, Hans, Der Staat, die Aerzte und das Volk: Einleitung, in: BkW, Jg. 56 1919, S. 73.

— Revolution und Aerzteschaft, in BkW, Jg. 55 1918, S. 1135–1136, 1159–1160.

Kollwitz, Die Sozialisierung der Aerzteschaft. Referat, gehalten im Verein sozialdemokratischer Aerzte in Berlin, in: DmW, Bd. 45 1919, S. 77f.

Köpke, Rudolf, Die Gründung der königlichen Friedrich-Wilhelms-Universität zu Berlin. Nebst Anhängen über die Geschichte der Institute und den Personalbestand, Berlin 1860.

Kopp, Johann Heinrich, Erfahrungen und Bemerkungen bei einer prüfenden Anwendung der Homöopathie am Krankenbette, Frankfurt a.M. 1832.

Kormann, M., Eine Krankenkassen-Heerschau, in: Zeitschrift für ärztliche Fortbildung, Bd. 1 1904, S. 87–88.

Krahmer, Friedrich L., Handbuch der gerichtlichen Medizin für Aerzte und Juristen, (2. Aufl.) Braunschweig 1857.

Krügelstein, J., Zum Schutze für die Witwen und Waisen der Selbstmörder. Ein Beitrag zu der gerichtsärztlichen Lehre von der Zurechnungsfähigkeit, in: Annalen der Staatsarzneikunde, Bd. 5 (Heft 2) 1840, S. 203–251.

Kt., Tagesgeschichte. Die kassenärztliche Bewegung, in: Zeitschrift für ärztliche Fortbildung, Bd. 1 1904, S. 113.

Kurtz, D., An Herrn Dr. Eisenmann. Zweites Schreiben, in: Medicinischer Argos, Bd. 5 1843, S. 96–117.

Laehr, Bernhard Heinrich, Bericht über die Leistungen in der Psychiatrik, in: Jahresbericht über die Fortschritte in der Heilkunde im Jahre 1850, Jg. 1851 (ohne Zählung, 2. Bd. des Jahrgangs), S. 13–59.

— Heusinger ueber den politischen Wahnsinn, in: Allgemeine Zeitschrift für Psychiatrie und psychisch-gerichtliche Medicin, Bd. 8 (Heft 3) 1858, S. 340.

Landsberger, Aerztliche Vertreter in den Parlamenten, in: ÄV, Bd. 45 1918, Sp. 45–47.

Lenz, Fritz, Rassenhygienische Bevölkerungspolitik, in: Deutsche Politik, Jg. 1 1916, S. 1658–1667.

— Vorschläge zur Bevölkerungspolitik mit besonderer Berücksichtigung der Wirtschaftslage nach dem Kriege, in: AfRuG, Bd. 12 1916/18, S. 440–468.

Leubuscher, Rudolph, Bericht über die bisherigen Reformbestrebungen in Berlin, in: Die medicinische Reform, Nr. 1, 10. Juli 1848, S. 2–5.

— Das Wunderkind in der Schifferstrasse, in: Die medicinische Reform, Nr. 35, 2. März 1849, S. 207f.

— Der Wahnsinn in den vier letzten Jahrhunderten, Halle 1848.

— Die Stellung der Psyche zur Medicin, in: Die medicinische Reform, Nr. 14, 6. October 1848, S. 95–97.

— Ueber psychische Epidemien und politischen Wahnsinn, in: Deutsches Museum. Zeitschrift für Literatur, Kunst und öffentliches Leben, 2. Jg. 1852, S. 251–263.

— Zur Reform der Sanitätspolizei, in: Die medicinische Reform, Nr. 8, 25. August 1848, S. 47–49.

Lichtenstädt, J. R., Ideen zur medizinischen Polizei, in: JPH, Bd. LXXVII (1. Stück) 1833, S. 7–50.

Liehrsch, Bernhard, Bilder des ärztlichen Lebens, oder: die wahre Lebenspolitik des Arztes für alle Verhältnisse vom Beginn seiner Vorbildung bis zum Ende seines Wirkens, Berlin 1842.

Lion, Die Schutzpockenimpfung, wie sie ist, und wie sie sein sollte, in: DVjöG, Bd. 2 1870, S. 397–426.

Lippert, Heinrich, Die Pathologie und Therapie der venerischen Krankheiten. Nach Philippe Ricord's System, (2. Aufl.) Hamburg 1852.

Lissauer, Bericht über die Verhandlungen der hygienischen Section des siebenten internationalen medicinischen Congresses zu London vom 2. bis 8. August 1881, in: DVjöG, Bd. 13 1881, S. 576–587.

Loebell, Friedrich Wilhelm von, Denkschrift des Ministers des Innern über die Ergebnisse der Beratungen der Ministerialkommission für die Geburtenrückgangsfrage, Berlin 1917.

Loetscher, Ulrich, Jeremias Gotthelf als Politiker, Bern 1904.

Löffler, Adolph Friedrich, Vermischte Aufsätze und Beobachtungen aus der Arzeneiwissenschaft, Wundarzneikunst und Geburtshülfe, in: JPH, Bd. 21 (1. Stück) 1805, S. 45–94.

Lueder, August Ferdinand, Kritik der Statistik und Politik nebst einer Begründung der politischen Philosophie, Göttingen 1812.

Luther, Hieronimus, Etwas über Zurechnungs-Fähigkeit bei gesetzwidrigen Handlungen in Beziehung auf die neuern Grundsätze in der gerichtlichen Arznei-Wissenschaft, in: JPH, Bd. 63 1826, Supplementheft, S. 136–183.

M. K., Aerzteversammlung zur Gründung eines Gross-Berliner Aerzteverbandes, in: MmW, Bd. 66 1919, S. 26 (zitiert als: M. K., Aerzteversammlung).

— Allgemeine Ärzteversammlung zur Wahl von Vertretern für den Arbeiterrat und eines Sachverständigenrates der Gross-Berliner Ärzteschaft für den Minister, in: MmW, Bd. 65 1918, S. 1391 (zitiert als: M. K., Allgemeine Ärzteversammlung).

— Aus den Parlamenten, in: MmW, Bd. 66 1919, S. 638f.

— Auswärtige Briefe. Berliner Briefe. Kongress der Krankenkassen Deutschlands, in: MmW, Bd. 50 1908, S. 539–540.

Magg, Eine Beantwortung der 1857 von der Gesellschaft für Psychiatrie und gerichtliche Psychologie in Wien ausgeschriebenen Preisfrage: ›Welches sind die Ursachen der in der neusten Zeit so sehr überhand nehmenden Selbstmorde, und welche Mittel sind zur Verhütung anzuwenden?‹, in: Deutsche Zeitschrift für die Staatsarzneikunde mit vorzüglicher Berücksichtigung der Strafrechtspflege, Bd. 13 (NF, Heft 2) 1859, S. 354–410.

Majer, Carl Fr., Statistische Studien über den Selbstmord im Königreiche Bayern, in: Deutsche Zeitschrift für die Staatsarzneikunde mit vorzüglicher Berücksichtigung der Strafrechtspflege, Bd. 17 (NF) 1861, S. 235–358.

Marcus, Max, Zur Stellung des Arztes gegenüber der Geburtenbeschränkung, in: DmW, Bd. 42/II 1916, S. 259–261.

Martin, Aloys, Die Jahresberichte der Bayerischen Irrenanstalten, in: Ärztliches Intelligenzblatt, Bd. 2 1855, S. 51–50.
Marshall, Heinrich, Praktische Bemerkungen über die Inspektion der Rekruten für die Armee, und über simulirte Krankheiten, in: Archiv für praktische Medizin und Klinik, Jg. 1827, S. 1–61.
Maunsel, M. D., Political Medicine. Being the Substance of a Discourse lately delivered before the royal College of surgeons in Ireland on Medicine Considered in its Relations to Government and Legislation, Dublin 1839.
Mende, L., Epidemische Gelbsucht in den Jahren 1807 und 1808, in: JPH, Bd. XXXI (8. Stück) 1810, S. 79–114.
Merkel, Gottlieb, Die Mitwirkung der Aerzte bei Handhabung der Gewerbehygiene (Referat bei der XXI. Versammlung des Deutschen Vereins für öffentliche Gesundheitspflege zu Kiel), in: DVjöG, Bd. 29 1897, S. 135–146.
Meyer, E. von, Eröffnungsrede zu: Verhandlungen der Gesellschaft Deutscher Naturforscher und Ärzte. 79. Versammlung zu Dresden. 15.–21. September 1907, Leipzig 1908, S. 3–7.
Meyer-Ahrens, Die Aerzte und das Medicinalwesen der Schweiz im Mittelalter, in: VA, Bd. 24 1862, S. 225–250.
— Die Pest zu Uster im Jahre 1668 oder der Ustertod. Nach Quellen bearbeitet, in: JPH, Bd. LXXXIX (3. Stück) 1839, S. 60–79.
— Mittheilungen über die Verbreitung des Cretinismus in der Schweiz nach den der schweizerischen naturforschenden Gesellschaft eingesendeten Materialien, in: Archiv für die gesammte Medicin, Bd. 7 1845, S. 360–537.
Mezger, Mittheilungen über die schwurgerichtlichen Verhandlungen der vierten Quartals-Sitzung zu Mannheim vom Jahre 1851, in: Deutsche Zeitschrift für die Staatsarzneikunde, Bd. 12 (NF) 1852, S. 178–190.
Moleschott, Jac., Die medicinischen Lehranstalten an den Hochschulen Niederlands, in: Archiv für physiologische Heilkunde, Bd. 7 1848, S. 472–479.
Moll, Albert, Ärztliche Ethik. Die Pflichten des Arztes in allen Beziehungen seiner Thätigkeit, Berlin 1902.
Moses, Julius, Arzt und Politik, in: Die Medizinische Welt, Bd. 4 1930, S. 1116–1117.
Most, Georg Friedrich, Art. Policei, in: ders. (Hg.), Ausführliche Encyklopädie der gesammten Staatsarzneikunde, Bd. 2, Leipzig 1840, S. 554f.
— (Hg.), Ausführliche Encyklopädie der gesammten Staatsarzneikunde (3 Bde.) Leipzig, 1838–1840.
Mugdan, Otto, Die Mitwirkung der Krankenversicherung auf dem Gebiete der öffentlichen Gesundheitspflege (Rede, gehalten bei der Versammlung des Deutschen Vereins für öffentliche Gesundheitspflege 1907 in Magdeburg), abgedruckt in: DVjöG, Bd. 40 1908, S. 59–71.
— Die Verfassung der deutschen Republik und die Aerzte, in: DmW, Bd. 45 1919, S. 973–974.

Müller, Christian, Die Psyche der Prostituierten, in: Neurologisches Centralblatt, Jg. 27 1908, S. 992–994.
Müller, Clotar/Meyer, Veit, Einleitung zu: Homöopathische Vierteljahrsschrift. Central-Organ für die gesammte Homöopathie, Bd. 1 (Heft 1) 1850, S. 1–12.
Müller, Robert, Die Politiker des Geistes. Sieben Situationen, Berlin 1917.
Münch, Ernst Hermann Joseph, Allgemeine Geschichte der neuesten Zeit. Von dem Ende des großen Kampfes der europäischen Mächte wider Napoleon Bonaparte, bis auf unsere Tage, Bd. 1, Leipzig/Stuttgart 1833.
N. Fr. Pr., Kleinere Mittheilungen. Disraeli und Derby über Gesundheitspflege, in: DVjöG, Bd. 6 1874, S. 365–367.
N. V., Medical Dependent on Political Reform in: The Lancet, Bd. 15 1831, S. 872.
Näcke, P., Beiträge zur Lehre des Delirium tremens potatorum, in: Deutsches Archiv für Klinische Medicin, Bd. 25 1880, S. 416–469.
Nassauer, Max, [Referat] in: MmW, Bd. 65 1918, S. 797–798.
Naumann, Art. Arzt, in: Graefe, Carl Ferdinand et al. (Hg.), Encyclopädisches Wörterbuch der medicinischen Wissenschaften, Bd. 3, Berlin 1829, S. 469–478.
Neufville, W. de, Ueber das Auftreten der asiatischen Cholera zu Frankfurt a.M. im Jahre 1849, in: Archiv für physiologische Heilkunde, Jg. 9. 1850, S. 455–467.
Neumann, Salomon, Commissionsbericht betreffend die Disposition für die legislativen Berathungen in der Generalversammlung der Ärzte, in: Die medicinische Reform Nr. 2, 19. Juli 1848, S. 1–2.
— Die öffentliche Gesundheitspflege und das Eigenthum, Berlin 1847.
— Zur medicinischen Statistik des preussischen Staates, Berlin 1849.
Nicol, Volksheilstätten, Aerzte und Invaliditätsanstalten, in: Verhandlungen der Gesellschaft Deutscher Naturforscher und Ärzte. 69. Versammlung zu Dresden. 20.–25. September 1897, Leipzig 1898, S. 305–309.
Niemann, Johann Friedrich, Taschenbuch der Civil-Medicinal-Polizei, Leipzig 1828.
O. K., Nach dem Kriege, in: ÄV, Bd. 42 1915, Sp. 385–386.
Odreg, Demetrius Cebedaeus Kameleon, De morbo reactionario, antiqua insaniae forma, Berolinum 1850.
Oehmen, Franz, Der Wille zur Macht, in ÄV, Bd. 28 1901, S. 538f.
— Neue Wege, in: ÄV, Bd. 27 1900, S. 538–542.
Oesterlen, Friedrich, Handbuch der Hygieine, der privaten und öffentlichen, (2. Aufl.) Tübingen 1857.
Oldendorf, A., Einfluss der Wohnung auf die Gesundheit, in: Weyl, Theodor (Hg.), Handbuch der Hygiene, Bd. 1 (1. Lieferung, Bau- und Wohnungshygiene. Allgemeiner Teil), Jena 1895, S. 1–12.
Oldendorff, A., Die periodischen Sterblichkeitsschwankungen, ihre Gesetze und ihre Ursachen, in: Ergänzungshefte zum Centralblatt für allgemeine Gesundheitspflege, Bd. 2 1889, S. 16–88.
— Ueber die Jahresberichte der deutschen Lebensversicherungs-Gesellschaften nebst ihrer Bedeutung für die Medicinal-Statistik und Verwaltung, in: Viertel-

jahrsschrift für gerichtliche Medizin und öffentliches Sanitätswesen, Bd. 21 (NF) 1874, S. 138–163.

Ornstein, Bernhard, Zur Makrobiotik, in: VA, Bd. 75 1879, S. 177–183.

Otto, M./Neumann, R. O., Studien über Gelbfieber in Brasilien, in: Zeitschrift für Hygiene und Infectionskrankheiten, Bd. 51 1890, S. 357–506.

Pagel, Julius, Medicinische Deontologie. Ein kleiner Katechismus für angehende Praktiker, Berlin 1897.

Pearson, Karl F. R. S., Über den Zweck und die Deutung einer nationalen Rassenhygiene (National-Eugenik) für den Staat, in: AfRuG, Bd. 5 1908, S. 67–96.

Pettenkofer, Max von, Die Cholera in Syrien und die Choleraprophylaxe in Europa. Zeitschrift für Biologie, Bd. 12 1876, S. 102–128.

— Einleitung, zu: ders./Ziemssen, H. v. (Hg.), Handbuch der Hygiene und der Gewerbekrankheiten. Erster Theil: Individuelle Hygiene, (3. Aufl.) Leipzig 1882, S. 3–10.

— Neun aetiologische und prophylaktische Sätze aus den amtlichen Berichten über die Choleraepidemien in Ostindien und in den vereinigten Staaten von Nordamerika (Separatabdruck aus der Deutschen Vierteljahrsschrift für öffentliche Gesundheitspflege, Bd. 9 Heft 2), Braunschweig 1877.

— Verbreitungsarten der Cholera in Indien. Ergebnisse der neuesten aetiologischen Untersuchungen in Indien, Braunschweig 1871.

— Vorträge über Canalisation und Abfuhr, München 1876.

— Zum gegenwärtigen Stand der Cholerafrage, München/Leipzig 1887.

Pfeffer, Hermann, Aerztliche Mittheilungen aus Paris, in: Allgemeine Medicinische Central-Zeitung, Jg. 17 1848, Sp. 414f.

Pick, Gottlieb, Die Zukunft des Ärztestandes und der Ausbau des Gesundheitswesens, Berlin/Wien 1917.

Pistor, Moritz, Medizinalministerium in Preußen oder Reichsamt für öffentliches Gesundheitswesen in: DmW, Bd. 43/II 1917, S. 1394–1395.

Pittschaft, J. A., Naturhistorische, medicinische Lesefrüchte, Randglossen und therapeutische Rhapsodien, in: JPH, Bd. XC (2. Stück) 1840, S. 83–104.

Ploetz, Alfred, Die Begriffe Rasse und Gesellschaft und die davon abgeleiteten Disziplinen, in: AfRuG, Bd. 1 1904, S. 2–26.

Quaet-Faslem, Georg, Zur Abstimmung über die ärztlichen Standesfragen im Preussischen Landtag, in: ÄV, Bd. 54 1927, Sp. 40–46.

Quitzmann, Rez. zu: Gerster, Carl, Was ist Homöopathie? Zur Aufklärung für Jedermann und allen Freunden und Feinden der Homöopathie gewidmet, Regensburg 1848, in: Allgemeine Medicinische Central-Zeitung, Jg. 17 1848, Sp. 549f.

Rau, Karl Heinrich, Grundsätze der Volkswirthschaftspolitik, (2. Aufl.) Heidelberg 1839.

Raumer, Friedrich von, Briefe aus Paris und Frankreich im Jahre 1830, Erster Theil, Leipzig 1831.

Recklinghausen, F. von, Nachruf auf Rudolf Virchow, gesprochen beim Beginn der Tagung der Deutschen pathologischen Gesellschaft in Karlsbad am 22. September 1902 von dem stellvertretenden Vorsitzenden F. von Recklinghausen, in: VA, Bd. 171 1903, S. 2–7.

Reclam, Carl, Die heutige Gesundheitspflege und ihre Aufgaben, in: DVjöG, Bd. 1 1869, S. 1–5.

— Oeffentliche Sitzung der sächsischen Gesellschaft der Wissenschaften in: Allgemeine Medicinische Central-Zeitung, Jg. 17 1848, Sp. 439f.

Redaction, Die, Das Allerneueste. Die medicinische Reform, in: Medicinisch-politische Blätter oder Mittheilungen für die Reformen im Medicinalwesen, Bd. 1 1848, S. 126.

Redaktion, die, Tagesgeschichte, in: Allgemeine Medicinische Central-Zeitung, Jg. 17 1848, Sp. 255.

Reich, Eduard, Die Fortpflanzung des Menschen aus dem Gesichtspunkte der Physiologie und Bevölkerungslehre betrachtet, Jena 1880.

— Die Ursachen der Krankheiten, der physischen und moralischen, Leipzig 1867.

— Studien über die Volksseele, Jena 1876.

— System der Hygieine, Bd. 2, Leipzig 1872.

— Volks-Gesundheits-Pflege, Coburg 1862.

Reichert, K. B., Bericht über die Fortschritte der mikroskopischen Anatomie im Jahre 1848, in: Archiv für Anatomie, Physiologie und wissenschaftliche Medicin, Jg. 1849, S. 1–66.

Renard, Joh. Claudius, Ein Beitrag zur Geschichte der Hirnhautentzündung und des ansteckenden Typhus der Jahre 1813 und 1814, in: JPH, Bd. XL (6. Stück) 1815, S. 3–46.

Richter, Carl Adolph Wilhelm, Einige Winke für das Savoir faire, in: Sachs medicinischer Almanach, Jg. 5 1840, S. 80–151.

Richter, Die Bevölkerungsfrage, in: DmW, Bd. 42/II 1916, S. 257–259.

Richter, Hermann Eberhard, Ein Blick auf die neueste medicinische Volksliteratur, in: Jahrbuch der in- und ausländischen gesammten Medicin, Bd. 69 1851, S. 110–117.

— Programm, in: ÄV, Bd. 2 1875, S. 1.

— Ueber Medicinalreform und ihr Verhältniss zum Staat, in: ders., Schriften zur Medicinalreform, Dresden 1865.

Richter, Johann Daniel, Beyträge zur Finanz-Literatur in den preussischen Staaten, Bd. 1, Frankfurt/Leipzig 1781.

Ringseis, Johann Nepomuk von, Dr. Ringseis Erwiderung auf eine Recension in der Zeitschrift der k[aiserlich] k[öniglichen] Gesellschaft der Aerzte zu Wien; Redacteur Dr. Ferdinand Hebra; 9ter Jahrgang, 12tes Heft, Wien 1853, in: Historisch-politische Blätter für das katholische Deutschland, Bd. 33 1854, S. 596–606.

— System der Medizin. Ein Handbuch der allgemeinen und speziellen Pathologie und Therapie, zugleich ein Versuch zur Reformation und Restauration der medizinischen Theorie und Praxis, Regensburg 1841.

Ritter, Bernhard, Aerztliches Gutachten über die Nothwendigkeit der Ehescheidung bei einer Frau, welche im Ehebette durch Syphilis angesteckt wurde, in: Annalen der Staatsarzneikunde, Bd. 9 (Heft 2) 1844, S. 237–285.

— Welches sind die Ursachen der in der neuesten Zeit so sehr Überhand nehmenden Selbstmorde, und welche Mittel sind zur Verhütung anzuwenden?, in: Deutsche Zeitschrift für die Staatsarzneikunde mit vorzüglicher Berücksichtigung der Strafrechtspflege, Bd. 15 (NF, Heft 2) 1860, S. 335–368.

Rönne, Ludwig von/Simon, Heinrich, Das Medizinalwesen des Preußischen Staates, Aderholz 1844.

Rösch, Carl, Ueber den Abdominaltyphus und dessen Behandlung, insbesondere mit Calomel in hoher Gabe, in: Archiv für die gesammte Medicin, Bd. 1 1841, S. 44–95.

Roser, W., Ueber Medicinal-Reform, in: Archiv für Physiologische Heilkunde, Jg. 7 1848, S. 347–351.

Roth, W., Zur Tagesgeschichte. Der deutsche Hilfsvereinstag zu Nürnberg, in: DVjöG, Bd. 3 1871, S. 559–569.

Rubinstein, Friedrich, Einst und jetzt. 1848 und 1893, in: Medicinische Reform. Organ für die gesammten wirthschaftlichen und socialen Interessen der Aerzte Deutschlands, Bd. 1 1893, S. 89–90, 140–144.

Rubner, Max, Der Staat und die Volksernährung, in: DmW, Bd. 40/II 1914, S. 1945–1948.

— Rede, gehalten zur Eröffnung des neuen Hygienischen Instituts zu Berlin, abgedruckt in: BkW, Jg. 42 1905, S. 553–556, 612–615.

Ruge, Arnold, Polemische Briefe, Mannheim 1847, S. 145–160.

Rumpf, Theodor, Vorlesungen über Soziale Medicin, Leipzig 1908.

Rumsey, Henry W., Essays on state medicine, London 1856.

Ruttenberg, Art. Radical, Radicalismus, in: Rotteck, Carl/Welcker, Carl (Hg.), Staats-lexikon oder Encyclopädie der Staatswissenschaften, Bd. 13, Altona 1842, S. 408–420.

S., Zur Tagesgeschichte, in: DVjöG, Bd. 2 1870, S. 267–274.

Sander, Friedrich, Die Reform der englischen Sanitätsgesetzgebung, in: DVjöG, Bd. 3 1871, S. 465–489.

Schächter, Maximilian, Vortrag zum internationalen medizinischen Kongress in Madrid: Justizärztlicher Senat in Ungarn, in: Vierteljahrsschrift für gerichtliche Medicin und öffentliches Sanitätswesen, Bd. 29 (3. F.) 1905, S. 54–59.

Schaeffer, Jac., Die Zeit- und Volks-Krankheiten des Jahres 1817 in und um Regensburg, in: JPH, Bd. XLVII (1. Stück) 1818, S. 1–62.

Schaible, Joseph, Ueber Selbstmord, und die grössere Hinneigung unserer Zeit zu demselben. Eine medizinisch-polizeiliche und philantropische Rhapsodie, in: Annalen der Staatsarzneikunde, Bd. 3 (Heft 1) 1838, S. 137–163.

Schallmayer, Wilhelm, Beiträge zu einer Nationalbiologie. Nebst einer Kritik der methodologischen Einwände und einem Anhang über wissenschaftliches Kritikerwesen, Jena 1905.

— Bevölkerungspolitische Kriegsliteratur, in: Zeitschrift für Politik, Bd. 10 1917, S. 441–468.

— Eugenik, Lebenshaltung und Auslese. Zeitschrift für Sozialwissenschaft, Bd. 11 1908, S. 267–277.

— Neue Aufgaben und neue Organisation der Gesundheitspolitik, in: AfRuG, Bd. 13 1919/20, S. 225–270.

— Vererbung und Auslese im Lebenslauf der Völker. Eine staatswissenschaftliche Studie auf Grund der neueren Biologie, (1. Aufl.) Jena 1903 (zitiert als: Schallmayer, Vererbung (1903)).

— Vererbung und Auslese in ihrer soziologischen und politischen Bedeutung. Preisgekrönte Studie über Volksentartung und Volkseugenik, (2. Aufl.) Jena 1910 (zitiert als: Schallmayer, Vererbung (1910)).

— Vererbung und Auslese. Grundriß der Gesellschaftsbiologie und der Lehre vom Rassendienst. Für Rassehygieniker, Bevölkerungspolitiker, Ärzte, Anthropologen, Soziologen, Erzieher, Kriminalisten, höhere Verwaltungsbeamte und politisch interessierte Gebildete aller Stände, (4. Aufl.) Jena 1920 (zitiert als: Schallmayer, Vererbung (1920)).

— Zur Bevölkerungspolitik gegenüber dem durch den Krieg verursachten Frauenüberschuss, in: AfRuG, Bd. 11 1914/15, S. 713–737.

Schasching, M., Der Selbstmord in pathogenetischer und gerichtsärztlicher Hinsicht, in: Amtlicher Bericht über die sieben und dreissigste Versammlung der Gesellschaft deutscher Naturforscher und Aerzte zu Karlsbad im September 1862, Karlsbad 1863, S. 318–525.

Scheidhauer, Bemerkungen über die Zulässigkeit der Perforation eines lebenden Kindes, in: Jahrbücher der In- und Ausländischen gesammten Medicin, Bd. 1 1834, S. 353–356.

Scherer, F., An die deutschen Aerzte, in: ÄV, Bd. 27 1900 (29. Jg.), S. 450.

Schlossberger, J., Die Krasenlehre als neue Wissenschaft und die Reform der Lehre von den Krankheitsprodukten. Beitrag zur Charakteristik der neuesten Pathologie, in: Archiv für physiologische Heilkunde, Bd. 2 1843, S. 606–618.

Schmidt, A., Leben und Wirken Hugo von Ziemssen's, in: Deutsches Archiv für Klinische Medicin, Bd. 66 1899, S. 1–20.

Schmidt, Joseph Hermann, Die Reform der Medicinal-Verfassung Preußens, Berlin 1846.

Schmidt, Ueber psychische Heilkunst und ihr sowohl wissenschaftliches als politisches Verhältnis zu der bisherigen Heilkunst, in: JPH, Bd. 17, 4. Stück 1804, S. 70–109.

Schmidtmann, C. J., Einige Betrachtungen über die jetzt gangbaren Hunger-Kuren, in: JPH, Bd. LXIX (3. Stück) 1829, S. 3–18.

Schneider, G., Bericht über die Leistungen in der Hydriatrik, in: Jahresbericht über die Fortschritte der gesammten Medicin in allen Ländern, Bd. 3 (Specielle Pathologie und Therapie) 1849, S. 203–211.

Schneider, P. J., Obergerichtsärztliches Gutachten über die Zurechnungsfähigkeit eines des Hochverraths Angeklagten, in: Deutsche Zeitschrift für die Staatsarzneikunde mit vorzüglicher Berücksichtigung der Strafrechtspflege, Bd. 20 (NF) 1862, S. 298–314.

Schriftleitung, Die, Ein politisch' Lied – ein garstig' Lied, in: Deutsches Ärzteblatt, Bd. 60 1931, S. 323.

Schröder, Erich, Die gesundheitspolitische Aufgabe der deutschen Ärzte, in: Deutsches Ärzteblatt, Bd. 59 1930, S. 229–232.

Schuberg, W., Das Haematoma durae matris bei Erwachsenen, in: VA, Bd. 16 1859, S. 464–512.

Schultz-Schultzenstein, Carl Heinrich, [mitunter Karl Heinrich], Ueber die Bedeutung von Leben und Tod in der Wissenschaft, in: Amtlicher Bericht über die sieben und dreissigste Versammlung der Gesellschaft deutscher Naturforscher und Aerzte zu Karlsbad im September 1862, Karlsbad 1863, S. 29–48.

— Ueber die Stellung Blumenbach's zur Darwin'schen Schöpfungstheorie, in: Amtlicher Bericht über die vierzigste Versammlung der Gesellschaft deutscher Naturforscher und Aerzte zu Hannover im September 1865, Hannover 1866, S. 45–54.

Schürmayer, I. H., Ueber die Behandlung armer Kranken [sic!] in medicinisch-polizeilicher Rücksicht, mit Bezug auf die gesetzlichen Bestimmungen im Grossherzogthum Baden, in: Annalen der Staatsarzneikunde, Jg. 10 1845, S. 329–340.

— Zur Reform des Medicinalwesens, in: Vereinte deutsche Zeitschrift für die Staats-Arzneikunde, Bd. 6 (NF, Heft 2) 1849, S. 199–214.

Schwalbe, Julius, Aus den Parlamenten, in: DmW, Bd. 43/I 1917, S. 405–406.

— Bemerkungen zu dem vorstehenden Aufsatz, in: DmW, Bd. 45 1919, S. 78.

— Militärische Erlasse zur Förderung des öffentlichen Gesundheitswesens, in: DmW, Bd. 42/II 1916, S. 608–609.

— Politik der Aerzte und Aerztepolitik, in: DmW, Bd. 44 1918, S. 1433–1434.

— (Hg.), Reichs-Medicinal-Kalender für Deutschland auf das Jahr 1903, Theil II, Leipzig 1903.

— Zur Neuordnung des Gesundheitswesens im Reich und in Preußen, in: DmW, Bd. 43/II 1917, S. 1329–1331.

Seegen, J., Beiträge zur Casuistik der Meliturie, in: VA, Bd. 30 1864, S. 67–96, 227–257.

Siebert, August, Die Schlange des Aeskulap und die Schlange des Paradieses. Eine Remonstration im Interesse der freien Wissenschaft gegen die Restauration des Dr. Joh. Nep. von Ringseis, in: Archiv für die gesammte Medicin, Bd. 2 1842, S. 165–250.

— Kritik der Gegensätze in der Medicin. Ein Nachtrag zu Aesculap- und Paradies-Schlange, in: Archiv für die gesammte Medicin, Bd. 3 1842, S. 35–68.

Siebold, Ed. v., Art. Geburtshilfe, Geschichte derselben, in: Graefe, Carl Ferdinand et al. (Hg.), Encyclopädisches Wörterbuch der medicinischen Wissenschaften, Bd. 14, Berlin 1836, S. 127–153.

— Bericht über die Leistungen der Geburtshilfe aus dem Jahre 1848, in: Jahresbericht über die Fortschritte der gesammten Medicin in allen Ländern, Bd. 3 (Specielle Pathologie und Therapie) 1849, S. 315–340.

Siemens, Hermann Werner, Bevölkerungspolitik oder Geburtenpolitik?, in: Die Grenzboten, Bd. 77 (Heft 3) 1918, S. 15–19.

— Deutsche Geburtenpolitik, in: Deutsche Politik, Jg. 1 1916, S. 1905–1912.

— Grundzüge der Vererbungslehre, Rassenhygiene und Bevölkerungspolitik für Gebildete aller Berufe, (10. Aufl.) München 1941.

Sigmund, Carl von, Die Cholera- und die Quarantänefrage vor den internationalen Sanitätsconferenzen, in: DVjöG, Bd. 8 1875, S. 230–247.

— Eine permanente internationale Seuchencommission, als Antrag der internationalen Seuchenconferenz in Wien 1874, in: DVjöG, Bd. 7 1875, S. 592–609.

Silberschlag, Die Sanitätsgesetzgebung des preussischen Staates, namentlich die Gesetze über die Cholera, ihre Entstehung und das Bedürfnis ihrer Reform, in: DVjöG, Bd. 6 1874, S. 185–214.

Simon, Friedrich Alexander, Der unsterblichen Narrheit Samuelis Hahnnemanni Pseudomessiae medici scabiosi, 3. Theil, 1. Abtheilung, Hamburg 1834.

Simon, H., Siebenter internationaler Congress für Hygiene und Demographie in London vom 10. bis 17. August 1891. Neunte Section: Staats-Medicin, in: DVjöG, Bd. 24 1892, S. 205–251.

Smith, John Gordon, The Principles of Forensic Medicine. Systematically Arranged, and Applied to British Practice, London 1824.

Soden, Julius von, Die Nazional-Oekonomie, Bd. 1, Leipzig 1805.

Solbrig, August, Die Gegensätze in der Medicin. Erörtert mit besonderer Rücksicht auf das System des Dr. von Ringseis und seine Gegner, Nürnberg/Fürth 1841.

— Mittheilungen aus der Irrenheil- und Pflegeanstalt zu Erlangen, in: Allgemeine Zeitschrift für Psychiatrie und psychisch-gerichtliche Medicin, Bd. 8 (Heft 1) 1851, S. 34–79.

Sonderegger, Jakob Laurenz, Vorposten der Gesundheitspflege (nach dem Tode des Verfassers durchgesehen und ergänzt von Dr. Elias Haffter), (5. Aufl.) Berlin 1901 (zitiert als: Sonderegger, Vorposten (1901)).

— Vorposten der Gesundheitspflege im Kampfe um's Dasein der Einzelnen und ganzer Völker, (2. Aufl.) Berlin 1874 (zitiert als: Sonderegger, Vorposten (1874)).

Spengler, Die Pariser Revolution im Februar und der Wahnsinn, in: Allgemeine Zeitschrift für Psychiatrie und psychisch-gerichtliche Medizin, Bd. 6 (Heft 2) 1849, S. 352–354.

Spiegel, O., Die Organisation von Mutter- und Säuglingsschutz in Kiel, in: Zentralblatt für Gynaekologie, Jg. 42 1918, S. 90–96.
Spiess, Gustav Adolf, Die pathologische Physiologie und Prof. Rud. Virchow. Eine Antikritik, Frankfurt a.M. 1858.
— Zur Tagesgeschichte. Niederrheinischer Verein für öffentliche Gesundheitspflege, in: DVjöG, Bd. 5 1878, S. 126–135.
Staudenmaier, Franz Anton, Zum religiösen Frieden der Zukunft mit Rücksicht auf die religiös-politische Aufgabe der Gegenwart, Bd. 3, Freiburg im Breisgau 1851.
Stein, Lorenz, Die Lehre von der Innern Verwaltung. Die wirkliche Innere Verwaltung und das Verwaltungsrecht. Erster Theil: Das Bevölkerungswesen und sein Verwaltungsrecht, Stuttgart 1866.
Steinbrück, Paul/Thom, Achim (Hg.), Robert Koch (1843–1910). Bakteriologe, Tuberkuloseforscher, Hygieniker. Ausgewählte Texte, Leipzig 1982.
Stelzner, Helenefriderike, Mediziner in der Politik, in: DmW, Bd. 47 1921, S. 338–339, 361–362.
Sticker, Georg, Die Ausgestaltung der Medizin in Deutschland während der letzten 25 Jahre, München 1913.
Stieglitz, Johann, Bemerkungen über obigen Gegenstand, in: JPH, Bd. LX 1825, S. 17–111.
Stricker, W., Besprechung zu: Genth, Adolf, Geschichte des Kurortes Schwalbach, Wiesbaden 1881, in: VA, Bd. 84 1881, S. 423f.
— Besprechung zu: Gernet, Mittheilungen aus der älteren Medicinalgeschichte Hamburgs. Culturhistorische Skizze auf urkundlichem und geschichtlichen [sic!] Grunde, Hamburg 1869, in: VA, Bd. 46 1869, S. 396–400.
Struve, Bevölkerungspolitik im Reichstage, in: Zeitschrift für ärztliche Fortbildung, Bd. 15 1918, S. 40–42.
Stütz, Bemerkungen über die Reilsche Schrift: Pepinieren zum Unterricht ärztlicher Routinieres u.s.w. und ihre Recension in der Halleschen A.L.Z., in: JPH, Bd. 26 (1. Stück) 1807, S. 39.
Szoalski, V. F., Der Weichselzopf, betrachtet vom gegenwärtigen Zustande der Wissenschaft, in: Archiv für physiologische Heilkunde, Bd. 4 1845, S. 333–377.
— Neun Briefe über den medicinischen Congress in Frankreich, in: Archiv für physiologische Heilkunde, Bd. 5 1846, S. 89–131.
Thierfelder, Darf der Arzt dem Kranken die vorhandene unvermeidliche Gefahr des nahen Todes ankündigen, und unter gewissen Umständen das Leben absichtlich verkürzen, in: Medicinischer Argos, Bd. 5 (Heft 1) 1843, S. 148–162.
Tobey, James A., The National Government and public health, New York (1926) 1978.
Tönnies, Ferdinand, Schiller als Zeitbürger und Politiker, Berlin-Schöneberg 1905.
Tott, C. A., Art. Mania, in: Most, Georg Friedrich (Hg.), Ausführliche Encyklopädie der gesammten Staatsarzneikunde, Bd. 2, Leipzig 1840, S. 151–176.

Tuczek, [Referat bei der Versammlung des Deutschen Vereins für öffentliche Gesundheitspflege 1897 in Karlsruhe zum Thema:] Die Bekämpfung des Alkoholmissbrauchs, abgedruckt in: DVjöG, Bd. 30 1898, S. 23–43.

Uden, Konrad Friedrich, Udens Medizinische Politik, Leipzig 1783.

Ullersperger, S. B., Ein Blick auf die Medicin in Spanien (VI. Folge), in: VA, Bd. 60 1874, S. 506–525.

Vetter, Art. Ienner, in: Graefe, Carl Ferdinand et al. (Hg.), Encyclopädisches Wörterbuch der medicinischen Wissenschaften, Bd. 17, Berlin 1838, S. 649–659.

— Art. Medicina politica, in: Graefe, Karl Ferdinand von et al. (Hg.), Encyclopädisches Wörterbuch der medicinischen Wissenschaften, Bd. 22, Berlin 1840, S. 589–612.

Varrentrapp, Georg, Darf ein von Herrn Prof. Virchow verfasstes Gutachten kritisiert werden?, in: Vierteljahrsschrift für gerichtliche Medizin und öffentliches Sanitätswesen, Bd. 17 (NF) 1872, S. 372–376.

Vehse, Karl Eduard, Die Weltgeschichte aus dem Standpunkte der Cultur und der nationalen Charakteristik. 41 Vorlesungen im Winterhalbjahr 1841/42 zu Dresden gehalten, Bd. 2, Dresden 1842.

Vering, Albert Mathias, Von der Anwendung der psychischen Kurmethode bey den Krankheiten des Körpers, Leipzig 1818.

Virchow, Rudolf, Brief an Bardeleben, 19. März 1849, abgedruckt in: Bardeleben, Karl v., Einige Briefe von Rudolf Virchow an Adolf Bardeleben aus den Jahren 1847–1853, in: VA, Bd. 223 1916, S. 1–9.

— Brief an Goldstücker, 18. März 1849, abgedruckt in: Andree, Virchow Sämtliche Werke (= VSW), Bd. 61, Berlin u.a. 2007, S. 168f.

— Das Medicinal-Ministerium, in: Die medicinische Reform, Nr. 3, 21. Juli 1848, S. 9–11.

— Das Wunderkind, in: Die medicinische Reform, Nr. 36, 9. März 1849, S. 209f.

— Der Armenarzt, in: Die medicinische Reform, Nr. 18, 3. November 1848, S. 125.

— Der medicinische Congress, in: Die medicinische Reform, Nr. 17, 27. Oktober 1848, S. 117–119.

— Der medicinische Unterricht, in: Die medicinische Reform, Nr. 11, 15. September 1848, S. 69–72.

— Der Staat und die Ärzte, in: Die medicinische Reform, Nr. 38, 23. März 1849, S. 217–218.

— Die Anstellung von Armen-Aerzten, in: Die medicinische Reform, Nr. 30, 26. Januar 1849, S. 185–187.

— Die Besetzung der Assistentenstelle am Berliner pathologischen Institut mit Beziehung auf das Glaubensbekenntniss der Bewerber, in: VA, Bd. 44 1868, S. 138–144.

— Die Epidemie von 1848 (Gelesen in der Jahressitzung der Gesellschaft für wissenschaftliche Medicin am 27. Novbr. 1848), in: VA, Bd. 3 1851, S. 3–12.

— Die Freiheit der Wissenschaft im modernen Staat. Rede, gehalten in der dritten allgemeinen Sitzung der fünfzigsten Versammlung deutscher Naturforscher und Aerzte zu München am 22. September 1877, Berlin 1877.
— Die internationalen Congresse, in: VA, Bd. 120 1890, S. 1–6.
— Die Kritiker der Cellularpathologie, in: VA, Bd. 18 1860, S. 1–14.
— Die Lage der Medicinal-Reform, in: Die medicinische Reform, Nr. 27, 5. Januar 1849, S. 173–174.
— Die medicinische Gesetzgebung, in: Die medicinische Reform, Nr. 29, 19. Januar 1849, S. 181–182.
— Die naturwissenschaftliche Methode und die Standpunkte der Therapie (Gelesen bei der Jahressitzung der Gesellschaft für wissenschaftliche Medicin zu Berlin am 20. Decbr. 1847), in: VA, Bd. 2 1849, S. 3–37.
— Die öffentliche Gesundheitspflege, in: Die medicinische Reform, Nr. 5, 4. August 1848, S. 21.
— Die öffentliche Gesundheitspflege, in: Die medicinische Reform, Nr. 8, 25. August 1848, S. 45–47.
— Die öffentliche Gesundheitspflege, in: Die medicinische Reform, Nr. 9, 1. September 1848, S. 53–56.
— Dritte Antwort an Hrn. Dr. Varrentrapp, in: Vierteljahrsschrift für gerichtliche und öffentliche Medicin und öffentliches Sanitätswesen, Bd. 17 (NF) 1872, S. 378–383.
— Eine Antwort auf Herrn Spiess, in: VA, Bd. 13 1858, S. 481–490.
— Gedächtnisrede auf Joh. Lucas Schönlein. Gehalten am 23. Januar 1865, Berlin 1865.
— Mittheilungen über die in Oberschlesien herrschende Typhus-Epidemie, in: Archiv für pathologische Anatomie und Physiologie und für klinische Medicin, Bd. 2 1849, S. 143–322.
— Nach dem Kriege, in: VA, Bd. 53 1871, S. 1–26.
— Nachruf an Ernst Reimer, in: VA, Bd. 150 1897, S. 388–390.
— Siegfried Reimer. Ein Nachruf, in: Deutsche Klinik, Bd. 12 1860, S. 305–309.
— Ueber die nationale Entwicklung und Bedeutung der Naturwissenschaften, in: Amtlicher Bericht über die vierzigste Versammlung der Gesellschaft deutscher Naturforscher und Aerzte zu Hannover im September 1865, Hannover 1866.
— Ueber die Reform der pathologischen und therapeutischen Anschauungen durch die mikroskopischen Untersuchungen, in: VA, Bd. 1 1847, S. 207–255.
— Was die ›medicinische Reform‹ will, in: Die medicinische Reform, Nr. 1, 10. Juli 1848, S. 1–2.
— Zur Erinnerung. Blätter des Dankes für meine Freunde, in: VA, Bd. 167 1902, S. 1–15.
Versammlung Deutscher Naturforscher und Ärzte (Hg.), Amtlicher Bericht über die Versammlung Deutscher Naturforscher und Ärzte (Mitunter ›Amtlicher Bericht über die Versammlung der Gesellschaft Deutscher Naturforscher und Aerzte‹. Fortgesetzt seit 1890 als ›Gesellschaft Deutscher Naturforscher und

Ärzte: Verhandlungen der Gesellschaft Deutscher Naturforscher und Ärzte‹), wechselnde Verlagsorte seit 1823.
Vogel, Samuel Gottlieb, Einige allgemeine Bemerkungen über das Sçavoir faire in der medicinischen Praxis, in: JPH, Bd. 11 (3. Stück) 1796, S. 295–324.
— Medicinisch-politische Untersuchung der Ursachen, welche die Wiederherstellung ertrunkener so selten machen, Hamburg 1791.
Vollmann, Siegmund, Der Krieg und die Aerzte, in: ÄV, Bd. 42 1915, Sp. 107–110.
— Neuorientierung, in: ÄV, Bd. 45 1918, Sp. 169–172.
— Reformwünsche, in: ÄV, Bd. 44 1917, Sp. 287–288.
— Umschau: Der Arzt im öffentlichen Leben, in: ÄV, Bd. 45 1919, Sp. 20–22.
— Vom Tage, in: ÄV, Bd. 44 1917, Sp. 93–96.
— Zeitgemässe Betrachtungen, in: ÄV, Bd. 43 1916, Sp. 345–350.
Wagner, Art. Staatsarzneikunde, in: Graefe, Karl Ferdinand von et al. (Hg.), Encyclopädisches Wörterbuch der medicinischen Wissenschaften, Bd. 32, Berlin 1844, S. 174–178.
Walcker, R., Literatur, in: Vierteljahrsschrift für gerichtliche und öffentliche Medicin, Bd. 28 (NF) 1878, S. 196f.
Waldeyer, Wilhelm von, Gedächtnisrede auf Rudolf Virchow. Separatabdruck aus den Abhandlungen der Kgl. preußischen Akademie der Wissenschaften aus dem Jahre 1903, Berlin 1903.
Wasserfuhr, [Kommentar der Redaktion zu:] Köttnitz/Schulker/Schwartz, Die Ueberbürdung der Arbeiterinnen und Kinder in Fabriken auf Grund ihrer der hygienischen Section der 58. Versammlung Deutscher Naturforscher und Aerzte in Strassburg erstatteten Berichte, in: DVjöG, Bd. 18 1886, S. 115–141.
Werber, Wilhelm Joseph Anton, Einige Worte über die Stellung der Medicin zur Wissenschaft und Gesetzgebung, in: Hygea. Zeitschrift besonders für specifische Heilkunst, Bd. X 1839, S. 510–515.
— Reflexionen über Allopathie, Homöopathie und Hydropathie, in: Hygea, Bd. VII 1838, S. 309–328.
— Über Gegensatz, Wendepunkt und Ziel der heutigen Physiologie und Medizin zur Vermittlung der Extreme, Stuttgart/Leipzig 1835.
— Ueber die Entzweiung der Medizin in Allopathie und Homöopathie, und die Nothwendigkeit ihrer Versöhnung; ein Versuch nach Erfahrung und Vernunft, in: Hygea, Bd. VII 1834, S. 104–210.
Wernich, A., Der Entwicklungsgang im Preussischen Medicinalwesen, in: DmW, Bd. 15 1889, S. 771–773.
Wessley, Aus dem Grosherzogthum Hessen, in: Allgemeine Medicinische Central-Zeitung, Jg. 17 1848, Sp. 603–606.
Wester, Fritz, Die ärztlichen Standesgesetze des Preussischen Landtages, in: ÄV, Bd. 52 1926, Sp. 540–542.
Weyl, Theodor (Hg.), Soziale Hygiene (4. Supplementband zu: ders. (Hg.), Handbuch der Hygiene), Jena 1904.

Wiss, Eduard, Die Abwehr und die Bekämpfung der Pest, in: Vierteljahrschrift für Volkswirtschaft, Politik und Kulturgeschichte, Bd. 61/62 1879, S. 50–111.

Wolff, G., Rez. von: Ludwig Heydes Abriß der Sozialpolitik, (5. Aufl.) Leipzig 1928, in: Archiv für Soziale Hygiene und Demographie, Bd. 3 (NF) 1928, S. 602.

Wutzer/Forstmann/Albers, General-Versammlung der Mitglieder des Vereins der Aerzte der preussischen Rheinprovinz zu Düsseldorf am 16. August 1849, in: Rheinische Monatsschrift für praktische Aerzte, 3. Jg. 1849, S. 568–575.

Yamagiwa, K., Ueber die Bubonenpest (= VA, Bd. 149 Supplementheft), Berlin 1897.

Zenker, Friedrich A./Ziemssen, Hugo von, Vorwort, zu: Deutsches Archiv für Klinische Medicin, Bd. 1 1866, S. 1–12.

Ziemssen, Hugo von, Klinische Vorträge. 1. Vortrag ›Der Arzt und die Aufgaben des ärztlichen Berufes‹, Leipzig 1887.

— Klinische Vorträge, 11. Vortrag ›Ueber die Öffentliche Krankenpflege‹, Leipzig 1888.

— Nekrolog: Felix Niemeyer, in: Deutsches Archiv für Klinische Medicin, Bd. 8 1871, S. 425–444.

— Ueber die Aufgaben des klinischen Unterrichts und der klinischen Institute. Rede, gehalten bei der Eröffnung des medicinisch-klinischen Institutes der k. Universität München am 8. Juni 1878, S. 1–30.

— /Moritz, Nekrolog: Hermann Immermann, in: Deutsches Archiv für Klinische Medicin, Bd. 63 1899, S. III–VI.

Zschokke, Ueber plötzliche Todesfälle und Erkenntniss ihrer Ursachen, sowie über Veränderung der Leichen durch Fäulniss, in: Deutsche Zeitschrift für die Staatsarzneikunde, mit vorzüglicher Berücksichtigung der Strafrechtspflege in Deutschland und Oesterreich, Bd. 1 (NF) 1853, S. 132–196.

## 2. Literaturverzeichnis

Ackerknecht, Erwin H., Anti-Contagionism between 1821 and 1867, in: Bulletin of the History of Medicine, Bd. 22 1948, S. 562–93.

— Geschichte der Medizin, (4. Aufl.) Stuttgart 1979.

— Rudolf Virchow. Arzt, Politiker, Anthropologe, Stuttgart 1957.

Albert, Mathias/Steinmetz, Willibald, Be- und Entgrenzungen von Staatlichkeit, in: Aus Politik und Zeitgeschichte, Bd. 20/21 2007, S. 17–23.

Andree, Christian, Virchows Weg von Berlin nach Würzburg Eine heuristische Studie zu den Archivalien der Jahre 1848 bis 1856, Würzburg 2002.

Ash, Mitchell G., Wissenschaft und Politik als Ressourcen für einander, in: Bruch, Rüdiger vom/Kaderas, Brigitte (Hg.), Wissenschaften und Wissenschaftspolitik. Bestandsaufnahmen zu Formationen, Brüchen und Kontinuitäten im Deutschland des 20. Jahrhunderts, Stuttgart 2002, S. 32–51.

— Wissenschaftswandel in Zeiten politischer Umwälzungen: Entwicklungen, Verwicklungen, Abwicklungen, in: Internationale Zeitschrift für Geschichte und Ethik der Naturwissenschaften, Technik und Medizin, Bd. 3 1995, S. 1–21.

Backes, Uwe, Politische Extreme. Eine Wort- und Begriffsgeschichte von der Antike bis in die Gegenwart, Göttingen 2006.

Baldwin, Peter, Contagion and the State in Europe 1830–1930, Cambridge 1999.

Balkhausen, Irmtraud, Der Staat als Patient. Rudolf Virchow und die Erfindung der Sozialmedizin von 1848, Marburg 2007.

Bauer, Axel W., Art. Canstatt, Carl Friedrich, in: Eckart, Wolfgang U./Gradmann, Christoph (Hg.), Ärztelexikon. Von der Antike bis zum 20. Jahrhundert, München 1995, S. 73.

— Art. Schönlein, Johann Lukas, in: Deutsche Biographische Enzyklopädie, Bd. 9 1998, S. 98.

Baumann, Hans, Geschichte der Heilkunde. Medizin vom Mittelalter bis zum 1. Weltkrieg und ihr Zusammenhang mit der wissenschaftlichen, technischen und sozialen Entwicklung, Norderstedt 2004.

Baumann, Ursula, Vom Recht auf den eigenen Tod. Die Geschichte des Suizids vom 18. bis zum 20. Jahrhundert, Weimar 2001.

Baumgarten, Marita, Professoren und Universitäten im 19. Jahrhundert, Göttingen 1997.

Bayertz, Kurt/Gerhard, Myriam/Jaeschke, Walter (Hg.), Der Ignorabimus-Streit. Naturwissenschaft, Philosophie und Weltanschauung im 19. Jahrhundert (= Weltanschauung, Philosophie und Naturwissenschaft im 19. Jahrhundert, Bd. 3), Hamburg 2007.

Becker, Ernst Wolfgang, Zeit der Revolution! – Revolution der Zeit? Zeiterfahrungen in Deutschland in der Ära der Revolutionen 1789–1848/49, Göttingen 1999.

Behrisch, Lars, Von der ›Policey‹ zur ›Politik‹. Die Semantik des ›Politischen‹ in der Grafschaft Lippe in der zweiten Hälfte des 18. Jahrhunderts, in: Steinmetz, Willibald (Hg.), ›Politik‹. Situationen eines Wortgebrauchs im Europa der Neuzeit, Frankfurt a.M./New York 2007, S. 291–313.

Berbig, Roland, Theodor Fontane im literarischen Leben. Zeitungen und Zeitschriften, Verlage und Vereine, Berlin 2000.

Berg, Christa/Ulrich, Hermann, Industriegesellschaft und Kulturkrise. Ambivalenzen der Epoche des zweiten Deutschen Kaiserreichs 1870–1918, in: Berg, Christa (Hg.), Handbuch der deutschen Bildungsgeschichte, Bd. IV: 1870–1918, München 1991, S. 3–56.

Bergdolt, Klaus, Das Gewissen der Medizin. Ärztliche Moral von der Antike bis heute, München 2004.

— Wellbeing. A Cultural History of Healthy Living, Cambridge 2008.

Beßlich, Barbara, Wege in den ›Kulturkrieg‹. Zivilisationskritik in Deutschland 1890–1914, Darmstadt 2000.

Blackbourn, David, Reflections on James J. Sheehan and the Writing of Modern German History, in: Hein, Dieter et al. (Hg.), Historie und Leben. Der Historiker als Wissenschaftler und Zeitgenosse. Festschrift für Lothar Gall zum 70. Geburtstag, München 2006, S. 151–160.

Blasius, Dirk, Friedrich Wilhelm IV 1795–1861. Psychopathologie und Geschichte, Göttingen 1992.

Bleker, Johanna, Der Mythos vom unpolitischen Arzt. Historische Überlegungen zum Unterschied zwischen politischer Abstinenz und Toleranz, in: Jahrbuch für Kritische Medizin, Bd. 22 1994, S. 164–186.

— Die Naturhistorische Schule 1825–1845. Ein Beitrag zur Geschichte der klinischen Medizin in Deutschland, Stuttgart/New York 1981.

— ›Physiologisch wollen wir alle sein‹. Die nosologische Methode und ihre Kritiker 1820–1845. Zeitschrift für ärztliche Fortbildung, Bd. 85 1991, S. 627–631.

— To Benefit the Poor and Advance Medical Science. Hospitals and Hospital Care in Germany 1820–1870, in: Berg, Manfred/Cocks, Geoffrey (Hg.), Medicine and Modernity. Public Health and Medical Care in 19th and 20th Century Germany (= Publications of the German Historical Institute, Washington D.C.), London/New York 1997, S. 17–33.

Bluhm, Gesa, Das Politische zwischen Staat und Gesellschaft. Politikbegriffe in den deutsch-französischen Beziehungen der 1950er und 1960er Jahre, in: Steinmetz, Willibald (Hg.), ›Politik‹. Situationen eines Wortgebrauchs im Europa der Neuzeit, Frankfurt a.M./New York 2007, S. 417–450.

Böhme, Gernot, Alternativen der Wissenschaft, Frankfurt a.M. 1980.

Bollenbeck, Georg, Bildung und Kultur. Glanz und Elend eines deutschen Deutungsmusters, Frankfurt a.M. 1994.

— Eine Geschichte der Kulturkritik. Von J. J. Rousseau bis G. Anders, München 2007.

— Warum der Begriff ›Kultur‹ um 1900 reformulierungsbedürftig wird, in: König, Christoph/Lämmert, Eberhard (Hg.), Konkurrenten in der Fakultät. Kultur, Wissen und Universität um 1900, Frankfurt a.M. 1999, S. 17–27.

Bollmeyer, Heiko, Der steinige Weg zur Demokratie. Die Weimarer Nationalversammlung zwischen Kaiserreich und Republik, Frankfurt a.M./New York 2007.

Bonner, Thomas Neville, Becoming a physician. Medical education in Britain, France, Germany, and the United States, 1750–1945, New York u.a. 1995.

Born, Karl Erich, Preußen im deutschen Kaiserreich 1871–1918. Führungsmacht des Reiches und Aufgehen im Reich, in: Neugebauer, Wolfgang (Hg.) Handbuch der preußischen Geschichte, Bd. 3 Berlin/New York 2000, S. 25–148.

Braun, Bernd (Hg.), Arbeiterführer, Parlamentarier, Parteiveteran. Die Tagebücher des Sozialdemokraten Hermann Molkenbuhr 1905 bis 1927, München 2000.

Braun, Salina, Heilung mit Defekt. Psychiatrische Praxis an den Anstalten Hofheim und Siegburg 1820–1878, Göttingen 2009.
Briese, Olaf, Angst in den Zeiten der Cholera, Bd. 1, Berlin 2003.
Briesen, Detlef, Warenhaus, Massenkonsum und Sozialmoral. Zur Geschichte der Konsumkritik im 20. Jahrhundert, Frankfurt/New York 2001.
Brock, Thomas D., A Life in Medicine and Bacteriology, Washington, D.C. 1999.
Brocke, Bernhard vom, Hochschul- und Wissenschaftspolitik in Preußen und im Deutschen Kaiserreich 1882–1907. Das ›System Althoff‹, in: Baumgart, Peter (Hg.), Bildungspolitik in Preußen zur Zeit des Kaiserreichs, Stuttgart 1980.
— Wissenschaftsgeschichte und Wissenschaftspolitik im Industriezeitalter. Das ›System Althoff‹ in historischer Perspektive, Hildesheim 1991.
Broman, Thomas, Rethinking Professionalization. Theory, Practice, and Professional Ideology in Eighteenth-Century German Medicine, in: The Journal of Modern History, Bd. 67 1995, S. 835–872.
Bruch, Rüdiger vom, Art. Schallmayer, Friedrich Wilhelm, in: Eckart, Wolfgang U./Gradmann, Christoph (Hg.), Ärztelexikon. Von der Antike bis zum 20. Jahrhundert, München 1995, S. 289.
— Bürgerlichkeit Staat und Kultur im Deutschen Kaiserreich, Wiesbaden 2005.
— Der wissenschaftsgläubige Mensch, in: ders./Liess, Hans Christoph (Hg.), Bürgerlichkeit, Staat und Kultur im Deutschen Kaiserreich, Stuttgart 2005, S. 11–24.
— Gelehrtenpolitik, Sozialwissenschaften und akademische Diskurse in Deutschland im 19. und 20. Jahrhundert, Stuttgart 2006.
— /Hübinger, Gangolf/Graf, Friedrich Wilhelm (Hg.), Kultur und Kulturwissenschaften um 1900. Teil I: Krise der Moderne und Glaube an die Wissenschaft, Stuttgart 1989.
— /Pawliczek, Aleksandra, Einleitung zu: dies (Hg.), Kontinuitäten und Diskontinuitäten in der Wissenschaftsgeschichte des 20. Jahrhunderts, Stuttgart 2006, S. 9–17.
Bruchhausen, Walter/Schott, Heinz, Geschichte, Theorie und Ethik der Medizin, Göttingen 2008.
Brunn, Walter A. von, Medizinische Zeitschriften im neunzehnten Jahrhundert. Beiträge zur Geschichte der allgemein-medizinischen Fachpresse, Stuttgart 1963.
Brunner, Otto/Conze, Werner/Koselleck, Reinhart (Hg.), Geschichtliche Grundbegriffe. Historisches Lexikon zur politisch-sozialen Sprache in Deutschland, 8 Bde., Stuttgart 1974–1997 (zitiert als: Brunner/Conze/Koselleck, Grundbegriffe).
Bruns, Claudia, Politik des Eros. Der Männerbund in Wissenschaft, Politik und Jugendkultur (1880–1934), Köln 2008.
Bublitz, Hannelore, Zur Konstitution von Kultur und Geschlecht um 1900, in: dies./Hanke, Christine/Seier, Andrea (Hg.). Der Gesellschaftskörper. Zur

Neuordnung von Kultur und Geschlecht um 1900, Frankfurt a.M./New York 2000, S. 19–96.

— /Hanke, Christine/Seier, Andrea (Hg.), Der Gesellschaftskörper. Zur Neuordnung von Kultur und Geschlecht um 1900. Frankfurt a.M./New York 2000.

Busse, Dietrich, Historische Semantik. Analyse eines Programms, Stuttgart 1987.

Bynum, W. F./Lock, Stephen/Porter, Roy, Medical journals and medical knowledge. Historical essays, London u.a. 1992.

Carroll, Patrick, Medical Police and the History of Public Health, in: Medical History, Bd. 46 2002, S. 461–494.

Castell, Rolf et al. (Hg.), Geschichte der Kinder- und Jugendpsychiatrie in Deutschland in den Jahren 1937 bis 1961, Göttingen 2003.

Cocks, Geoffrey/Jarausch, Konrad H. (Hg.), German professions 1800–1950, New York 1990.

Conter, Claude D., Kommunikationsgeschichte als Literaturgeschichte. Robert Eduard Prutz' Geschichte des deutschen Journalismus (1845) als Vorläufer einer historischen Kommunikationswissenschaft, in: Blöbaum, Bernd/Neuhaus, Stefan (Hg.), Literatur und Journalismus. Theorie, Kontexte, Fallstudien, Wiesbaden 2003, S. 137–158.

Crawford, Catherine, A scientific profession. Medical reform and forensic medicine in British periodicals of the early nineteenth century, in: French, Roger/Wear, Andrew (Hg.), British Medicine in an Age of Reform, London u.a. 1991, S. 203–230.

Cunningham, Andrew/Williams, Perry (Hg.), The Laboratory Revolution in Medicine, Cambridge 1992.

Daston, Lorraine, Die Kultur der wissenschaftlichen Objektivität, in: Hagner, Michael (Hg.), Ansichten der Wissenschaftsgeschichte, Frankfurt a.M. 2001, S. 137–158.

Daum, Andreas W., Wissenschaftspopularisierung im 19. Jahrhundert. Bürgerliche Kultur, naturwissenschaftliche Bildung und die deutsche Öffentlichkeit. 1848–1914, München 1998.

Dettke, Barbara, Die asiatische Hydra. Die Cholera von 1830/31 in Berlin und den preußischen Provinzen Posen, Preußen und Schlesien, Berlin u.a. 1995.

Dhom, Georg, Geschichte der Histopathologie, Berlin u.a. 2001.

Dohrn-van Rossum, Gerhard, Politischer Körper, Organismus, Organisation. Zur Geschichte naturaler Metaphorik und Begrifflichkeit in der politischen Sprache (Univ., Diss.), Bielefeld 1977.

Dowe, Dieter/Haupt, Heinz-Gerhard/Langewiesche, Dieter (Hg.), Europa 1848. Revolution und Reform, Bonn 1998.

Dreißigacker, Erdmuth, Populärmedizinische Zeitschriften des 18. Jahrhunderts zur hygienischen Volksaufklärung, Marburg 1970.

Dreitzel, Horst, Protestantischer Aristotelismus und absoluter Staat. Die Politica des Henning Arnisäus, Wiesbaden 1970.

Echternkamp, Jörg, Der Aufstieg des deutschen Nationalismus (1770–1840), Frankfurt/New York 1998.

Eckart, Wolfgang U., Anmerkungen zur ›Medicus Politicus‹- und ›Machiavellus Medicus‹-Literatur des 17. und 18. Jahrhunderts, in: Benzenhöfer, Udo/Kühlmann, Wilhelm (Hg.), Heilkunde und Krankheitserfahrung. Studien am Grenzrain von Literaturgeschichte und Medizingeschichte, Tübingen 1992, S. 114–130.

— Geschichte der Medizin. Fakten, Konzepte, Haltungen, (6. Aufl.) Heidelberg 2009.

— Illustrierte Geschichte der Medizin: Von der französischen Revolution bis zur Gegenwart, Berlin 2010.

— ›Medicus Politicus‹ oder ›Machiavellus Medicus‹? Wechselwirkungen von Ideal und Realität des Arzttypus im 17. Jahrhundert, in: Medizinhistorisches Journal, Bd. 19, 1984, S. 210–223.

— /Gradmann, Christoph, Art. Medizin, in: Krummeich, Gerd/Renz, Irina (Hg.), Enzyklopädie Erster Weltkrieg, Essen 2003, S. 210–219 (zitiert als: Eckart/Gradmann, Medizin).

— /Gradmann, Christoph (Hg.), Ärztelexikon. Von der Antike bis zum 20. Jahrhundert, München 1995.

— /Gradmann, Christoph (Hg.), Die Medizin und der Erste Weltkrieg, (2. Aufl.) Freiburg 2003 (zitiert als: Eckart/Gradmann, Medizin Weltkrieg).

— /Jütte, Robert, Medizingeschichte. Eine Einführung, Köln 2007.

Eckstein, Harry, Pressure group politics. The case of the British Medical Association, London 1960.

Eggers, Michael (Hg.), Wissenschaftsgeschichte als Begriffsgeschichte. Terminologische Umbrüche im Entstehungsprozess der modernen Wissenschaften, Bielefeld 2009.

Elkeles, Barbara, Aussagen zu ärztlichen Leitwerten, Pflichten und Verhaltensweisen in berufsvorbereitender Literatur der Frühen Neuzeit, Diss., Hannover 1979.

Ellerbrock, Dagmar, ›Healing Democracy‹. Demokratie als Heilmittel. Gesundheit, Krankheit und Politik in der amerikanischen Besatzungszone 1945–1949, Bonn 2004.

Engelhardt, Dietrich von, Das Ignorabimus Du Bois-Reymonds in Medizin und Psychiatrie, in: Bayertz, Kurt/Gerhard, Myriam/Jaeschke, Walter (Hg.), Der Ignorabimus-Streit. Naturwissenschaft, Philosophie und Weltanschauung im 19. Jahrhundert (= Weltanschauung, Philosophie und Naturwissenschaft im 19. Jahrhundert, Bd. 3), Hamburg 2007, S. 98–116.

Eppenich, Heinz, Geschichte der deutschen homöopathischen Krankenhäuser. Von den Anfängen bis zum Ende des Ersten Weltkriegs, Heidelberg 1995.

Etzemüller, Thomas, Ein ewigwährender Untergang. Der apokalyptische Bevölkerungsdiskurs im 20. Jahrhundert, Bielefeld 2007.

Eulner, Hans-Heinz, Die Entwicklung der medizinischen Spezialfächer an den Universitäten des deutschen Sprachgebietes, Stuttgart 1970.

Evans, Richard J., In Search of German Social Darwinism. The History and Historiography of a Concept, in: Berg, Manfred/Cocks Geoffrey (Hg.), Medicine and Modernity. Public Health and Medical Care in Nineteenth- and Twentieth-Century Germany, Washington 1997, S. 55–80.

— Tod in Hamburg. Stadt, Gesellschaft und Politik in den Cholera-Jahren 1830–1910, Reinbek bei Hamburg 1996.

Fairbain, Brett, Political Mobilization, in: Chickering, Roger (Hg.), Imperial Germany. A Historiographical Companion, Westport/London 1996, S. 303–342.

Fangerau, Heiner, Das Standardwerk zur menschlichen Erblichkeitslehre und Rassenhygiene von Erwin Baur, Eugen Fischer und Fritz Lenz im Spiegel der zeitgenössischen Rezensionsliteratur 1921–1941, Diss., Bochum 2000.

Felsch, Philipp, Rez. von: Daum, Andreas, Wissenschaftspopularisierung im 19. Jahrhundert. Bürgerliche Kultur, naturwissenschaftliche Bildung und die deutsche Öffentlichkeit, 1848–1914 (2., erg. Aufl.), München 2002, in: sehepunkte, Bd. 3 2003, Nr. 5 [15.05.2003],
URL: http://www.sehepunkte.de/2003/05/1683.html [Abruf: 30. November 2009].

Ferdinand, Ursula, Disziplinäre Grenzen am Rande der Medizin. Soziale Hygiene, Demographie, Rassenhygiene, in: Mackensen, Rainer (Hg.), Bevölkerungsforschung und Politik in Deutschland im 20. Jahrhundert, Wiesbaden 2006, S. 251–284.

Fisch, Jörg, Art.: Zivilisation, Kultur, in: Brunner/Conze/Koselleck, Grundbegriffe, Bd. 7, S. 679–774.

Fischer, Wolfram et al. (Hg.), Exodus von Wissenschaften aus Berlin, New York 1994.

Fortescue, William, France and 1848. The end of monarchy, London 2005.

Foucault, Michel, Archäologie des Wissens, Frankfurt a.M. 1981 (orig. 1969).

— In Verteidigung der Gesellschaft. Vorlesungen am Collège de France (1975–1976), Frankfurt a.M. 1999 (orig. 1976).

Frei, Norbert, Medizin und Gesundheitspolitik in der NS-Zeit, München 1991.

Frevert, Ute, Krankheit als politisches Problem 1770–1880, Göttingen 1984.

Frey, Manuel, Der reinliche Bürger, Göttingen 1997.

Fröhlich, H., Art. Richter, Hermann Eberhard Friedrich, in: Allgemeine Deutsche Biographie, Bd. 28 1889, S. 465f.

Frühsorge, Gotthardt, Der politische Körper. Zum Begriff des Politischen im 17. Jahrhundert und in den Romanen Christian Weises, Stuttgart 1974.

Gerst, Thomas, Ärztliche Standesorganisation und Standespolitik in Deutschland 1945–1955, Stuttgart 2004.

Geulen, Christian, Geschichte des Rassismus, München 2007.

— Wahlverwandte. Rassendiskurs und Nationalismus im späten 19. Jahrhundert, Hamburg 2004.

Geyer, Martin H., Verkehrte Welt. Revolution, Inflation und Moderne. München 1914–1924, Göttingen 1998.

Göckenjan, Gerd, Kurieren und Staat machen, Gesundheit u. Medizin in der bürgerlichen Welt, Frankfurt a.M. 1985.

Goerke, Heinz, Heilkunde im alten Potsdam, Hildesheim u.a. 2002.

Goldstein, Jan Ellen, Console and classify. The French psychiatric profession in the nineteenth century, (2. Aufl.), Chicago u.a. 2001.

Goschler, Constantin, Deutsche Naturwissenschaft und naturwissenschaftliche Deutsche. Rudolf Virchow und die »deutsche Wissenschaft«, in: Jessen, Ralph/Vogel, Jakob (Hg.), Wissenschaft und Nation. Universalistischer Anspruch und nationale Identitätsbildung im europäischen Vergleich, Frankfurt a.M. 2002, S. 97–114.

— Rudolf Virchow. Mediziner – Anthropologe – Politiker, Köln 2002.

— ›Wahrheit‹ zwischen Seziersaal und Parlament. Rudolf Virchow und der kulturelle Deutungsanspruch der Naturwissenschaften, in: Geschichte und Gesellschaft, Bd. 30 2004, S. 219–249.

— Wissenschaftliche ›Vereinsmenschen‹. Geselligkeit und Öffentlichkeit in Berliner wissenschaftlichen Vereinen, in: ders. (Hg.), Wissenschaft und Öffentlichkeit in Berlin, 1870–1930, Stuttgart 2000, S. 31–63.

Gradmann, Christoph, ›Auf Collegen, zum fröhlichen Krieg‹. Popularisierte Bakteriologie im Wilhelminischen Zeitalter, in: Medizin, Gesellschaft und Geschichte, Bd. 13 1994, S. 35–54.

— Krankheit im Labor. Robert Koch und die medizinische Bakteriologie, Göttingen 2005.

Grosse, Pascal, Kolonialismus, Eugenik und bürgerliche Gesellschaft in Deutschland 1850–1918, Frankfurt a.M. 2000.

Grumbach, Torsten, Kurmainzer Medicinalpolicey 1650–1803. Eine Darstellung entlang der landesherrlichen Verordnungen, Frankfurt a.M. 2006.

Grunenberg, Antonia, ›Anders sein, anders scheinen…‹. Wandlungen im Begriff des Politischen, in: Greven, Michael/Kühler, Peter/Schmitz, Manfred (Hg.), Politikwissenschaft als Kritische Theorie. Festschrift für Kurt Lenk, Baden Baden 1994, S. 331–352.

Guldin, Rainer, Körpermetaphern. Zum Verhältnis von Politik und Medizin, Würzburg 2000.

Gumbrecht, Hans Ulrich, Für eine phänomenologische Fundierung der sozialhistorischen Begriffsgeschichte, in: Koselleck, Reinhart (Hg.), Historische Semantik und Begriffsgeschichte, Stuttgart 1979, S. 75–101.

Hachtmann, Rüdiger, Epochenschwelle zur Moderne. Einführung in die Revolution von 1848/49, Tübingen 2002.

Halling, Thorsten/Schäfer, Julia/Vögele, Jörg, Volk, Volkskörper, Volkswirtschaft. Bevölkerungsfragen in Forschung und Lehre von Nationalökonomie und Medizin, in: Mackensen, Rainer (Hg.), Ursprünge, Arten und Folgen des ›Konstrukts Bevölkerung‹ vor, im und nach dem ›Dritten Reich‹, Wiesbaden 2005, S. 388–428.

Hardy, Anne, Ärzte, Ingenieure und städtische Gesundheit. Medizinische Theorien in der Hygienebewegung des 19. Jahrhunderts, Frankfurt a.M. 2005.

Hauser, Claudia, Politiken des Wahnsinns. Weibliche Psychopathologie in Texten deutscher Autorinnen zwischen Spätaufklärung und Fin de Siècle, Hildesheim u.a. 2007, S. 128.

Heinzelmann, Wilfried, Sozialhygiene als Gesundheitswissenschaft. Die deutsch/deutsch-jüdische Avantgarde 1897–1933. Eine Geschichte in sieben Profilen, Bielefeld 2009.

Heischkel-Artelt, Edith, Die deutschen medizinischen Zeitschriften der vierziger Jahre des 19. Jahrhunderts als publizistische Führungsmittel zu einer neuen Heilkunde, Diss. Friedrich-Wilhelm-Universität, Berlin 1945.

Hejl, Peter M., Biologische Metaphern in der deutschsprachigen Soziologie der zweiten Hälfte des 19. Jahrhunderts, in: ders./Barsch, Achim, Menschenbilder. Zur Pluralisierung der Vorstellung von der menschlichen Natur (1850–1914), Frankfurt a.M. 2000, S. 167–214.

Herbert, Ulrich, Traditionen des Rassismus in Deutschland, in: ders. (Hg.), Arbeit, Volkstum, Weltanschauung. Über Fremde und Deutsche im 20. Jahrhundert, Frankfurt a.M. 1995, S. 11–29.

Herold-Schmidt, Hedwig, Gesundheit und Parlamentarismus in Spanien, Husum 1999.

Hess, Volker, Der wohltemperierte Mensch. Wissenschaft und Alltag des Fiebermessens (1850–1900), Frankfurt a.M. u.a. 2000.

Hettling, Manfred, Politische Bürgerlichkeit. Der Bürger zwischen Individualität und Vergesellschaftung in Deutschland und der Schweiz von 1860 bis 1918, Göttingen 1999.

Hick, Christian, Art. Ethik, medizinische, in: Gerabek, Werner (Hg.), Enzyklopädie der Medizingeschichte, Berlin 2005, S. 373f.

Hippius, Hanns et al. (Hg.), Die Psychiatrische Klinik der Universität München 1904–2004, Heidelberg 2005.

Hoffmann, Hans, Johann Gottfried Eisenmann. Ein fränkischer Arzt und Freiheitskämpfer (Mainfränkische Hefte, Freunde Mainfränkischer Kunst und Geschichte e.V., Heft 49), Volkach 1967.

Hölscher, Lucian, Die Entdeckung der Zukunft, Frankfurt a.M. 1999.

Hoßfeld, Uwe, Geschichte der biologischen Anthropologie in Deutschland. Von den Anfängen bis in die Nachkriegszeit, Stuttgart 2005.

— /Breidbach, Olaf, Ernst Haeckels Politisierung der Biologie, in: Blätter zur Landeskunde Thüringen, Nr. 54, 2005 (nicht paginiert).

— /Breidbach, Olaf/Wogowa, Stefan, Sie ist eine Rassenfrage. Ernst Haeckel und der Antisemitismus, in: Hoßfeld, Uwe/Breidbach, Olaf/Preuss, Dirk (Hg.), Anthropologie nach Haeckel, Stuttgart 2006, S. 220–241.

Huerkamp, Claudia, Bildungsbürgerinnen. Frauen im Studium und in akademischen Berufen 1900–1945, Göttingen 1996.

— Der Aufstieg der Ärzte im 19. Jahrhundert. Vom gelehrten Stand zum professionellen Experten. Das Beispiel Preussens, Göttingen 1985.

— The making of the modern medical profession 1800–1914, in: Jarausch, Konrad/Cocks, Geoffrey (Hg.), German Profession. 1800–1950, New York u.a. 1990, S. 66–84.

Hüntelmann, Axel C., Hygiene im Namen des Staates. Das Reichsgesundheitsamt 1876–1933, Göttingen 2008.

Hurrelmann, Klaus, Die Arbeitsschwerpunkte der Gesundheitswissenschaften, in: ders. (Hg.), Gesundheitswissenschaften, Berlin u.a. 1999, S. 1–8.

Iseli, Andrea, Gute Policey. Öffentliche Ordnung in der frühen Neuzeit, Stuttgart 2009.

Jansen, Christian, Willy Hellpach. Ein antiliberaler Demokrat kommentiert den Niedergang der Weimarer Republik, in: Schmitz, Walter/Vollnhals, Clemens (Hg.), Völkische Bewegung – Konservative Revolution – Nationalsozialismus. Aspekte einer politisierten Kultur, Dresden 2005, S. 249–265.

Jaumann, Herbert, Art. Arnisaeus, Henning, in: ders. (Hg.), Handbuch Gelehrtenkultur der Frühen Neuzeit, Bd. 1: Bio-bibliographisches Repertorium, Berlin 2004, S. 46.

Jellinghaus, Lorenz, Zwischen Daseinsvorsorge und Infrastruktur. Zum Funktionswandel von Verwaltungswissenschaften und Verwaltungsrecht in der zweiten Hälfte des 19. Jahrhunderts, Frankfurt a.M. 2006.

Johach, Eva, Krebszelle und Zellenstaat. Zur medizinischen und politischen Metaphorik in Rudolf Virchows Zellularpathologie, Freiburg im Br. 2008.

John, Jürgen, ›Not deutscher Wissenschaft‹? Hochschulwandel, Universitätsidee und akademischer Krisendiskurs in der Weimarer Republik, in: ders. et al. (Hg.), Gebrochene Wissenschaftskulturen. Universität und Politik im 20. Jahrhundert, Göttingen 2010, S. 107–140.

Jütte, Robert, Die Entwicklung des ärztlichen Vereinswesens und des organisierten Ärztestandes bis 1871, in: ders. (Hg.), Geschichte der deutschen Ärzteschaft. Organisierte Berufs- und Gesundheitspolitik im 19. und 20. Jahrhundert, Köln 1997, S. 15–42.

— /Thomas Gerst (Hg.), Geschichte der deutschen Ärzteschaft. Organisierte Berufs- und Gesundheitspolitik im 19. und 20. Jahrhundert, Köln 1997.

Jüttner, Christine, Der Berliner Dermatologe Friedrich Felix von Bärensprung (1822–1864) und seine Verdienste in Forschung und Lehre, Diss. med. Würzburg 1997.

Kaasch, Michael/Kaasch, Joachim, Emil Abderhalden. Ethik und Moral in Werk und Wirken eines Naturforschers, in: Frewer, Andreas/Neumann, Josef N. (Hg.), Medizingeschichte und Medizinethik. Kontroversen und Begründungsansätze 1900–1950, Frankfurt a.M./New York 2001, S. 204–246.

Kailer, Thomas, Wissen und Plausibilität. Der Konstruktionsgehalt biologistischer Sozialtheorien um 1900 und ihre gesellschaftspolitische Wirksamkeit, in: Zittel, Claus (Hg.), Wissen und soziale Konstruktion (= Wissenskultur und gesellschaftlicher Wandel, Bd. 3), Berlin 2002, S. 231–251.

Kaiser, Jochen-Christoph/Nowak, Kurt/Schwartz, Michael (Hg.), Eugenik, Sterilisation, ›Euthanasie‹. Politische Biologie in Deutschland 1895–1945. Eine Dokumentation, Berlin 1992.

Kanz, Kai Torsten, Nationalismus und internationale Zusammenarbeit in den Naturwissenschaften. Die deutsch-französischen Wissenschaftsbeziehungen zwischen Revolution und Restauration, 1789–1832, Stuttgart 1997.

Kaspari, Christoph, Alfred Grotjahn (1869–1931). Leben und Werk, Univ. Diss., Bonn 1989.

Kassner, Karsten, Soziale Deutungsmuster – über aktuelle Ansätze zur Erforschung kollektiver Sinnzusammenhänge, in: Geideck, Susan/Liebert, Wolf-Andreas (Hg.), Sinnformeln. Linguistische und soziologische Analysen von Leitbildern, Metaphern und anderen kollektiven Orientierungsmustern, Berlin u.a. 2003, S. 37–58.

Kater, Michael H., Ärzte und Politik in Deutschland 1848 bis 1945, in: Jahrbuch des Instituts für Geschichte der Medizin der Robert Bosch Stiftung, Bd. 5 1986, S. 34–48.

Kaune, Claudia-Anja, Willy Hellpach (1877–1955). Biographie eines liberalen Politikers. (Mainzer Studien zur Neueren Geschichte, Bd. 15; zugl. Univ. Diss. Johannes Gutenberg-Universität), Mainz 2005.

Keller, Reiner, Wissen oder Sprache? Für eine wissensanalytische Profilierung der Diskursforschung, in: Eder, Franz (Hg.), Historische Diskursanalysen. Genealogie, Theorie, Anwendungen, Wiesbaden 2006, S. 51–69.

Kernbauer, Alois/Büttner, Johannes, Die ›klinische Chemie‹ im Jahre 1850. Johann Florian Hellers Bericht über seine Studienreise in die deutschen Länder, in die Schweiz, nach Frankreich und Belgien im Jahre 1850. Geleitwort von Johannes Büttner (= Sudhoffs Archiv. Zeitschrift für Wissenschaftsgeschichte; Beiheft 49), Stuttgart 2002.

Klimpel, Volker, Politiker-Ärzte. Biographisch-bibliographisches Lexikon, Hürtgenwald 2001.

Klinge, Matti, Die Universitätslehrer, in: Rüegg, Walter, Geschichte der Universität in Europa. Bd. 3: Vom 19. Jahrhundert zum Zweiten Weltkrieg (1800–1945), München 2004, S. 113–143.

Knobloch, Clemens, Rasse vor und nach 1933 – vornehmlich in den Geisteswissenschaften, in: Müller, Ernst (Hg.), Begriffsgeschichte im Umbruch? (Sonderheft des Archivs für Begriffsgeschichte), Hamburg 2004, S. 113–130.

Knoch, Habbo, Die Tat als Bild. Fotografien des Holocaust in der deutschen Erinnerungskultur, Hamburg 2001.

Kolb, Eberhard, Die Weimarer Republik, München 2002.

Koselleck, Reinhart (et al.), Art. Revolution. Rebellion, Aufruhr, Bürgerkrieg, in: ders./Brunner/Conze, Grundbegriffe, Bd. 5, Stuttgart 1984, S. 653–788.
— Art. Volk, Nation, Nationalismus, Masse. in: ders./Brunner/Conze, Grundbegriffe, Bd. 7, Stuttgart 1992, S. 141–431.
— Einleitung zu: ders./Brunner/Conze, Grundbegriffe, Bd. 1, Stuttgart 1972, S. XIII–XXVII.
— Zeitschichten. Studien zur Historik, Frankfurt a.M. 2003.
Krähwinkel, Esther, Volksgesundheit und Universitätsmedizin. Kommunale Gesundheitsfürsorge in Marburg als Handlungsfeld von Stadt und Hochschule 1918 bis 1935, Darmstadt 2004.
Kremer, Richard L., Building institutes for physiology in Prussia 1836–46. Contexts, interests, and rhetoric, in: Cunningham, Andrew/Williams, Perry (Hg.), The Laboratory Revolution in Medicine, Cambridge 1992, S. 72–109.
Kreuzer, Marcus, Und sie parlamentarisierte sich doch. Die Verfassungsordnung des Kaiserreichs in vergleichender Perspektive, in: Recker, Marie-Luise (Hg.), Parlamentarismus in Europa. Deutschland, England und Frankreich im Vergleich, München 2004, S. 16–40.
Kudlien, Friedolf, Ärzte als Anhänger der NS-›Bewegung‹, in: ders. (Hg.), Ärzte im Nationalsozialismus, Köln 1985, S. 18–34.
Laak, Dirk van, Alternative oder Attitüde? Agenturen des Unpolitischen im 20. Jahrhundert, in: Gibas, Monika/Stutz, Rüdiger/Ulbricht, Justus H. (Hg.), Couragierte Wissenschaft. Eine Festschrift für Jürgen John zum 65. Geburtstag, Jena 2007, S. 15–24.
Labisch, Alfons, Homo Hygienicus, Gesundheit und Medizin in der Neuzeit, Frankfurt/New York 1992.
— Stadt und Krankenhaus. Das Allgemeine Krankenhaus in der kommunalen Sozial- und Gesundheitspolitik des 19. Jahrhunderts, in: ders./Spree, Reinhard (Hg.), ›Einem jeden Kranken in einem Hospitale sein eigenes Bett‹. Zur Sozialgeschichte des Allgemeinen Krankenhauses in Deutschland im 19. Jahrhundert, Frankfurt/New York 1996, S. 253–296.
— /Tennstedt, Florian, Der Weg zum ›Gesetz über die Vereinheitlichung des Gesundheitswesens‹ vom 3. Juli 1934. Entwicklungslinien und -momente des staatlichen und kommunalen Gesundheitswesens in Deutschland, (2 Bde.) Düsseldorf 1985.
— /Woelk, Wolfgang, Geschichte der Gesundheitswissenschaften, in: Hurrelmann, Klaus (Hg.), Handbuch Gesundheitswissenschaften, (4. Aufl.) Weinheim 2006, S. 49–92.
Landwehr, Achim, Historische Diskursanalyse, Frankfurt a.M. 2008.
Langewiesche, Dieter, Konstitutionelle Monarchie, Republik und ›soziale Frage‹. Grundprobleme der deutschen Revolution von 1848/49, in: ders. (Hg.), Grundprobleme der Deutschen Revolution von 1848/49, Darmstadt 1983, S. 341–361.

Lenger, Friedrich, Das Bürgertum, in: Dipper, Christof/Speck, Ulrich (Hg.), 1848. Revolution in Deutschland, Frankfurt a.M. 1998, S. 235–247.

Lenoir, Timothy, A Magic Bullet. Research for Profit and the Growth of Knowledge in Germany around 1900, in: ders., Instituting Science. The Cultural Production of Scientific Disciplines, Stanford 1997, S. 197–202.

— Laboratories, medicine and public life in Germany, 1830–1849. Ideological roots of the institutional revolution, in: Cunningham, Andrew/Williams, Perry (Hg.), The Laboratory Revolution in Medicine, Cambridge 1992, S. 14–71.

— Politik im Tempel der Wissenschaft. Forschung und Machtausübung im deutschen Kaiserreich, Frankfurt a.M. 1994.

Leonhard, Jörn, Liberalismus. Zur historischen Semantik eines europäischen Deutungsmusters, München 2001.

— ›Politik‹. Ein symptomatischer Aufriss der historischen Semantik im europäischen Vergleich, in: Steinmetz, Willibald (Hg.), ›Politik‹. Situationen eines Wortgebrauchs im Europa der Neuzeit, Frankfurt a.M. 2007, S. 75–133.

Lerner, Paul, Hysterical men. War, psychiatry, and the politics of trauma in Germany, 1890–1930, Ithaca, N.Y. 2003.

Liederer, Christian, Der Mensch und seine Realität. Anthropologie und Wirklichkeit im poetischen Werk des Expressionisten Robert Müller, Würzburg 2004, S. 174–180.

Lindner, Ulrike, Gesundheitspolitik in der Nachkriegszeit. Großbritannien und die Bundesrepublik Deutschland im Vergleich, München 2004.

Lisner, Wiebke, Fachzeitschriften als Selbstvergewisserungsinstrumente der ärztlichen Profession? Zu Funktionen und Profilen der medizinischen Wochenschriften Münchener Medizinische Wochenschrift, Deutsche Medizinische Wochenschrift, British Medical Journal und The Lancet 1919–1932, in: dies./Stöckel, Sigrid/Rüve, Gerlind (Hg.), Das Medium Wissenschaftszeitschrift seit dem 19. Jahrhundert: Verwissenschaftlichung der Gesellschaft – Vergesellschaftung von Wissenschaft, S. 111–138.

Locher, Wolfgang G., Art. Ziemssen, Hugo Wilhelm von, in: Gerabek, Werner (Hg.), Enzyklopädie der Medizingeschichte, Berlin 2005, S. 1529f.

Lohff, Brigitte, Art. Müller, Johannes Peter, in: Eckart, Wolfgang U./Gradmann, Christoph (Hg.), Ärztelexikon. Von der Antike bis zum 20. Jahrhundert, München 1995, S. 235f.

Lützeler, Paul Michael, Hermann Broch. Eine Biographie, Frankfurt a.M. 1985.

MacClelland, Charles E., The German experience of professionalization. Modern learned professions and their organizations from the early nineteenth century to the Hitler era, Cambridge 1991.

Madung, Otto Gusti, Politik und Gewalt. Giorgio Agamben und Jürgen Habermas im Vergleich, München 2008.

Maio, Giovanni, Art. Arztbild, in: Gerabek, Werner (Hg.), Enzyklopädie der Medizingeschichte, Berlin 2005, S. 106–108.

Mann, Gunter, Biologismus – Vorstufen und Elemente einer Medizin im Nationalsozialismus, in: Bleker, Johanna, Medizin im ›Dritten Reich‹, (2. Aufl.) Köln 1993, S. 25–35.

Marquardt, Sabine, Polis contra Polemos. Politik als Kampfbegriff der Weimarer Republik, Köln/Weimar/Wien 1997.

Meier, Christian/Vollrath, Ernst, Art. Politik, in: Historisches Wörterbuch der Philosophie, Bd. 7, Basel 1989, Sp. 1038–1072.

Meyer, Olaf, Leib-Seele-Problem und Medizin. Ein Beitrag anhand des frühen 20. Jahrhunderts, Würzburg 2005.

Michl, Susanne, Im Dienste des ›Volkskörpers‹. Deutsche und französische Ärzte im Ersten Weltkrieg, Göttingen 2007.

Milles, Dietrich, Public Health – Konzepte und Diskussionen in der deutschen Geschichte, in: Deppe, Hans-Ulrich, Öffentliche Gesundheit – Public Health, Frankfurt a.M./New York 1991.

Möller, Caren, Medizinalpolizei. Die Theorie des staatlichen Gesundheitswesens im 18. und 19. Jahrhundert, Frankfurt 2005.

Mommsen, Wolfgang J./Schluchter, Wolfgang (in Zusammenarbeit mit Morgenbrod, Birgitt), Zur Entstehung und Überlieferung von ›Politik als Beruf‹, in: dies. (Hg.), Wissenschaft als Beruf 1917/1919 – Politik als Beruf 1919 (MWS I/17), Tübingen 1994, S. 125–132.

Moser, Gabriele, ›Im Interesse der Volksgesundheit…‹. Sozialhygiene und öffentliches Gesundheitswesen in der Weimarer Republik und der frühen SBZ, DDR. Ein Beitrag zur Sozialgeschichte des deutschen Gesundheitswesens im 20. Jahrhundert, Frankfurt a.M. 2002.

Müller, Ernst (Hg.), Begriffsgeschichte der Naturwissenschaften. Zur historischen und kulturellen Dimension naturwissenschaftlicher Konzepte, Berlin 2008.

Müller, Jürgen, Der Deutsche Bund 1815–1866 (= Enzyklopädie deutscher Geschichte Bd. 78), München 2006.

Münch, Ragnhild, Robert Koch und sein Nachlaß in Berlin, Berlin 2003.

Nadav, Daniel S., Julius Moses (1868–1942) und die Politik der Sozialhygiene in Deutschland, Gerlingen 1985.

Naser, Gerhard, Hausärzte in der DDR. Relikte des Kapitalismus oder Konkurrenz für die Polikliniken?, Bergatreute 2000.

Neubert, Rudolf, Mein Arztleben. Erinnerungen, Rudolfstadt 1974.

Neugebauer, Wolfgang, Das Bildungswesen in Preußen seit der Mitte des 17. Jahrhunderts, in: Büsch, Otto (Hg.), Handbuch der preußischen Geschichte. Bd. II: Das 19. Jahrhundert und Große Themen der Geschichte Preußens, Berlin/New York 1992, S. 605–798.

Nikolow, Sybilla/Schirrmacher, Arne (Hg.), Wissenschaft und Öffentlichkeit als Ressourcen füreinander. Studien zur Wissenschaftsgeschichte im 20. Jahrhundert, Frankfurt a.M. 2007.

Nipperdey, Thomas, Deutsche Geschichte 1800–1866. Bürgerwelt und starker Staat, München (1983) 1994.

Nitschke, August/Ritter, Gerhard A./Peukert, Detlev J. K. (Hg.), Jahrhundertwende. Der Aufbruch in die Moderne. 1880–1930, (2 Bde.) Reinbek bei Hamburg 1990.

Nolte, Paul, 1900. Das Ende des 19. und der Beginn des 20. Jahrhunderts in sozialgeschichtlicher Perspektive, in: Geschichte in Wissenschaft und Unterricht, Bd. 47 1996, S. 281–300.

— Die Ordnung der deutschen Gesellschaft. Selbstentwurf und Selbstbeschreibung im 20. Jahrhundert, München 2000.

— Gemeindebürgertum und Liberalismus in Baden 1800–1850. Tradition, Radikalismus, Republik, Göttingen 1994.

Nonhoff, Martin, Politischer Diskurs und Hegemonie. Das Projekt ›Soziale Marktwirtschaft‹, Bielefeld 2006.

Obenaus, Herbert, Anfänge des Parlamentarismus in Preußen bis 1848, Düsseldorf 1984.

Oexle, Otto Gerhard, Max Weber – Geschichte als Problemgeschichte, in: ders. (Hg.), Das Problem der Problemgeschichte 1880–1932, Göttingen 2001, S. 9–37.

Orbinski, James, Global health, social movements and governance, in: Cooper, Andrew F. et al. (Hg.), Governing Global Health. Challenge, Response, Innovation, Aldershot/Burlington 2007, S. 29–40.

Overath, Petra/Krassnitzer, Patrick, Einleitung zu: dies. (Hg.), Bevölkerungsfragen. Prozesse des Wissenstransfers in Deutschland und Frankreich (1870–1939), Köln/Weimar 2007, S. 1–24.

Pagel, Julius, Art. Siebert, August in: Allgemeine Deutsche Biographie, Bd. 34 1892, S. 180.

Palonen, Kari, Die Entzauberung der Begriffe. Das Umschreiben der politischen Begriffe bei Quentin Skinner und Reinhart Koselleck, Münster 2003.

— Politik als Handlungsbegriff. Horizontwandel des Politikbegriffs in Deutschland 1890–1933, Helsinki 1985.

— The Struggle with Time. A Conceptual History of ›Politics‹ as an Activity, Münster 2006.

Papenheim, Martin, Art. Politique, in: Reichardt, Rolf et al. (Hg.), Handbuch politisch-sozialer Grundbegriffe in Frankreich (1680–1820), München 1985ff. (in Vorbereitung).

Patemann, Reinhard, Der Kampf um die preußische Wahlreform im Ersten Weltkrieg, Düsseldorf 1964.

Pauleikhoff, Bernhard, Das Menschenbild im Wandel der Zeit (Bd. 2: Die Zeit bis Kraeplin und Freud), Hürtgenwald 1983.

Pernkopf, Elisabeth, Unerwartetes erwarten. Zur Rolle des Experimentierens in naturwissenschaftlicher Forschung, Würzburg 2006.

Peukert, Detlev J. K., Die Genesis der ›Endlösung‹ aus dem Geiste der Wissenschaft, in: Forum für Philosophie Bad Homburg (Hg.), Zerstörung des mora-

lischen Selbstbewusstseins. Chance oder Gefährdung? Frankfurt a.M. 1988, S. 24–48.
— Die Unordnung der Dinge. Michel Foucault und die deutsche Geschichtswissenschaft, in: Ewald, François/Waldenfels, Bernhard, Spiele der Wahrheit. Michel Foucaults Denken, Frankfurt a.M. 1991, S. 320–333.
— Die Weimarer Republik: Krisenjahre der klassischen Moderne, Frankfurt a.M. 1987.
— Vom ›Nutzen und Nachteil‹ der Wissenschaft für das Leben, in: ders. (Hg.), Max Webers Diagnose der Moderne, Göttingen 1990, S. 92–121.
Planert, Ute, Antifeminismus im Kaiserreich. Diskurs, soziale Formation und politische Mentalität, Göttingen 1998.
— Der dreifache Körper des Volkes. Sexualität, Biopolitik und die Wissenschaften vom Leben, in: Geschichte und Gesellschaft, Bd. 26 2000, S. 539–576.
Porter, Dorothy, Health, civilization, and the state: a history of public health from ancient to modern times, London 1999.
Portinaro, Pier Paolo, Kulturpessimismus und die Grenzen der Entzauberung, in: Bruch, Rüdiger vom et al. (Hg.), Kultur und Kulturwissenschaften um 1900, Wiesbaden 1989, S. 175–195.
Pott, Sandra, Medizin, Medizinethik und schöne Literatur. Studien zu Säkularisierungsvorgängen vom frühen 17. bis zum frühen 19. Jahrhundert Berlin 2002.
Purdy, Michael/Banks, David (Hg.), The sociology and politics of health. A reader, London 2001.
Dean, Mitchell, Governmentality. Power and rule in modern society, London u.a. 1999.
Ramsey, Matthew, Public Health in France, in: Porter, Dorothy (Hg.), The History of Public Health and the Modern State, Amsterdam 1994, S. 45–118.
Raphael, Lutz, Die Verwissenschaftlichung des Sozialen als methodische und konzeptionelle Herausforderung für eine Sozialgeschichte des 20. Jahrhunderts, in: Geschichte und Gesellschaft, Bd. 22 1996, S. 165–193.
Reichardt, Rolf, Einleitung zu: ders./Schmitt, Eberhard (Hg.), Handbuch politisch sozialer Grundbegriffe in Frankreich 1680–1820, Bd. 1, München 1985, S. 39–148.
Reinalter, Helmut, Aufklärung, Liberalismus und Demokratie, in: ders. (Hg.), Aufklärungsprozesse seit dem 18. Jahrhundert, Würzburg 2006, S. 27–54.
Reiser, Marion, Zwischen Ehrenamt und Berufspolitik. Professionalisierung der Kommunalpolitik in deutschen Großstädten, Wiesbaden 2006.
Repp, Kevin, Reformers, critics, and the paths of German modernity. Anti-politics and the search for alternatives 1890–1914, Cambridge, Mass. 2000.
Retallack, James, Obrigkeitsstaat und politischer Massenmarkt, in: Müller, Sven-Oliver/Torp, Cornelius (Hg.), Das Deutsche Kaiserreich in der Kontroverse, Göttingen 2009, S. 121–135.
Reuter, Peter, Springer Lexikon Medizin, Heidelberg/New York 2004.

Richarz, Monika, Der Eintritt der Juden in die akademischen Berufe. Jüdische Studenten und Akademiker in Deutschland 1678–1848, Tübingen 1974.

Ritter, Gerhard A., Das Deutsche Kaiserreich 1871–1914, (5. Aufl.) Göttingen 1992.

— Sozialversicherung in Deutschland und England. Entstehung und Grundzüge im Vergleich, München 1983.

Rödder, Andreas, Die radikale Herausforderung. Die politische Kultur der englischen Konservativen zwischen ländlicher Tradition und industrieller Moderne (1846–1868), München 2002.

Roelcke, Volker, Krankheit und Kulturkritik. Psychiatrische Gesellschaftsdeutungen im bürgerlichen Zeitalter (1790–1914), Frankfurt a.M. 1999.

Rohrbach, Jens Martin, Augenheilkunde im Nationalsozialismus, Stuttgart 2007.

Roth, Ralf, Stadt und Bürgertum in Frankfurt am Main. Ein besonderer Weg von der ständischen zur modernen Bürgergesellschaft. 1760–1914, München 1996.

Ruttmann, Ulrike, Wunschbild – Schreckbild – Trugbild. Rezeption und Instrumentalisierung Frankreichs in der deutschen Revolution von 1848/49, Stuttgart 2001.

Rüve, Gerlind, Vom »personal mouthpiece« zur medizinischen Fachzeitschrift. Deutsche Medizinische Wochenschrift, Münchener Medizinische Wochenschrift, British Medical Journal und The Lancet in sich wandelnden Öffentlichkeiten vom 19. zum 20. Jahrhundert, in: dies./Stöckel, Sigrid/Lisner, Wiebke (Hg.), Das Medium Wissenschaftszeitschrift seit dem 19. Jahrhundert: Verwissenschaftlichung der Gesellschaft – Vergesellschaftung von Wissenschaft, S. 45–70.

Sammet, Kai, ›Ueber Irrenanstalten und deren Weiterentwicklung in Deutschland‹. Wilhelm Griesinger im Streit mit der konservativen Anstaltspsychiatrie 1865–1868, Hamburg 2000.

Sandkühler, Hans Jörg, Repräsentation – Grenzen und Entgrenzung der Erkenntnis. Von der Abbildung der Realität zur Befreiung des Sehens phänomenaler Wirklichkeit, in: Bayertz, Kurt/Gerhard, Myriam/Jaeschke, Walter (Hg.), Weltanschauung, Philosophie und Naturwissenschaft im 19. Jahrhundert, Hamburg 2007, S. 205–240.

Sarasin, Philipp, Agamben – oder doch Foucault?, in: Deutsche Zeitschrift für Philosophie, Bd. 51 2003, S. 348–353.

— Geschichtswissenschaft und Diskursanalyse, Frankfurt a.M. 2003.

— Reizbare Maschinen. Eine Geschichte des Körpers. 1765–1914, Frankfurt a.M. 2001.

Sauerteig, Lutz, Krankheit, Sexualität, Gesellschaft. Geschlechtskrankheiten und Gesundheitspolitik in Deutschland im 19. und frühen 20. Jahrhundert, Stuttgart 1999.

— Salvarsan und der ›ärztliche Polizeistaat‹. Syphilistherapie im Streit zwischen Ärzten, pharmazeutischer Industrie, Gesundheitsverwaltung und Naturheilverbänden (1910–1927), in: Dinges, Martin (Hg.), Medizinkritische Bewegungen im Deutschen Reich (ca. 1870 – ca. 1933), Stuttgart 1996, S. 161–200.

Schalenberg, Marc, Die Nation als strategischer Einsatz. Wissenschaftliche Geselligkeit und Wissenschaftspolitik in der Gesellschaft Deutscher Naturforscher und Ärzte und der British Association for the Advancement of Science, in: Jessen, Ralph (Hg.), Wissenschaft und Nation in der europäischen Geschichte. Frankfurt a.M. u.a. 2002, S. 41–58.

Schaps, Regina, Hysterie und Weiblichkeit. Wissenschaftsmythen über die Frau, Frankfurt a.M. u.a. 1982.

Schieber, Martin, Geschichte Nürnbergs, München 2007.

Schiera, Pierangelo, Staatsräson, Benehmen und Melancholie. Ein politischer Teufelskreis der italienischen Renaissance?, in: Schorn-Schütte, Luise (Hg.), Aspekte der politischen Kommunikation im Europa des 16. und 17. Jahrhunderts, München 2004, S. 329–346.

Schildt, Axel, Art. Jahrhundertwende, in: ders. (Hg.), Deutsche Geschichte im 20. Jahrhundert. Ein Lexikon, S. 208.

Schipperges, Heinrich, Gesundheit und Gesellschaft. Ein historisch-kritisches Panorama, Berlin u.a. 2003.

— Rudolf Virchow, (2. Aufl.) Hamburg 2003.

Schlich, Thomas, Die Erfindung der Organtransplantation. Erfolg und Scheitern des chirurgischen Organersatzes (1880–1930), Frankfurt a.M. 1998.

Schmersahl, Katrin, Medizin und Geschlecht. Zur Konstruktion der Kategorie Geschlecht im medizinischen Diskurs des 19. Jahrhunderts, Opladen 1998.

Schmidt, Manfred G./Ostheim, Tobias, Der Aufbau staatlicher Sozialpolitik im Kaiserreich, in: dies. et al. (Hg.), Der Wohlfahrtsstaat. Eine Einführung in den historischen und internationalen Vergleich, Wiesbaden 2007.

Schmitt, Heinz, Entstehung und Wandlungen der Zielsetzungen, der Struktur und der Wirkungen der Berufsverbände, Berlin 1966.

Schmuhl, Hans-Walter, Die biopolitische Entwicklungsdiktatur des Nationalsozialismus und der ›Reichsgesundheitsführer‹ Leonard Conti, in: Henke, Klaus-Dietmar (Hg.), Tödliche Medizin im Nationalsozialismus. Von der Rassenhygiene zum Massenmord, Köln 2008, S. 101–117.

— Grenzüberschreitungen. Das Kaiser-Wilhelm-Institut für Anthropologie, Menschliche Erblehre und Eugenik 1927–1945, Göttingen 2005.

— Rassenhygiene, Nationalsozialismus, Euthanasie. Von der Verhütung zur Vernichtung ›lebensunwerten Lebens‹. 1890–1945, Göttingen 1987.

Schnabel, Franz, Deutsche Geschichte im neunzehnten Jahrhundert. Bd. 3: Erfahrungswissenschaften und Technik, (3. Aufl.) Freiburg 1954.

Schneider, Andreas, Sehnsucht nach Harmonie und Ganzheit. Friedrich Meineckes ›Die deutsche Katastrophe‹ und das Ordnungsdenken der Klassischen Moderne, in: Langer, Ronald et al. (Hg.), Ordnungen des Denkens, Debatten um Wissenschaft und Erkenntniskritik, Münster 2007, S. 165–174.

Schott, Dieter, ›Die Medicin ist eine sociale Wissenschaft‹ – Rudolf Virchow und die ›Medicinische Reform‹ in der Revolution 1848/49, in: Lorinser, Margarete/Ludwig, Roland (Hg.), Die Revolution hat Konjunktur. Soziale Bewegung, Alltag und Politik in der Revolution 1848/49, Münster 1999, S. 87–108.

Schott, Heinz/Tölle, Rainer, Geschichte der Psychiatrie. Krankheitslehren, Irrwege, Behandlungsformen, München 2006.

Schröder, Iris, Arbeiten für eine bessere Welt. Frauenbewegung und Sozialreform 1890–1914, Frankfurt a.M. 2001.

Schultz, Heiner, Begriffsgeschichte und Argumentationsgeschichte, in: Koselleck, Reinhart (Hg.), Historische Semantik und Begriffsgeschichte, Stuttgart 1979, S. 43–74.

Schütz, Alfred/Luckmann, Thomas, Strukturen der Lebenswelt, Neuwied 1975.

Schwartz, Friedrich Wilhelm, Idee und Konzeption der frühen territorialstaatlichen Gesundheitspflege (›Medizinische Polizei‹) in der ärztlichen und staatswissenschaftlichen Fachliteratur des 16.–18. Jahrhunderts, Frankfurt a.M. 1973.

Schwartz, Michael, Sozialistische Eugenik. Eugenische Sozialtechnologien in Debatten und Politik der deutschen Sozialdemokratie, 1890–1933, Bonn 1995.

Schwarz, Olaf, Das Wirkliche und das Wahre. Probleme der Wahrnehmung in Literatur und Psychologie um 1900, Kiel 2001.

Seidel, Hans-Christoph, Eine neue ›Kultur des Gebärens‹. Die Medikalisierung von Geburt im 18. und 19. Jahrhundert in Deutschland, Stuttgart 1998.

Seidler, Eduard, Der politische Standort des Arztes im Zweiten Kaiserreich, in: Mann, Gunter/Winau, Rolf (Hg.), Medizin, Naturwissenschaft, Technik und das Zweite Kaiserreich, Göttingen 1977, S. 87–101.

Seier, Andrea, ›Überall Cultur und kein Ende‹. Zur diskursiven Konstitution von ›Kultur‹ um 1900, in: dies./Bublitz, Hannelore/Hanke, Christine (Hg.), Der Gesellschaftskörper. Zur Neuordnung von Kultur und Geschlecht um 1900, Frankfurt a.M./New York 2000, S. 112–178.

Seiffert, Helmut, Geisteswissenschaftliche Methoden. Phänomenologie, Hermeneutik und historische Methode, Dialektik, (10. Aufl.) München 2006.

Sellin, Volker, Art. Politik, in: Brunner/Conze/Koselleck, Grundbegriffe, Bd. 4, Stuttgart 1978, S. 789–874.

Semple, Janet, Bentham's Utilitarism and the Provision of Medical Care, in: Porter, Dorothy/Porter, Roy (Hg.), Doctors, politics and society. Historical Essays, Amsterdam/Atlanta 1993, S. 30–45.

Sewtz, Susanne, Karrieren im Gesundheitswesen. Eine geschlechtervergleichende Analyse der Professionen Medizin und Pflege, Weinheim u.a. 2006.

Sheehan, James J., Liberalism and the City in Nineteenth-Century Germany, in: Past and Present, Bd. 61 1971, S. 116–137.

Siegmann, Eckart, Salomon Neumann und die Sozialmedizin, Bochum 1988.

Siemann, Wolfram, Art. Polizei, in: Reinalter, Helmut (Hg.), Lexikon zu Demokratie und Liberalismus. 1750–1848/49, Frankfurt a.M. 1993, S. 254–258.

— Das ›lange‹ 19. Jahrhundert. Alte Fragen und neue Perspektiven, in: Freytag, Nils/Petzold, Dominik (Hg.), Das ›lange‹ 19. Jahrhundert. Alte Fragen und neue Perspektiven, München 2007, S. 9–26.

Simon, Thomas, Gute Policey. Ordnungsleitbilder und Zielvorstellungen politischen Handelns in der Frühen Neuzeit, Frankfurt a.M. 2004.

Skinner, Quentin, Meaning and understanding in the history of ideas (1969), in: ders. (Hg.), Visions of Politics, Bd. 1, Cambridge 2002, S. 57–89.

Smith, Helmut Walser, Jenseits der Sonderwegs-Debatte, in: Müller, Sven Oliver/Torp, Cornelius (Hg.), Das Deutsche Kaiserreich in der Kontroverse, Göttingen 2009, S. 31–50.

Sohn, Werner, »Von der Policey zur Verwaltung«. Transformationen des Wissens und Veränderungen der Bevölkerungspolitik um 1900, in: Wahrig, Bettina/Sohn, Werner (Hg.), Zwischen Aufklärung, Policey und Verwaltung. Zur Genese des Medizinalwesens 1750–1850, Wiesbaden 2003, S. 71–89.

SFB 584, ›Das Politische als Kommunikationsraum in der Geschichte‹, Forschungsprogramm, in: ders., Finanzierungsantrag 2008–2012 (3. Förderphase), Bielefeld 2007, S. 19–57.

Stark, Margaret M., Clinical Forensic Medicine. A Physician's Guide, Totowa, NJ 2005.

Steif, Yvonne, Die Entstehung der DGGMN aus der Versammlung deutscher Naturforscher und Ärzte: Zur Institutionalisierung einer wissenschaftlichen Disziplin, in: Frewer, Andreas/Roelcke, Volker (Hg.), Die Institutionalisierung der Medizinhistoriographie. Entwicklungslinien vom 19. ins 20. Jahrhundert, Stuttgart 2001, S. 143–162.

Stein, Anne-Dore, Die Verwissenschaftlichung des Sozialen. Wilhelm Polligkeit zwischen individueller Fürsorge und Bevölkerungspolitik im Nationalsozialismus, Wiesbaden 2009.

Steindor, Marina, Gerechte Gesundheitschancen. Ein halbherziges Thema über 200 Jahre deutscher Gesundheitspolitik, in: Corsten, Michael/Rosa, Hartmut/Schrader, Ralph (Hg.), Die Gerechtigkeit der Gesellschaft, Wiesbaden 2005, S. 169–228.

Steinecke, Verena, Menschenökonomie. Der medizinische Diskurs über den Geburtenrückgang von 1911 bis 1931, Paffenweiler 1996.

Steinmetz, Willibald, Art. Diskurs, in: Jordan, Stefan (Hg.), Lexikon Geschichtswissenschaft. Hundert Grundbegriffe, Stuttgart 2002, S. 56–61.

— Das Sagbare und das Machbare. Zum Wandel politischer Handlungsspielräume. England 1780–1867, Stuttgart 1993.

— Die ›Nation‹ in konfessionellen Lexika und Enzyklopädien (1830–1940), in: Haupt, Heinz-Gerhard/Langewiesche, Dieter (Hg.), Nation und Religion in der deutschen Geschichte, Frankfurt a.M./New York 2001, S. 217–292.

— Neue Wege einer historischen Semantik des Politischen, in: ders. (Hg.) ›Politik‹. Situationen eines Wortgebrauchs im Europa der Neuzeit (Historische Politikforschung, Bd. 14), Frankfurt a.M. 2007, S. 9–40.

— (Hg.), ›Politik‹. Situationen eines Wortgebrauchs im Europa der Neuzeit, Frankfurt a.M. 2007.

— Vierzig Jahre Begriffsgeschichte. The State of the Art, in: Kämper, Heidrun/ Eichinger, Ludwig M. (Hg.), Sprache – Kognition – Kultur, Berlin 2008, S. 174–197.

Stern, Fritz, The Political Consequences of the Unpolitical German, in: ders., The Failure of Illiberalism, New York 1972, S. 3–25.

Stichweh, Rudolf, Semantik und Sozialstruktur. Zur Logik einer systemtheoretischen Unterscheidung, in: Soziale Systeme, Bd. 6 2000, S. 237–250.

Stöckel, Sigrid, Säuglingsfürsorge zwischen sozialer Hygiene und Eugenik. Das Beispiel Berlins im Kaiserreich und in der Weimarer Republik, Berlin/New York 1996.

— Veränderungen des Genres ›Medizinische Wochenschrift‹? Deutsche medizinische Wochenschrift, Münchener medizinische Wochenschrift und The Lancet im Vergleich, in: dies./Lisner, Wiebke/Rüve, Gerlind (Hg.), Das Medium Wissenschaftszeitschrift seit dem 19. Jahrhundert. Verwissenschaftlichung der Gesellschaft – Vergesellschaftung von Wissenschaft, Stuttgart 2010, S. 139–162.

— Verwissenschaftlichung der Gesellschaft – Vergesellschaftung von Wissenschaft, in: dies./Lisner, Wiebke/Rüve, Gerlind (Hg.), Das Medium Wissenschaftszeitschrift seit dem 19. Jahrhundert. Verwissenschaftlichung der Gesellschaft – Vergesellschaftung von Wissenschaft, Stuttgart 2010, S. 9–23.

— /Lisner, Wiebke/Rüve, Gerlind (Hg.), Das Medium Wissenschaftszeitschrift seit dem 19. Jahrhundert. Verwissenschaftlichung der Gesellschaft – Vergesellschaftung von Wissenschaft, Stuttgart 2010.

Stolberg, Michael, Heilkundige. Professionalisierung und Medikalisierung, in: Paul, Norbert/Schlich, Thomas (Hg.), Medizingeschichte. Aufgaben, Probleme, Perspektiven, Frankfurt a.M. 1998, S. 69–86.

Stollberg-Rilinger, Barbara: Der Staat als Maschine. Zur politischen Metaphorik des absoluten Fürstenstaats, Berlin 1986.

Stone, Dan, Biopower and Modern Genocide, in: Mose, A. Dirk (Hg.), Empire, colony, genocide. Conquest, occupation, and subaltern resistance in world history, Oxford 2008, S. 162–179.

Struve, Tilman, Die Entwicklung der organologischen Staatsauffassung im Mittelalter, Stuttgart 1978.

Süß, Winfried, Der ›Volkskörper‹ im Krieg. Gesundheitspolitik, Gesundheitsverhältnisse und Krankenmord im nationalsozialistischen Deutschland 1939–1945, München 2003.

— Gesundheitspolitik, in: Hockerts, Hans Günter (Hg.), Drei Wege deutscher Sozialstaatlichkeit. NS-Diktatur, Bundesrepublik und DDR im Vergleich. München 1998 (Schriftenreihe der Vierteljahrshefte für Zeitgeschichte, Bd. 76), S. 55–100.

Szöllösi-Janze, Margit, Die institutionelle Umgestaltung der Wissenschaftslandschaft im Übergang vom späten Kaiserreich zur Weimarer Republik, in: Bruch, Rüdiger vom/Kaderas, Brigitte (Hg.), Wissenschaften und Wissenschaftspolitik. Bestandsaufnahmen zu Formationen, Brüchen und Kontinuitäten im Deutschland des 20. Jahrhunderts, Stuttgart 2002, S. 60–74.

— Redefining German Contemporary History. The concept of the Knowledge Society, The Research Council of Norway (Hg.), Bilanz eines Jahrhunderts. 10. deutsch-norwegisches Historikertreffen, Bergen/Norwegen 31.5.–4.6. 2000, Oslo 2001, S. 95–104.

— Wissensgesellschaft – ein neues Konzept zur Erschließung der deutsch-deutschen Zeitgeschichte?, in: Hockerts, Hans-Günter (Hg.), Koordinaten deutscher Geschichte in der Epoche des Ost-West-Konflikts (= Schriftenreihe des Historischen Kollegs, Kolloquium, Bd. 55), München 2004, S. 277–305.

Tauchnitz, Thomas, Die ›organisierte‹ Gesundheit. Entstehung und Funktionsweise des Netzwerks aus Krankenkassen und Ärzteorganisationen im ambulanten Sektor, Wiesbaden 2004.

Tenfelde, Klaus, 1890–1914. Durchbruch der Moderne? Über Gesellschaft im späten Kaiserreich, in: Gall, Lothar (Hg.), Otto von Bismarck und Wilhelm II. Repräsentanten eines Epochenwechsels, Paderborn 2000, S. 119–141.

Thamer, Hans-Ulrich, Der Januskopf der Moderne, in: Sembach, Klaus-Jürgen (Hg.), 1910 – Halbzeit der Moderne. Van de Velde, Behrens, Hoffmann und die anderen, Stuttgart 1992, S. 169–183.

Torp, Cornelius/Müller, Sven Oliver, Das Bild des Deutschen Kaiserreichs im Wandel, in: dies. (Hg.), Das Deutsche Kaiserreich in der Kontroverse, Göttingen 2009, S. 9–27.

Tshisuaka, Barbara I., Art. Pinel, Philippe, in: Gerabek, Werner (Hg.), Enzyklopädie der Medizingeschichte, Berlin/New York 2005, S. 1163f.

Ullmann, Hans-Peter, Politik im deutschen Kaiserreich 1871–1918, München 2005.

Valentin, Veit, Geschichte der deutschen Revolution von 1848–49, Bd. 2, Berlin 1930.

Vögele, Jörg/Woelk, Wolfgang, Medizin und Bevölkerungswissenschaften im Nationalsozialismus, in: Mackensen, Rainer (Hg.), Bevölkerungsforschung und Politik in Deutschland im 20. Jahrhundert, Wiesbaden 2006, S. 285–298.

Vollrath, Art. Politik, in: Historisches Wörterbuch der Philosophie, Bd. 7, Basel 1989, Sp. 1038-1072.

Wahrig, Bettina, ›Alle Aerzte sollten also zu redlichen Männern gemacht werden.‹ Der Zeitschriftendiskurs zur medicinischen Policey 1770–1810, in: dies./Sohn, Werner (Hg.), Zwischen Aufklärung, Policey und Verwaltung. Zur Genese des Medizinalwesens 1750–1850. Wiesbaden 2003, S. 39–69.

— /Sohn, Werner (Hg.), Zwischen Aufklärung, Policey und Verwaltung. Zur Genese des Medizinalwesens. 1750–1850, Wiesbaden 2003.

Wahrig-Schmidt, Bettina, Der junge Wilhelm Griesinger im Spannungsfeld zwischen Philosophie und Physiologie. Anmerkungen zu den philosophischen Wurzeln seiner frühen Psychiatrie, Tübingen 1985.

Walkenhorst, Peter, Nation – Volk – Rasse. Radikaler Nationalismus im Deutschen Kaiserreich 1890–1914, Göttingen 2007.

Wallas, Armin A., Art. Müller, Robert. in: Neue Deutsche Biographie, Bd. 18, Berlin 1997, S. 473f.

Weber, Wolfgang E. J., Die Erfindung des Politikers, Bemerkungen zu einem gescheiterten Professionalisierungskonzept der Deutschen Politikwissenschaft des ausgehenden 16. und 17. Jahrhunderts, in: Schorn-Schütte, Luise (Hg.), Aspekte der politischen Kommunikation im Europa des 16. und 17. Jahrhunderts, München 2004, S. 347–370.

Weder, Heinrich, Sozialhygiene und pragmatische Gesundheitspolitik in der Weimarer Republik am Beispiel des Sozial- und Gewerbehygienikers Benno Chajes (1880–1938), Husum 2000.

Weidner, Tobias, ›Gesundheitspolitik – möglichst unpolitisch‹. Die ›Politik‹ der Mediziner von 1848 bis zur Bundesrepublik, in: Steinmetz, Willibald (Hg.), ›Politik‹. Situationen eines Wortgebrauchs im Europa der Neuzeit, Frankfurt a.M./New York 2007, S. 362–394.

Weindling, Paul, Die Verbreitung rassenhygienischen/eugenischen Gedankengutes in bürgerlichen und sozialistischen Kreisen der Weimarer Republik, in: Medizinhistorisches Journal, Bd. 22 1987, S. 351–368.

— Health, Race and German politics between national unification and Nazism 1870–1945, Cambridge 1989 (zitiert als: Weindling, Health).

— Public Health in Germany, in: Porter, Dorothy (Hg.), The History of Public Health and the Modern State, Amsterdam 1994, S. 119–131.

Weingart, Peter, Biologie als Gesellschaftstheorie, in: Barsch, Achim/Hejl, Peter M., Menschenbilder. Zur Pluralisierung der Vorstellung von der menschlichen Natur (1850–1914), Frankfurt a.M. 2000, S. 146–166.

— Die Stunde der Wahrheit? Zum Verhältnis der Wissenschaft zu Politik, Wirtschaft und Medien in der Wissensgesellschaft, Weilerswist 2001.

— Wissenschaftssoziologie, Bielefeld 2003.

— /Kroll, Juergen/Bayertz, Kurt (Hg.), Rasse, Blut und Gene. Geschichte der Eugenik und Rassenhygiene in Deutschland, Frankfurt a.M. 1992.

Weipert, Matthias, Mehrung der Volkskraft. Die Debatte über Bevölkerung Modernisierung und Nation 1890–1933, Paderborn 2006.

Weiss, Sheila F., Hygiene and National Efficiency. The Eugenics of Wilhelm Schallmayer, Berkeley 1987.

— The Nazi Symbiosis. Human Genetics and Politics in the Third Reich, Chicago 2010.

— The Race Hygiene Movement in Germany 1904–1945, in: Adams, Mark B. (Hg.), The Wellborn Science. Eugenics in Germany, France, Brazil and Russia, New York 1990, S. 11–67.

Wenzel, Manfred, Art. Hufeland, Christoph Wilhelm, in: Gerabek, Werner (Hg.), Enzyklopädie Medizingeschichte, Berlin 2005, S. 633–635.

Werder, Heinrich, Sozialhygiene und pragmatische Gesundheitspolitik in der Weimarer Republik am Beispiel des Sozial- und Gewerbehygienikers Benno Chajes (1880–1938), Husum 2000.

Wetzell, Richard F., Inventing the criminal. A history of German criminology, 1880–1945, Chapel Hill, NC 2000.

Winkler, Heinrich August, Der lange Weg nach Westen, München 2000.

Wirsching, Andreas, Die Weimarer Republik. Politik und Gesellschaft, München 2000.

Wolf, Maria A., Eugenische Vernunft. Eingriffe in die reproduktive Kultur durch die Medizin, 1900–2000, Wien/Köln/Weimar 2008.

Wolff, Eberhard, Die Schlacht auf dem Zahlenberge. Impfgegnerschaft im späten 19. Jahrhundert – das Beispiel Sachsens, in: Münch, Ragnhild (Hg.), Pocken zwischen Alltag, Medizin und Politik, Berlin 1994, S. 113–128.

Wollgast, Siegfried, Philosophie in Deutschland 1550–1650, (2. Aufl.) Berlin 1993.

Ziesak, Anne-Katrin et al. (Hg.), Der Verlag Walter de Gruyter 1749–1999, Berlin 1999.

Zigman, Peter, Die Interessiertheit der Wahrheit und die Interessen der Wissenschaftler, in: Greschonig, Steffen/Sing, Christine S. (Hg.), Ideologien zwischen Lüge und Wahrheitsanspruch, Wiesbaden 2004, S. 85–102.

# Dank

Auf dem Weg zum vorliegenden Buch haben mich zahlreiche Freunde und Kollegen begleitet. Ihnen allen gebührt großer Dank. Einige wenige seien hier besonders hervorgehoben. Ich danke Stefan Scholl, Angelika Ibrügger, Daniel Siemens, Ulrike Lindner, Verena Witte und Anna-Gesa Leuthardt für intensive Lektüren und wichtige Kritik. Kristoffer Klammer hat den gesamten Text mit Geduld und großer Sorgfalt erheblich verbessert. Der professionellen Hilfe von Burkhard Altevolmer verdankt die Druckfassung ihr Gesicht. Ohne die unermüdliche Unterstützung von Claus Kröger wäre das Buch in dieser Form und zu diesem Zeitpunkt sicher nicht erschienen. Keiner der Genannten trägt Verantwortung für verbliebene Unzulänglichkeiten.

Martin Papenheim, Gerlind Rüve, Sigrid Stöckel, der Bielefelder Studiengruppe Historische Semantik und den Bochumer Kollegen um Lucian Hölscher danke ich für Anregungen und spannende Diskussionen.

Besonders gedankt sei den Betreuern der Arbeit. Thomas Welskopp lieferte zum richtigen Zeitpunkt entscheidende Ratschläge und trug erheblich dazu bei, dass mir in der aufreibenden Endphase des Projekts der Humor nicht abhandenkam. Die freundschaftliche Förderung von Willibald Steinmetz war für mich in vielerlei Hinsicht wegweisend. Danke.

Das größte Glück der Zeit in Bielefeld war zweifellos die Begegnung mit Isolde Zimmermann. Sie rückt mir immer wieder in den Blick, was wirklich wichtig ist.

Gewidmet ist das Buch meinen Weltklasseeltern.